乳がん患者ケア
パーフェクトブック

Gakken

はじめに

　2013年に，本書の前身である『がん看護セレクション　乳がん患者ケア』が刊行された．その年，遺伝性乳がん卵巣がん症候群（HBOC）が注目されるようになり，多くのがん専門病院で，がんに関する遺伝カウンセリングの取り組みが始まった．また，2014年には，『乳がん患者の妊娠出産と生殖医療に関する診療の手引き』が「乳癌患者における妊孕性保持支援のための治療選択および患者支援プログラム・関係ガイドラインの開発」班および日本がん・生殖医療研究会の編集のもとに刊行され，乳がん治療を受ける女性の妊孕性温存への道筋が開かれた．

　さらに，近年，患者の生活の質（QOL）向上のためのがんリハビリテーションやリンパ浮腫ケアの注目度も増し，サバイバー支援では，就労支援やアピアランス支援が医療機関で重視されてきている．転移・再発時のアドバンス・ケア・プランニング（ACP）や終末期における在宅緩和ケアも広がってきている．そして，乳がん医療にかかわる診療報酬の改定では，がん患者指導管理料（1・2・3），ゲル充填人工乳房を用いた乳房再建術，リンパ浮腫複合的治療料などがある．

　このような変化を背景に，乳がん看護シリーズの3作目として，本書『乳がん患者ケアパーフェクトブック』を発行するに至った．目次を作成するにあたり，前述の乳がん医療を取り巻く変化を踏まえ，さらに，「統計データの見方」の項目を追加して，内容の改訂や充実を図ったところ，想像以上の分厚い書籍が誕生することになった．"パーフェクト"を目指した所以であり，ご容赦願いたい．

　本書は，前身の『がん看護セレクション　乳がん患者ケア』の執筆陣はもとより，新たに多くの医師・看護師の方々やサバイバーの方のご協力のもと，乳がんの治療とケアの基礎知識から最新の知識を網羅している．本書が，新人ナースからエキスパート・スペシャリストの臨床実践の向上に寄与するのはもちろんのこと，乳がん患者・家族のQOL向上につながることを期待する．

　最後に，執筆にあたり多忙ななかご執筆いただいた先生方に心から感謝を申し上げるとともに，読者にわかりやすく編集・校正をしてくださった学研メディカル秀潤社臨床書籍編集部の皆様にこの場を借りてお礼申し上げる．

2017年6月

阿部恭子

はじめに

　がん対策基本法が2006年に成立したのと同時に誕生した『Nursing Mook 乳がん患者ケアガイド』は，幸いにしてベストセラーとなり，多くの読者に読んでいただいた．そして，第2弾である『がん看護セレクション 乳がん患者ケア』は，2012年のがん対策推進基本計画の見直しとともに，患者の生活の質(QOL)にかかわる部分を大幅に増補し，発行した．

　しかし，月日の経つのは早いもので，本書の前身である第2弾が発行されてから4年が経過している．2016年末にがん対策基本法の改正法が成立し，がん対策の新たな課題解決に向けて動き出した．乳がん診療の分野でも日々情報は更新され，4年前とは大きく変化している．社会から求められるものもより専門的となり，もはや専門外の医療者が必要な情報を適切にピックアップし，診療に活かすことは非常に難しくなっている．

　そこで，本書もすべて見直して刷新し，最新エビデンスにあわせるとともに，今求められている新たな情報も付け加え，これらの内容を編者によって繰り返し確認した．結果として，ページ数は第2弾よりも増え，より充実したものとなっている．専門的であるがゆえに内容が難しくなった部分があることも否めない．しかし，初学者だけでなく，エキスパートにとっても読み応えのあるものに仕上がっており，乳がんに関連するきわめて広範囲の情報をていねいに盛り込んでいるため，腰を落ち着けてじっくりと読んでみてほしい．

　本書を編集しているあいだにも医療情報は更新されており，発行間近まで内容の変更を行った．本書の前身の2冊と同様に，看護師のみならず，医師，薬剤師を含めたさまざまな医療従事者，より進んだ知識を求めている患者，医療ジャーナリストなど，多くの方々のニーズを満たすものとなっている．本書を皆様の乳がん診療に大いに役立ててもらえることを期待する次第である．

2017年6月　　　　　　　　　　　　　　　　　　　　　　　　　　　　矢形　寛

Contents

Chapter 1 乳がんの基礎知識

01 乳がんの現状と動向 ……………………………………………………… 橋本秀行　2
　乳がんの現状　2／乳がん検診の動向　4

02 乳がんとは …………………………………………………………………… 堀井理絵　9
　乳がんの発生・増殖のメカニズム　9／乳がんの種類　9／乳がんの病期分類　12

03 診断・治療のプロセスの理解 …………………………………………… 矢形 寛　13
　検査・診断・治療のプロセス　13／治療の考え方　15／ガイドライン　15／乳がん治療を提供するさまざまな形態　16

04 乳がんの遺伝 ……………………………………………………………… 矢形 寛　19
　乳がんの遺伝因子　19／遺伝診療の特殊性　20／遺伝カウンセリングとは　21／遺伝子検査の適応　22／対策　22

Chapter 2 乳がんの検査・診断

01 問診 ………………………………………………………………………… 竹井淳子　26
　問診とは　26／主な問診の項目　26

02 視触診 ……………………………………………………………………… 竹井淳子　32
　視触診とは　32／所見のとり方　32

03 マンモグラフィ …………………………………………………………… 角田博子　36
　マンモグラフィとは　36／マンモグラフィ所見　36

04 超音波（エコー）検査 …………………………………………………… 森島 勇　41
　乳がんにおける超音波検査とは　41／超音波検査の実際　43

05 MRI検査 …………………………………………………………………… 五味直哉　47
　乳がん診療におけるMRI検査　47／乳房MRIの基礎　47／乳がんの広がり診断　48／病変の質的診断　50／術前化学療法の効果判定　50／MRI検査の実際　51

06 CT検査 …………………………………………………………………… 五味直哉　53
　乳がん診療におけるCT検査　53／術前診断　53／転移の診断　54

07 骨シンチグラフィ ………………………………………………………… 五味直哉　57
　乳がん骨転移と画像診断　57／骨シンチグラフィによる骨転移診断　59

08 PET検査 …………………………………………………………………… 村上康二　61
　PET検査とは　61／検査の実際　64／診断　64／検査に際しての注意点　65

09 細胞診 ……………………………………………………………………… 鈴木正人　67
　細胞診とは　67／穿刺吸引細胞診の実際　69／検体の処理と染色法　69

10 組織診　コア針生検・吸引式乳房組織生検・パンチ生検・切開生検 …… 矢形 寛　71
　組織診とは　71／コア針生検　71／吸引式乳房組織生検　72／パンチ生検　72／切開生検　72

11 病理診断 …………………………………………………………………… 黒住昌史，黒住 献　74
　乳がん診療における病理診断の意義　74／組織型診断　74／針生検標本での術前病理診断　75／リスク因子の病理学的評価　76／バイオマーカーの検索　76／がんの広がり診断　78／センチネルリンパ節の転移診断　78／術前治療の組織学的効果判定　79／腫瘍浸潤リンパ球（TILs）の評価　79

Chapter 3　乳がんの治療

01　治療計画 …………………………………………………………………… 82
初期治療のポイント　矢形 寛　82／転移・再発時における治療のポイント　伊藤良則　87／治療計画　伊藤良則　89

02　手術療法 ……………………………………………………… 藤本浩司　92
乳がん治療における手術療法　92／乳房の手術　94／腋窩リンパ節の手術　95

03　乳房再建　人工乳房・自家組織 …………………… 松本綾希子，澤泉雅之　100
乳房再建とは　100／乳房再建の時期　100／再建方法　101

04　化学療法 …………………………………………………… 伊藤良則　105
化学療法とは　105／早期乳がんにおける術後化学療法　105／早期乳がんにおける術前化学療法　106／毒性と認容性の推定　107／転移乳がんにおける化学療法　107／主なレジメンの処方と管理方法　108

05　内分泌療法 ……………………………………………… 河口浩介，佐治重衡　116
内分泌療法とは　116／内分泌療法の作用機序とエストロゲン結合抑制のメカニズム　118／早期乳がんにおける術前内分泌療法　120／早期乳がんにおける術後内分泌療法　121／転移乳がんの内分泌療法　122／骨転移に対するビスホスホネート製剤とデノスマブ　125

06　放射線療法 ……………………………………………………… 関口建次　130
放射線療法とは　130／術後照射　130／転移・再発時の照射　135

Chapter 4　検査・治療に伴う乳がんケア

01　検査時のケア ……………………………………………………… 戸畑利香　138
検査時のケアの特徴　138／検査を受ける患者の心理的サポート　140

02　手術療法時のケア ……………………………………… 武石優子，阿部恭子　143
手術前のケア　143／手術後の経過と観察のポイント　145／手術に伴う症状と患者ケア　145／手術後の患者の心理的サポート　149／術式別のケア　150／退院に向けてのケア　151

03　乳房再建時のケア ……………………………………………… 金澤麻衣子　157
乳房再建の特徴　157／乳房再建術を受ける患者の意思決定支援の必要性　157／各術式別に特徴的なケア　160／各術式に共通した術後のケア　161

04　化学療法時のケア ……………………………………………………… 163
治療方針の決定前後のケア　井上容子，今西優子　163／乳がんの化学療法施行時のケア　井上容子，今西優子　168／副作用に対するケア　森田公美子　169／化学療法施行時の心理的サポート　森田公美子　179

05　内分泌療法時のケア ……………………………………………… 阿部恭子　182
内分泌療法時のケアの特徴　182／治療開始前のケア　182／副作用に対するケアと心理的サポート　183

06　放射線療法時のケア ……………………………………………… 久保 知　185
乳がん患者における放射線療法　185／日常生活を支えるケア　185／放射線療法の有害事象に対するケア　187／乳房に対する放射線療法　190／再発乳がんへの照射に対するケア　193／転移に対する放射線療法　193

Chapter 5 乳がんケアと患者サポート

01 乳がんケアの特徴 ……………………………………………………………………… 阿部恭子 196
乳がん患者の増加と治療の変化 196 ／乳がん患者が抱えるさまざまな困難 197 ／乳がんケアの特徴 198 ／乳がん患者へのケアにおける看護師側の問題 198 ／エキスパートナースに求められる知識とスキル 199

02 診断時のケア ……………………………………………………………………………… 鈴木久美 201
診断時の乳がん患者の特徴 201 ／診断時の乳がん患者のケア 203

03 治療選択・意思決定時のケア ……………………………………………………… 国府浩子 206
意思決定とは 206 ／乳がん患者による初期治療選択の意義 206 ／初期治療における意思決定支援の必要性 207 ／乳がん患者の意思決定を支えるケア 208

04 ボディイメージの変化へのサポート ……………………………………………… 阿部恭子 212
ボディイメージとは 212 ／乳がん患者のボディイメージに影響すること 212 ／ボディイメージの変化を受け入れるために必要なこと 212 ／術前のアセスメントと心理的サポート 213 ／術後の心理的サポート 213 ／パートナーによるサポートを促す看護支援 214

05 アピアランスケア 脱毛時のケアとメイクについて …………………………… 野澤桂子 216
乳がん患者の苦痛と医療者による支援の基本 216 ／脱毛への対処 217 ／皮膚への対処 220

06 リハビリテーションの継続とセルフケア支援 …………………………………… 山本優一 223
乳がん治療におけるリハビリテーション 223 ／術前後（入院中） 223 ／退院後外来 225

07 リンパ浮腫の予防とケア ……………………………………………………………… 増島麻里子 231
乳がん患者におけるリンパ浮腫 231 ／リンパ浮腫の予防 231 ／リンパ浮腫発症後のケア 234 ／リンパ浮腫に関する診療報酬 237

08 回復期のケア 転移・再発の不安への心理的サポート ……………………… 鈴木久美 241
回復期の乳がん患者の特徴 241 ／回復期の乳がん患者のケア 242

09 日常生活とセルフケア ………………………………………………………………… 阿部恭子 245
療養上のセルフケア 245 ／食生活におけるセルフケア 246 ／運動におけるセルフケア 247

10 セクシュアリティへのサポート ……………………………………………………… 高橋 都 248
性をサポートすることの重要性 248 ／治療が及ぼす性への影響 248 ／臨床現場で無理なくサポートするためのヒント 250

11 女性のライフサイクルと家族へのサポート ……………………………………… 大川宣容 253
患者とともに苦悩する家族 253 ／家族の発達段階 253 ／乳がん患者の家族の病気体験と家族像の形成 254 ／女性のライフサイクルと乳がんが患者・家族に及ぼす影響 256 ／乳がん患者の家族へのサポート 258

12 乳がんと妊娠 …………………………………………………………………… 秋谷 文, 塩田恭子 261
妊娠期および授乳期の乳がん 261 ／乳がんと妊孕性 263

13 乳がん患者のサイコオンコロジー ………………………………………………… 保坂 隆 270
サイコオンコロジーの定義 270 ／乳がん患者に合併する精神疾患の評価 270 ／乳がん患者に合併する精神疾患の治療 272

14 乳がん患者の就労支援 ………………………………………………………………… 高橋 都 277
就労支援はなぜ必要か 277 ／乳がん患者が直面する就労問題 277 ／働きやすさを左右する影響要因 279 ／医療従事者ができる就労支援とは 279

15 皮膚潰瘍のある乳がん患者のケア　　金井久子，井関千裕 283

乳がんの皮膚潰瘍とは　283　／皮膚潰瘍の進み方と患者・家族の体験　283　／治療開始前の看護の役割　284　／全人的なアセスメントとケア　285　／皮膚潰瘍のマネジメントとスキンケア　286　／疼痛のケア　286　／出血のケア　287　／滲出液のケア　287　／臭い（がん性皮膚潰瘍臭）のケア　289　／皮膚潰瘍周囲の皮膚のケア　290

16 再発・転移乳がん患者のケア　　荒堀有子 297

再発・転移乳がん患者の状況　297　／再発・転移乳がん患者の特徴　297　／再発の種類　298　／局所再発や領域再発と診断された乳がん患者のケア　299　／遠隔転移と診断された乳がん患者のケア　300　／再発・転移乳がん患者のニーズ　300　／再発・転移乳がん患者へのケアのポイント　300　／再発・転移乳がん患者の家族に対するケア　302　／オンコロジーエマージェンシー　303　／アドバンス・ケア・プランニング　303　／再発・転移部位別の看護のポイント　304

17 在宅療養のサポートと緩和ケア　　笠谷美保 306

わが国における緩和ケア提供体制の歩み　306　／乳がん患者の特徴と緩和ケア　307　／療養場所の移行を支えるプロセス　308　／多職種によるチーム医療　311

18 子どもをもつ患者のサポート　　小澤美和 314

がん患者とその子ども　314　／乳がん患者の親の心　315　／がん患者の親をもつ子どもの心　316　／医療者の心　318　／誰が，どんなサポートを行えるか　319　／チャイルドサポートのための資源　320

Resource　乳がんケアのスキルアップに必要な知識

01 臨床試験と看護師のかかわり　　小原 泉 326
02-01 統計データの見方 ―着目すべき論文のポイント―　　増田 淳 329
02-02 統計データの見方 ―研究結果を真に読み解く―　　高野利実 339
03 乳腺外来における看護の役割 ―病棟との連携を含めて―　　金井久子 344
04 乳がん看護認定看護師　　阿部恭子 347
05 関連学会・研究会および補整パッドや下着のメーカー・取扱店の一覧　　阿部恭子 351

Column

自己検診法について　　齋藤智子 8
新しい分子標的治療薬（エベロリムス）の副作用とケア　　小島真奈美 128
患側上肢の挙上が不良な患者へのケア　　武石優子 156
健康食品は乳がんに効くの？　　鈴木久美 244
性に関する情報提供のタイミング　　高橋 都 252
妊孕性に対する看護師としてのサポート　　中村 希 268
再発予防の見地から実際の患者への対応　　溝田友里，山本精一郎 292
がんサバイバーシップと患者目線のACP　　桜井なおみ 322

Index 355

■編集

阿部　恭子	千葉大学大学院看護学研究科
矢形　　寛	埼玉医科大学総合医療センターブレストケア科 教授

■執筆者（敬称略・執筆項目順）

橋本　秀行	ちば県民保健予防財団総合健診センター乳腺科 診療部長
齋藤　智子	ちば県民保健予防財団総合健診センター看護部 乳がん看護認定看護師
堀井　理絵	がん研究会有明病院病理部 医長
矢形　　寛	前掲
竹井　淳子	聖路加国際病院乳腺外科
角田　博子	聖路加国際病院放射線科乳房画像診断室 室長
森島　　勇	筑波メディカルセンター病院乳腺科 診療科長
五味　直哉	がん研究会有明病院画像診断センター画像診断部 医長
村上　康二	順天堂大学大学院医学研究科放射線診断学 教授
鈴木　正人	国立病院機構千葉医療センター 乳腺外科医長・乳腺センター長
黒住　昌史	埼玉県立がんセンター病理診断科 科長兼部長
黒住　　献	群馬大学医学部附属病院乳腺・内分泌外科
伊藤　良則	がん研究会有明病院乳腺センター乳腺内科 部長
藤本　浩司	千葉大学医学部附属病院乳腺・甲状腺外科
松本綾希子	がん研究会有明病院形成外科
澤泉　雅之	がん研究会有明病院形成外科 部長
河口　浩介	ハーバード医科大学・マサチューセッツ総合病院 放射線腫瘍科 研究員
佐治　重衡	福島県立医科大学腫瘍内科学講座 主任教授
小島真奈美	埼玉医科大学国際医療センター 包括的がんセンター外来・乳がん看護認定看護師
関口　建次	苑田会放射線クリニック 副院長
戸畑　利香	相良病院看護部・乳がん看護認定看護師
武石　優子	JA秋田厚生連平鹿総合病院看護部 乳がん看護認定看護師
阿部　恭子	前掲
金澤麻衣子	東北大学病院看護部・乳がん看護認定看護師
井上　容子	神戸大学医学部附属病院看護部 がん化学療法看護認定看護師
今西　優子	神戸大学医学部附属病院看護部 がん看護専門看護師
森田公美子	在日本南プレスビテリアンミッション 淀川キリスト教病院看護部 がん看護専門看護師・がん化学療法看護認定看護師
久保　　知	愛知県がんセンター中央病院看護部 がん放射線療法看護認定看護師
鈴木　久美	大阪医科大学看護学部看護学科 教授
国府　浩子	熊本大学大学院生命科学研究部 教授
野澤　桂子	国立がん研究センター中央病院 アピアランス支援センター センター長
山本　優一	北福島医療センターリハビリテーション科 科長
増島麻里子	千葉大学大学院看護学研究科 准教授
高橋　　都	国立がん研究センターがん対策情報センター がんサバイバーシップ支援部長
大川　宣容	高知県立大学看護学部急性期看護学 教授
秋谷　　文	聖路加国際病院女性総合診療部
塩田　恭子	聖路加国際病院女性総合診療部 医長
中村　　希	聖路加国際病院女性総合診療部 不妊症看護認定看護師
保坂　　隆	聖路加国際病院精神腫瘍科 部長
金井　久子	聖路加国際病院ブレストセンター アシストナースマネジャー 乳がん看護認定看護師
井関　千裕	兵庫県立西宮病院看護部 がん看護専門看護師・乳がん看護認定看護師
溝田　友里	国立がん研究センター社会と健康研究センター 保健社会学研究部 健康増進科学研究室 室長
山本精一郎	国立がん研究センター社会と健康研究センター 保健社会学研究部 部長
荒堀　有子	市立釧路総合病院看護部・乳がん看護認定看護師
笠谷　美保	独立行政法人労働者健康安全機構千葉労災病院 がん相談支援センター・がん看護専門看護師
小澤　美和	聖路加国際病院小児総合医療センター小児科 医長
桜井なおみ	キャンサー・ソリューションズ株式会社 代表取締役社長
小原　　泉	自治医科大学看護学部基礎看護学 教授
増田　　淳	虎の門病院臨床腫瘍科
高野　利実	虎の門病院臨床腫瘍科 部長

■編集担当：瀬崎志歩子，黒田周作
■カバー・表紙・本文デザイン：野村里香
■表紙写真提供：Getty Images，iStock by Getty Images
■本文・DTP：センターメディア
■本文イラスト：渡辺富一郎，日本グラフィックス，ナカムラヒロユキ

Chapter 1

乳がんの基礎知識

Chapter 1 乳がんの基礎知識

01 乳がんの現状と動向

Key Point

- 乳がんは年々増加し，女性の臓器別がん罹患率では第1位となっている．
- 現在，年間80,000名を超える患者が乳がんと診断され，わが国では，女性の約12名に1名が乳がんに罹患すると計算されている．
- 乳がんで死亡する患者も増加し，年間13,000名を超えた．
- 乳がんを予防すること（1次予防）は難しく，検診による早期発見（2次予防）が乳がんによる死亡を減らす最良の方法と考えられる．

乳がんの現状

1. 乳がん罹患率と死亡率

- 現在，わが国の乳がん罹患数は年間82,773名（上皮内がんを含む）[1]，死亡数13,240名，死亡率20.5（人口10万対）[2]，年齢調整死亡率11.8である[3]．
- 乳がんは年々増加し，乳がんの死亡数も増加の一途をたどっている（図1）．
- 女性の臓器別では第1位（図2）である．
- わが国では，女性の約12名に1名が乳がんにかかると計算されている[4]．
- 今後もその数は増加すると予想されている．
- 年齢別罹患率では，40歳代後半にピークがあり（図3），高齢者にピークのあるほかのがん（胃，大腸，肺，子宮，肝）とは異なる．
- 年齢調整死亡率[*1]では，乳がんは11.8（人口10万対/2014年）であり，50年前の3.7（同/1964年）から約3倍になっており，30～65歳までの女性の死亡原因（部位別）の第1位になっている．
- 部位別がん死亡率は，大腸（12.3％），乳房（11.8％），肺（11.4％），胃（9.0％）の順である[3]．
- 乳がんの死亡率は増加しているが[*2]，決して予後の悪いがんではなく，早期発見により救命が可能である．
- 世界保健機関（WHO）のデータベースによると，乳がん年齢調整死亡率（人口10万対/1999～2003年）の国際比較を行うと，わが国の8.2は，先進諸国のなかでは低い（アメリカ16.9，イギリス21.0，フランス18.8，イタリア17.4，ドイツ19.1，カナダ17.9，オー

[*1] 年齢調整死亡率：集団全体の死亡率を，基準となる集団の年齢構成（基準人口）に合わせた形で求められる死亡率．
[*2] 厚生労働省大臣官房統計情報部「人口動態統計（1958～2010年）」によると，死亡率が上昇しているがん（女性）は，大腸（6.7→34.6/1965年→2014年），乳房（3.9→20.5/同），肺（7.0→16.0/同）であり，減少しているがんは，胃（35.5→25.5/同），子宮（15.1→5.3/同）である．

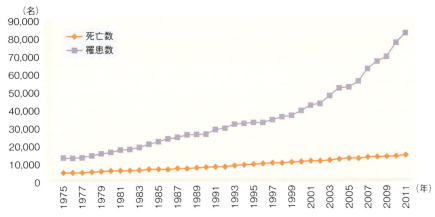

図1　日本人の乳がん罹患数と死亡数の推移（上皮内がんを含む）
日本における乳がんの患者数は年々増加しており，それに伴い死亡数も増加している．

(国立がん研究センターがん情報サービス「がん登録・統計」)

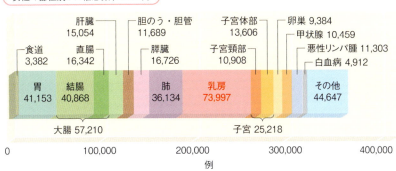

図2　部位別がん罹患数（女性，2012年）
(国立がん研究センターがん情報サービス「がん登録・統計」)

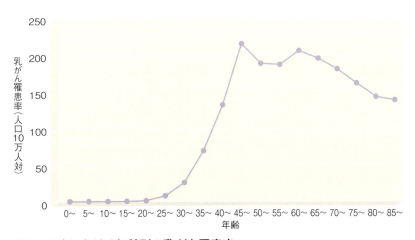

図3　日本における年齢別の乳がん罹患率
(国立がん研究センターがん情報サービス「がん登録・統計」)

表1　乳がんの主なリスクファクター

- 早い初潮
- 遅い閉経
- 未婚や未産
- 高齢初産
- 授乳経験
- 肥満
- 糖尿病
- アルコール摂取
- ホルモン補充療法（hormone replacement therapy：HRT）
- 経口避妊薬
- 家族歴
- 乳腺疾患の既往
- 遺伝子（BRCA1，BRCA2）変異のキャリア

ストラリア 16.4，中国 8.2）[5]．

2. 乳がんのリスクファクター

- 遺伝以外の乳がんの原因は，はっきりと判明されておらず，生活習慣，とくに食生活や環境の関与が推定されている．
- 遺伝的な要因により，乳がんに罹患した症例は，全乳がんの 5～10% である[4]．
- 主なリスクファクターを表1に示す．

3. 乳がんの予防医学

- 乳がんの予防（1次予防）は難しく，これといった決め手はない．遺伝性の乳がんでは対策が立てられている（Chapter 1-4「乳がんの遺伝」参照）．
- 現在，ホルモン依存性乳がんに関して，臨床試験によるホルモン療法の予防効果がはっきりしつつある．

- 検診[*3]による早期発見（2次予防）は，すみやかな治療により乳がんによる死亡を減らす最良の方法と考えられる．

乳がん検診の動向

1. 乳がん検診の目的と意義

- 乳がん検診の目的は，「早期発見および早期治療により乳がんによる死亡率を減少させること」である．
- アメリカやイギリスでは，検診が普及することで，乳がんの死亡率が明らかに減少しつつある．
- 欧米の無作為比較試験（randomized controlled trial：RCT）によると，マンモグラフィ検診は，乳がんの死亡率を 26～32% 減少させると報告されている[6)7)]．
- 早期発見をすることにより，侵襲の小さな治療法（乳房温存療法やセンチネルリンパ節生検法）を受けることも可能となる．
- 早期発見は，生活の質（QOL）の改善や治療期間の短縮，治療費の軽減にも寄与する可能性がある．
- 乳がんは，早期に発見されれば9割以上が治癒する病気であり，自覚症状のまったくない状態で，さらに視触診でもわからない乳がんを，画像診断によって発見する必要がある．
- マンモグラフィ，超音波（エコー）は単独では完璧な（100%検出できる）検診方法は存在しないため，検診方法を組み合わせることで見逃すリスクを軽減し，さらには不必要な精密検査を減らすこともできる．

[*3] 検診：マンモグラフィ，超音波（エコー）検査など，乳がんの診断は婦人科ではなく，主に乳腺外科（乳腺科）で行われる．詳しくは Chapter 2 を参照のこと．
[*4] 自己検診の仕方：月経前の腫脹や疼痛のない時期に鏡の前で視診（皮膚の色調やえくぼの有無など）し，観察する側の上肢を挙上して反対側の手指で触診する．

表2 乳がん検診のガイドライン

- 30歳代：施行せず（超音波検診は検討課題）
- 40歳代：マンモグラフィ2方向〔内外斜位方向（MLO）と頭尾方向（CC）〕＋視触診
- 50歳以上：マンモグラフィ1方向（MLO）＋視触診（検診間隔は，2年に1度）

（厚生労働省老健局老人保健課発第0427001号，2004）

- 次の検診時期がくるまで，自分の乳房の変化を自分の目や手で確かめることが自己検診[*4]である．正しい自己検診の方法を指導する必要がある．
- 乳がん検診の受診率の向上を含め，行政・医療スタッフが力を合わせることにより，よりよい検診が可能となる．

2. 乳がん検診の変遷

- 2000年まで，わが国における乳がん検診の主流は視触診であり，この単独検診を行っていた国は，先進国ではわが国だけであった．
- 欧米では，1960～70年代から乳がん検診にマンモグラフィを導入している．
- わが国では，1980年代後半に厚生省（現・厚生労働省）の班研究において，視触診の有効性を検討し，「視触診単独検診では生存率の改善に有効ではない」と結論を出し，マンモグラフィ導入の必要性が示された．
- 2000年3月に老健65号[*5]のなかでマンモグラフィを導入した乳がん検診のガイドラインが提示され，世界標準から遠かったわが国の乳がん検診が一歩前進した．
- 現在の指針（2004年4月）を，表2に示す[8]．
- 2015年9月に「がん検診のあり方に関する検討会」が開催され，①マンモグラフィ検診を原則，②視触診検診は推奨しない，③超音波検診は将来的に対策型検診として導入される可能性がある，ことが示された．
- 乳がん検診に視触診・マンモグラフィ・超音波検査のすべてを導入できれば，発見率も高くなり理想といえるが，検診では効率や費用も大切な要素である．
- アメリカの乳がん検診は，45歳から54歳は年1回のマンモグラフィ検診，55歳以上は2年に1回（または年1回）のマンモグラフィ検診を推奨しており，視触診は推奨しない[9]．

3. 乳がんの検出率

- 視触診，マンモグラフィ，超音波検査の乳がん検出率の比較を検討した結果を図4，5に示す[10]．
- 全年齢では，視触診61.6％，マンモグラフィ（2方向）82.3％，超音波検査86.6％の検出率があり，視触診と画像診断に大きな差が認められた（図4）．
- 年齢を50歳以上と40歳代に分けて同様の検討を行うと，超音波検査では，年齢による差異はほとんど認められず高値であったが，マンモグラフィでは，40歳代になると約10％検出率が下がり，76.6％であった（図5）．

4. マンモグラフィ検診

- マンモグラフィは，乳房を圧迫して（はさんで）撮影するX線写真検査であり，近年のマスコミ報道などの影響により「乳がん検診」＝「マンモグラフィ検診」と一般の受診者は感じている．
- マンモグラフィは，手に触れる腫瘤はもちろんのこと，手には触れない小さな腫瘤や0.5mm以下の微細石灰化まで発見できる．
- 乳癌診療ガイドライン[11]では，40歳代およ

[*5] 老健65号：わが国の乳がん検診の指針を示した法律．マンモグラフィを導入するように初めて示された．

01 乳がんの現状と動向

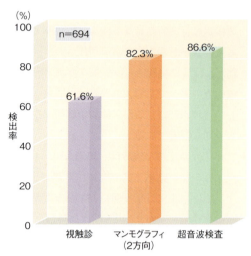

図4 乳がんの検出率（全年齢）
694例の乳がん症例における視触診，マンモグラフィ，超音波検査の検出率の比較．視触診に比べ，画像診断（マンモグラフィ，超音波検査）を用いたほうが検出率が高い．
（橋本秀行ほか：乳房超音波検査を用いた乳癌検診―千葉県における現状と課題―．日本乳癌検診学会誌，17(1)：37～45，2008より引用）

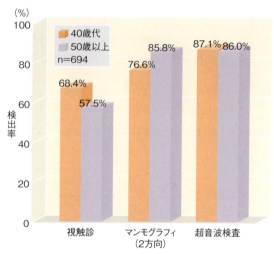

図5 乳がんの検出率（年齢別）
50歳以上，40歳代における視触診，マンモグラフィ，超音波検査の乳がん検出率の比較．超音波検査では両者に差を認めないが，マンモグラフィでは50歳未満のほうが約10％低下している．
（橋本秀行ほか：乳房超音波検査を用いた乳癌検診―千葉県における現状と課題―．日本乳癌検診学会誌，17(1)：37-45，2008より引用）

び50歳以上のマンモグラフィ検診の推奨グレードはBである．

- 40歳代のマンモグラフィ検診は，この年代に乳がん罹患のピークがあり相対的有用性は高いとしているが，アメリカ（U. S. Prevention Services Task Force〔USPSTF〕）では，死亡率減少効果が少なく偽陽性や被曝等の不利益を考慮するとCランクとされている[12]．

マンモグラフィ検診の問題点と課題

- マンモグラフィに写らない乳がんもあり，100％（パーフェクト）ではない．
- その原因は，受診者の年齢や閉経状態，授乳経験などに大きく関係している．閉経前の乳房には乳腺が多く残っており，マンモグラフィを撮影すると全体が白くなり（高濃度乳房：dense breast），腫瘤と乳腺が重なってしまい判定できないためである（図6）．

- 日本人女性の40歳代のマンモグラフィは，白い画像（デンスブレスト）が多く，欧米と同じようなよい結果が出るかどうかは現時点では疑問が残る．
- マンモグラフィの装置はあっても，正しく撮影する技師や医師，その画像を読影するスキルをもつ医師でないと難しい．
- NPO法人日本乳がん検診精度管理中央機構（精中機構）は，講習会および試験を実施し，読影する医師，撮影する技師，施設の診断精度の認定を行っている[*6]．
- マンモグラフィ検診を行うには，医師，技師，施設のすべての認定が必要である．

---

*6 認定制度：日本乳がん検診精度管理中央機構（精中機構）が医師や診療放射線技師，施設の認定を行い，ホームページ上で情報を公開している．
http://www.qabcs.or.jp/（2017年1月30日閲覧）

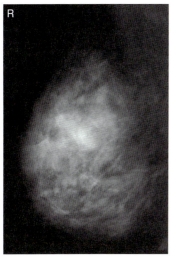
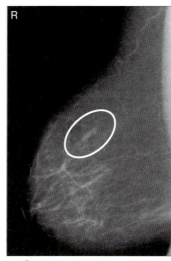

41歳　　　　　61歳

図6　年齢によるマンモグラフィの違い

左：41歳と右：61歳のマンモグラフィ所見．両者を比べると，明らかに41歳のほうが全体に白い（高濃度）ことがわかる．61歳のマンモグラフィの○印の部位に局所的非対称性陰影の所見を認め，検診で発見された乳がんである．この所見を若年者のマンモグラフィのなかで発見することは難しい．

5. 超音波（エコー）検診

- マンモグラフィと比べて，年齢による感度の差はなく，被曝などの副作用もない．
- リアルタイムに病変を観察でき分解能も高いため，組織推定もある程度可能である．

超音波検診の問題点と課題

- マンモグラフィ検診と異なり，生存率に寄与するというエビデンスが存在しない．
- 日本で行われた『超音波検査による乳がん検診のランダム化比較試験（J-START）』の中間解析が報告され[13]，マンモグラフィ単独に比べて超音波検査を併用すると乳がん発見率が約1.5倍（0.33% vs. 0.50%）になった．
- 一方，併用によって要精検率が増加してしまい（8.8%→12.6%），今後の課題として総合判定のあり方を検討する必要がある．
- 超音波検査は客観性を求めることが難しく，施行者の技量に大きく依存してしまう．
- 分解能が高い反面，マンモグラフィと比べ（良性の）所見が多くとらえられ，特異度が低く

なる可能性がある．
- 精度管理[*7]の体制がまだ十分に整っていない．
- 超音波検査でも検出できない乳がんが存在する（図4，5）．

引用・参考文献
1) 国立がん研究センターがん情報サービス「がん登録・統計」罹患データ（全国推計値）
2) 厚生労働省大臣官房統計情報部：平成26年人口動態統計，悪性新生物の主な部位別にみた性・年次別死亡数及び率（人口10万対）．2015．
3) 厚生労働省大臣官房統計情報部：平成26年人口動態統計，悪性新生物の主な部位別にみた性・年次別年齢調整死亡率（人口10万対）．2015．
4) がんの統計編集委員会編：年齢階級別罹患リスク（2011年罹患・死亡データに基づく）．がんの統計'15，p.33〜34，がん研究振興財団，2015．
5) 世界保健機関（WHO）データベース http://www.who.int/whosis/mort/download/en/index.html
6) Fletcher SW, et al.：Report of the International Workshop on Screening for Breast Cancer. J Natl Cancer Inst, 85（20）：644〜656, 1993.
7) Kerlikowske K, et al.：Efficacy of screening mammography. A meta-analysis. JAMA, 273（2）：149〜154, 1995.
8) 厚生労働省老健局老人保健課発第0427001号，2004．
9) Oeffinger KC, et al.：Breast Cancer Screening for Women at Average Risk: 2015 Guideline Update From

---

*7 精度管理：乳房超音波診断ガイドラインに示されている．Chapter 2-3「マンモグラフィ」参照のこと．

the American Cancer Society. JAMA, 314（15）：1599〜1614, 2015.
10）橋本秀行ほか：乳房超音波検査を用いた乳癌検診—千葉県における現状と課題—. 日本乳癌検診学会誌, 17（1）：37〜45, 2008.
11）日本乳癌学会編：科学的根拠に基づく乳癌診療ガイドライン2 疫学・診断編 2015年版第3版. 金原出版, 2015.
12）Siu AL, et al.：Screening for Breast Cancer: U.S. Preventive Services Task Force Recommendation Statement. Ann Intern Med, 164（4）：279〜296, 2016.
13）Ohuchi N, et al.：Sensitivity and specificity of mammography and adjunctive ultrasonography to screen for breast cancer in the Japan Strategic Anti-cancer Randomized Trial（J-START）：a randomised controlled trial. Lancet, 387（10016）：341〜348, 2016.

Column

自己検診法について

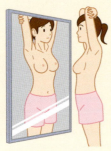

1. 視診（みる）
- 上半身裸となり，正面・側面から腕を上げた状態，下げた状態で視診する．
- 発赤・ただれ・えくぼ様へこみ，ひきつれ，乳頭の向きをみる．

●自己検診の時期
月経のある場合：
月経開始から1週間後くらいに行う．
閉経している場合：
月に1回，日にちを決めて行う．

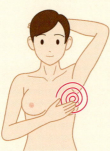
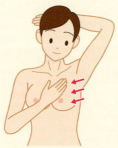

2. 触診（さわる）
- 触診は，入浴時に行うとよい．
- 右乳房の触診は，右腕を頭の後ろに上げて行う．
- 左手に石けんをつけ，左手の第2・3・4指で，指の腹で円を描くように行う．
- 肋骨にそって乳房全体的に，奥を触るように行う．
- 反対側の乳房も同様に行う．
- 腕を下げ，腋窩リンパ節の腫脹の有無を確認する．

※触診は，乳房をつかんだり，つまんだりせずに行う．

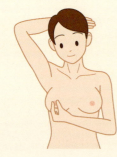

3. 乳頭分泌のチェック（しぼる）
- 乳頭を搾る．
- 血液や透明・黄色などの分泌液が出ていないかをみる．
- 下着の内側が汚れていないかをみるのもよい．

●異常を感じたら
専門の医療機関を受診する．

Chapter 1 乳がんの基礎知識

02 乳がんとは

Key Point

- 乳がんは，上皮性悪性腫瘍であり，乳がん細胞は，乳管・小葉構造の末梢に存在する乳管上皮細胞が悪性化したものである．
- 乳がんは，組織学的に非浸潤がん，浸潤がん，Paget 病に大別される．
- 乳がんの進行度は，0期からⅣ期に分類され，0期は非浸潤がん，Ⅰ～Ⅲ期は遠隔転移を伴わない浸潤がん，Ⅳ期は遠隔転移を伴う浸潤がんである．

乳がんの発生・増殖のメカニズム

- 一般に腫瘍は，その起源から上皮性と非上皮性，立ち居振る舞いから良性と悪性に分類される．乳がんは，上皮性悪性腫瘍である[1]．
- 乳管は乳管上皮細胞と筋上皮細胞の二層構造を呈している．乳がん細胞は，乳管・小葉構造の末梢に存在する乳管上皮細胞が悪性化したものである．図1に乳房の解剖図を示す．
- 乳がんの発生と増殖・進展には，一般の腫瘍と同様に，がん関連遺伝子と環境因子が関与している[2]（図2）．
- がん関連遺伝子には，がん遺伝子とがん抑制遺伝子がある．がん遺伝子は細胞の分化・増殖を促す遺伝子で，その活性化によりがんが発生する．がん抑制遺伝子は細胞周期，細胞死を制御する遺伝子で，その機能喪失によりがんが発生する[2]．
- 環境因子のなかで乳がんに特徴的なのは，女性ホルモンの一種であるエストロゲンの影響を強く受けることで，このことをホルモン依存性と呼んでいる．
- 高エストロゲン状態は乳がんの発生と増殖・進展を促す．エストロゲン濃度を低下させる抗エストロゲン療法は，乳がんの予防，治療に用いられている．

乳がんの種類

- 乳がんは，組織学的に非浸潤がん，浸潤がん，Paget（パジェット）病に大別される[1,3]（図3）．
- 乳がん細胞は当初，乳管，小葉内に限局し，やがて乳管や小葉の壁を破って周囲の間質に浸潤する（図1）．
- がん細胞が乳管内あるいは小葉内に限局し，間質への浸潤がみられないものが非浸潤がん（図4），間質への浸潤がみられるものが浸潤がんである．
- 非浸潤がんは転移しない[*1]ので，原発巣の

02 乳がんとは

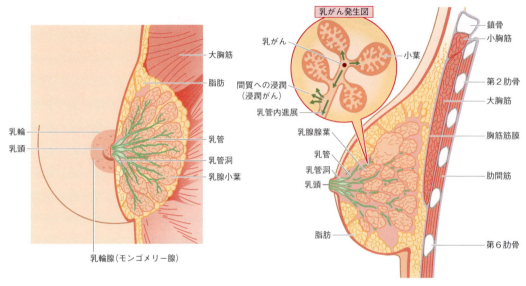

図1 乳房の解剖図と乳がん発生図

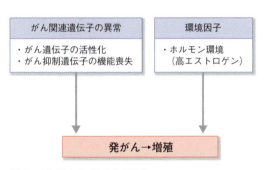

図2 乳がんの発生と増殖
（坂元吾偉ほか監：乳腺疾患の臨床. p.77, 金原出版, 2006 より改変）

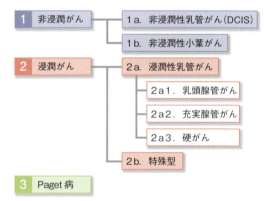

図3 乳がんの組織学的分類
（日本乳癌学会編：臨床・病理 乳癌取扱い規約. 第17版, p.22～23, 金原出版, 2012 をもとに筆者作成）

完全切除がなされていれば，追加切除の必要はない．
- 浸潤がんは，浸潤性乳管がんと特殊型[*2]に，さらに浸潤性乳管がんは乳頭腺管がん，充実腺管がん，硬がんに分類される（図3）．
- 乳頭腺管がん（図5）は，がん巣に管腔形成がみられるのが特徴で，乳管内を広く進展することが多い．充実腺管がん（図6）は，大型の充実性胞巣を形成して，間質に圧排性に浸潤する．硬がん（図7）は小さな胞巣を形成して，線維組織の増生を伴いながら間質に浸潤する．

[*1] 非浸潤がんは転移しない：非浸潤がんでリンパ節転移が存在する，あるいは遠隔転移をきたしたという報告がまれにみられるが，これは病理組織学的検索方法が不十分で，実際には存在している間質浸潤巣を見つけられないだけのことである．
[*2] 特殊型：粘液がん，浸潤性小葉がんなど．

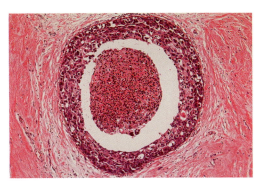

図4 非浸潤がんの組織像
乳管内にがん細胞が限局し，間質への浸潤が認められない．

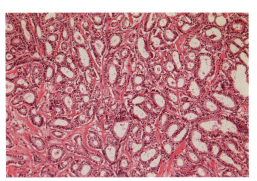

図5 乳頭腺管がんの組織像
がん細胞が管腔を形成して間質に浸潤している．

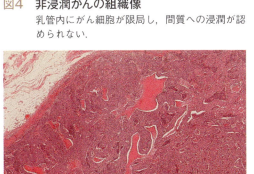

図6 充実腺管がんの組織像
がん細胞が大型の充実性胞巣を形成して間質に浸潤している．

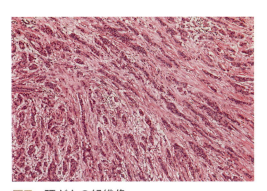

図7 硬がんの組織像
がん細胞が小胞巣を形成して間質に浸潤している．

- 予後は，乳頭腺管がん，充実腺管がん，硬がんの順に良好である．
- Paget病（図8）は，乳管がんが主乳管を経由して乳頭の表皮内に進展し，乳頭部のびらんを呈する乳がんである．乳腺内のがん巣は，乳管内がん巣が大部分を占め，間質浸潤が存在しても軽微なものにかぎられる．
- 乳腺症*3，乳腺炎*4，線維腺腫*5 などは，ときに乳がんとの鑑別が難しいことがあり，注意が必要である．

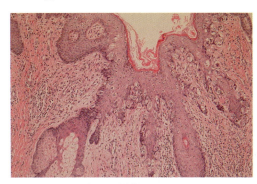

図8 Paget病の組織像
がん細胞が表皮内に浸潤している．

*3 乳腺症：乳腺の増殖性変化と退行性変化とが共存する病変である．臨床的には，硬結，腫瘤として触れる．
*4 乳腺炎：乳腺の炎症性疾患である．皮膚の発赤，熱感を呈する．
*5 線維腺腫：線維（間質）と腺（上皮）が両方とも増生する良性腫瘍である．

02 乳がんとは

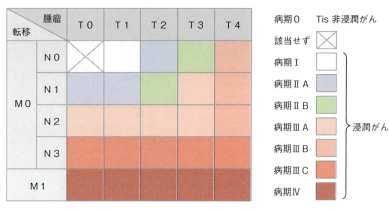

図9　TNM分類
(日本乳癌学会編：臨床・病理　乳癌取扱い規約. 第17版, p.4, 金原出版, 2012 より改変転載)

表1　乳がんの病期分類：要約

0期	非浸潤がん
Ⅰ期	原発巣の大きさが2.0cm以下でリンパ節転移を認めない
Ⅱ期	原発巣の大きさが2.0cmを超えるがリンパ節転移を認めない または原発巣が5.0cm以下で同側腋窩にリンパ節転移を認める
Ⅲ期	原発巣が5.0cmより大きく同側腋窩にリンパ節転移を認める または原発巣が皮膚あるいは胸壁に浸潤している または固定した同側腋窩リンパ節転移，胸骨傍リンパ節転移，同側鎖骨下あるいは鎖骨上転移を認める
Ⅳ期	遠隔転移を認める

(内田　賢ほか編著：ナースのための最新乳癌テキスト. p.72, 真興交易医書出版部, 2003 より改変)

乳がんの病期分類

- 乳がんの進行度は，T：原発巣の大きさや状態，N：リンパ節転移の有無と部位，M：遠隔転移の有無の3つの要素により評価され（TNM分類*6），病期（Stage）0からⅣに分類される（図9，表1）[1][3].

- 0期は非浸潤がん，Ⅰ～Ⅲ期は遠隔転移を伴わない浸潤がん，Ⅳ期は遠隔転移を伴う浸潤がんである.

- 乳がんは，比較的予後良好ながん腫である．0期は非浸潤がんであるため，10年生存率はほぼ100％である．また，遠隔転移を伴うⅣ期でも10年以上生存する症例が存在する.

- 病期別の10年生存率は，がん研究会有明病院乳腺センターで1990～1999年に手術が施行された症例では，0期：99％，Ⅰ期：93％，Ⅱ期：79％，Ⅲ期：63％，Ⅳ期：26％である.

引用・参考文献
1) 日本乳癌学会編：臨床・病理　乳癌取扱い規約. 第17版, p.3～5, p.22～63, 金原出版, 2012.
2) 坂元吾偉ほか監：乳腺疾患の臨床. p.77～81, 金原出版, 2006.
3) 内田　賢ほか編著：ナースのための最新乳癌テキスト. p.22～73, 真興交易医書出版部, 2003.

---

*6 TNM分類：がんの進行度分類で，治療方針の決定に用いられている.

Chapter 1 乳がんの基礎知識

03 診断・治療のプロセスの理解

Key Point

- 乳がんの疑いがある場合は確定診断として，組織診（穿刺吸引，捺印），コア針生検，吸引式組織生検，切開生検を行う．
- 原発性乳がんの治療は，大きく分けて局所治療と全身治療の2つがあり，局所治療には手術療法と放射線療法，全身治療には化学療法と内分泌（ホルモン）療法がある．

検査・診断・治療のプロセス

1. 乳がんの画像検査

- 乳がんは視診・触診の他に画像検査（マンモグラフィ，超音波検査）を行うことによって，その存在を疑う．ときに乳房MRIを追加することでより多くの情報が得られる場合もある．
- 乳がんの疑いをもった病変に対して細胞診または組織診を行い，確定診断を得る．
- 乳がんとしての治療は，確定診断から始まる．他臓器と異なり，乳房は体表にあるため，治療前の確定診断が可能である．
- 乳がんを診断するための検査の流れを図1に示す．

2. 乳がんの確定診断

- 乳がんの疑いがある場合，その確定診断のために，組織診（穿刺吸引，捺印），コア針生検，吸引式乳房組織生検，切開生検などを行う．

3. 乳房内における乳がんの広がり診断

- マンモグラフィ，超音波検査に加えて，MRI検査を行うことで診断精度が上がる．MRIの代わりにCTを用いている施設もある．
- これらの検査は乳房の術式を決定するだけではなく，乳房部分切除術時に正確な切除範囲を判断するために有用である．さらにいえば乳房切除術を行う際にも，皮膚の切除や皮下脂肪の残し方を考えるための参考となる．また，対側乳房の病変の発見にも有用である．

4. リンパ節領域の転移診断

- 腋窩を含むリンパ節領域の転移診断として，とくに超音波検査が重要である．CTにより一定の情報を得ることもできる．超音波検査でリンパ節転移を疑った場合は，そのリンパ節に対して超音波ガイド下に穿刺吸引細胞診を行い確定診断を得ることが標準となっている．
- 超音波，CT，MRIの画像については，Chapter 2を参照のこと．

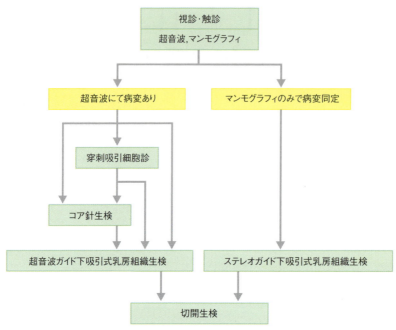

図1 乳がんを診断するための検査の流れ

5. 遠隔転移の診断

- 術前・術後に転移発見のための画像検査や腫瘍マーカーの測定は，ルーチンに行うことは推奨されていない．
- NCCN（National Comprehensive Cancer Network）のガイドラインによれば，臨床病期ⅢA（T3, N1, M0）の場合や，症状および徴候をみて追加検査を考慮する．骨シンチグラフィや腹部+/-骨盤CT・US・MRI，胸部画像診断，FDG-PET/CTスキャンがオプションとして提示されている．
- 定期検査をすることで，転移をわずかに早く発見できる可能性はあるが，予後改善や生活の質（QOL）の向上には貢献していないようである[1) 2)]．むしろ遠隔転移の偽陰性や偽陽性の多さが問題になっている．ていねいな問診と理学所見，および外来受診のあいだに起こるかもしれない症状についての指導[*1]が大切である．
- 遠隔転移の確定診断のための検査を以下に示す．
  - 腹部超音波：肝，腹水など．
  - 造影CT：乳房，リンパ節，肺，肝，腹部，骨などを一度にみることができる．
  - 骨シンチグラフィ：骨転移の存在を，骨の変化から間接的にとらえる．変形や炎症などでも集積を示し，偽陽性が多い，つまり骨転移はないのに転移があると診断されることも珍しくはない．また，骨に変化を及ぼしていない骨転移は描出できない．
  - FDG-PET/CTスキャン：脳以外の全身を一度に評価することが可能である．

[*1] 外来受診のあいだに起こるかもしれない症状についての指導：転移によって起こりうる症状はさまざまである．骨転移なら部位に一致した痛みが生じ，肺転移なら息切れや咳が出現する．肝転移では食欲不振，腹部膨満感，黄疸などである．単なる倦怠感も転移症状の1つであることがあり，要注意である．
これらは健常者でも日常的に経験するものであり，がんに特異なものではない．症状が1～2週間経っても改善しない，徐々に悪化してくる，急に強くなってくるようなときは，がまんせずに受診して乳がんの既往を伝え，診察と検査を受けるように指導する．

- 腫瘍マーカー：遠隔転移が判明した後に，治療効果をみるために測定される．簡便であるが，偽陰性，偽陽性が多く，腫瘍の進行と必ずしも並行して推移しないため，慎重な使い方が必要となる．
- MRI：目的とする部位を決めて行う．非常に鋭敏である．脳転移，髄膜転移の確認では第一選択となる．
- X線撮影：胸部であれば肺，胸水など．目的とする部位を決めて行う．

治療の考え方

1. 治療の種類

- 原発性乳がんの治療は初期治療と呼ばれ，大きく分けて局所治療と全身治療の2つがある（表1）．
- 局所治療としては，手術療法と放射線療法，全身治療としては化学療法と内分泌（ホルモン）療法がある．
- 実際の治療では，これらを適切に組み合わせて行うことで，可能なかぎり再発率を減少させるように努力する．
- それぞれの治療法について，その目的を以下に示す．
  - 手術療法：乳房や腋窩において，がんが広がっている部位を切除する．
  - 放射線療法：乳房や領域リンパ節に放射線を当て，術後局所にまだ残存しているかもしれないがん細胞の微小な遺残をたたく．
  - 化学療法：抗がん薬を用いて，全身のどこかにすでに存在しているかもしれない微小転移をたたく．
  - 内分泌（ホルモン）療法：乳がん細胞が女性ホルモンに感受性があることを利用する．女性ホルモンががん細胞を刺激しないようにブロックすることで，がん細胞の増殖を抑制する．

2. 治療の順序

- 治療の順序は予後に影響しうるという考えから，現在の一般的な流れは，手術療法→化学療法→放射線療法→内分泌療法となっている．
- 近年，化学療法を手術の前に行う方法（術前化学療法）も標準治療の1つとして定着している．さらに術前内分泌療法も治療のオプションとして使われつつある．

ガイドライン

- 医療が適切に行われるためには，それぞれの治療法について，真に効果があるのか，副作用・合併症はどの程度かという評価を，科学的に証明された情報（エビデンス）に基づいて行う必要がある．
- 経験や勘にだけ頼っていては，よい医療は行われにくい．そのため多数の臨床試験が世界中で行われており，年々エビデンスが蓄積されている．エビデンスに基づいて組み立てられたものが標準療法であり，それはもっとも多くの人に，もっともよい治療効果が得られる確率が高いものとして推奨される．
- これらのエビデンスをもとに，各団体でガイドラインがつくられている．地域によらず一定の医療の質を保障すること，すなわち均てん化を目指すために重要である．参照しやすく，実際の診療で使いやすい内容であることが求められる．
- 日本乳癌学会[*2]で乳癌診療ガイドラインが

表1 乳がんの治療（4つの柱）

	治療の種類	おおよその治療期間
局所治療	手術療法（入院治療は通常これのみ）	1日
	放射線療法	1.5か月
全身治療	化学療法—抗がん薬（施設により短期入院することもあり）	3〜6か月
	内分泌療法—抗ホルモン剤	5〜10年

作成され，改訂ごとにその質と見やすさが向上している．

乳がん治療を提供するさまざまな形態

1. 日本乳癌学会乳腺認定医と乳腺専門医

- わが国では乳がん診療のすべてを，長らく一般外科医が担ってきた．しかし，診断から治療，さらにケアにかかわるまで，より専門的な知識と経験，技術が要求されるようになってきた現在，一般外科医が消化器の診断・治療もしながら乳腺診療を行うことは困難となりつつある．
- 日本乳癌学会では，乳腺に関する十分な知識と経験を備えた医師を養成するため，乳癌学会認定施設を定めて，その施設で一定の修練を積んで知識と経験，実績を得た医師を乳腺認定医とし，さらにより専門的能力を身につけた医師に対して筆記・面接試験を行い，合格した者を乳腺専門医としている[*3]．専門領域としては，外科が中心となっているが，腫瘍内科，放射線科も増えている．
- 現在認可されている乳腺専門医の氏名，勤務施設については日本乳癌学会ホームページ上（http://www.jbcs.gr.jp/）で地域別に掲載されている．

2. チーム医療

- 前述のような専門的医療においては，個々の患者に対しさまざまな角度からのアプローチが必要となり，それらすべてを医師1人で質を保ちながらマネジメントし続けることは不可能に近い．そこで，各科の医師（図2）や各職種の医療従事者（図3）が協力するチーム医療が必要となる．
- チーム医療では乳腺科医師のみならず，他分野の医師や医師以外の医療従事者がそれぞれの専門的立場を生かして協力しつつ，患者の診断，治療，ケアにあたる．
- 膨大な仕事を役割分担することで，仕事を分散させ，それぞれがより専門的になることで，医師個人の限界を超え，医師間格差を減らすことにつながる．ひいては仕事の効率を上げ，医療の質を高めることにもなる．
- 医師以外の各医療従事者が医師と同等，あるいはそれ以上の知識と経験をもってチームに貢献する．

---

*2 日本乳癌学会：1993年に乳癌研究会より発展し，2010年からは一般法人化され「一般社団法人日本乳癌学会」となる．会員数は10,117名（2017年1月20日現在），構成は外科医が多くを占め，その他は産婦人科医，放射線科医，内科医，基礎系の医師，その他の医療従事者などである．

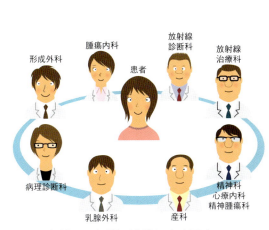

図2 各科の医師間の連携による医療
術後や再発の場合はとくに各科の医師間の連携が大切になる．

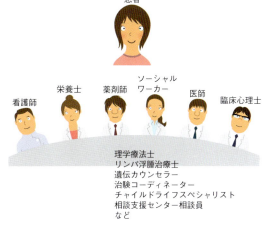

図3 各職種の連携によるチーム医療
病棟カンファレンス時には各職種が連携してチーム医療を行う．

- しかしわが国では，法的にほとんどの医療行為が医師の指示のもとでなければ行ってはいけないとされ，制度面での整備は追いついていない．また，現場での長年の主従意識は容易に解消できるものではない．まずは医師がこの主従意識から脱却すること，医師以外の医療従事者は高い専門性と責任をもって行動するよう意識することが重要である．
- 医師や医療従事者は，以下のような，これまでの主従意識から脱却しなくてはならない．
  医師：「それは医者が決めることだ」 → 「ともに相談していこう．よりよい方法はありますか」
  医師以外の医療従事者：「それは先生の仕事です」 → 「このようにしたらどうでしょうか」「それは私たちがやります」
- チーム医療においてなくてはならないことは，垣根のないコミュニケーションである．必要に応じてすぐに医療従事者間で相談ができ，話し合う場を設定できる環境づくりが大切である．複数の医療従事者が同時に同じ患者をみて判断することで，偏りが少なく，より安全な医療を提供することが可能となる．
- 定期的にミーティングを開き（図4），個々の患者の問題点について十分に議論することで，患者に関する情報が共有され，問題点が明確になってかかわりやすくなり，各医療従事者の役割分担が明らかになっていく．

3. 地域連携

- 近年，インターネットなどで病院や乳腺疾患に関する情報が容易に得られるようになり，患者はより専門的な診療を求めて乳腺科を標榜する大病院へ集まるようになってきた．
- そのため大病院の乳腺科では患者一人ひとりにかける時間が減少し，待ち時間が長くなっており，ひいては医療の質の低下にもつながってくるおそれがある．また，医療従事者

---

*3 2017年1月現在の乳腺専門医は1,487名である．乳腺認定医になるには2年の研修，乳腺専門医になるには5年の研修が必修である．さらに，専門医合格基準として，認定施設において5年以上の研修期間中に，乳がん100症例以上の診療実績がなくてはならない．認定施設は，専門医が1名以上常勤し，乳がんの診断・治療が年20例以上の施設である．

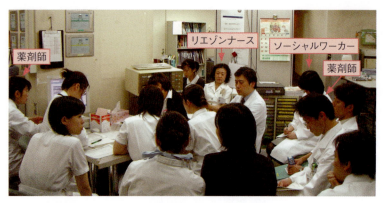

図4　病棟でのミーティング（病棟カンファレンス）
再発患者のマネジメントについて話し合っている．

の疲弊をもまねく結果ともなってしまいかねない．

- このような問題を解決するためには，外来患者を分散させる，すなわち地域に帰すという作業が必要になる．
- 最近では乳腺を専門に扱う個人の診療所が増え，質の高い乳腺診療が各地域でも可能となっている．
- 地域において定期的な勉強会，症例検討会を行い，交流を深めて，知識や考え方を共有することで地域医療の質を向上させ，患者を診療所に逆紹介してマネジメントしてもらうことが可能となる．
- 専門外の一般開業医で乳房検査が必要な患者がいた場合，いきなり大病院に紹介するのではなく，まず乳腺専門診療所にて検査を行い，さらなる精査が必要であったり，治療を行う段階にあると考えられた患者だけを大病院に紹介することで，効率的な診療が行える．
- 検査で異常がなかったり，乳がん治療が終了した時点で大病院から診療所へ再び紹介することにより，紹介医の満足度も向上でき，よりよい地域連携を実現することができるであろう．
- 最近では電子カルテの普及により，インターネット環境を通してカルテを共有したり，地域においても質を落とさず安定した医療を提供するために，地域連携クリニカルパスも導入されている．
- ここで重要なことは，逆紹介の時点で，患者が見捨てられたという思いをもたないように十分配慮することである．完全に今後の診療を診療所に委ねるのではなく，一定期間ごとに通院してもらうこと，問題点があればいつでも相談できることを伝えておくことが大切である．

引用・参考文献
1) Impact of follow-up testing on survival and health-related quality of life in breast cancer patients.：A multicenter randomized controlled trial. The GIVIO Investigators, JAMA, 271（20）：1587〜1592, 1994.
2) Goldhirsch A, et al.：Meeting highlights：international expert consensus on the primary therapy of early breast cancer 2005. Ann Oncol, 16（10）：1569〜1583, 2005.
3) 日本乳癌学会：NCCNガイドライン日本語版乳がん
https://www.tri-kobe.org/nccn/guideline/breast/index.html（2017年2月6日閲覧）

Chapter 1 乳がんの基礎知識

04 乳がんの遺伝

Key Point

- *BRCA1/2* 遺伝子変異があると，乳がんの発症リスクが大きく上昇し，とくに若い年齢（閉経前）で発症しやすくなる．
- 遺伝診療では，がんになる前の予防という概念が重要となる．
- 遺伝診療の要となるのはまず遺伝カウンセリングであり，そのうえで遺伝子検査とその活用方法を個々に考えていくことになる．

乳がんの遺伝因子

- 一般にがんの要因として，環境因子と遺伝因子の関与が考えられている．肺がんにおける喫煙，子宮頸がんにおけるパピローマウイルスなどは環境因子として有名である．
- 乳がんでは，たとえば肥満が閉経後の発症リスクを増加させることはわかっているが，わが国ではアメリカと比較しても肥満の割合がきわめて低いことから，今のところそれほど大きな発症要因とは考えにくく，また閉経前では発症リスクとはなっていない．
- 一方，遺伝については多くのがんで5～10%程度関与があると考えられており，乳がんでも同様である．後述する*BRCA1/2*遺伝子変異があると，乳がんの発症リスクが大きく上昇すること，とくに若い年齢（閉経前）で発症しやすくなる[1]．すでに欧米では多くのデータが蓄積されているが，わが国でも多施設共同試験が行われ，欧米と同様の頻度で*BRCA1/2*遺伝子変異が存在することが報告されている（表1）[2]．
- つまり乳がんの遺伝はわが国でも真剣に取り扱わなければならない事項であるということである．日本乳癌学会の乳癌診療ガイドライン（疫学・予防）にもその重要性が記載されており，遺伝診療がこれからさらに重要性を帯びてくると考えられる．
- このような乳がんを高率に発症する遺伝的素因を，遺伝性乳がん卵巣がん症候群（hereditary breast and ovarian cancer syndrome：HBOC）と呼ぶ．
- アメリカでの*BRCA1/2*の変異率はミリアド・ジェネティック・ラボラトリーズ社[*1]のホームページ（http://www.falco-genetics.com/

[*1] ミリアド・ジェネティック・ラボラトリーズ社：Myriad Genetics Laboratories, Inc. 所在地はアメリカ合衆国ユタ州ソルトレークシティ．新しい治療法や予防治療薬製品の開発を中心に扱っている生物薬剤会社．遺伝子の同定も多く行っている．

表1 日本人におけるBRCA1/2遺伝子変異についての臨床試験の結果とミリアド・ジェネティック・ラボラトリーズ社の非ユダヤ人データ（カッコ内に示す）

本人	乳がん（50≦）+卵巣がんなし	乳がん（<50）+卵巣がんなし	乳がん（50≦）+卵巣がんあり	乳がん（<50）+卵巣がんあり	乳がんなし+卵巣がんなし
乳がん（50≦）	16.7%(7.7%)	28.0%(21.3%)			
乳がん（<50）					
卵巣がん					
乳がん＋卵巣がん		71.4% (48.6%)			
男性乳がん		20.0%			
全体		27.2% (20.3%)			

（50≦）は年齢を表す．

falco_myriad/index.html）にて日本語でも参照することができる．

遺伝診療の特殊性

- 私たち医療者は，検査により乳がんの早期発見に努めたり，乳がんが発見された時点でさらなる検査や治療を行っていくことには慣れている．一方，遺伝診療はがんになる前の予防という概念が重要となり，通常診療とはまったく異質である．
- つまり，まだがんになる前から，がんになる可能性を考え，不確実なものに対して何らかの予防手段を講じることになる．予防手段が非常に簡便なものであればよいが，薬剤や手術が予防手段となってくるため，身体的，精神的な負担が決して小さくはない．
- さらに，遺伝ということが，何かしら忌み嫌うものとして敬遠されるような環境も実社会には存在するうえに，医療者のなかでも偏見をもっていることがある．そのため遺伝診療の要となるのは，まず遺伝カウンセリングであり，そのうえで遺伝子検査とその活用方法を個々の患者で考えていくことになる．
- BRCA1/2遺伝子検査は保険適用となっておらず，普及を阻む大きな要因となっている．さらにリスク低減手術も保険適用外であり，対応可能な施設は現在も少ない．
- 乳腺外科医が，本質をよく理解し，患者に説明できなければ，がんの遺伝診療は全く進まない．乳腺外来にて，医師，看護師ともに患者に上手に説明し，遺伝カウンセリングに繋げられる体制を築く必要があろう．
- 患者からよく訊かれる声は，遺伝が大切なことは何となくわかるが，自身や家族の今後についてあまり役に立つとは思えないから，遺伝カウンセリングも受けない，ということである．単に乳がん検診を受ければよいと思っている患者が多いようである．逆に言えば，その意義について理解すると，遺伝子検査を

希望する患者も多い．
- 検査を受けることの意義としては，
  - 遺伝子変異の有無で，今後の対策が大きく変わる．
  - 遺伝子変異を有する場合，通常のがん検診を受けても早期発見に有効とは言えない．
  - 乳房に関しては，若年時から定期的な乳房MRIを開始することが勧められる．
  - 卵巣がんの発症率も非常に高く，婦人科検診を行っても早期発見は難しい．
  そのためリスク低減卵巣卵管切除術を積極的に考えたほうがよい．

遺伝カウンセリングとは

- 遺伝カウンセリングとは，相談者が，遺伝病のもつ意味やさまざまな影響を理解し，今後のことについて意思決定ができるように支援する過程である．
- 相談者が心配している病気は本当に遺伝と関係しているのか，心配しなければならないことならば，どのような問題があるのか，問題を回避する方法はあるのか，それはどのような方法なのか，などの疑問に答えていく．
- 相談者と遺伝カウンセリング担当者との良好な信頼関係を築くことがまず重要であり，一方的な遺伝学的情報提供だけではなく，コミュニケーションの過程で心理的援助を行っていく．さらにほかの診療科・施設・医療専門職とのコーディネートを行っていくことも遺伝カウンセリング担当者の大切な役割である．
- 日本医学会からは2011年に「医療における遺伝学的検査・診断に関するガイドライン」が出されており，遺伝子検査を実施するうえでの留意点が記述されている（http://jams.med.or.jp/index.html）．

1. 家族歴の聴取

- 乳がんの遺伝が関与している可能性を判断するために最も重要なことは家族歴の聴取である．しかし詳細な家族歴を把握している人はそう多くはないので，一度の問診では多くの場合情報が少なく，不確かである．繰り返し確認すること，新しい情報がわかったら必ず知らせてもらうことで，より正確な情報収集につながっていく．医療者側が意識的に家族歴を聞き出すという姿勢を身につけなければならない．
- 家族歴聴取において留意すべき点として，以下のことが挙げられる．
  - 男女関係なく遺伝するため，父方の家族歴も大切である．
  - 男性が主体の家系では，乳がん・卵巣がんが見かけ上いないことが多い．
  - 近親度が離れているほど，家族歴の情報が減少する．
  - 親がいない（死別，離別）と，血縁との付き合いが稀薄になり，情報が減少する．
  - 若年死の家系員がいると，情報が減少する．
  - 未婚，出産歴のない家系員が多いほど，情報が減少する．
  - がんになったことを隠している家系員がいるかもしれない．
  - しばしば情報の誤りがある．
  - がんでなく良性腫瘍だった（乳がんではなく線維腺腫，卵巣がんではなく卵巣嚢腫）．
  - 卵巣がん，子宮頸がん，子宮体がんを混同している場合がある．

04 乳がんの遺伝

表2　BRCA1/2遺伝子検査の適応基準

本人が乳がんで以下の条件
45歳以下で発症
50歳以下で発症し，家族歴が限られている または 家系に膵がん，悪性度の高い前立腺がん
60歳以下でトリプルネガティブ乳がん発症
近親者1名以上が乳がんで，50歳以下で診断
近親者2名以上に乳がん
本人または近親者が1名以上浸潤性卵巣がん
近親者2名以上に膵がんまたは悪性度の高い前立腺がん
本人または近親者が男性乳がん
本人が浸潤性卵巣がん
本人が膵がんまたは進行性前立腺がんで近親者2名以上に乳がん（50歳以下）or 膵がん or 悪性度の高い前立腺がん
本人が未発症で，家系員が上記を満たし，発症者の検査ができない場合

（NCCNガイドラインより）

遺伝子検査の適応

- NCCN（National Comprehensive Cancer Network）のガイドラインに記載されている遺伝子検査の適応基準を簡略化したものを**表2**に示す．
- 家族歴は大切だが，その不正確性から，家系内に乳がんや卵巣がんの方が明らかでなくても，45歳以下（トリプルネガティブ乳がんでは60歳以下）で乳がんになった場合，遺伝検査の適応となる．わが国の報告でも家族歴のないトリプルネガティブ乳がんの20%（2/10名，32〜61歳）に*BRCA1*遺伝子変異が認められた[3]．

1. BRCA1/2遺伝子検査（図1）

- 遺伝では，身体すべての細胞が同じ遺伝子の変異をもっている．採血を行って集めた白血球細胞から*BRCA1/2*のDNAを抽出して全塩基配列を解析し，変異の有無を調べる．
- 検査結果にはいくつかのパターンがあり，以下のように解釈する．
  ・変異なし．
  ・病的変異あり．
  ・変異はあるが，病的ではない．
  ・変異はあるが，病的意義は不明．

対策

- *BRCA1/2*遺伝子変異がある人に対しての対策は2つに分けられる．がんの早期発見とがんの発症そのものの予防である．さらに乳がんと卵巣がんのそれぞれについて考えていく必要がある．
- NCCNガイドラインに記載されている内容を簡略化して**表3**に示す．詳細はガイドラインを参照してほしいが，保険適用の問題などもあり，わが国でそのまま適応できるわけではない．しかし，このようなガイドラインがすでにあるのだということはしっかりと認識してほしい．

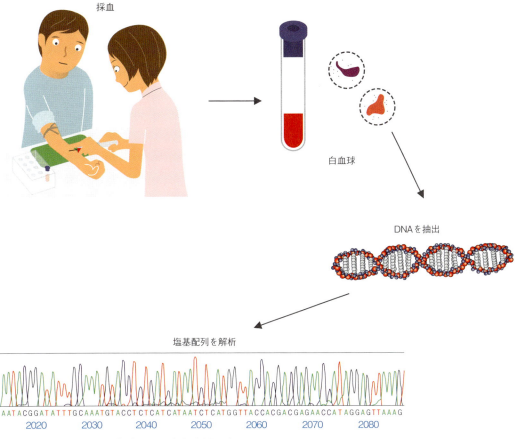

図1 遺伝子解析の実際（採血から解析まで）

表3 *BRCA1/2*遺伝子変異がある人への対策

- 18歳から月1度の自己検診を行う
- 25歳から半年ごとの乳房視触診を行う
- 25歳から毎年のマンモグラフィ，乳房MRIを行う
- リスク軽減乳房切除術をオプションとして患者ごとに考慮する
- 35〜40歳または出産終了時，リスク軽減卵巣卵管摘出術を勧める
  （同手術を選択しない場合，35歳から経腟超音波＋CA125を6か月ごとに実施する．ただし，卵巣がんの早期発見は非常に難しいことを伝える必要がある．）
- 乳がんと卵巣がんに対する化学的予防（タモキシフェン，ラロキシフェン，エキセメスタン）の選択肢を考慮する

＊乳房の定期的検査に関しては，半年ごとの超音波検査を加えるとよいと思われることがドイツの研究で示されている[4]．

* * *

- 遺伝に関する適切な情報が普及し，予防に役立てられるようになるためには，まず医療者が正しい知識をもつことが最初のステップである．そのうえで一般人や患者団体への情報の普及を行って，社会へ浸透させていくことが大切であろう．
- 日本 HBOC コンソーシアムでは，HBOC に関する医療システム作りを目指し，さまざまな活動を行っている（http://hboc.jp）．
- 乳がんの遺伝について参考となるテキストを以下に挙げる．

「中村清吾監：遺伝性乳がん・卵巣がんの基礎と臨床．篠原出版，2012．」

「青木大輔監訳：遺伝性婦人科癌　リスク・予防・マネジメント．医学書院，2011．」

引用・参考文献
1) Sugano K, et al.：Cross-sectional analysis of germline BRCA1 and BRCA2 mutations in Japanese patients suspected to have hereditary breast/ovarian cancer. Cancer Sci, 99 (10)：1967～1976, 2008.
2) Chen S, et al.：Meta-analysis of BRCA1 and BRCA2 penetrance. JCO, 25 (11)：1329～1333, 2007.
3) 北川　瞳ほか：トリプルネガティブ乳癌におけるBRCA1/2 遺伝子変異陽性率の検討．乳癌の臨床, 31 (3)：223～227, 2016.
4) Bosse K, et al.：Supplemental screening ultrasound increases cancer detection yield in BRCA1 and BRCA2 mutation carriers. Arch Gynecol Obstet, 289 (3)：663～670, 2014.

Chapter 2
乳がんの検査・診断

Chapter 2 乳がんの検査・診断

01 問診

Key Point

- 問診は診療のもっとも基本となる部分である．
- 現病歴・既往歴にかぎらず，検査や治療を進めるにあたり大切な情報をもれなく引き出す．
- 患者の気持ちに配慮しながらコミュニケーションをとる．

問診とは

- 問診は診療のもっとも基本となる部分であり，来院前までの経緯をもれなく引き出す必要がある．
- 患者およびその家族からの問診のみでは情報が不十分な場合，医療者自らが前医やかかりつけ医に連絡をとり，情報収集に努めることが，安全かつ効率的な診療を進めるうえで大切である．
- 患者にとって最初に出会う医療者が問診の相手である．患者は大きな不安をもって受診している．患者の気持ちに十分配慮しながら，コミュニケーションを行う必要がある．

主な問診の項目

1. 受診の理由
- 患者が医療機関を受診する主な理由を表1に示す．

2. 乳がんのリスクに伴う問診

家族歴
- 乳がん，卵巣がん，その他のがん，発症年齢，両側の有無について問診する．
- 乳がんの5〜10％の患者は遺伝と関係すると考えられている．*BRCA1*，*BRCA2*の遺伝子変異による遺伝性乳がん卵巣がん症候群は，常染色体優性遺伝である．がんの遺伝は男女関係なく伝えられるため，父方の情報も重要である（Chapter 1-4「乳がんの遺伝」参照）．
- 時に子宮頸がん，子宮体がんの違いが不明であったり，悪性か良性かが不明であったりすることもあるので，注意する．
- 初診時に不明なことも多いので，新たな情報がわかり次第伝えてもらうようにする．

婦人科歴
- 月経について問診する．

表1　受診の理由

検診目的
- 検診目的（無症状）である．

精密検査目的
- 乳房に自覚症状がある（腫瘤，発赤，痛みなど）．
  症状や所見は，①時期，②部位（左右の区別も），③症状の特徴，④画像診断，⑤細胞・組織診断の有無と結果，を確認する．
- 検診や他院で異常を指摘された．他院で乳がんの疑いがあると診断された．
  画像検査は，①マンモグラフィ，②超音波検査，③ MRI 検査，④ CT 検査，⑤ PET-CT 検査などを分類して，所見の有無を確認する．
  病理検査方法については，①細胞診，②コア針生検，③吸引式乳房組織生検（ステレオガイドまたは超音波ガイド下マンモトーム生検，バコラ生検），④切開生検などを確認する．

治療目的
- 他院ですでに乳がんの診断を受けている．

その他
- セカンドオピニオン[*1]の目的．

- 初経について確認する．
- 閉経[*2]の有無，時期について確認する．
- 最終月経日を確認する．
- 閉経状況によって乳がんに使用するホルモン治療が変わるため重要である．
- 治療によって妊孕性の温存が難しくなるため，治療前の採卵が必要な場合に参考になる．
- MRI や CT 造影検査では，生理直前だと正しく評価できないことがあり，検査予定のタイミングを計る．
- 結婚（未婚，既婚，離婚，死別）について問診する．
- 妊娠について問診する．
  - 妊娠回数，出産回数を確認する．
  - 子どもの人数や年齢，性別を確認し，病気をどのように伝えるか，子どもへのサポートが必要かどうかを確認する．
- 化学療法や内分泌療法中は妊娠できず，また将来の妊娠にも影響を与えるため，挙児希望があるかどうかを確認する．
- 必要に応じて婦人科でのサポートの依頼を検討する．
- 婦人科疾患について問診する．
  - 子宮筋腫・子宮内膜症・卵巣嚢腫など，治療歴，手術歴を確認する．
  - とくに手術では，両側の卵巣を切除しているかどうか，内分泌療法の選択にかかわるため，確認が必要である．
- 授乳歴について問診する．
- 更年期や不妊に対してのホルモン治療歴について問診する．

[*1] セカンドオピニオン：セカンドオピニオンとは，最善だと思える治療を患者と主治医とのあいだで判断するために，別の医師の意見を聞くことである．主治医の変更や，転院・転医する目的の場合はセカンドオピニオンではないが，患者はしばしば両者を混同しているので患者の目的を確認したほうがよい．

[*2] 閉経：子宮摘出されている場合，卵巣は温存されていても人工閉経と思われていることがあるので，注意する．

検診歴

- 問診では，患者の検診歴を聞くことも重要である．
  - ・検診歴の有無と間隔，最終検診日．
  - ・検診の内容（触診，マンモグラフィ，MRI，PET-CT など）．
  - ・異常の有無とその詳細．

3. 検査や治療を進めるにあたってのリスクに伴う問診

既往歴

- 高血圧，糖尿病，喘息，緑内障，感染症，アレルギー，喫煙，飲酒，手術歴，歯科治療歴などの既往歴や嗜好歴について問診する．
- 腹部や背部に手術歴がある場合，自家組織による再建に制限が加わるため，手術部位を確認する．
- 悪性リンパ腫などの罹患歴がある場合，胸壁照射をしていたり，化学療法を行っていることがある．とくにアントラサイクリン系の抗がん薬では限界用量があるため，情報を逃してはならない．胸壁照射歴があれば，乳房部分切除術（乳房温存術）の適応外となる．
- 化学療法を施行する場合，歯肉炎など隠れた感染巣があると悪化しやすく，免疫低下時は虫歯の治療も行いにくいため，治療開始前にケアを行うよう促す．
- アレルギーは，一般的な食事，薬物，金属，ラテックスなどのアレルギーのほかに，アルコール，ポビドンヨード（イソジン®），局所麻酔，造影剤，抗菌薬，鎮痛薬など，検査・治療に関連するアレルギーの確認も重要である．

内服薬

- 日常内服している薬剤のみならず，サプリメントなども意識して聞く．
- 抗凝固薬（表2）はとくに手術前の中止期間などの指示が必要である．抗凝固薬，抗血小板薬の中止に伴い，基礎疾患の病態に応じて症例のリスクを階層化し，周術期にヘパリン投与を行う．配慮が必要な基礎疾患は，（発作性）心房細動，左房内血栓，血栓塞栓症の既往，左房径の拡大，低左心機能〔左室駆出率（EF）40％以下〕，凝固能亢進状態である．
- 患者自身が申告する必要がないと勝手に考えて，時に医療者に伝えないことがある．患者に理解を求め，内服薬はすべて申告してもらう．

プライバシーの確認

- 病院から患者に連絡をとる場合，連絡先に病院名を出してよいかどうか確認をとる．

生活環境，社会環境

- 患者の生活環境や社会環境も治療を行ううえで重要な要素であるため，問診が必要である．
  - ・家族構成，キーパーソンは誰か．
  - ・職業（検査・治療のために休暇を取りやすい職場か）．
  - ・金銭的な問題（生活保護など）．
  - ・居住地，病院までのアクセス，通院時間．

*

- 図1に筆者の施設で外来受診の患者に用いている問診票を示す．

表2 主な抗凝固薬，抗血小板薬

一般名	主な商品名	手術の何日前に投与を休薬すべきか
ベラプロストナトリウム	ドルナー®，プロサイリン®	1日前
リマプロスト アルファデクス	オパルモン®	1日前
サルポグレラート塩酸塩	アンプラーグ®	1〜2日前
ジピリダモール	ペルサンチン®	1〜2日前
シロスタゾール	プレタール®	3〜4日前
ワルファリンカリウム	ワーファリン	5日前
アスピリン	バファリン（81mg 錠）	約7日前
イコサペント酸エチル	エパデール	7〜10日前
チクロピジン塩酸塩	パナルジン®	10〜14日前

引用・参考文献
1) UpToDate® ホームページ（Breast masses and other common breast problems）http://www.uptodate.com/contents/breast-masses-and-other-common-breast-problems

01 問診

ブレストセンター外来受診の方へ 〈外来問診票〉

氏名：

年齢：

◆赤のボールペンで当てはまるものに印をつけ，必要な欄にはご記入ください．
◆他院より持参された資料（フィルムも含む）がある場合は，受付にご提出ください．
◇最近乳がん検診はいつ受けられましたか ［　　年　　月］
　　□触診　　□超音波　　□マンモグラフィ　　□その他

受診の理由をご記入ください．

- □ ①検診のため
- □ ②異常に気づく　　□しこり　　　：部位 □右 □左 □両側　時期［　　　　　］
  - □痛み　　　　：部位 □右 □左 □両側　時期［　　　　　］
  - □乳頭分泌物　：部位 □右 □左 □両側　時期［　　　　　］
  - □その他　　　：部位 □右 □左 □両側　時期［　　　　　］
- □ ③他院または検診で異常を指摘された　　　施設名［　　　　　］
  - □触診　　□超音波　　□マンモグラフィ　　□その他
- □ ④他院で乳がんと診断，または疑いがあると言われた　施設名［　　　　　］
  - □意見を聞きたい　　□当院での検査・治療を希望する
- □ ⑤他院ですでに乳がんの治療を受けている　　施設名［　　　　　］
- □ ⑥その他：

②③④⑤⑥の方は経過を記載してください．

1. 休診のお知らせなど，病院から連絡することがあります．その場合，登録している連絡先に病院名を出して連絡をしてもよろしいですか．　住所：□はい　□いいえ　　電話番号：□はい　□いいえ
「いいえ」と答えた方は，必ず連絡してもよい住所・電話番号をご記入ください．

住所：

電話番号：

2. ご持参の他院資料は次回診察予約がある場合，直接患者さんに返却します．
予約がない場合は，ご自宅に郵送しますが，よろしいですか？　□はい　□いいえ
「いいえ」の場合は，紹介元の病院へ返却します．返却不要の場合は，当院で責任をもって処分します．

　　　　　　　　　　裏面もあります

図1　外来受診の患者に対する問診票（聖路加国際病院ブレストセンター）

婦人科歴	
月経	初経：　歳　生理：□順調　□不順　□閉経（　歳）□人工閉経（　歳） 最終月経開始日 [　　　年　　月　　　日]　　月経周期（　　　日）
結婚	□未婚　□既婚　□離婚　□死別
妊娠・出産	妊娠：　　回　　出産：　　回　　□現在妊娠中：　　か月　　□妊娠可能性あり
婦人科疾患	□無　□有　□子宮筋腫　　　　　[手術 □無 □有 術式　　　　　] 　　　　　□子宮内膜症 　　　　　□卵巣嚢腫　　　　　[手術 □無 □有 術式　　　　　] 　　　　　□その他（　　　）[手術 □無 □有 術式　　　　　]
授乳歴の有無	□無　□授乳中　□有

既往歴	今までにかかった病気，受けた手術についてご記入ください．
高血圧	□無　□有　：　□治療中　　　　　　□治療中断
糖尿病	□無　□有　：　□治療中　□治療中断　　インスリン使用 □無 □有
喘息	□無　□有　：　□治療中
緑内障	□無　□有　：　□治療中　　　　　　□治療中断
アレルギー	□無　□有（　　　　　　　　　　　　　　　）：□治療中
手術	□無　□有　[　　歳　　　　　]　[　　歳　　　　　]
喫煙	□無　□有　1日（　　）本（　　）年間喫煙／禁煙から（　　）年
飲酒	□無　□有　量（　　）（　　）年間飲酒／終了から（　　）年
その他	[　　歳　　　　　]　[　　歳　　　　　] [　　歳　　　　　]　[　　歳　　　　　] [　　歳　　　　　]　[　　歳　　　　　]

内服薬	現在内服中の薬剤名を記載してください．「例：高血圧の薬3種類」でも結構です．
□無　□有	

家族歴	血縁関係の方についてご記入ください．
乳がん	□無　□有：(　)人　□母親　□姉妹　□娘　□祖母　□伯母・叔母　□従姉妹
卵巣がん	□無　□有：(　)人　□母親　□姉妹　□娘　□祖母　□伯母・叔母　□従姉妹
その他のがん	□無　□有　例[父：胃がん] [　：　]　[　：　] [　：　]　[　：　]

◆◇ご協力ありがとうございました◇◆

Chapter 2 乳がんの検査・診断

02 視触診

Key Point

- 問診の情報から病状を予想し，視触診を行う．
- 痛み，皮膚所見や分泌の有無などは，画像診断で知りえない貴重な情報である．
- 視触診で得られた情報を整理し，次に必要な検査を企画する．

視触診とは

- 視診は，乳房の対称性，変形，乳頭・乳房の皮膚の変化を目で見て観察する検査法である．
- 触診は，乳房全体および腋窩，頸部をそろえた指で触れ観察する検査法である．
- 視触診の所見を表1に示す．

1．視触診の大切さ

- 病態を把握するのに，問診や視触診は非常に重要である．痛みのある場所や腫瘤の位置はどこか，分泌物が出るか否か，皮膚に発赤があるかなどは，乳がんか否かを診断するプロセスとして，画像診断では知りえない貴重な情報である．

所見のとり方

1．診察時の体位

- 対坐位と仰臥位の両体位で診察を行う．上半身は裸になるため，診察直前まで胸を覆うためのバスタオルなどを準備する．
- 両側乳房，腋窩，鎖骨上窩や頸部の視触診を行う．
- 乳房下部の病変が確認しやすいように，両手を頭の後ろで組んでもらい上肢を挙上させたり，仰臥位になってもらい診察する．
- 腰に手を置き，胸を張った状態と緩めた状態で，病変が大胸筋に浸潤しているかどうかを確認する．

2．視診での所見（図1）

乳房

- 乳房のアウトラインや膨らみに左右差がないか．
- 陥凹所見（delle）およびえくぼ症状（dimpling

表1　乳房の所見

```
B：Bleeding（血性乳頭分泌）
R：Retraction（陥凹所見）……Delle，Dimpling sign（えくぼ症状）
E：Edema（浮腫）……Pig skin（豚皮様），Peau d'orange（橙皮状）
A：Axillary lymphadenopathy（腋窩リンパ節腫大）
S：Scab（湿疹，びらん）……Paget病
T：Tumor（腫瘤）
S：Skin lesion（皮膚病変，発赤，潰瘍）
```

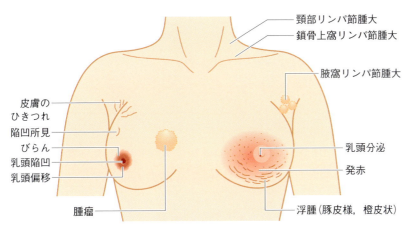

図1　視診での所見

sign）がないか．
- 副乳の有無．

皮膚

- 発赤や肥厚がないか．湿疹や潰瘍になっていないか．
- pig skin（豚皮様），peau d'orange（橙皮状）になっていないか．なっていれば炎症性乳がんと乳腺炎の鑑別を要する．
- 炎症所見3主徴（発赤，疼痛，熱感）があるなら，乳輪下膿瘍，乳腺炎の可能性がある．炎症性乳がんの場合，発赤の所見が広範囲でも痛みが少ないことが多い．

乳頭・乳輪

- 乳頭の発赤やびらんはないか．あればPaget病[*1]の可能性が高い．
- 乳輪の湿疹はないか．あれば皮膚炎の可能性が高い．
- 乳頭陥凹や乳頭偏移がないか（もともとあったのか，最近出現したものなのか）．

3．触診の手技

- 示指，中指，環指をそろえて，ピアノタッチのように押さえながら触れる．
- 病変を見逃さないよう，ていねいに乳房全体

[*1] Paget病：Paget細胞が乳頭皮膚に進展して発症する疾患．

02 視触診

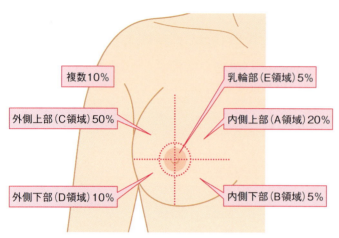

図2　乳がんの好発部位
(福富隆志：乳がんの検査法と診断の実際. 月刊ナーシング, 24(2)：27, 2004 より改変)

に触れる（乳腺は膨らみの部分だけではなく，鎖骨の近くや腋窩まで伸びている場合がある）．
- 乳汁分泌がないかを確認する．
- 腋窩は，母指以外の指をそろえて，腋窩の奥に差し込み，なで下ろす．
- 乳がんの好発部位を図2 に示す．

4. 腫瘤発見時の確認事項
- 腫瘤発見時の確認事項を表2 に示す．

5. 乳頭分泌発見時の確認事項
- 性状を確認する．白色（水様乳汁様），淡黄色（漿液性），血性（鮮血，茶褐色）など．
- 乳頭には，乳管口が12本前後開口している．そのうちのどこから出たのか，単孔か多孔かを確認する*2．また，分泌が誘発される圧迫の場所（press point）が存在するか否かも確認する．
- 片側性，単孔性，血性はがんの鑑別が必要である．血性乳頭分泌の原因は約3割が乳がんで，ほかに乳管内乳頭腫や乳管拡張症など良性の原因が多い．

6. リンパ節
- 腋窩リンパ節転移がもっとも多いが，鎖骨上窩リンパ節，頸部リンパ節への転移にも注意する．必要時は超音波検査を加える．
- 触知するリンパ節の部位，大きさ，硬さ，数，リンパ節相互間または周囲組織への固定を確認する．

---

*2 多孔の場合，ホルモンの影響によることが多く，単孔の場合は原因としてがんを含む限局した病巣の存在を示唆する．

表2　腫瘍発見時の確認事項

腫瘍所見

- 占拠部位（図2 参照）：A 領域や，2 時方向など時計の軸で場所を表す場合もある．
- 大きさ：ノギス（図3）などを使用して測定する．
- 形状：丸いか，楕円か，分葉状か，不整形か．
- 境界：明瞭か不明瞭か．
- 表面性状：なめらかなのか，ゴツゴツしているのか，あるいは皮膚と癒着があるか．
- 硬さ：硬いのか，軟らかいのか．
- 可動性：触診で動きが良好か，それとも周囲に固定されているのか（大胸筋や皮膚との関係を見る）
- 圧痛：乳房を押したときに痛みを感じるか．

随伴所見

- 皮膚陥凹：周りから皮膚を寄せなくても自然な状態（もしくは挙上程度）で皮膚に陥凹が見られるか（Delle）．
- えくぼ症状：皮膚をつまんで寄せたときに，皮膚の陥凹が生じるか（Dimpling）．
- 発赤や浮腫はあるか（Pig skin, Peau d'orange）．

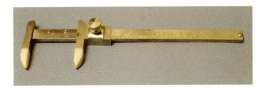

図3　ノギス

引用・参考文献
1) 霞富士雄編：乳癌診断のコツと落とし穴．中山書店，2004．
2) 福富隆志：乳がんの検査法と診断の実際．月刊ナーシング，24(2)：27, 2004．
3) Morrow M：Breast diseases, 3rd edition. Harris JR, et al. (eds.), p.29, Lippincott, Williams, and Wilkins, 2004.

Chapter 2　乳がんの検査・診断

03　マンモグラフィ

Key Point

- マンモグラフィは，乳房X線写真であり，基本となる画像診断である．客観的なよい手段であるが，背景乳腺が高濃度の場合，病変の検出が難しくなる．
- マンモグラフィの診断では，その所見を，①腫瘤，②石灰化，③その他の所見，の3つに分けている．その悪性の可能性はカテゴリーで示され，カテゴリー1～5までに分類される．

マンモグラフィとは

- マンモグラフィ（図1）は，乳房X線写真である．腫瘤性病変（白く見える）と正常部のX線の吸収値の違いを利用することで画像を作成している．
- 乳房をX線の透過する薄い圧迫板で圧迫し，押し広げて撮影する．圧迫することによって画像のコントラストを良好なものとし，撮影時の動きを抑え，さらに被曝も軽減することができる（図2）．
- 診療の場合，通常，内外斜位撮影（medio-lateral oblique view：MLO）と頭尾撮影（cranio-caudal view：CC）の2方向（乳房の斜め縦への圧迫と横への圧迫）が撮影される．
- 以前，マンモグラフィはほとんどがアナログ撮影であったが，現在はデジタルマンモグラフィが普及し，モニタ診断も一般的となった．
- デジタル技術を活かして3D撮影し，その断層面で診断していくトモシンセシスも広まってきている．スライス面で診断していくことで，重なり画像であった2Dマンモグラフィの弱点を改善できる技術といえる．

マンモグラフィ所見

1．乳房の構成と判定

- 乳房の構成[*1]は，脂肪性，乳腺散在，不均一高濃度，きわめて高濃度の4つに分類され，この順に乳房内の脂肪の割合が減少する．脂肪はマンモグラフィ上は黒く，乳腺実質は白く描出される．腫瘤は白く描出されるため，閉経前で乳腺実質が多いとマンモグラフィでは描出できない症例もある（図3，4）．

[*1] 乳房の構成：脂肪と乳腺実質の占める割合から構成が決定される．脂肪が多いものから脂肪性，乳腺散在，不均一高濃度，きわめて高濃度の4段階で示す．不均一高濃度ときわめて高濃度をあわせて「高濃度乳房（デンスブレスト）」と呼ぶ．

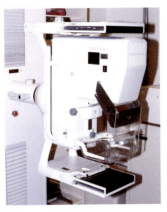

図1 マンモグラフィ

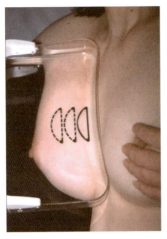

図2 マンモグラフィ撮影の実際
内外斜位撮影．圧迫板で乳房を圧迫し広げて撮影する．

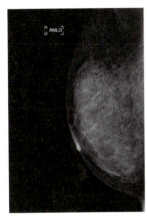

マンモグラフィ画像

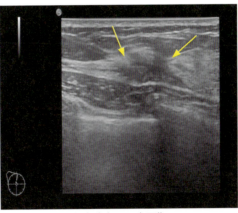

超音波（エコー）画像

図3 高濃度乳房の画像
左がマンモグラフィ，右が超音波（エコー）の画像である．マンモグラフィでは高濃度乳房で乳がんは検出できない．一方，超音波（エコー）では右乳房上外側に不整形の低エコー腫瘤が描出されている．乳がんの症例である．

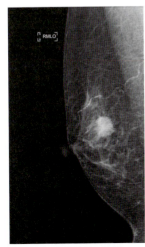

マンモグラフィ画像

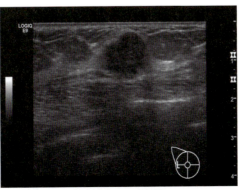

超音波（エコー）画像

図4 乳腺散在の乳房の画像
左がマンモグラフィ，右が超音波（エコー）の画像である．乳腺散在の乳房であり，マンモグラフィで高濃度腫瘤として乳がんがはっきりと捉えられる．マンモグラフィに一致し，超音波（エコー）でも右9時方向に低エコー腫瘤が描出されている．

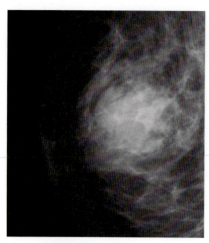

図5 圧排発育する乳がん
乳腺散在の乳腺のなかに境界明瞭な腫瘤が同定できる.

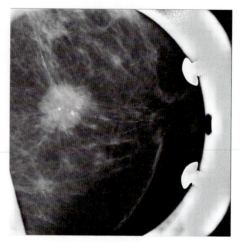

図6 スピキュラを有する乳がん（硬がん）
萎縮した乳房内に濃度の高い腫瘤として描出されるので，同定は容易である．スピキュラを有する．乳管内成分を示す石灰化も認められる．

- このような高濃度乳房では，乳がんの描出には超音波がその力を発揮する．2015年末に，40歳代女性に対してマンモグラフィに加えて超音波を使用した乳がん検診のランダム化試験の結果，超音波でより多くの乳がんが検出されたと報告されているが，乳がん死亡率減少に結びつくかどうかは，まだわかっていない．
- マンモグラフィの診断では，その所見を，①腫瘤，②石灰化，③その他の所見，の3つに分けている[1)2)]．その悪性の可能性はカテゴリーで示される．カテゴリーは1～5までに分類される[*2]．
- カテゴリー分類は，所見評価と治療の方針決定に有用であることがわかっている[3)]．

2. 所見評価

所見1：腫瘤

- 診断にもっとも重要なのは，腫瘤の辺縁診断である．図5に示すように比較的明瞭なものもあれば，図6に示すようにスピキュラ[*3]を有するものもある．スピキュラは腫瘤をまず乳がんと断定できる強い所見である．この辺縁に加えて腫瘤の濃度[*4]，背景となる乳房の構成などを考慮して診断する．
- 腫瘤の診断フローチャートとカテゴリー分類を図7に示す．

所見2：石灰化

- 石灰化には，その形態から明らかに良性と断定できるものがある．血管の石灰化や硝子化した線維腺腫のなかのポップコーン様の石灰

---

*2 カテゴリー分類：カテゴリー1は「異常なし」，2は「良性」，3は「良性しかし悪性を否定できず」，4は「悪性疑い」，5は「悪性」，としている．検診ではカテゴリー3以上を要精検として，診療を受けるように指導している．
*3 スピキュラ：病変の辺縁の棘状の線状影をいう．乳がんの周囲への浸潤発育を反映する．
*4 腫瘤の濃度：乳腺実質の濃度と比較して，低，等，高濃度のように表す．内部に脂肪を有する場合には脂肪濃度とするが，境界明瞭な脂肪を有する腫瘍はまず良性としてよい．

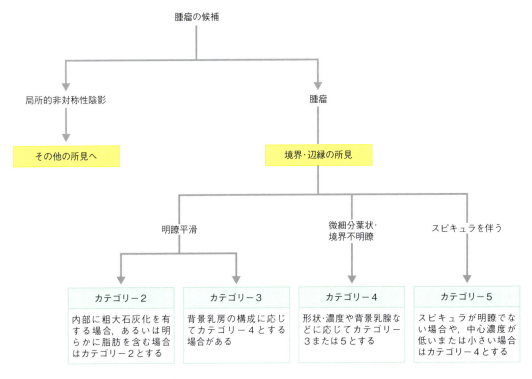

図7　腫瘤の診断フローチャート
（日本医学放射線学会，日本放射線技術学会編：マンモグラフィガイドライン．第3版増補版，p.69，医学書院，2014より引用）

化などである．その他の良悪性の判断に迷う石灰化は形態と分布で診断される．
- 図8に石灰化の診断フローチャートを示した．
- なかでも微細線状石灰化と呼ばれる壊死型石灰化*5は悪性石灰化の典型であり，その形態だけで乳がんを診断することができる（図9）．

所見3：その他の所見

- 腫瘤や石灰化以外の乳腺実質の所見や皮膚所見，リンパ節の所見などがここに分類される．
- 乳房は原則として左右対称の臓器であり，左右の非対称性所見は何らかの病変の存在を疑わせる所見である．

＊5　壊死型石灰化：石灰化は病理学的には大きく分泌型と壊死型の2つに分けられる．分泌型は乳管あるいは小葉内の分泌物のなかに形成される石灰化で良悪性の両方の可能性があるが，壊死によって形成される壊死型石灰化はまず悪性としてよい．

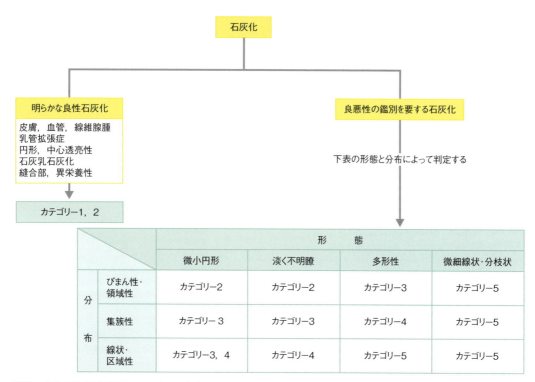

図8 石灰化の診断フローチャート
(日本医学放射線学会, 日本放射線技術学会編：マンモグラフィガイドライン. 第3版増補版, p.72, 医学書院, 2014より引用)

引用・参考文献
1) 日本医学放射線学会, 日本放射線技術学会編：マンモグラフィガイドライン. 第3版増補版, 医学書院, 2014.
2) 東野英利子ほか：マンモグラフィ診断の進め方とポイント. 第4版, 金原出版, 2013.
3) 日本乳癌学会編：科学的根拠に基づく乳がん診療ガイドライン. 疫学・診断編. 金原出版, 2015.

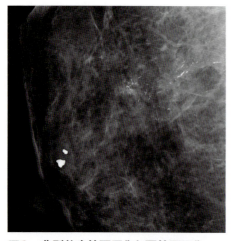

図9 典型的良性石灰化と悪性石灰化
乳頭に近いところに粗大な良性石灰化とその末梢に区域性の壊死型石灰化が認められる.

Chapter 2 乳がんの検査・診断

04 超音波（エコー）検査

Key Point

- 乳腺診療に必要不可欠な検査法の1つである．
- 超音波検査は非侵襲的で繰り返し施行できる特徴をもっている．
- 診察室のベッドサイドに超音波機器を備える施設では触診の延長線としての使用が可能であり，非触知病変を発見するという点で優位である．

乳がんにおける超音波検査とは

- 超音波[*1]検査は，音波が物にぶつかって反射して返ってくる性質を利用した検査である．
- 超音波を体内へ送り，反射してくる波をコンピューター処理して画像を描出し，体内の断層像を得る（図1, 2）．

1. 概要

- 乳腺診療に必要不可欠な検査法の1つである．
- フルデジタル化をはじめとした技術革新により装置の性能が向上し，診断学の進歩とともに，数mm大の浸潤がん，非浸潤がん，あるいは腫瘤像を呈さないがんといった病態も診断できるまでになった．
- 組織型を推定した良悪性の鑑別診断にはじまり，温存療法におけるがんの広がり範囲診断，所属リンパ節転移の評価，さらに乳がん検診への応用がなされている（図3）．
- 通常のBモード[*2]に加え，カラードプラ[*3]による血流情報やエラストグラフィ[*4]といった硬さ情報が得られるようになった．

2. 目的

- 診療の場では，しこりなどを主訴に受診した場合の検査や，マンモグラフィ検診の精密検査として位置づけられる．
- 乳がんにおける超音波検査は，乳房部分切除術（乳房温存術）における切除範囲の決定，対側乳房の検索，所属リンパ節および鎖骨上・頸部リンパ節の診断および再発フォローに用いられる．

3. 適応と禁忌

- 超音波検査は非侵襲的で繰り返し施行できる

[*1] 超音波：可聴音域（20〜20,000Hz）以上の音波を指す．乳房の超音波診断では10MHz程度の高い周波数が用いられる．体内に入射された超音波の反射波を受信波データとして利用し，断層像を得たものが超音波画像である．

[*2] Bモード：エコーの反射の強弱を輝度（Brightness）として，白黒のグレースケールで表示したもの．Brightnessの頭文字をとってBモードという．通常の超音波画像はこの表示である．

[*3] カラードプラ：Doppler効果を応用し，関心領域の血流情報を表示するもの．Bモード画像上に血流の分布をカラーで表示する（図8参照）．

04 超音波(エコー)検査

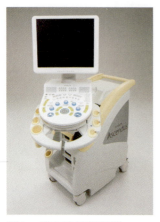

図1 超音波診断装置 Ascendus
（写真提供：株式会社日立製作所）

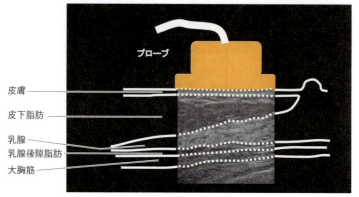

図2 乳房超音波検査のしくみ
乳房の断層像．乳房は表面側から，皮膚，皮下脂肪，乳腺，乳腺後隙脂肪，大胸筋の各層からなる．

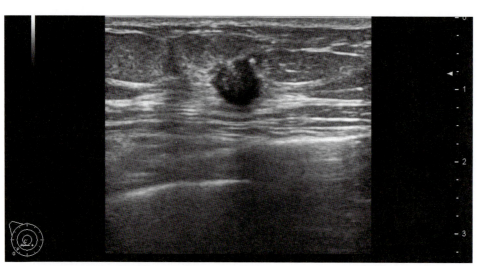

図3 超音波検査で発見された非触知乳がん症例
7mmの浸潤性乳管がん．Luminal Aタイプ．

という特徴をもっている．
- 診察室のベッドサイドに超音波機器を備える施設では触診の延長線としての使用が可能であり，非触知病変を発見するという点で優位である．
- マンモグラフィと異なり，被曝はなく，年齢・性周期を問わず検査が可能で，基本的に禁忌はない．
- 看護師・准看護師も実際に検査を行うことができ，日本超音波医学会認定超音波検査士[*5]の資格取得も可能である．

[*4] エラストグラフィ：正式には elasticity imaging（弾性影像法）という．外圧に対する組織の歪み（硬さ）を画像化したもの．硬さの違いをカラーで表示する（図9参照）．

[*5] 日本超音波医学会認定超音波検査士：公益社団法人日本超音波医学会が，臨床領域別（体表，循環器，消化器，泌尿器，産婦人科，健診，血管）に認定する資格．相当数の超音波検査経験と筆記試験を経て認定される．

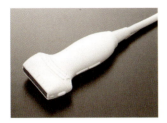

図4　プローブ
電子リニア方式の広帯域・高周波の体表専用プローブ．
（写真提供：株式会社日立製作所）

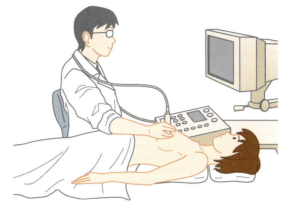

図5　超音波（エコー）検査の実際

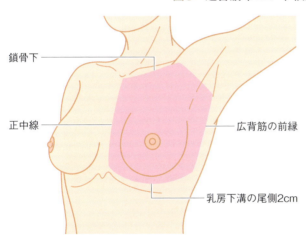

図6　超音波検査の範囲（左側例）

超音波検査の実際

1．検査の流れ

- 乳房や所属リンパ節などの体表を観察するには，10MHz以上の高周波の体表専用プローブ*6が必要である（図4）．
- モニタ観察のため，部屋は薄暗くする．
- 上半身裸で，乳房に緊張がかからないように腕は腋を軽く開いた状態で，枕などを用いて乳房が胸壁に均等に乗るように軽度の斜め仰臥位とする．
- 超音波透過のためのゼリーをつけ，プローブをシェービングの要領でタッチさせ，乳房全体をくまなくスキャンする（図5）．
- 同一部位に対して，方向を変えて2回以上スキャンするようにする．
- スキャンの範囲は，乳腺の存在するところ，すなわち頭側は鎖骨下まで，尾側は乳房下溝の尾側2cmまで，内側は正中まで，外側は広背筋の前縁までである（図6）．
- 画像がリアルタイムにモニタ上に表示される

---

*6 プローブ（探触子）：超音波の送受信のための振動子および付属機構を含めたもの．身体に触る部分（図4）．
*7 日本超音波医学会：超音波医学の発展に寄与することを目的に1961年に設立され，1987年に法人化，日本医学会加盟が認可された．会員数14,000名余りで，超音波関連では最大の学会である．http://www.jsum.or.jp
*8 日本乳腺甲状腺超音波医学会：通称JABTS（ジャッツ）．1998年に設立され，2005年に法人化された．会員数は2,700名余りで，乳腺甲状腺の超音波検査にかかわる医療従事者からなり，年2回の学術集会をはじめとして，診断ガイドラインの発行など活発な活動を展開している．http://www.jabts.net

04 超音波(エコー)検査

表1 超音波所見と良悪性
各超音波所見の意味および重みを理解し,組織性状も考慮したうえで総合的に良悪性を判定する.

超音波所見	良性 ←――――――――――→ 悪性	
形状	円・楕円形/分葉形	多角形 / 不整形
境界　明瞭性　性状	明瞭　平滑	不明瞭　粗糙*
ハロー	なし	あり
乳腺境界線の断裂	なし	あり
内部エコー　均質性　高エコースポット	均質　粗大	不均質　微細
硬さ	軟	硬
縦横比	小	大
バスキュラリティ	無〜低	高

＊粗糙：ギザギザした様子を表す用語.
(日本超音波医学会：乳腺疾患超音波診断のためのガイドライン―腫瘤像形成病変について―. 超音波医学, 32(6)：590, 2005 より引用)

ので,モニタを一緒に見ながら,患者と情報の共有が可能である.
- 病変を検出した場合,必要に応じて超音波誘導下に細胞診あるいはコア針生検や吸引式乳房組織生検を行う.

2. 診断
- 診断についてのガイドラインは,日本超音波医学会*7 および日本乳腺甲状腺超音波医学会*8 で作成・検討がなされている.
- 腫瘤性病変と非腫瘤性病変に分けて考える.
- 鑑別診断となる良性疾患,悪性疾患の病理組織像を理解して検査に臨む必要がある.
- 腫瘤性病変では,形状,境界,ハロー*9,乳腺境界線*10 の断裂,内部エコー,硬さ,縦横比*11,バスキュラリティ*12 を用いて良悪性の判定を行い,同時に後方エコー*13,内部エコーレベル*14 を用いて組織性状を推定し,最終診断を行う(表1[1], 2, 図7).
- 非腫瘤性病変ではその分布,対側同領域との比較,点状高エコー*15 の有無により良悪性の判定を行う.

＊9 ハロー：腫瘍の境界部に認められる高エコーの反射暈を指す.境界部高エコー像ともいう.仏像やマリア像の後光に相当.
＊10 乳腺境界線：乳腺と脂肪の境界.体表側を前方境界線,深部側を後方境界線という.乳腺を越えてがんが脂肪組織に浸潤すると,この境界線が断裂する.
＊11 縦横比：腫瘤の最大断面における「深さ÷幅」の数値.カットオフ値は 0.7 で,悪性では大きな値を呈する.

表2 組織性状と超音波画像

乳腺疾患の診断を行うにあたり，組織の性状をも推定しながら臨まねばならない．また診断では，推定される組織に言及することが望ましい．

		良性	悪性
後方エコー	増強	嚢胞，線維腺腫，乳管内乳頭腫，葉状腫瘍	充実腺管がん，粘液がん，髄様がん，乳頭がん，悪性リンパ腫，扁平上皮がん
	不変	線維腺腫，硬化性腺症，脂肪腫	乳頭腺管がん，管状がん
	減弱/欠損	陳旧性線維腺腫，濃縮嚢胞，瘢痕，硬化性腺症，シリコン肉芽腫，脂肪壊死	硬がん，浸潤性小葉がん
内部エコー	無	嚢胞	髄様がん，悪性リンパ腫
	極低	硬化性腺症	髄様がん，悪性リンパ腫，硬がん，充実腺管がん
	低	線維腺腫，乳頭腫	乳頭腺管がん
	等	乳頭腫，線維腺腫	乳頭腺管がん，粘液がん
	高	脂肪腫，脂肪織炎	粘液がん

（日本超音波医学会：乳腺疾患超音波診断のためのガイドライン—腫瘤像形成病変について—．超音波医学，32（6）：591, 2005 より引用）

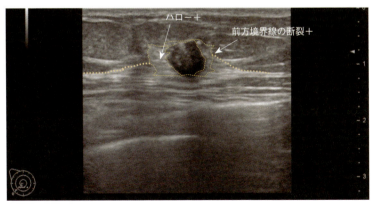

形状：多角形〜円形
境界：不明瞭
ハロー：あり
乳腺前方境界線：断裂あり
内部エコー：不均一，エコーレベルは低い，微細な点状高エコーあり
後方エコー：やや減弱

➡ ハローがあり，乳腺前方境界線の断裂もあり浸潤がんを強く疑う所見である

図7 腫瘤性病変の組織性状の推定（図3の症例を用いて解説）

---

* 12 バスキュラリティ（vascularity）：カラードプラ検査での血流信号の多寡や血流形態を評価する．増殖傾向の強い腫瘤ほど，血流が豊富な傾向がある．
* 13 後方エコー：腫瘤などの後方にみられるエコーで，腫瘤などの内部の超音波の透過・減衰の程度により増強や減弱を示す．腫瘤内部の組織性状を表す．一般に細胞成分・水分に富むものは増強し，膠原線維に富むものは減弱する．
* 14 内部エコーレベル：腫瘤などの内部からのエコーで，皮下脂肪のエコーレベルを基準として，無，極低，低，等，高の5段階に分けて評価する．
* 15 点状高エコー：石灰化を示唆する高エコー．

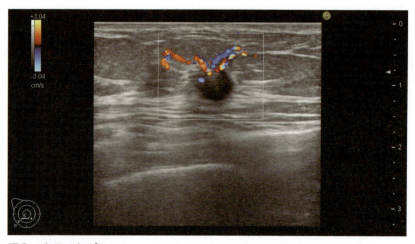

図8 カラードプラ
　図3の症例．周囲から病変に複数の血流が貫入している．

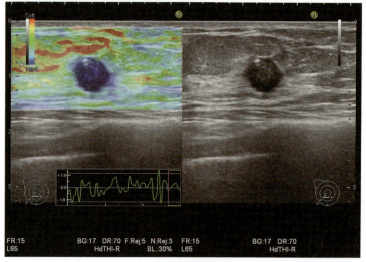

図9 エラストグラフィ
　図3の症例．病変の低エコー部分を越えて歪みが低下している（青く表示されている）．
　(Itoh A, et al.：Breast disease：Clinical application of US elastography for diagnosis. Radiology, 239 (2)：341〜350, 2006 より引用)

- カラードプラにおいて，増殖性が高い病変では血流が増加しているのがリアルタイムに観察される（図8）．
- エラストグラフィにおいて，浸潤がんが周囲より硬い（歪みが低下している）ことがリアルタイムに観察される（図9）[2]．

3. 検査に際しての注意点

- 病変の検出については検査者に依存する要素が大きいので，全乳房をくまなく，見落としのないようにスキャンすることが大切である．
- 判定に際しては，病変の的確な撮影・静止画保存が必要である．さらに動画でのより客観的な保存方法が望まれる．

引用・参考文献
1) 日本超音波医学会：乳腺疾患超音波診断のためのガイドライン―腫瘤像形成病変について―．超音波医学, 32 (6)：589〜594, 2005.
2) Itoh A, et al.：Breast disease：Clinical application of US elastography for diagnosis. Radiology, 239 (2)：341〜350, 2006.

Chapter 2 乳がんの検査・診断

05 MRI 検査

Key Point

- 乳房 MRI（核磁気共鳴画像診断）は，精査の検査法として，乳房内の乳がんの広がり診断，病変の質的診断に用いられる．
- 術前薬物療法の効果判定にも有用である．

乳がん診療における MRI 検査

- 乳がんの診断において画像診断が担う役割はスクリーニング（検診），病変の良悪性の鑑別診断，乳がんの乳房内の広がり診断，病期診断などである．
- 検診にはマンモグラフィ，超音波検査が有用であり，MRI[*1] 検査は精査の検査法として，病変の良悪性の鑑別診断と乳房内の乳がんの広がり診断に用いられる．また術前薬物療法の効果判定にも用いられる（表1）．
- 乳房 MRI はほかの画像診断検査法と比較して病変の検出感度がすぐれていて，とくに術前の乳がんの広がり診断に有用である．
- 乳房 MRI は Gd（ガドリニウム）造影剤を用いた「造影 MRI」が基本であり，病変と正常組織との血流の差を画像化したものである．その特徴は，すぐれた組織分解能とコントラスト分解能（白黒が細かく明瞭に表示される）および任意方向の撮像が可能なことに

表1　乳房MRIの主な適応（がん研有明病院）

- ・乳がんの術前の広がり診断
- ・病変の質的診断
- ・術前薬物療法の効果判定

ある．乳がん検出の感度が高く，また CT とは異なり被曝を伴わない．

乳房 MRI の基礎

1. MRI の有用性

- MRI は X 線被曝がない．また，画像の白黒のコントラスト分解能が CT と比較して高いため，所見がよりはっきりと描出される．
- 横断画像，胸壁と平行な冠状断画像，縦方向の矢状断画像など任意の撮影断面で撮影できる．

[*1] MRI：magnetic resonance imaging．核磁気共鳴現象を利用したコンピュータ断層撮影．

05 MRI検査

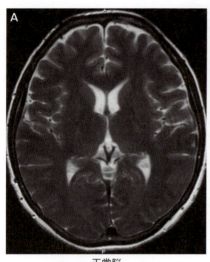

正常脳　　　　　　　　　囊胞内乳頭腫

図1　T2強調画像
A：脳横断画像．脳脊髄液が白く描出されている．
B：乳房冠状断画像．囊胞内の液体成分が白く描出されている．

2. 撮像法の基礎

T2強調画像（図1）

- 基本的には水が多いところが白く描出される（高信号）．脳の撮影では脳脊髄液が白く，乳腺においては囊胞性腫瘤，腫瘍の変性／壊死，粘液が白く描出される．

T1強調画像（図2）

- 水の多いところが黒く描出される（低信号）．また特徴的な所見として，血性分泌や高濃度タンパクは白く描出される．

造影ダイナミックMRI（図3）*2

- Gd造影剤を注入しながら撮影するT1強調画像である．造影剤はT1強調画像で高信号に描出され，血管，腫瘍，炎症が白く描出される．

拡散強調画像

- 造影剤を用いることなく細胞密度の高い部位（腫瘍）を高信号に描出することができる．

乳がんの広がり診断

- 乳がん（浸潤がん）は腫瘍の周囲に乳管内がんを伴うことが多く，乳管内がんの広がりは乳管内進展（ductal spread）と表現され，浸潤巣と周囲の乳管内がんを合わせた広がりが乳がんの広がりである．
- MRIを用いた乳がんの広がり診断は，乳房部分切除術（乳房温存術）でがんを乳房内に取り残さないようにするために，重要な術前検査である（図4）．

---

*2 造影ダイナミックMRI：乳がんは血流に富む腫瘍で，病変の検出には造影MRIは必須である．造影剤を急速に静注し，繰り返して同じ撮像を行う手法が造影ダイナミックMRIである．乳がんは造影剤注入後約90秒でもっとも強く造影される．

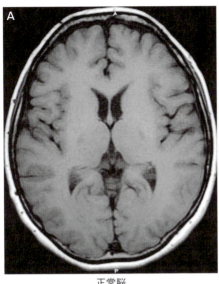
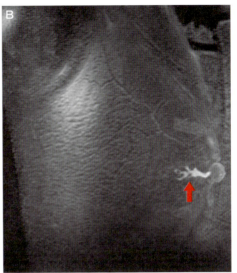

正常脳　　　　　　　　　　　　　　　　拡張乳管

図2　T1強調画像
A：脳横断画像．脳脊髄液は黒く描出されている（低信号）．
B：乳房冠状断画像．血性の分泌を溜めた乳管は血性成分を反映して液体が白く（高信号に）描出されている（➡）．

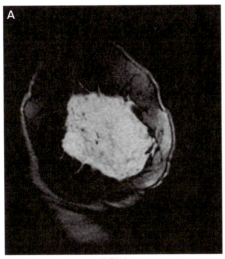
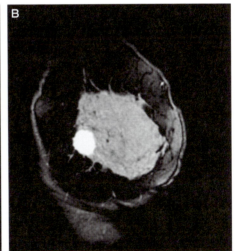

造影前　　　　　　　　　　　　　　　造影剤注入 90 秒

図3　乳腺の造影ダイナミックMRI，充実腺管がん
造影により，楕円形の限局した腫瘤が描出されている．

- また非触知乳がん（多くは乳管内がん＝DCIS[*3]）は超音波検査で確実に描出できないこともあり，DCISの乳房内の局在と広がり診断ではMRIのほうが描出しやすい（図5）．
- MRIによる乳がんの術前の広がり診断は，

[*3] DCIS：ductal carcinoma *in situ*．非浸潤性乳管がん．

05 MRI検査

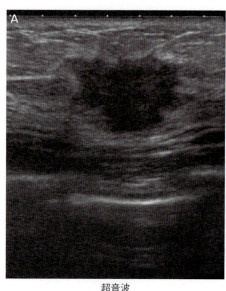

図4 浸潤がんと乳管内進展
径約20mm大の乳がん(A)の術前の広がり診断としてMRIを施行すると,腫瘤(➡)の末梢と乳頭側に乳管内進展が認められた(➡).青の丸で囲った部分は乳頭である.

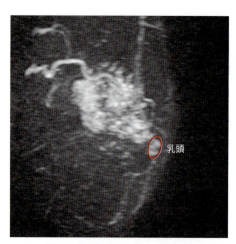

図5 微細石灰化で見つかったDCIS
MRIを施行すると乳頭直下から扇状に区域性に病変が広がっていることがわかる.

乳癌診療ガイドラインでは推奨グレードBで有用性が認められている[1].

病変の質的診断

- マンモグラフィや超音波で検出された腫瘤や構築の乱れなどの所見に対して,MRIで質的診断をする場合がある.
- 超音波で腫瘤がはっきりとしている病変には穿刺吸引細胞診や針生検が行われるので,MRIで改めて良悪性の鑑別を行うことはないが,マンモグラフィの構築の乱れや,超音波で腫瘤を形成しない病変が疑われた場合,MRIを行って,精査が必要な病変の有無を判断し,生検の適応を決定することがある(図6).

術前化学療法の効果判定

- 乳がんに対する術前化学療法は手術不可能な進行乳がんだけでなく,手術可能な症例にも行われる.術前化学療法の治療効果判定における画像診断の役割は,①病変の縮小効果の有無,②残存腫瘍の広がり診断,③病理学的完全奏効の予測などが挙げられる.

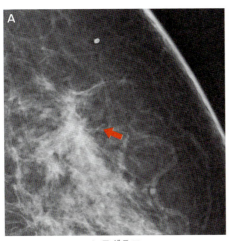
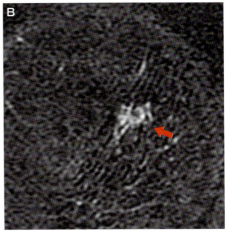

マンモグラフィ　　　　　　　　　　　　MRI

図6　構築の乱れで発見されたDCIS
乳がん検診で左乳房に構築の乱れ（➡）を指摘された（A）．超音波でははっきりとした腫瘤が認められず，MRIでは「ひきつれ」の中心部に斑状の造影域（➡）が認められた（B）．生検の結果，DCISと診断された．

- 薬物が作用した腫瘍組織は多彩な変化を呈し，その画像もまた多彩であることから判定が難しいことが多いが，MRIは治療効果判定を行いやすい（図7）．

MRI検査の実際

- 乳房MRIは基本的には乳房専用のコイル[*4]を用いる（図8）．乳房コイル内に腹臥位で乳房を下垂させた状態でガントリーと呼ばれるトンネル様の筒の中に入って撮像を行う．
- 磁性体である金属が体内にある場合は禁忌である．チタンは非磁性体であり，問題ない．乳房再建用のエキスパンダーは磁性体が含まれており，禁忌である．
- 心臓ペースメーカー，非磁性体である確認がとれない脳動脈瘤クリップも禁忌である．

- 閉所恐怖がある場合は検査が困難であるので，事前に患者本人に検査室を見学してもらうと，検査が可能かどうか判断しやすい．
- 永久的な入れ墨，アイライン，金属製顔料を用いた化粧品は微量の金属類が含まれている場合があり，熱傷や画像への悪影響を及ぼす可能性があり，慎重を要する．
- Gd造影剤で過敏症の既往歴がある患者や重篤な腎障害がある患者は，造影剤投与は禁忌である．
- 気管支喘息では造影は原則禁忌である．気管支喘息がある場合の副作用発現率は3.7%[2]で，ない場合（2.4%）より有意に高い．
- 重篤な腎障害がある場合は，Gd造影剤による腎性全身性線維症（nephrogenic systemic fibrosis：NSF）の発症が報告されている．
- Gd造影剤の副作用発現率は，軽微の場合を含めると0.04～2.4%と報告されている[3)4)]．
- 撮像の際は，上肢の皮静脈に造影剤をボーラ

[*4] 乳房専用コイル：MRIの診断を行う標的臓器・組織にラジオ波を印加してMR信号を得るために，部位に特化したコイルと呼ばれる装置が用いられる．乳腺のMRI検査には乳房専用コイルを用いることで精密な画像が得られる．腹臥位で装置に設けられた穴に両側の乳房を入れて検査を行う．腹臥位で乳房を下垂させて検査することで呼吸の影響を軽減することができる．

05 MRI検査

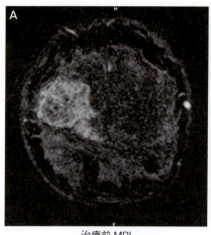

治療前 MRI　　　　　治療後 MRI

図7　術前化学療法の効果判定
MRIにより，粗大な腫瘍が同心円状に縮小していることがわかる．

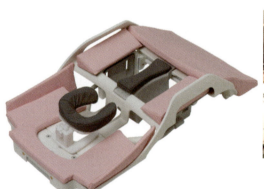

乳房専用コイル

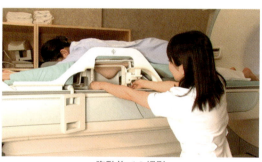

腹臥位での撮影
(写真提供：東芝メディカルシステムズ株式会社)

図8　MRI撮影の実際
腹臥位で乳房コイル内に乳房を下垂させて撮影する．

ス注入*5するためのルートを確保する．造影剤は投与量の0.001〜0.04％程度が乳汁中へ移行するという報告があり[5]，Gd造影剤投与後24時間は授乳を避けるように指導する．

引用・参考文献
1) 日本乳癌学会編：科学的根拠に基づく乳癌診療ガイドライン2 疫学・診断編．2015年版，金原出版，2015．
2) 日本医学放射線学会：放射線診療事故防止のための指針．Ver.4, 2002．
3) Niendorf HP, et al.：Tolerance data of Gd-DTPA: a review. Eur J Radiol, 13 (1)：15〜20, 1991.
4) Nelson KL, et al.：Clinical safety of gadopentetate dimeglumine. Radiology, 196 (2)：439〜443, 1995.
5) Kubik RA, et al.：Gadopentetate dimeglumine excretion into human breast milk during lactation. Radiology, 216 (2)：555〜558, 2000.

---

*5 ボーラス注入：短時間で血管内に注射して薬物を単回投与すること．

Chapter 2 乳がんの検査・診断

06 CT 検査

Key Point

- 乳房のCT（コンピュータ断層撮影）は，術前の精査に用いられることがあり，ヨード造影剤を注入しながら行う「造影CT」が基本である．
- 乳がんの臨床において転移の診断は重要であり，CTを含めた画像診断法の適切な選択と，正確な画像評価が重要である．

乳がん診療におけるCT検査

- 乳房のCT[*1]検査は，MRI検査と比較して画像の白黒のコントラスト分解能が及ばないことや，X線被曝があるなどの短所がある．一方，①手術と同様な仰臥位の体位で検査が可能であること，②検査時間が短いこと，③乳房と同時に胸部，腹部の検査が可能であること，④検査の予約待ち期間がMRIより短いことは長所と考えられる．
- 術前精査としてのCT検査はMRI検査と同様に，造影剤を注入しながら行う「造影CT[*2]」が基本である．
- 遠隔転移の検査には超音波，CT（単純CT，造影CT），骨シンチグラフィ，FDG-PETなどが用いられるが，適切な検査法の選択と，正確な画像評価が重要である．

術前診断

1. 広がり診断（図1）
- 乳がん（浸潤がん）は腫瘍の周囲に乳管内がんを伴うことが多く，乳管内がんの広がりは乳管内進展（ductal spread）と表現され，浸潤巣と周囲の乳管内がんを合わせた広がりが乳がんの広がりである．
- 乳がんの広がり診断は，乳房部分切除術（乳房温存術）の切除断端を考えるうえで非常に重要であり，CTがMRIと同様に用いられることがある．
- CTとMRIを比較すると，CTは病変の検出感度がMRIより低く，正診率が低い．広がり診断においてはMRIが第一選択として推奨されるが，閉所恐怖症，体内金属，Gd（ガドリニウム）造影剤に対する副作用などの理由でMRIの施行が不可能である場合には

[*1] CT：コンピュータ断層撮影（computed tomography）．X線を利用して360度の方向から収集したデータを画像にする．データ処理による再構成で3次元画像を表示することも可能である．
[*2] 造影CT検査に関する注意点：造影CT検査を行う場合，以下の点に注意しなければならない．
・ヨード造影剤に過敏症の既往がある場合や，重篤な甲状腺疾患がある患者は造影は禁忌である．気管支喘息，重篤な心障害，重篤な肝障害，重篤な腎障害では造影は原則禁忌である．

06 CT検査

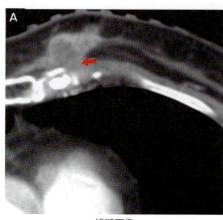
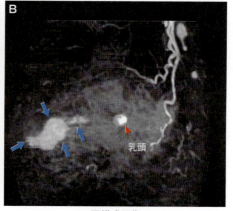

横断画像　　　　　　　　　　　　再構成画像

図1　左乳がん
MRIが不可能で術前にCTが行われた症例．左乳房内側に分葉状の腫瘤を認める．胸筋への浸潤が疑われる（➡）．再構成画像では乳房内の病変の広がり診断が可能である（➡）．

CTで補完する意義がある．乳癌診療ガイドラインでは推奨グレードC1で有効な場合があるとされている[3]．

2. 病変の質的診断

- 造影剤を投与しながら撮影するダイナミックCTでは，診断精度とX線被曝がトレード・オフの関係にある．つまり，診断精度を上げるため，画像を細かくして複数回撮影を行うと，X線被曝が増加する．またCTはMRIと比較すると濃度分解能が低く，病変の質的診断を目的に用いることは勧められないとされている（診療ガイドライン推奨グレードD）[3]．

転移の診断

1. 腋窩リンパ節転移

- 乳がんの所属リンパ節転移の診断には，超音波，CT，MRI，FDG-PETなど複数の画像診断法が利用されている．CTでは腋窩リンパ節転移，胸骨傍リンパ節転移，鎖骨上リンパ節転移の検索を，周囲の解剖構造とともに客観的に評価できる（図2，3）．

2. 遠隔転移

- 乳がんの遠隔転移は骨，肺，肝，遠隔リンパ節，胸膜，脳の順に頻度が高い．このことは，他部位のがんと比較して特徴的である．
- 乳がんの臨床において転移の診断は非常に重要であり，病期の決定，術後の検索および転移が判明したあとの治療効果の判定にCTが用いられる．転移の診断には，画像診断法の適切な選択と正確な画像評価が重要である．
- 以下に主な転移臓器について述べる．

骨転移

- 乳がんの骨転移の組織反応は，①溶骨型，②造骨型，③混合型，④骨梁間型に分類される

---

* 2 続き
- 腎機能障害がある患者はヨード造影剤による急性腎不全（造影剤腎症）が起こりやすい．一般に，血清クレアチニン値が1.5〜2.0mg/mLを超えると腎機能悪化の可能性が高いとされている．
- 重篤な副作用の発現率は喘息がある場合0.23%で，ない場合より10倍高く，喘息を除くアレルギー歴がある場合は0.10%で，ない場合より1.77倍高いという報告がある[1)2)]．

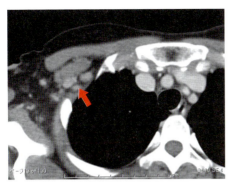

図2 右乳がん，腋窩リンパ節転移
小胸筋背側のレベルIIリンパ節が多数腫大している（➡）．

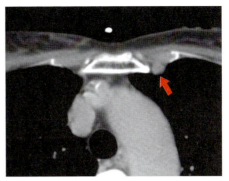

図3 左乳がん，胸骨傍リンパ節転移（➡）

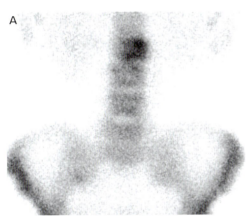

骨シンチグラフィ

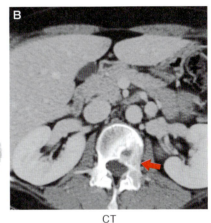

CT

図4 右乳がん，腰椎転移
骨シンチグラフィで第2腰椎に集積が認められる．CTでは椎体左側から椎弓根，横突起にかけて溶骨型の転移が認められる（➡）．

（Chapter 2-7「骨シンチグラフィ」参照）．乳がんの骨転移はいずれのタイプの転移をも呈する．骨転移の多く（約80％）はCTで確認可能であり，臨床上骨転移が疑われたらCTで確認する（図4）．

肺転移・胸膜転移

- 肺はがんの転移をきたす臓器として頻度が高い臓器である．原発はさまざまであるが乳腺がもっとも多く，ついで，腎，頭頸部，大腸，子宮，膵も多い．転移のリスクが高い場合や，症状を呈している場合は胸部CTを考慮すべきである．
- 胸膜転移は胸部CT画像では結節状や不整な胸膜肥厚として認められ，胸水を伴うことが多い（図5）．

中枢神経転移

- 転移性脳腫瘍の診断にはCTよりMRIが有用で，Gd造影剤を用いた造影MRIで明瞭に造影される．CTで検索する場合も，可能なかぎり造影検査を行うことが求められる．

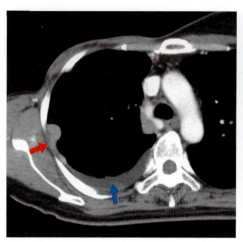 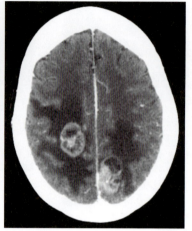

図5 右乳がん術後,胸膜播種
右胸膜に結節状の肥厚(➡)と胸水貯留(➡)を認める.

図6 造影CT,乳がん術後,多発脳転移
造影CTで右頭頂葉・左後頭葉に,周囲に浮腫を伴い,不均一に造影される楕円形の転移巣を認める.

CTはMRIより転移の検出感度が劣るが,簡便で検査時間が短く,緊急検査として対応可能であることから,造影CTも場合によっては有用である(図6).

引用・参考文献
1) Katayama H, et al.: Full-scale investigation into adverse reaction in Japan. Risk factor analysis. The Japanese Committee on the Safety of Contrast Media. Invest Radiol, 26 (Suppl 1): S33～S36, 1991.
2) Katayama H, et al.: Adverse reactions to ionic and nonionic contrast media. A report from the Japanese Committee on the Safety of Contrast Media. Radiology, 175 (3): 621～628, 1990.
3) 日本乳癌学会編:科学的根拠に基づく乳癌診療ガイドライン2 疫学・診断編. 2015年版, 金原出版, 2015.

Chapter 2 乳がんの検査・診断

07 骨シンチグラフィ

Key Point

- 骨転移は臨床上，①溶骨型，②造骨型，③混合型，④骨梁間型に分類され，乳がんはいずれのタイプの転移をも呈する．
- 骨転移の診断は，骨シンチグラフィを含めて，単独もしくは複数の画像診断法を組み合わせて行う．
- 骨シンチグラフィは単純X線写真と比較して早期より異常を検出することが可能であるが，良性の骨腫瘍，外傷，炎症などでも集積が起こり，必ずしも骨転移に特異的ではない．

乳がん骨転移と画像診断

- 乳がんの遠隔転移は骨，肺，肝，遠隔リンパ節，胸膜，脳の順に頻度が高い．このことは，他部位のがんと比較して特徴的である．
- 乳がんの骨転移は剖検例では約50〜70%に上るが，実際臨床上の初発乳がん患者の骨シンチグラフィ*1による骨転移の発見頻度は，StageⅠでは1%未満と非常に低く，StageⅡでは約1〜2.5%，StageⅢでは約8〜12%と頻度が高くなる[1)2)]．
- 腫瘍径による骨転移の頻度は腫瘍径が30mmを超えると2%以上に上昇する[1)]．
- 乳がん原発巣からがん細胞は主として血行性ルートを経て骨に生着する．
- 乳がんの骨転移の組織の反応は臨床上，①溶骨型（図1），②造骨型（図2），③混合型（図3），④骨梁間型*2に分類される．乳がんの骨転移はいずれのタイプの転移をも呈する．
- 従来から骨転移の検索には骨シンチグラフィが行われてきたが，StageⅠ，Ⅱの初発乳がん患者であっても，遠隔転移を疑わせる症状や所見のないStageⅠ，Ⅱの初発乳がん患者に術前検査として骨シンチグラフィを勧められる十分な科学的根拠はない（乳癌診療ガイドライン推奨グレードC2)[3)]．限局性骨痛などの臨床症状やアルカリホスファターゼの上昇など遠隔転移に関連するような症状・所見が認められる場合や，遠隔転移のリスクの高いStageⅢ以上の乳がんでは骨シンチグラフィは有用である（乳癌診療ガイドライン推奨グレードB)[3)]．
- 骨転移の診断には骨シンチグラフィのほか

---

*1 骨シンチグラフィ：リン酸化合物に放射線同位元素（テクネシウム ^{99m}Tc）を標識した製剤を静注して行う．製剤は骨に吸着し，骨代謝の亢進により集積が強くなる．悪性腫瘍の骨転移巣の検索，外傷，骨関節炎の評価に利用されている．

*2 骨梁間型骨転移：がん細胞が骨梁の間に充満するように広がり，骨自体に対する局所の反応は乏しい．骨シンチグラフィでは陰性のことが多く，MRI，FDG-PETにより診断が可能である．

07 骨シンチグラフィ

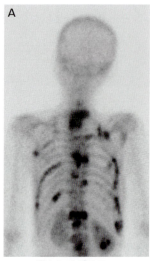

骨シンチグラフィ

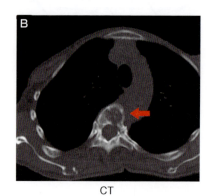

CT

図1 乳がん術後の溶骨型骨転移
A：椎体および肋骨に多数の集積を認める．
B：胸椎椎体に溶骨型転移を認める（→）．

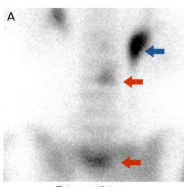

骨シンチグラフィ

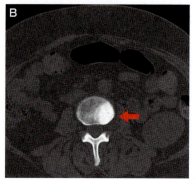

CT

図2 乳がん術後の造骨型骨転移
A：腰椎と仙骨に異常集積を認める（→）．腎盂の集積（→）は尿中に排泄された製剤の生理的集積である．
B：腰椎に骨硬化（造骨型骨転移）を認める（→）．

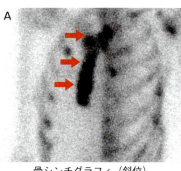

骨シンチグラフィ（斜位）

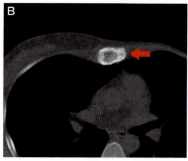

CT

図3 乳がん術後の混合型骨転移
A：胸骨にびまん性の集積（→）と肋骨に多数の集積を認める．
B：胸骨は膨隆し，骨硬化と溶骨性変化が混じった混合型骨転移を呈している（→）．

に，単純X線撮影，CT，MRI，FDG PET/CTも有用で，単独もしくは複数の画像診断を組み合わせて診断に用いる．

骨シンチグラフィによる骨転移診断

1. 骨転移診断
- 骨シンチグラフィはリン酸化合物に核種（テクネシウム ^{99m}Tc）を標識した製剤を静注して行う．製剤は骨の無機成分であるハイドロキシアパタイトに化学的に吸着し，局所の血流と骨代謝の亢進により集積が強くなる．
- 骨シンチグラフィは単純X線写真と比較して早期より異常を検出することが可能であり，骨転移の診断において感度が高く有効であるが，良性の骨腫瘍，外傷（図4），炎症などでも集積が起こり，必ずしも骨転移に特異的ではないのが欠点である．
- 造骨型，混合型の骨転移では，骨代謝の亢進を反映して強い異常集積を示すことが多い．一方，溶骨型，骨梁間型の転移は集積が亢進せず，検出が困難なことがある（図5）．

2. 治療経過をみる場合の注意点
- 骨転移の治療過程は，溶骨性転移と造骨性転移ではやや異なる．
- 造骨性転移では治療が奏効した場合，徐々に集積が低下して正常化する．
- 溶骨性骨転移では治療が奏効した場合，溶骨部の辺縁部より骨硬化を生じて一時的に正常部より強い骨硬化を生じ，徐々に正常化していく．
- 骨シンチグラフィは骨代謝の主として造骨を

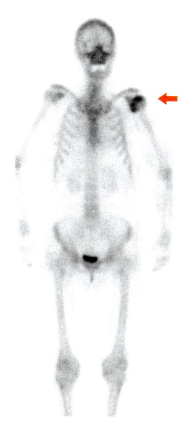

図4　外傷への集積（乳がん術前の骨シンチグラフィ）
左上腕骨の2年前の骨折部位に集積が認められる（➡）．

反映するので，溶骨性骨転移に薬物治療がよく効いていても，一過性に集積が上昇したあとに徐々に低下する場合がある（フレア現象*3 と呼ばれている）．

---

*3 フレア現象：化学療法後に起こる骨シンチグラフィの集積の亢進現象．溶骨性転移の治癒過程の反応性の骨硬化による．

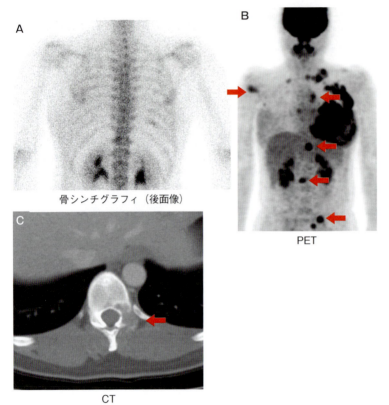

図5　局所進行乳がんの多発骨転移（骨シンチグラフィ偽陰性例）
　　A：骨シンチグラフィでは異常な集積は認められない．
　　B：PETでは左乳房の巨大な腫瘍とリンパ節転移，および胸椎，腰椎，骨盤骨への集積が認められる（➡）．
　　C：胸椎に溶骨型転移が認められる（➡）．

引用・参考文献
1) Koizumi M, et al.：What do breast cancer patients benefit from staging bone scintigraphy? Jpn J Clin Oncol, 31（6）：263～269, 2001.
2) Myers RE, et al.：Baseline staging tests in primary breast cancer: a practice guideline. CMAJ, 164（10）：1439～1444, 2001.
3) 日本乳癌学会編：科学的根拠に基づく乳癌診療ガイドライン2 疫学・診断編. 2015年版, 金原出版, 2015.

Chapter 2 乳がんの検査・診断

08 PET検査

Key Point

- 乳がんの検査としてのPET（陽電子放射断層撮影）は，乳腺疾患が疑われる際の良悪性の鑑別，乳がんの術前（病期）診断，術後の再発・転移診断，治療効果判定を目的とする．
- PETだけでは空間分解能が低いため，異常を検出できても位置の特定が難しい．そこでPETに解剖学的情報を得るためのCTを組み合わせた，PET-CT融合画像により診断が容易かつ正確にできる．

PET検査とは

- PET（positron emission tomography）検査は，特定の臓器や細胞に親和性をもつ放射性医薬品を体内に投与し，その分布を画像化する核医学検査の1つである．
- FDG（^{18}F フルオロデオキシグルコース）[*1]を用いた乳がんのPET検査は，2002年に保険診療適用となって以来急速に普及し，現在では一般的な画像検査の1つである．
- 従来の核医学検査，すなわち骨シンチグラフィなどで使用されるアイソトープは「単光子放出核種」と呼ばれるが，PETでは「陽電子放出核種」と呼ばれるアイソトープが用いられる．
- 陽電子放出核種から放出された陽電子（ポジトロン）は近くの電子と結合して消滅すると
き，2本の消滅γ（ガンマ）線を180度反対方向に放出する．この2本のγ線を，リング状に配列されている検出器でとらえて画像化するものがPETである．
- PETだけでは空間分解能が低いため，異常を検出できても位置の特定が難しい．そこでPETに解剖学的情報を得るためのCTを組み合わせた装置がPET-CT（図1）であり，現在主流となっている．PETとCTの融合画像により診断が容易かつ正確にできる．
- 近年，乳房だけを高分解能で撮像できる乳房専用PET装置が販売された（PEM：positron emission mammography）．2013年には保険適用となり，すでにわが国でも数か所の施設で稼働している（図2）．

1．目的

- 乳腺疾患が疑われる際の良悪性の鑑別，乳が

[*1] FDG：ブドウ糖の類似物質に陽電子放出核種である^{18}F（フッ素）で標識した放射性医薬品．糖代謝が高まった細胞内に取り込まれ，乳がんだけでなくさまざまな腫瘍のイメージング製剤として広く使用されている．

08 PET検査

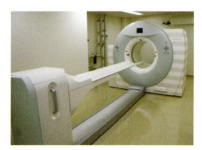

図1 PET-CT

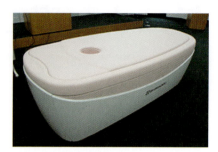

図2 乳房専用PET
側臥位で中央の穴に乳房を入れて撮影する.

んの術前（病期）診断，術後の再発・転移診断，治療効果判定を目的とする（注：治療効果判定目的の場合には保険適用にならない）.

- CTで発見されたリンパ節腫大や小さな肺結節，副腎腫瘍などの鑑別診断にはPETの有用性が高い．また，予想外の転移の発見に寄与することが多い．
- リンパ節転移の検出では感度は低いが，特異度は高いために集積があれば転移である可能性が高い．したがって，病期診断[*2]においてPETが有用なのは，リンパ節転移と遠隔転移の診断といえる（図3）.
- 骨転移の診断の場合，PETは溶骨性転移（腫瘍をつくり，骨を溶かすタイプ）の検出は良好なのに対し，造骨性転移（骨をつくり，石灰化が進むタイプ）では集積が乏しいことがある．
- 骨シンチグラフィは造骨性転移や骨梁間転移の検出にすぐれるため，診断の際はPETと骨シンチグラフィが相補的に用いられる．
- 術後診断としては，放射線治療や化学療法後の効果判定，あるいは再発の早期診断にPETの有用性が考えられる．放射線療法や手術後には線維化や器質化のために形態診断がしばしば困難になるが，PETはこのような場合にも十分な検出能を有する．
- 術後経過観察中にCTでは異常がないにもかかわらず，腫瘍マーカーの上昇のみが続く場合にも，PETの有用性は高い（図4）.

2. 適応・禁忌

- 検査時間の約20～30分間の静止状態を保てない場合は，検査不適である．
- PET/CTでは全身のCTを撮影するため，ICD（implantable cardioverter defibrillator：植え込み式除細動器）の埋め込まれた患者には誤作動に対する注意を要する．
- 術後や放射線療法直後などで炎症が存在する際は，炎症へのFDG集積により診断が困難となりうるので，検査を避けることが望ましい．
- 高血糖の患者ではFDGの分布が変化するため，診断能が低下する．したがって，血糖コントロールがついてから検査を施行したほうがよい．やむを得ず高血糖のまま検査を実施する場合には，患者に診断能が落ちることの説明をしておいたほうがよい．
- アレルギー歴や腎機能は検査に影響しない．

[*2] 病期診断：局所評価（T因子），リンパ節転移の評価（N因子），遠隔転移の評価（M因子）で決定される．局所評価は解剖学的進展度であるため形態診断が主となる．そのため，PETの有用性はほとんどない．N因子については腫瘍の種類や部位によって有用性が異なる．M因子についてはPETで全身検索が可能という利点がある．

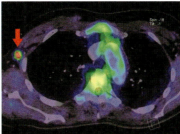
転移性リンパ節レベル横断像（PET-CT 融合画像）　原発巣レベル横断像（PET-CT 融合画像）

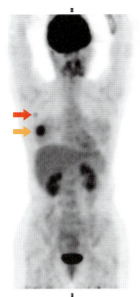
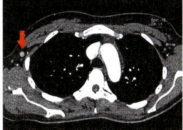
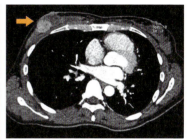

乳がんへの集積（38歳）：原発巣（➡）と転移性リンパ節への集積（➡）が認められる.

転移性リンパ節レベル横断像（造影 CT）　原発巣レベル横断像（造影 CT）

図3　乳がんのPET所見

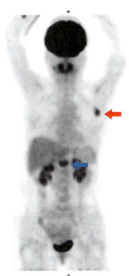
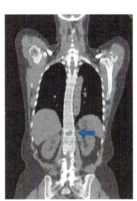
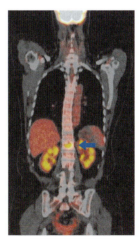

CT（骨条件）

PET-CT 融合画像

乳がん術後，腫瘍マーカー上昇（50歳）：リンパ節転移（⬅），骨転移（⬅）.

図4　転移のPET所見

検査の実際

1. 検査前の注意
- なるべく運動を避け，最低6時間は絶食（糖尿病患者は血糖値コントロール）する．検査前であっても筋肉の疲労にFDGが集積する場合がある．

2. 検査時
① まず，受付で氏名，生年月日，禁食の有無を確認後，簡単に検査の流れを説明する．
② 更衣室へ案内し，検査着に着替えてもらう．
③ バイタルデータ室に移動し，身長・体重・血圧・血糖値・糖尿病の有無・服用中の薬剤などを確認する．
④ FDGの投与前後には，利尿のために水分を十分に摂取させる．
⑤ 処置室で ^{18}F-FDG を投与（施設により自動注入器を使用）する．
  1) 測定した体重をもとにFDGの投与量を計算し，分注する（自動注入器の場合には投与量を入力する）．なお，FDGをデリバリー（院外から購入）している施設は，原則的に全量を投与する．
  2) サーフローで血管確保ののち，生理食塩液でフラッシュして漏れがないか確認する．自動注入器の場合はチューブを接続する．
  3) 投与条件を確認し，間違いがないことが確認できたら投与を開始する．
  4) 投与後は患者自身から放射線が出ているため，すばやく抜針し，待機室へと移動させる（約1時間は安静が必要である）．
⑥ 撮影前に必ず排尿し，PET-CT室に移動してもらう．撮影時間は約20～30分なので，そのあいだ仰臥位で安静にしてもらう．
⑦ 撮影終了後は回復室に移動させ，必要に応じて後期像[*3]の撮影を行う．これは1回目の撮像では生理的集積か病変の異常集積かの判別が困難な場合に行われる．
⑧ 検査終了時，管理区域から出る際にもう一度排尿してもらい，終了となる．

診断

- 視覚的な評価と，半定量的な指標として集積の程度を表すSUV（standardized uptake value）[*4]値を参考にする．
- 診断の基本はFDGの強く集積している場所の指摘である．しかし，後述のさまざまな生理的集積やアーチファクトなどを除外しなければならない．最後に，異常集積の位置をCTを参考にして同定する．
- 脳はもっとも糖代謝の盛んな臓器であるので強い生理的集積を示し，そのほかに心筋や肝臓，消化管，筋肉などは糖代謝の程度に応じて集積が見られる．これらの集積は筋肉の運動状態，血糖・インスリン値，特定の薬剤（G-CSF製剤，ホルモン製剤，抗がん薬など）により変化する．
- FDGは尿中に排泄されるため，腎臓，尿管，膀胱は強く描出される（ブドウ糖は正常では尿中に排泄されないが，FDGは代謝されずに排泄される）．つまり，泌尿器系にも生理的集積が強い．

[*3] 後期像：「遅延像（相）」ともいう．通常のPET撮影はFDG投与から1時間後に撮影し，「早期像（相）」と呼ばれるが，このあと30分～1時間程度の時間をおいて再撮影した画像をこう呼ぶ．正常細胞からは経時的にFDGが排泄されていくが，腫瘍細胞は集積が上昇するため，早期像よりもコントラストが高くなり，病巣検出能が上がる場合がある．また生理的集積と病的集積の鑑別に役立つ場合もある．

- 乳腺には正常でも両側対称性に淡い集積が認められることがある．とくに乳頭部の集積が強い．授乳中の乳腺にはびまん性に強く集積するため（図5），問診が重要となる．
- 乳腺症が存在する場合は不均一な集積亢進をきたすため，腫瘍の良悪性の鑑別を困難にする場合がある．
- 線維腺腫など良性腫瘍への集積がある（SUV値が一般的に悪性腫瘍より低いとされる）ので，悪性との鑑別診断時には注意する．
- 乳がんのなかでも小さいもの（およそ1cm以下）や，がんの組織型により集積が弱い場合がある（小葉がんや粘液がんなど）ことを念頭におく．

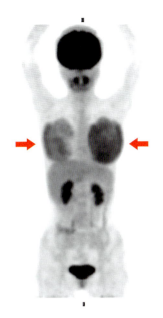

図5　授乳中乳房のPET所見
授乳中乳房（38歳）：乳腺全体に不均一な強いFDG集積が認められる（➡）．

検査に際しての注意点

- FDGの半減期は約110分である．用意したFDG製剤の放射能量は時間とともに急速に減衰するため，予約時間に余裕をもって，間に合うように行わなければならない．
- 検査に使用するFDGは自施設内で合成している場合と，製薬会社から購入する場合（デリバリー施設）がある．前者の場合には体重によってFDGの投与量を決定するため，正確に体重を測定する必要がある．またSUVを計算する場合にも，検査時における正確な体重測定が必要である．
- デリバリー施設では，薬品到着時点がもっとも放射能が高いため，体重の重い患者から先に投与したほうが均一な画像が得られる．
- PET製剤静注時の留意点を以下に示す．

・静注前に血糖値を測定する．血糖値の情報は読影時に必要である．絶食を守れなかった患者は中止にする．
・投与量を測定したあとは遅滞なく全量投与する．
・注射漏れ[*5]のないよう，留置針などで確実に血管を確保する．
・通常は健側前腕から投与する．外来からルートをキープする際は，逆流しにくくフラッシュの容易な短いルートを使用し，確実に固定する．

- 待機室が寒いと特殊な脂肪組織にFDGが集積する場合があるので，とくに冬期は室温調節に留意する．
- PET検査で測定される ガンマ線（消滅γ線）

[*4] SUV：投与したFDGが体内に均等に分布したときの放射能濃度を1としたとき，それぞれの集積がその何倍に相当するかということで，集積の度合い（濃度比）を表す．投与放射能量（Bq：ベクレル），体重（g），組織放射能（Bq/g）の3つのファクターから計算して求められる．
[*5] 注射漏れ：注射部あるいは注射側の腋窩リンパ節にhot spotが生じ，画質が低下したり，定量的評価が不可能になる場合がある．

は511KeVと，通常の単純写真やCT，透視に用いるX線に比べエネルギーが高く，通常の鉛プロテクターでは防護できない．したがって，FDGを注射したあとの患者も線源と同等であることに留意する必要がある．すなわち，医療被曝を避けるために放射線源となる患者からの距離を保つこと，患者との接触時間を短くすることが必要である*6．

- やむを得ず介助の必要な患者と接する場合は，とくに集積の高い脳・膀胱からの距離を保つように留意する．市販の遮蔽板（衝立）をうまく利用することが推奨される．最近では被曝防護用に遮蔽のついた車椅子も販売されている．
- 検査終了後も患者自身から弱い放射線が出ている（たとえば，注射から2時間後であれば投与時のほぼ半分に減衰）．したがって，患者が検査後に公衆スペースに出る時間をなるべく遅らせる工夫が必要である（別に待合室を設けるなど）．また当日は乳児や幼児を抱くなどの行為を避けるほうが望ましいことを説明する．
- 検査後は水分を多く摂取して，利尿を図る．
- PET（PET-CT）検査における被曝線量は約3～7mSv程度である（薬剤の投与量により被曝線量も異なる）．これは1年間の自然放射線量（世界平均で2.4mSv）と比べて1～3倍程度になる．最近では同時にCTも撮影することが多いが，この場合にはCT部分の被曝線量が2～15mSv加算され，合計5～20mSv強である．この程度の被曝線量で健康に障害が起こることはありえないことを検査前に受診者に説明したほうがよい．
- PET検査にかぎらず，CTなどを含めた放射線検査に「どの程度検査の間隔を開けたらよいのか」という議論は無意味である．検査を頻繁に実施すれば被曝線量が増えるが，検査により患者が受ける利益が被曝による不利益を上回るのであれば問題がない（医療被曝には法律上上限がない）．なお，検診の場合には原則的として年間2回以上のCTやPETは避けるべきである．

引用・参考文献
1) Ohta M, et al.：Comparative efficacy of positron emission tomography and ultrasonography in preoperative evaluation of axillary lymph node metastases in breast cancer. Breast Cancer, 7 (1)：99～103，2000．
2) 小泉　満：乳癌骨転移における骨シンチグラフィの再評価．映像情報 Medical，37 (11)：1112～1116，2005．
3) Eubank WB, et al.：Imaging of oncologic patients: benefit of combined CT and FDG PET in the diagnosis of malignancy. Am J Roentgenol, 171 (4)：1103～1110，1998．
4) Hathaway PB, et al.：Value of combined FDG PET and MR Imaging in the evaluation of suspected recurrent local-regional breast cancer—Preliminary experience. Radiology, 210 (3)：807～814，1999．
5) Suarez M, et al.：Early diagnosis of recurrent breast cancer with FDG-PET in patients with progressive elevation of serum tumor markers. Q J Nucl Med, 46 (2)：113～121，2002．
6) 伊藤良則ほか編：乳腺疾患—state of arts．別冊 医学のあゆみ，医歯薬出版，2004．
7) 鈴木天之ほか：FDG-PETの有用性．日本臨牀，64 (3)：504～510，2006．

---

*6 放射線防護の3原則「時間・距離・遮蔽」を遵守する．PETは遮蔽が難しいため，とくに時間・距離に気をつけなければならない．

Chapter 2 乳がんの検査・診断

09 細胞診

Key Point

- 細胞診は簡便でかつ侵襲性の小さい手技であり，診断能力も高い．
- 乳腺疾患の診断においては乳頭異常分泌に対する捺印細胞診と腫瘤性病変などに対する穿刺吸引細胞診がある．
- 囊胞性疾患などでは細胞診がコア針生検に対してアドバンテージがある．
- 腋窩リンパ節の細胞診は術前化学療法やセンチネルリンパ節生検の適応決定の際に有用である．

細胞診とは

- 細胞診は1930年のMartinとEllisの報告以来，乳腺疾患の診断において重要な位置を占めている．
- 細胞診は簡便でかつ侵襲性の小さい手技であり，診断能力も高い．
- 最近ではコア針生検（core needle biopsy：CNB）や吸引式乳房組織生検（vacuum-assisted breast biopsy：VAB）による組織診に圧される感があるが，乳腺疾患の診断においては有用性は高い．
- 乳腺疾患の診断においては乳頭異常分泌に対する捺印細胞診と腫瘤性病変などに対する穿刺吸引細胞診がある．
- 「海外では細胞診はもう行っていない」という風評があるが，事実ではなく，診断能力の高い施設では現在も日常的に行われている．
- 囊胞性疾患などでは，細胞診がコア針生検に対してアドバンテージがある．たとえば濃縮囊胞と充実性腫瘍との鑑別や，囊胞内腫瘍の細胞採取は細胞診のほうが容易である．ただし囊胞内腫瘍の診断は難しいことも少なくない．

1. 捺印細胞診

- 乳腺疾患においては乳頭異常分泌がある場合が適応となる．
- 乳房部分切除術（乳房温存術）の際の断端検索やセンチネルリンパ節生検の際に術中検査[*1]として行われることもある．
- 乳頭分泌物をプレパラートに捺印することにより，検体を採取する．一般的に悪性疾患や腫瘍性病変は単孔性である場合がほとんどである．

[*1] 術中細胞診：乳房部分切除術（乳房温存術）の際の術中断端細胞診は，組織診と比べて広い範囲を迅速に評価できるため，有効な手技である．この際は捺印細胞診よりも擦過細胞診のほうが採取細胞量が多いので，診断能が高くなる．センチネルリンパ節の術中診断（捺印細胞診）も行われているが，一般に組織診と比べて感度が低い．

09 細胞診

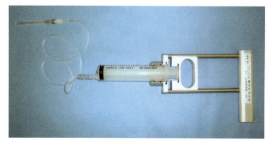

図1 **穿刺吸引細胞診の器具（千葉大学第一外科式吸引ピストル）**
20mLシリンジ用と10mLシリンジ用がある．通常，20mLシリンジが使用されることが多い．超音波ガイド下穿刺のために22G針とシリンジのあいだに点滴用延長チューブを挿入している．

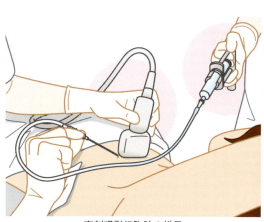
穿刺吸引細胞診の様子

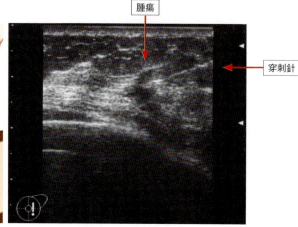
穿刺吸引細胞診画像

図2 **穿刺吸引細胞診の手技（超音波ガイド下）**
術者は利き手に針を，もう片方の手に超音波プローブを持って穿刺する．吸引は助手が行う．

- 血性分泌が問題となるが，肉眼では潜血はわからない場合も多く，褐色の分泌は血液を含んでいると考えてよい（尿定性検査用の試験紙で確認できる）．乳頭のどの位置から分泌があるかで病巣の存在する領域を予測できる．
- 血性乳頭分泌をきたす疾患の約3分の1が乳がんであり，その半数で分泌物細胞診が陽性となる．

2. 穿刺吸引細胞診

- 穿刺吸引細胞診[*2]は，シリンジに装着した針で病変を穿刺し，陰圧をかけることにより針の中に検体を採取する方法である．通常は図1のようなホルダー（「細胞診ピストル」などと呼ぶ）を用いて吸引することが多い．
- 以前は触診で腫瘤が明らかな場合に行われていたが，現在は超音波で確認できる病変はすべて適応になる．乳腺疾患の領域では禁忌となるものはないといってよい．
- 明らかに触知できる腫瘍でも超音波ガイド下に穿刺するほうが確実に検体を採取できるため，全例超音波ガイド下に細胞診を行う施設が増えている（図2）[*3]．

[*2] 穿刺吸引細胞診：英語では fine needle aspiration cytology（FNAC）というが ABC（aspiration biopsy cytology）という略語で呼ばれることもある．
[*3] 超音波ガイド下細胞診：腫瘍は中心部が壊死に陥っている場合もあり，超音波ガイド下に行えば，腫瘍の辺縁寄りを狙って刺したり，血管を避けて刺入することができるため，採取検体のクオリティが上がる．

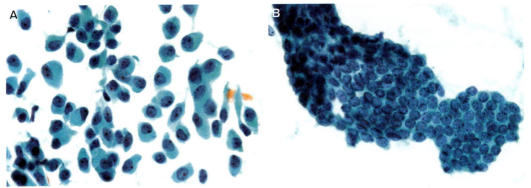

図3 細胞診（パパニコロウ染色）
A：悪性になると細胞の大小不同性が目立ち，結合性も脆弱になる．核は偏在し，核と細胞質の比率（N/C 比）も大きくなる．核小体も目立つ．
B：結合性がよく，核の大きさがそろっており，重積性を認めない．

穿刺吸引細胞診の実際

- 図1，2のように，シリンジと穿刺針のあいだに点滴用延長チューブを挟んで，術者は利き手に針だけを持って手技を行うとやりやすい．吸引は助手が行うことになる．
- 目的に針が達したら針を回転させたり，わずかに前後させたりすることで採取される検体量は多くなる．
- 十分な細胞量が採取されれば，診断の精度は向上する（図3）．
- 腋窩リンパ節の評価の際には，超音波ガイド下でなくてはリンパ節穿刺は難しい．確実にリンパ節の皮質に針を進めなければ評価はできない．術前化学療法やセンチネルリンパ節生検の適応決定の際に有用である．リンパ節細胞診「陰性」の診断精度は約80％である．通常偽陽性はないが，ごく稀に異所性の線維腺腫や乳腺組織が存在することがあるので，注意は必要である（図4）．
- 使用する針は 21 〜 23G が用いられるが，22G を使用する場合が多い[*4]．また腋窩リンパ節など深部に対してはカテラン針を用いる．通常局所麻酔は用いないことが多い．

検体の処理と染色法

- 染色はパパニコロウ（Papanicolaou）染色（湿固定，図3，4）とギムザ（Giemsa）染色（乾燥固定）が行われる．
- とくにパパニコロウ染色が重要であるが，プレパラートに検体を吹き付けたら，ただちに（瞬時に）95％アルコール液で固定することが肝要で，数秒の違いが検体の乾燥につながり，診断の成否を左右する．2枚のプレパラートを擦り合わせることで検体の構造が壊れたり細胞が変形したりすることも認識しておく

[*4] 針の太さ：コア針生検は 14 〜 18G の針による組織生検で，専用の器機を使用する．吸引式乳房組織生検はマンモトーム®（Mammotome®），バコラ®（Vacora®）といった器械による検査で，コア針生検よりも太い針（8 〜 14G）が用いられる．

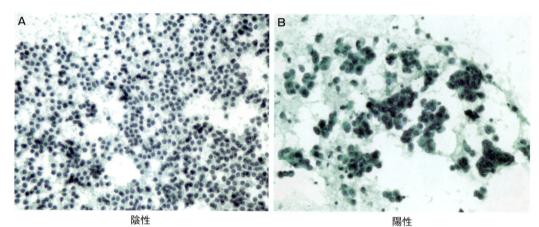

陰性　　　　　　　　　　　　　　　陽性

図4　腋窩リンパ節細胞診
A：成熟リンパ球．このようにリンパ球のみが採取されてくる場合は80％は転移陰性である．
B：腺がん細胞の集塊が採取されている．転移陽性と診断できる（偽陽性はない）．

必要がある．

引用・参考文献
1) Martin HE, et al.：Biopsy by needle puncture and aspiration. Ann Surg, 92（2）：169～181, 1930.
2) 鈴木正人ほか：乳腺硬癌の細胞像と鑑別診断─細胞採取から診断まで─．日本臨床細胞学会雑誌，42（1）：87～93, 2003.
3) 鈴木正人：乳がん．疾病と病態生理．改訂第4版．豊島聰監, p.465～470, 南江堂, 2012.
4) Suzuki M, et al.：Quantitative morphometric analysis of fine needle aspirates of breast carcinoma. Breast Cancer, 8（2）：138～145, 2001.
5) 鈴木正人：乳腺の細胞診と針生検の現状と問題点：乳腺の細胞診は不要か？乳癌の臨床，26（1）：7～16, 2011.

Chapter 2 乳がんの検査・診断

10 組織診
コア針生検・吸引式乳房組織生検・パンチ生検・切開生検

Key Point

- 乳がんのもっとも確実な診断方法は採取（生検）した組織を染色して顕微鏡で観察すること，すなわち組織診である．
- 組織採取の方法にはいくつかあり，それぞれ一長一短があるので，状況によって適切に使い分けることが大切である．

組織診とは

- 乳がんの治療は，まず正しい診断から始まる．もっとも確実な診断方法は採取（生検）した組織を染色して顕微鏡で観察すること，すなわち組織診である．
- 組織であれば，必要に応じ，特殊染色や免疫染色を利用することができ，良悪の鑑別だけではなく，病変の性質をさらに詳しく調べることができる．
- 組織採取の方法はいくつかあり，それぞれ一長一短があるので，状況によって適切に使い分けることが大切である．
- 採取組織量の違いを図1に示す．

コア針生検

- コア針生検（図2）は一般にスプリング式で，スイッチを押すとまず内筒が組織内を貫通し，その後すぐに外筒が飛び出して組織が内筒の溝に取り込まれる．
- シンプルな構造で，外来で手軽に施行可能である．大半は病変を正確に採取でき，侵襲が切開生検よりも小さく，診断能力も切開生検にひけをとらないことがわかっており，世界的に標準的な診断方法となっている[1]．
- わが国では，穿刺吸引細胞診が乳がんの確定診断のために広く行われてきたが，近年では，細胞診を行うことなくコア針生検を第一選択として行う施設も増えている．

適応

- コア針生検の適応を以下に示す．
  ①良悪の鑑別を要する場合．
  ②細胞診では診断が難しい，あるいは難しいと予想される場合．
  ③細胞診でがんの診断は得られたが，浸潤，非浸潤がんの鑑別を行う場合．
  ④術前化学療法を行う前の組織採取．
  ⑤特殊染色，免疫染色，DNA診断などが必要と予想される場合．

10 組織診　コア針生検・吸引式乳房組織生検・パンチ生検・切開生検

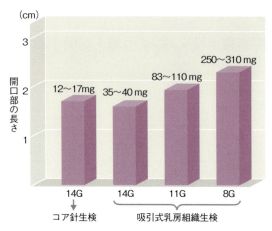

図1　採取組織量の比較（検体量の違い）

図2　コア針生検

- コア針生検では，ごく一部の小さな組織を見て判断を下すことになる．そのため，診断が難しいこともある．その際には，より多くの組織を採取できる吸引式乳房組織生検や切開生検を行う．

- 吸引式乳房組織生検装置としては，最初はマンモトームだけであったが，最近は複数の装置が販売されており，それぞれ一長一短がある．

吸引式乳房組織生検

- 吸引式乳房組織生検（図3）は，吸引装置によって組織を外筒に引き込み，内筒がドリルのように回転して組織を切除する．切除された組織は吸引され手元まで移動するので，針を抜き差しすることなく一度の穿刺で，病変を連続的に切除することが可能である．これにより多くの組織を採取することができるので，病理診断にはより有利となる．
- コア針生検で判断の難しかった病変に対して，よい適応である．
- 超音波検査では病変の描出が難しく，マンモグラフィのみで描出可能なときは，ステレオガイド下（マンモグラフィを撮影しながら）吸引式乳房組織生検（図4）を行って診断す

パンチ生検

- パンチ生検（図5）では，皮膚病変や皮膚に浸潤している病変をくりぬくように切除する．
- 炎症性乳がんなど皮膚のリンパ管に入り込んでいるような病変に対しても行われる．
- 組織採取の手技が非常に簡便である．

切開生検

- 切開生検は組織を直視下に切除する方法である．
- 切開生検は最終手段であり，ほかの方法（細

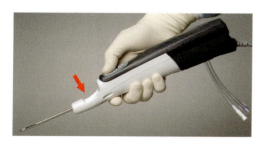

図3　吸引式乳房組織生検
針を抜かなくても➡部分に組織が出てくる．

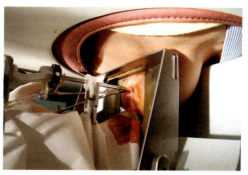

図4　ステレオガイド下吸引式乳房組織生検

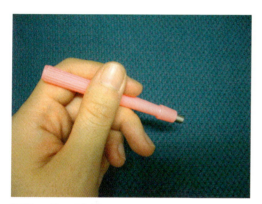

図5　パンチ生検

胞診やコア針生検）で診断ができない，あるいは画像診断とコア針生検の結果に違いがあり，診断に疑問があるとき初めて行う．

- 塊として組織を採取できるので，顕微鏡で見たとき，組織構築がわかりやすく，診断しやすい．
- コア針生検に比べ，患者への負担が大きい．
- 診断と治療を兼ねて行う際には，病変の範囲を正確に見きわめて，病変が取り切れるように切除する．

　　　＊　　　＊　　　＊

- 細胞診から各種コア針生検の手技については，以下のテキストに詳細に記載されているので参照されたい．

「日本乳腺甲状腺超音波医学会インターベンション研究部会編：乳房超音波ガイド下針生検マニュアル．アトムス，2016．」

引用・参考文献
1) Verkooijen HM, et al.：Diagnostic accuracy of large-core needle biopsy for nonpalpable breast disease：a meta-analysis. Br J Cancer, 82（5）：1017～1021，2000.

Chapter 2 乳がんの検査・診断

11 病理診断

Key Point

- 乳がん領域では病理学的なエビデンスが重要視されており，病理学的所見に基づいて診療方針を決める個別化治療の時代になっている．
- 乳がんは多様性を示すことから，組織構造と細胞学的特徴によって多数の組織型に分類することができる．
- 組織型によって患者の予後と治療法は異なり，組織型診断は必須のものになっている．
- 組織型診断のなかでもっとも重要なことは，非浸潤がんと浸潤がんとの鑑別である．

乳がん診療における病理診断の意義

- 近年，乳がん領域では病理学的なエビデンスがきわめて重要視されており，病理学的所見に基づいて診療方針を決める個別化治療の時代になっている．
- 病変が「がん」であるという通常の組織診断に加えて，種々の再発リスクの因子も評価されている．また，治療薬選択のために種々のバイオマーカー[*1]の検索も必須項目になっている．
- 多くの乳がん患者は自分自身の病理診断の内容をよく知っているので，ブレストケアナースは当然ケアに必要な病理学的知識をもっているべきである．
- 本稿では，乳がん診療で行われている病理学的検索の実際とその意義について解説する．

組織型診断

- 乳がんは多様性を示すことから，組織構造と細胞学的特徴によって多数の組織型に分類することができる．
- 組織型によって患者の予後と治療法は異なり，組織型診断は必須のものになっている．
- 組織型診断は生検か手術で採取された組織標本の顕微鏡学的観察によって行われている．
- 組織型診断のなかでもっとも重要なことは，非浸潤がんと浸潤がんとの鑑別である．
- 非浸潤がんでは，がん細胞は既存の乳管の中にとどまっており，転移をきたすことのない段階のがんとされている（図1）．
- 浸潤がんでは，がん細胞は乳管の基底膜を破って間質組織に染み出しており，リンパ管や血管の中にがん細胞が侵入して，転移をき

[*1] バイオマーカー：血液や尿などの体液あるいは組織に含まれる物質のなかで，診断や治療の重要な指標となるものをいう．

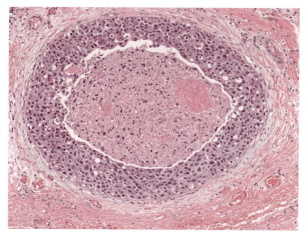

図1　非浸潤がんの組織像（HE染色）
既存の乳管壁に沿ってがん細胞がリング状に増殖している．中心部には壊死に陥った細胞塊が認められる．周囲の間質組織には浸潤は見られない．

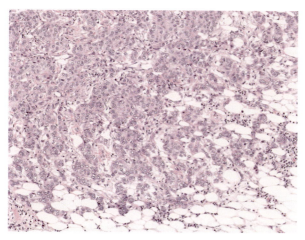

図2　浸潤がんの組織像（HE染色）
がん細胞が小さな塊を形成して浸潤，増殖している．周囲の脂肪組織に染み出すように浸潤が及んでいる．

たす危険性を有している（図2）．
- 組織型分類としては国際的には世界保健機関（WHO）分類が広く用いられているが，わが国では表1に示すような日本乳癌学会の組織型分類が主に使われている．

針生検標本での術前病理診断

- 現在の乳がん診療においては，病変が確実に「がん」であることを組織学的に確認してから治療を始めることがスタンダードになっている．
- 細い針で吸引することによって細胞を採取する穿刺吸引細胞診は，簡便で侵襲が少ない方法ではあるが，感度が低いことから確定診断を行うのには適さないとされている．
- 組織を太い針で切りとる針生検はがん組織を確実に採取できる方法であり，非手術的に病変の組織診断ができる方法として有用である．
- 針生検には，組織を針でくり抜くことで採取するコア針生検と吸引して切りとる吸引式乳房組織生検とがある．
- バイオマーカーの検索も針生検標本で行われている．

11 病理診断

表1　乳がんの組織型分類

1. 非浸潤がん
   - 非浸潤性乳管がん（DCIS）
   - 非浸潤性小葉がん（LCIS）
2. 浸潤がん
   a. 浸潤性乳管がん（IDC）
   b. 特殊型
      - 粘液がん
      - 浸潤性小葉がん
      - アポクリンがん
      - 分泌がん
      - その他
      - 髄様がん
      - 腺様嚢胞がん
      - 管状がん
      - 浸潤性微小乳頭がん
3. Paget 病

（日本乳癌学会編：臨床・病理 乳癌取扱い規約. 第17版. 金原出版，2012 を改変）

リスク因子の病理学的評価

- 再発リスク因子として，病理学的腫瘍径，組織学的異型度，リンパ節転移の有無，リンパ管侵襲の有無，などの検索が行われている．
- 組織学的異型度では，①腺管形成の程度，②核の多形性，③核分裂数を3段階のスコアで評価し，この3つの因子のスコア値の合計でさらに3段階のグレードに分けている（表2）．
- 健存率も生存率もグレード1，2，3の順に不良であることが実証されている．

バイオマーカーの検索

- 治療薬の選択のためにバイオマーカーの発現状況を免疫組織化学的方法や遺伝子検査であるISH（in situ hybridization[*2]）法で行っている．
- 内分泌療法はエストロゲン受容体（estrogen receptor：ER）もしくはプロゲステロン受容体（progesterone receptor：PgR）陽性の患者のみが対象になる．
- ERとPgRはがん細胞の核に局在しており，免疫染色では核が黒褐色に染色されてくる（図3）．
- HER2[*3] 標的治療はHER2タンパクの過剰発現かHER遺伝子の増幅のある患者のみが対象になる．
- HER2タンパクはがん細胞の細胞膜に局在しており，免疫染色では細胞膜が黒褐色に染色されてくる（図4）．
- HER2免疫染色の判定では，細胞膜の染色状況と強度によって，スコア0〜3+までの4段階で評価される．
- HER2検査でスコア3+はHER2標的治療の対象になり，スコア2+の場合にはFISH法かDISH法（図5）でHER2遺伝子の増幅の有無を検索する．
- Ki67は細胞が分裂期に入っているときに発現するタンパクであり，腫瘍の増殖能を示す指標となる．
- Ki67はがん細胞の核に局在しており，免疫

---

*2 in situ hybridization：組織や細胞中で目的遺伝子の分布や数を調べる方法．FISH法，DISH法はその1つである．
*3 HER2：細胞の増殖にかかわる糖タンパク．

表2 乳がんの組織異型度分類（ElstonとEllis）

A. 腺腔・腺管形成
　Score　1：腫瘍の大部分（>75％）
　　　　　2：中程度（10～75％）
　　　　　3：少量～なし（<10％）

B. 核異型
　Score　1：核の大きさ，形態が一様でクロマチンは目立たない
　　　　　2：1と3の中間
　　　　　3：核の大小不同，形態不正が目立つ
　　　　　　クロマチンは細顆粒状ないし大きな核小体を有するもの

C. 核分裂像の数
　Score　1：高倍（400×）10視野で5個未満
　　　　　2：同10視野で5～10個
　　　　　3：同10視野で11個以上

D. 組織異型度：「核異型」「核分裂像の数」のスコアを合計する
　Score　3～5点→Histological grade 1
　　　　　6～7点→Histological grade 2
　　　　　8～9点→Histological grade 3

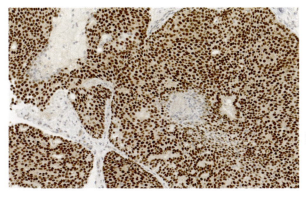

図3　ERの免疫染色像
ほとんどすべてのがん細胞の核が黒褐色に強く染色されており，ER陽性と判定した．

染色では核が黒褐色に染色されてくる．

- Ki67の標識率の高いホルモン受容体陽性の乳がん患者では，内分泌療法に化学療法を加えたほうがよいとされている．
- 乳がんをER，PgR，HER2，Ki67の発現状況によって分類するintrinsic subtype（イントリンジック サブタイプ）の臨床病理学的代替定義は予後を推定するうえで重要であるとされている．
- intrinsic subtypeの臨床病理学的代替定義分類では，①luminal A-like型（ルミナル）（ER陽性かつPgR陽性であり，HER2陰性，Ki67低値，multi-gene assay再発リスク低），②luminal B-like（HER2陰性）型（ER陽性かつHER2陰性であり，Ki67高値，PgR陰性もしくは低値，multi-gene assay再発リスク高のうち1つ以上を示すもの），③luminal B-like（HER2陽性）型（ER陽性かつHER2陽性），④HER2陽性（非luminal）型（HER2陽性，ER陰性，PgR陰性），⑤triple negative（トリプル ネガティブ）（乳管）型（ER陰性かつPgR陰性，HER2陰性）の5亜型に分類されている（表3）．
- 予後では，luminal A-like型はもっとも良好，luminal B-like型は中間的，HER2陽性（非luminal）型とtriple negative型は不良とされている．

11 病理診断

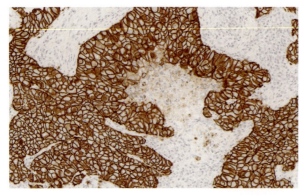

図4　HER2の免疫染色像
ほとんどすべてのがん細胞の細胞膜が全周性に強く染色されている．HER2 Score 3+ と判定した．

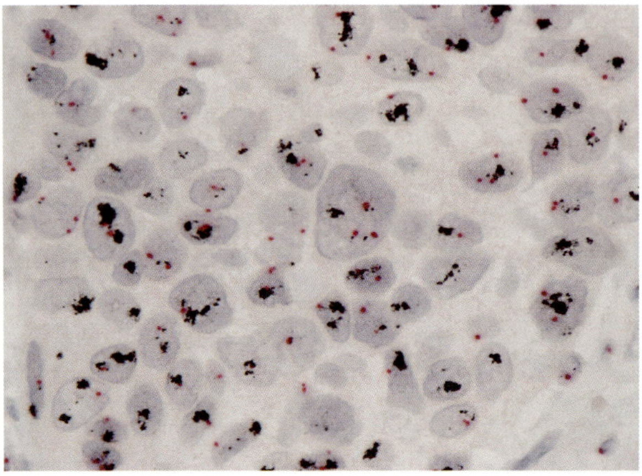

図5　HER2のDISH像
赤色の顆粒がCEN17，黒色の顆粒がHER2遺伝子である．HER2とCEN17の比が2.0以上の場合を陽性と判定する．

がんの広がり診断

- 乳がんの手術方法は縮小の方向に向かっており，60％以上の患者に乳房部分切除術（乳房温存手術）が行われている．
- 乳房部分切除術は乳房を残すことができるという利点とは裏腹に，乳房内にがんを取り残す可能性があるという欠点がある．
- 切除標本の断端の病理学的検索はきわめて重要であり，断端および断端近傍に「がん」が及んでいる場合には，局所再発のリスクが高いとされている．

センチネルリンパ節の転移診断

- がん細胞がリンパ流に沿って最初に到達するリンパ節をセンチネルリンパ節（sentinel lymph node：SLN）と呼んでいる．
- 放射性物質と青い色素によって見つけたSLNを摘出し，病理学的に転移診断を行う．
- 一般的には手術中に凍結標本を作製し，迅速組織診断を行っているが，施設によっては遺伝子学的方法で転移診断を行っている．
- SLNに転移がない場合には，その他のリンパ節に転移のある確率がきわめて低いので，リンパ節郭清を省略することができるとされている．

表3　intrinsic subtype分類（St. Gallenコンセンサス会議2013）

intrinsic subtype	臨床病理学的代替定義
luminal A	luminal A-like 　以下のすべてを示す 　ER 陽性かつ PgR 陽性 　HER2 陰性 　Ki67 "低値" 　multi-gene assay：再発リスク "低"
luminal B	luminal B-like（HER2 陰性） 　ER 陽性かつ HER2 陰性 　かつ以下の1つ以上を示す 　Ki67 "高値" 　PgR "陰性もしくは低値" 　multi-gene assay：再発リスク "高" luminal B-like（HER2 陽性） 　ER 陽性かつ HER2 陽性
Erb-B2 過剰発現	HER2 陽性（非 luminal） 　HER2 陽性 　ER 陰性，PgR 陰性
basal-like	triple negative（乳管） 　ER 陰性かつ PgR 陰性 　HER2 陰性

術前治療の組織学的効果判定

- 手術前に抗がん剤投与などの非手術的治療を行うことを術前治療と呼んでいる．
- 複数の薬剤を組み合わせて投与する方法が行われており，ホルモン療法剤や HER2 標的治療薬を用いる方法も行われている．
- 治療効果判定においては，病理組織学的にがんの浸潤部分がまったく消失した場合を病理学的完全奏効（pathological complete response：pCR）と評価する．
- 多くの臨床研究によって pCR 群の予後が非 pCR 群よりも良好であることが明らかにされており，現在では pCR 率が術前治療の最終目的になっている．
- わが国では日本乳癌学会の「乳癌の組織学的効果判定基準」で評価されている．
- 日本乳癌学会の規約では，浸潤部分がまったく消失した pCR の状態をグレード3と評価し，浸潤部分が残った場合にはその程度に従ってグレード0，1a，1b，2a，2b の5段階で評価している．

腫瘍浸潤リンパ球（TILs）の評価

- がん組織にリンパ球が集簇している状態を「腫瘍浸潤リンパ球（tumor-infiltrating lymphocytes：TILs）と呼んでいる（図6）．
- triple negative 乳がんでは TILs の程度が高い症例群の予後が良好であるとされている．
- TILs にはがん細胞と共存して，がん細胞を

攻撃しない免疫細胞が存在し，その共存にはプログラム細胞死タンパク質1（programmed cell death protein-1：PD-1）とプログラム細胞死リガンド1（programmed cell death-ligand 1：PD-L1）という物質がかかわっていることが知られている．
- 最近になって，新たな分子標的治療薬であるPD-1とPD-L1の阻害薬が開発され，効果が期待されている．

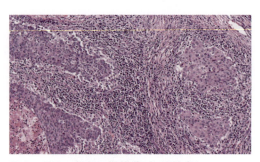

図6　TILs高度の組織像（HE染色）
がん胞巣周囲の間質組織にリンパ球と思われる単核細胞の著しい浸潤が認められる．TILs高度の所見を呈している．

引用・参考文献
1) 黒住昌史ほか編：腫瘍病理診断鑑別診断アトラス　乳癌．文光堂，2010．
2) 黒住昌史編：癌診療指針のための病理診断プラクティス　乳癌．中山書店，2011．
3) 日本乳癌学会編：臨床・病理 乳癌取扱い規約．第17版．金原出版，2012．

Chapter 3

乳がんの治療

Chapter 3 乳がんの治療

01 治療計画

Key Point

[初期治療]

- 乳がんの治療には，大きく分けて局所治療と全身治療の2本の柱がある．局所治療としては手術療法と放射線療法，全身治療としては化学療法と内分泌療法がある．有効な治療を適切に組み合わせることで，可能なかぎり再発率を減少させる．
- 原発性乳がん治療は初期治療と呼ばれ，局所治療と全身治療を組み合わせて根治をめざす．
- 看護師は治療計画，各治療の副作用・合併症を理解し，患者の価値観，年齢，全身状態などを考慮した積極的なサポートが大切である．

[転移・再発時]

- がんの進展度を把握し，治療目標を設定する．遠隔転移を伴う場合は原則として治癒を得ることは困難であり，治療の目標は，延命，症状緩和，QOLの改善となる．乳腺領域の局所再発で遠隔転移を伴わない場合は，再度治癒を目標に術後補助療法に準じて治療計画を立てる．
- 病理学的診断を確認し，既往歴，合併症を評価する．緊急治療を要する病態が存在するかを確認する．
- 期待される効果から順位をつけて薬物治療を推奨する．治療の毒性，認容性を検討する．患者の意思を尊重して，総合的に治療方針を決定する．

初期治療のポイント

- 原発性乳がん治療は初期治療（図1）と呼ばれる．
- 初期治療のポイントは根治をめざすという一言につきる．治療しなければ，数年後に再発をきたしてつらい状態に陥るかもしれないという状況を，治療によってできるだけ回避するためのものである．
- 命にかかわりうる状態は，通常，遠隔転移をきたしたときにやってくる．肺転移によって呼吸困難に陥るかもしれない．肝転移なら肝不全，また，がん悪液質により全身状態が衰弱してくるかもしれない．
- 乳がんによって命を落とさないため，乳がんに対して有効な治療を組み合わせて，がん細胞をたたき潰すことを目標にする[*1]．
- 治療を決定する際に考慮すべき要素を表1に示し，以下に解説する．

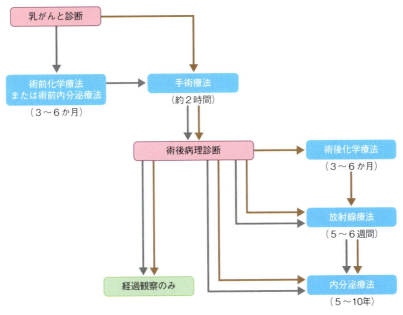

図1 初期治療の流れ

1. がんの進行度

- 初めて乳がんが発見された時点では，たとえCTや骨シンチグラフィを行っても遠隔転移は発見されないことがほとんどである．しかし，画像上転移が発見されないということは，真に転移がないということではない．
- 乳がんが発見された時点で，画像にはまったく映らない微小な遠隔転移はある一定の確率ですでに存在している．そのため，乳房手術だけを行って乳がんをとりきったつもりでも，数年後に微小転移部が増大して遠隔転移として認識されるようになることがある．
- もっとも早期の乳がんは非浸潤がんである．この段階で発見されれば遠隔転移は起こしていないため，局所治療である手術療法によって根治できる（薬物療法や放射線療法では，根治に関して通常不確実性が高い）．

表1 治療を決定する際に考慮すべき要素

①がんの進行度
②がんの治療反応性
③各治療の意義，有効性
④治療の順序，組み合わせ
⑤各治療の副作用，合併症
⑥患者の価値観，年齢，全身状態など

- 乳がんの腫瘍径が大きく，リンパ節転移も多ければ，遠隔転移が存在する可能性が高くなるため，局所治療のみならず化学療法などの全身治療がより重要になってくる．

2. がんの治療反応性

- 乳がんは女性ホルモンに対する感受性があり，内分泌療法が重要な位置を占めている．

---

*1 乳がんの治療：しかしながら，やみくもに何でも行えばよいというものではなく，やってもやらなくても効果が変わらないのであれば，むしろ治療がもたらす不利益を考えてやらないほうがよい．あくまで有効性が証明されていることが重要である．

01 治療計画

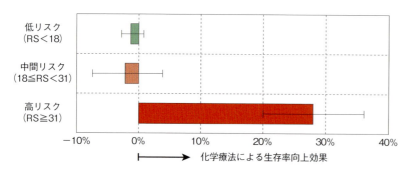

図2 オンコタイプDxによるリスク分類と化学療法の効果
RS：再発スコア（recurrence score）

その反応性を見るためにがん細胞のホルモン受容体の有無（エストロゲン受容体またはプロゲステロン受容体）を調べる（Chapter 3-5「内分泌療法」参照）．

- 内分泌療法は，ホルモン受容体が発現していれば十分有効な治療法となりうるが，まったく発現していなければ不利益（副作用[*2]）の問題から使用すべきではない．
- HER2タンパクが発現しているがん細胞は，発現していないものに比べ再発のリスクが高い．しかし，アントラサイクリン系抗がん薬は効果を示しやすく，また分子標的治療薬であるトラスツズマブ（ハーセプチン®）を加えることにより，再発のリスクを大きく減少させることができる．
- ホルモン受容体陽性，HER2陰性の乳がんで，乳がん細胞の増殖率を免疫染色（Ki67）で調べ，化学療法の適応を決めるという考え方が一般化しつつある．すなわち，増殖率の低いものは内分泌療法のみ，高いものは内分泌療法に化学療法を加える．
- さらにホルモン受容体陽性，HER2陰性の乳がんで，がん細胞が発現している遺伝子を調べることで，内分泌療法に化学療法をさらに上乗せするかを判断する方法が開発されている．オンコタイプDx[*3]がその代表である（図2）．
- オンコタイプDxは乳がん細胞の21の遺伝子の過剰発現を見て，点数をつける．それを3つのグループ（低リスク，中間リスク，高リスク）に分類する．
- 高リスク群では，化学療法により生存率を向上させることが明確であるが，低（〜中間）リスク群では化学療法を行っても行わなくても生存率は変わらないため，内分泌療法のみで十分であると判断される．
- 閉経前ではリンパ節転移陰性のみ，閉経後ではリンパ節転移の有無（3個まで）にかかわ

[*2] 副作用：副作用には本来有用な作用も含まれているはずであるが，わが国では好ましくない結果を指すことが多い．
[*3] オンコタイプDx：現在，保険適用外である．そのため，治療には40万円程度の費用がかかる．

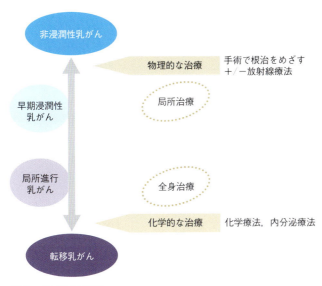

図3 治療の種類

らず，オンコタイプ Dx の適応となっている．

3. 各治療の意義，有効性

- 乳がんの治療には大きく分けて局所治療と全身治療の2つの柱がある（図3）．局所治療としては手術療法と放射線療法，全身治療としては化学療法と内分泌療法がある．これらは初期治療では通常同時には行わない（ただし放射線療法中に内分泌療法を同時に行っても問題はないとされている）．

手術療法

- 乳房や腋窩において，がんが広がっている部位を切除する．

放射線療法

- 乳房や領域リンパ節に放射線を照射して，術後局所にまだ残存しているかもしれないがん細胞の微小な遺残をたたく．

化学療法

- 抗がん薬を用いて，全身のどこかにすでに存在しているかもしれない微小転移をたたく．

内分泌療法

- がん細胞が女性ホルモンに感受性があることを利用する．女性ホルモンががん細胞を刺激しないようにブロックすることで，がん細胞の増殖を抑制する．

4. 治療の順序，組み合わせ

- 実際の治療では上記のいずれかを選択するのではない．有効と考えられるものすべてを適切に組み合わせて行うことで，その時点で可能なかぎり再発率を減少させるよう努力することが推奨される．
- 治療の順序は予後に影響しうる[*4]という考えから，現在の一般的な流れは，手術療法→

[*4] 治療の影響：局所治療は十分生命予後に影響しうる．全身治療が予後を左右するのだから局所治療はどんな方法でもよい，という考え方は不適切である．また，手術だけして放射線療法を考慮しない，化学療法を行わない，なども誤りである．もてる治療法を駆使して，バランスよく治療することが重要である．

化学療法→放射線療法→内分泌療法となっている．しかしこれは議論の余地があるものであり，必ずしも固執する必要はない．患者の状況に応じて臨機応変に変更してよいものと考えられる．

- 化学療法を手術の前に行う方法（術前化学療法，表2）が普及してきている．化学療法を手術の前後いずれに行っても予後は変わらないことがわかっており[1)2)]，手術前に行うことで，①抗がん薬感受性を直接確かめることができる，すなわち有効と判断されたものはしっかり継続し，無効なものは途中で中止して無駄な治療を避けられる，②切除不可能なものを可能にする，③温存術不可能なものを可能にする，④温存可能なものも，より美容的に行える，といった長所が得られる．治療の組み合わせも重要である．
- さらに近年では，術前に内分泌療法を行う方法（術前内分泌療法）も治療の1つのオプションとして登場している．その意義も術前化学療法と同様である．

5．各治療の副作用，合併症

- 詳細はChapter 3-2～6に譲るが，治療には必ず多少ともリスクを伴う．リスクがベネフィット（表3）を大幅に上回るようなら，その治療を行わないことも必要となる．そのためには個々の治療法について，ベネフィットだけでなくリスクについても十分熟知しておく必要がある．
- さらには，リスクが発生したときの対処法についてもあらかじめ考えておかなければならない．

表2　術前化学療法の意義

長所
- 術後化学療法と比べて予後は変わらない
- 病理的完全寛解例は予後がよい
- 無効例に対しては早めに治療を中止できる
- 手術の縮小は十分期待できる
  ・腫瘍の縮小により，乳房部分切除術（乳房温存術）の選択が期待できる
  ・腋窩リンパ節転移陽性例が陰性となり，郭清を省略できる

短所
- 腫瘍が乳房内にあることの不安感
- 約5%に腫瘍増大が見られる
- 化学療法中に効果判定が必要

6．患者の価値観，年齢，全身状態など

- 言うまでもなく，治療は医療従事者の判断だけで行われるものではない．そこには患者の価値観が十分反映されなければならない．できるかぎり治療して，1%のリスクでも減少させたいと思う患者もいれば，1%しか改善されないのなら，将来よりも現在の生活を大切にしたいと思う患者もいるであろう．
- この決定時には医師だけでなく，看護師の積極的なサポートが大切である（図4）．
- 有効とわかっていながら，副作用がつらそうだからといって患者の意思を聞くことなく，情報を提供しないことは大きな問題である．あくまで治療の有効性と副作用を十分説明したうえで，患者の価値観を重視しながら最終的に治療法を決定する必要がある[*5]．

[*5] 治療法の決定：将来的には遺伝子情報などを加味して，個々の患者によりマッチした治療法（個別化医療）を提供できる可能性がある．

表3 各治療のリスクとベネフィット

		リスク―副作用 （各治療の問題点を知る）	ベネフィット―効果 （有効な治療の種類を知る）
全身治療	化学療法	一般に副作用が強い（多くは短期的）	点滴，経口
	分子標的治療薬（トラスツズマブ［ハーセプチン®］）	インフュージョン・リアクション 心毒性	HER2陽性のみ効果あり
	内分泌療法	一般に副作用が比較的弱い（多くは長期的） 更年期症状（ほてりなど） 血栓症 2次発がん（子宮体がん）	抗エストロゲン薬 LH-RHアゴニスト アロマターゼ阻害薬
局所治療	手術療法	合併症：出血，感染	乳房，胸壁，腋窩
	放射線療法	早期障害，晩期障害	乳房，胸壁，腋窩

転移・再発時における治療のポイント

1. 再発時におけるがんの進展度

- 乳がんの再発時は，がんの進展程度によって3つの状況に分かれる．それぞれの状態によって治療の目標が異なる．
- 乳がん手術後の再発であり，がんが乳腺周辺領域（同側腋窩リンパ節，同側胸骨傍リンパ節，同側鎖骨上下リンパ節）を超えた遠隔部に転移している場合は治癒を得るのは困難であり，延命，症状緩和，生活の質（QOL）の改善を目標にして薬物療法を中心にした治療を計画する．
- 乳がん手術後の再発であるが，がんが乳腺周辺領域に限局している場合は，今後，遠隔転移を引き起こす危険が高いが，がんが局所にまだとどまっており，再度治癒が得られる可能性があるので，高リスク乳がん術後薬物療法に準じた治療を考慮する．
- 原発巣手術は未施行であり，かつ，乳腺周辺領域を超えた遠隔部に転移が生じている場合も治癒を得るのは困難である．延命と症状緩和を目標にして，薬物療法を中心にした治療を計画する．

2. 病理学的評価

- 原発巣の病理組織診断を確認する．薬物療法のエビデンスは一般型（乳頭腺管がん，充実腺管がん，硬がん）におけるものであり，特殊型については個々に検討が必要である．
- 原発早期乳がんについては，St. Gallen 2011 コンセンサス会議[3]において，luminal A（ER：エストロゲン受容体/PgR：プロゲステロン受容体陽性，Ki67低値，HER2陰性），luminal B（ER/PgR陽性，Ki67高値またはHER2陽性），HER2-enriched（ER/PgR陰性，HER2陽性），トリプルネガティブ（ER陰性，PgR陰性，HER2陰性）の各サブタイプごとに分け，治療の推奨がなされている．再発転移乳がんにおける治療決定に際しても，これらのER，PgR，HER2発現状況は

01 治療計画

```
┌─────────────────────────────────┐
│     治療前の検査結果の説明       │
├─────────────────────────────────┤
│●治療前に診断できたしこりの場所と大きさ，予測さ│
│ れる乳房内のがんの広がり具合，転移，悪性度 など│
└─────────────────────────────────┘
           ↓
┌─────────────────────────────────┐
│          手術法について          │
├─────────────────────────────────┤
│●手術の目的，手術の必要性        │
│●乳がんの手術法の種類，各手術法のよい点と悪い点│
│●患者に適していると考えられる手術法とその理由│
│●別の手術法を選んだときに予測される問題点│
│●術中・術後の病理診断による手術法変更の可能性│
│●術後に予測される合併症          │
│●手術と組み合わせる治療法とその目的（必要がある│
│ 場合）                           │
│●手術以外の治療法を選んだときに予測される結果│
│ など                             │
└─────────────────────────────────┘
           ↓
┌─────────────────────────────────┐
│      術後の検査結果の説明        │
├─────────────────────────────────┤
│●手術で切除した組織の病理診断の結果（病理診断に│
│ よるがんの広がり具合，がん細胞の性質，がんが残│
│ っている可能性，転移の状況 など）│
└─────────────────────────────────┘
           ↓
┌─────────────────────────────────┐
│     手術後の治療法について       │
├─────────────────────────────────┤
│●術後の治療（抗がん薬，放射線照射など）の必要性│
│ の有無                           │
│●病理診断をもとにした術後の治療方針│
│●選択できる治療法とその効果，副作用，治療期間│
│●患者に適していると考えられる治療法│
│●別の治療法を行ったときの問題点  │
│●術後の検査スケジュール など    │
└─────────────────────────────────┘
```

図4 治療を決めるためのステップ

重要な指標となる．
- 可能であれば再発転移巣における ER，PgR，HER2 の発現状況を生検によって確認することが望ましい．再発転移巣の ER，PgR，HER2 の表現型は原発巣と一致することが多いが，ER，PgR は 20～40％に，HER2 は 5～10％に不一致となる．
- 再発を疑う画像診断の場合は，真の乳がん再発であることを確定することは，治療を決定するうえでもっとも重要である．
- 孤立性病変の場合は，乳がん以外のがんまたは良性病変であることも少なくない．
- 明らかに進行した多発性病変を有し，乳がんに特徴的な腫瘍マーカー CA15-3 などの上昇を認める場合は，組織診断がなくとも乳がん再発と診断することもある．

3. 宿主合併症の評価

- 化学療法を行う場合，全身状態（performance status：PS）が 0～1 と良好であることが必要である．化学療法の毒性に認容できる臓器機能があるかを判断する．判断の簡便な指標を表4 に示す．
- PS 3 または 4 は化学療法の適応ではない．PS 2 の場合は，その他の情報を勘案して総合的に判断する．
- 70 歳以上においては余命，臓器機能，併存症のほか，認知機能，栄養状態，経済状態などを考慮して適応を検討する．
- がん患者は適応障害とうつ病を合併することも多い．精神科医と連携し，患者本人と家族の理解を得たうえで治療を行う．
- 糖尿病，高血圧，心臓疾患，消化器疾患，血栓症などの既往症，合併症の有無と程度を評価する．
- 発生頻度（5％未満）が低くとも，致命的になりうる毒性に関する危険因子を検討する．アントラサイクリン系薬，シクロホスファミドなどの化学療法による 2 次性白血病（1％未満），タキサンによるアナフィラキシーショック（1％未満），分子標的治療薬であるトラスツズマブの重度のインフュージョン・リアクション（1％未満），ベバシズマブによる重度の血栓症，血管障害（1～2％）などに注意が必要である．
- B 型肝炎キャリア患者では，化学療法による免疫抑制によって再活性化し劇症化する場合がある．化学療法前には HBs 抗原だけでなく HBs 抗体，HBc 抗体を必ず確認する[*6]．キャリアの場合は，定期的に HB-DNA のモニタリングが必要である．

表4 化学療法の毒性に認容できる臓器機能があるかの簡便な指標

骨髄機能	好中球 1,500/mm³ 以上,血小板数 100,000/mm³ 以上
心機能	駆出率 50% 以上
肺機能	広汎ながん性リンパ管症,大量胸水がなく安静時の呼吸器症状がない
肝機能	総ビリルビン 1.5mg 未満,AST/ALT 正常の 2.5 倍未満
腎機能	血清クレアチニン正常範囲

AST:アスパラギン酸アミノトランスフェラーゼ(aspartate aminotransferase)
ALT:アラニンアミノトランスフェラーゼ(alanine aminotransferase)

4.緊急治療の必要性

- 進行した乳がんの場合は,がんによる切迫した随伴症を有する場合がある.早急な対応,治療を要する病態(oncologic emergency)の有無を確認する.
- 神経症状を有する脳転移は原則,放射線療法を行う.
- 脊椎転移による脊髄圧迫横断症状に対しては,放射線療法または手術を行う.
- 骨転移のため易骨折性または局所の骨痛が強い場合は,放射線療法を優先する.
- 大量胸水の場合は,胸水排液または胸膜癒着術を考慮する.
- 心囊液貯留による心タンポナーデの場合は,排液ドレナージを行う.
- 肝,リンパ節転移による閉塞性黄疸において肝内胆管が拡張している場合,肝実質が保たれていれば胆管ドレナージを考慮する.
- 頸部,縦隔リンパ節転移のための上大静脈症候群,鎖骨上リンパ節による腕神経叢刺激および麻痺に対しては,放射線療法を優先させる.
- 意識障害を伴う高カルシウム血症に対しては,ゾレドロン酸,生理食塩液補液を行う.
- 肺血栓塞栓症,肺梗塞に対しては抗凝固療法を行い,血栓除去術の適応について検討する.
- 低ナトリウム血症を呈する脳転移または薬剤性の抗利尿ホルモン不適合分泌症候群については,原因に対する治療と水分制限,電解質の緩徐な補正を行う.

治療計画

- 治療指針として日本乳癌学会の乳癌診療ガイドライン[4],NCCN ガイドライン[5]を参考にする.
- 複数の推奨治療が考えられる場合は,効果の優位順序を患者に提示して毒性を含めて総合的に判断する.

1.薬物療法の決定

- 遠隔転移を有する場合には薬物療法による治

---

* 6 B型肝炎キャリア:B型肝炎は一度感染すると一生体内に存在する.日本人の約20%にHBs抗体陽性またはHBc抗体陽性を認める.

01 治療計画

- 癒の獲得は困難であり，期待できるのは延命効果，症状の緩和，QOL の改善である．
- 化学療法，内分泌療法による5年生存率は40%に改善している．生命に危険が切迫していない場合で，ホルモン受容体陽性で内分泌療法に感受性である場合には，原則としてまず内分泌療法を行う．
- 内分泌療法抵抗性になった場合でも1次内分泌療法に奏効した場合は，2次，3次の内分泌療法の効果が期待できる．内分泌療法に反応しなくなった場合は化学療法を考慮する．
- 1次療法であってもホルモン受容体陰性，広範な臓器転移，手術から再発までの期間が短い場合は化学療法を考慮する．
- 化学療法と内分泌療法の同時併用の有用性は証明されていない．内分泌療法か化学療法のどちらかを選択し，順次治療を進めていく．
- 再発予防目的に使用された術前術後化学療法終了後6か月以内の再発の場合は，その薬剤に抵抗性であると判断する．HER2陰性転移乳がんにおいては，アントラサイクリン系薬，タキサンが使用されていない場合はそれらが1次または2次化学療法となる．
- HER2陰性転移乳がんでパクリタキセルの適応がある場合は，ベバシズマブとの併用により無増悪生存期間が延長するが，全生存期間の延長は示されていない．
- すでに術前，術後にアントラサイクリン系薬，タキサンが使用されたあと，遠隔転移再発した場合は，エリブリンメシル酸塩，カペシタビン，ビノレルビン酒石酸塩，ゲムシタビン塩酸塩などから3次治療を選択する．
- 化学療法の同時併用は単剤投与よりも奏効率は高いが，毒性が増加し，明らかな生存期間の延長は認められない．そのため，2次治療や3次治療では単剤順次投与が有用である．しかし，急速に進行し生命に危険を及ぼす内臓転移例では，奏効率の高い同時併用の選択肢がある．
- HER2陽性転移乳がんに対してはタキサン＋トラスツズマブ＋ペルツズマブ併用療法が標準的1次治療である．トラスツズマブ単独投与よりも化学療法との併用療法がすぐれる．
- アントラサイクリン系薬，タキサン，トラスツズマブ既治療例に対してはトラスツズマブエムタンシンを考慮する．トラスツズマブを含む初期治療に抵抗性となったあとも，未使用の化学療法にトラスツズマブ併用を継続していく．
- 骨転移に対しては，ゾレドロン酸またはデノスマブが疼痛を軽減して，骨折の頻度を低下させる．ゾレドロン酸またはデノスマブは化学療法または内分泌療法と併用して行う（Chapter 3-5「内分泌療法」参照）．

2. 進行乳がん Stage Ⅳにおける手術の必要性

- 遠隔転移を有する進行乳がん患者における原発巣の外科切除が生存率に与える影響は明らかでない．Stage Ⅳ乳がんに対して原発巣切除を行う場合は，出血，滲出などの合併症状を減少させる局所コントロール目的として考慮する．
- 肺，骨，肝転移巣に対する外科的切除による生存延長への寄与は明らかでない．

3. 副作用の推定

- アントラサイクリン系薬における脱毛，好中球減少，悪心・嘔吐，口内炎などは頻度は多いが，一過性の毒性である．
- 悪心・嘔吐はパロノセトロン塩酸塩またはグラニセトロン塩酸塩などの5-HT$_3$受容体拮抗制吐薬およびステロイドとアプレピタントの併用によりコントロール良好となった．

- 好中球減少に対しては適切に顆粒球コロニー刺激因子（G-CSF），経口抗菌薬を使用することにより，重篤な感染症を予防することが可能である．
- 頻度の少ない心毒性，感染症，2次発がんなどの副作用についても評価する．タキサンによるまれなアナフィラキシーにも注意が必要である．ドセタキセルによる浮腫は一過性であるが，パクリタキセルによる末梢神経障害は遷延することも多い．
- 内分泌療法については，タモキシフェンクエン酸塩による子宮内膜がん，血栓症などに注意する．アロマターゼ阻害薬は関節症状，骨密度の低下に注意する．
- 推定される治療の効果と毒性のバランスを見て，患者の嗜好を加味して総合的に治療方針を決定する．

4. 治療後の方針

- 2〜3か月に1度，定期的画像検査によって治療効果を評価する．測定可能病変は，CTなどの再現性のある画像検査を施行することが望ましい．
- 骨転移の評価では，骨シンチグラフィ単独では評価困難である．奏効した場合，造骨反応によりホットシグナルとなり，CTでは過形成となる．これらは病状進行（progressive disease：PD）と誤らないよう注意が必要である．PDの場合はCTでは溶骨病変が拡大する．
- 腫瘍マーカー変動だけによる効果判定は極力避ける．腫瘍マーカーは奏効している場合も一過性に増加することがある（フレア現象，p.59 参照）．
- 安定（stable disease：SD）または部分奏効（partial response：PR）以上の奏効が得られた場合はその治療を継続することが望ましい．治療を継続したほうがPDとなるまでの期間は延長する．しかし，全生存期間への寄与はわずかであるので，いったん休薬することも可能である．副作用が強い場合は，無理に継続せずに休薬，ほかの穏やかな治療への変更を検討する．
- 治療にもかかわらず腫瘍の増大，悪化を認めた場合は，薬物療法の変更を検討する．再度，転移部位，腫瘍量，既治療の反応性，PS，臓器機能，oncologic emergency を評価し，最適な治療法を選択する．
- PS 3, 4 の場合は化学療法の適応とならない．3次化学療法以降は緩和治療についても並行して検討し，化学療法を終了する時期を遅れないように判断していく．

引用・参考文献
1) van der Hage JA, et al.：Preoperative chemotherapy in primary operable breast cancer：results from the European Organization for Research and Treatment of Cancer trial 10902. J Clin Oncol, 19 (22)：4224〜4237, 2001.
2) Bear HD, et al.：Sequential preoperative or postoperative docetaxel added to preoperative doxorubicin plus cyclophosphamide for operable breast cancer：National Surgical Adjuvant Breast and Bowel Project Protocol B-27. J Clin Oncol, 24 (13)：2019〜2027, 2006.
3) Goldhirsch A, et al.：Strategies for subtypes--dealing with the diversity of breast cancer：highlights of the St. Gallen International Expert Consensus on the Primary Therapy of Early Breast Cancer 2011. Ann Oncol, 22 (8)：1736〜1747, 2011.
4) 日本乳癌学会：科学的根拠に基づく乳癌診療ガイドライン 2015年版．金原出版，2015.
5) National Comprehensive Cancer Network：NCCN guidelines．(www.nccn.org/professionals/physician_gls/f_guidelines.asp)

Chapter 3 乳がんの治療

02 手術療法

Key Point

- 手術療法はもっとも確実な局所療法である．
- 乳がんの手術部位は現在では乳房と腋窩リンパ節を対象にしたものが大部分を占める．
- 乳房の手術は大きく乳房切除術（乳房全摘術）と乳房部分切除術（乳房温存術）に，リンパ節の手術は腋窩リンパ節郭清とセンチネルリンパ節生検に分けられる．

乳がん治療における手術療法

- 手術療法は現在でももっとも確実な局所療法であり，根治を目指す初期治療においては，非常に重要な治療法である．
- 切除検体から得られる腋窩リンパ節転移状況や病理学的浸潤径などは，予後予測を可能とする．ホルモン受容体やHER2発現状況などは治療効果予測因子としても重要であり，今後の治療方針を決定するのに役立つ．
- 乳がんの手術部位は，乳房，腋窩リンパ節（Ax），大胸筋（Mj），小胸筋（Mn），傍胸骨リンパ節（Ps），鎖骨上リンパ節（Sc）が対象となりうる．しかし，傍胸骨リンパ節や時に鎖骨上リンパ節まで郭清する拡大乳房切除術を行っても予後改善効果が認められなかったことから，乳がん手術は縮小方向に進み，現在では，乳房と腋窩リンパ節のみを対象とした手術がその大部分を占める（図1，2）．
- 乳癌取扱い規約（第17版）では，乳がん手術術式を①乳房（皮膚・乳頭）の切除範囲，②リンパ節の郭清範囲，③再建の有無を組み合わせて表記することとしている[1]（表1）．
- 1980年代に広く行われていた胸筋合併乳房切除術〈Halsted手術：Bt（全乳房）+ Ax + Mj + Mn〉は，90年代に胸筋温存乳房切除術（Auchincloss手術：Bt + Ax）に取って代わられた．その後，胸筋温存乳房切除術は乳房部分切除術（乳房温存術）の増加とともに減少傾向である．
- 乳房部分切除術は増加を続けていたが，近年次第に頭打ちとなり，乳房再建術の広まりとともに再び乳房切除術（乳房全摘術）症例が増加してきている．
- 腋窩リンパ節の手術ではセンチネルリンパ節生検が急速に普及し，半数以上の症例でリンパ節郭清が省略されるようになった[2]．リンパ節郭清省略の適応拡大により，この傾向はさらに進むと考えられる（図3，4）．
- 術式決定においては，根治性を追求する腫瘍側の因子だけではなく，整容性や患者自身の病状に対する思いなど患者側の因子も重要である．

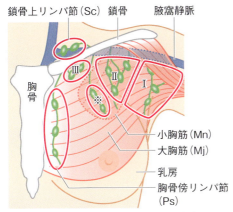

I, II, III：それぞれレベルI, II, IIIの腋窩リンパ節を指す
※：胸筋間（Rotter）リンパ節

図1　手術部位と略号

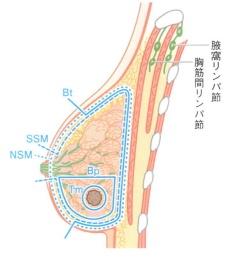

図2　乳房の切除範囲

表1　手術の記載法

乳房（皮膚・乳頭）の切除範囲	略号
腫瘍摘出術	Tm
乳房部分切除術	Bp
乳房切除術	Bt
皮膚温存乳房切除術（Skin Sparing Mastectomy）	Bt（SSM）
乳頭温存乳房切除術（Nipple Sparing Mastectomy）	Bt（NSM）

大胸筋（Mj），小胸筋（Mn）を合併切除した際にはBt＋Mn＋Mjのように記載する．

リンパ節の郭清範囲	略号
腋窩郭清（レベルIまで），（IIまで），（IIIまで）	Ax（I），Ax（II），Ax（III）
センチネルリンパ節（腋窩）	SN
センチネルリンパ節（胸骨傍リンパ節）	SN（Ps）
センチネルリンパ節術中転移陽性で，腋窩郭清追加	SN→Ax

再建方法	略号
組織拡張器（Tissue Expander）	TE
インプラント	IMP
広背筋皮弁	LD
腹直筋皮弁	TRAM
その他	OTH（　）

例①乳房部分切除術＋センチネルリンパ節生検を施行して転移陽性であったためレベルI，IIまで郭清を施行したケース：Bp＋SN→Ax（II）
例②皮膚温存乳房切除術＋センチネルリンパ節生検を施行して転移陰性で，同時再建（腹直筋皮弁）を行ったケース：Bt（SSM）＋SN＋TRAM

（日本乳癌学会編：臨床・病理 乳癌取扱い規約．第17版，p.6，金原出版，2012より引用）

02 手術療法

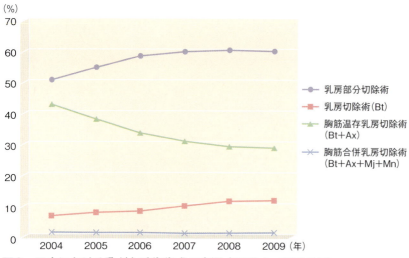

図3 日本における乳がん手術術式の変遷（2004～2009年）
（Saji S, et al.：Trends in local therapy application for early breast cancer patients in the Japanese Breast Cancer Society Breast Cancer Registry during 2004-2009. Breast Cancer, 19(1)：1～3, 2012 を改変）

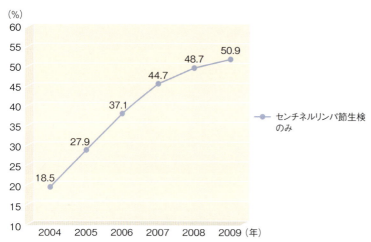

図4 センチネルリンパ節生検のみで終了した手術症例の割合
（2004～2009年乳がん全国登録データより）
（Saji S, et al.：Trends in local therapy application for early breast cancer patients in the Japanese Breast Cancer Society Breast Cancer Registry during 2004-2009. Breast Cancer, 19(1)：1～3, 2012 より引用）

乳房の手術

1. 乳房切除術（乳房全摘術）

- 現在行われる標準的な乳房切除術（乳房全摘術）は，乳頭乳輪を含めた乳房皮膚を紡錘形に切開し，大小胸筋を温存し，乳腺を摘出するものである（図5）．
- 近年は，再建を前提として，できるだけ組織を温存する術式も行われるようになり，乳房

皮膚をできるだけ温存した皮膚温存乳房切除術（skin sparing mastectomy：SSM）や乳頭温存乳房切除術（nipple sparing mastectomy：NSM）も行われている（図6，7）.
- がんの進行度と切除範囲は必ずしも一致しない．リンパ節転移を伴う浸潤がんでも限局していれば温存術の適応となりうるし，非浸潤がんや大部分が乳管内進展である浸潤がんでも広範であれば全摘術の対象になりうる．

2. 乳房部分切除術（乳房温存術）

- 乳房の部分切除を乳房部分切除術（乳房温存術）といい，それに放射線照射をあわせて行うことで局所再発のリスクを約半分にまで低下させることができる．この2つをまとめて「乳房温存療法」と呼ぶ（図8）．
- 大規模ランダム化比較試験の結果，乳房全摘術と乳房温存術では遠隔転移の発生率と全生存率において差がみられなかった[3]．しかしながら，これらの結果はすべての乳がん患者に応用できるものではなく，適切な症例[*1]を選択する必要がある．
- 切除範囲決定のためには触診や乳腺エコーによる病変の確認が広く行われるが，石灰化病変や乳管内病変などエコーで十分な描出が難しい場合には，マンモグラフィや造影MRIなども参考にして切除範囲をマーキングする必要がある．
- 腫瘍直上の皮膚は必ずしも切除する必要はなく，整容的観点から，手術創が目立ちにくい傍乳輪や乳房下溝などに切開創をおくこともある．
- 全乳房の約20％以上に切除が及ぶと，整容性を保つのは難しくなる．それらの症例に対して，形成外科的手技を応用し組織の授動や補填を行い，整容性の向上を図る手技（オンコプラスティックサージャリー）も行われるようになってきている．広義では，乳房切除後の自家組織やインプラントを用いた全乳房再建もこれに含まれる．
- 術前化学療法の施行により腫瘍の縮小が得られれば，そのままでは乳房温存術の適応とならない腫瘍径の大きいがんでも乳房温存術が可能となりうる．しかし，化学療法後は乳がんの広がり診断が難しくなり，局所再発リスクが上昇する可能性があるため，術式選択には注意が必要である．

腋窩リンパ節の手術

1. 腋窩リンパ節郭清

- 腋窩リンパ節は，レベルⅠ（小胸筋外側縁より外側のリンパ節），レベルⅡ〈小胸筋より背側および胸筋間（rotter）のリンパ節〉およびレベルⅢ（小胸筋内縁より内側のリンパ節）の3つのレベルに分類される（図1）．
- 腋窩リンパ節転移陽性症例を対象に，現在では主にレベルⅡまでの郭清が行われる．レベルⅢまで手術を行うのは，一部の高度リンパ節転移症例に限られる．
- 腋窩リンパ節郭清の意義は，①病期診断と②局所制御である．
- 腋窩リンパ節への転移状況は，重要な予後因子の1つである．
- 病理学的腋窩リンパ節転移の有無，転移リンパ節個数を知ることで，より正確な病期診断

[*1] 乳癌診療ガイドラインでは，乳房温存療法を除外すべき条件として以下の5つを挙げている[4]．
1. 異なる乳腺腺葉領域にわたる多発がん
2. 広範囲に進展した乳がん（マンモグラフィにおける広範囲な微細石灰化）
3. 放射線療法が行えない〈活動性のSLE（全身性エリテマトーデス），強皮症など〉
4. 温存乳房の整容性維持が難しい
5. 患者が乳房温存療法を希望しない

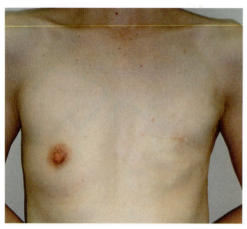

図5 乳房切除術（Bt）術後の創部
左乳頭乳輪が切除され，創痕は直線状となっている．

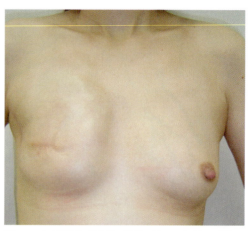

図6 皮膚温存乳房切除術（SSM）後の創部
右SSM術後に組織拡張器が挿入された状態．

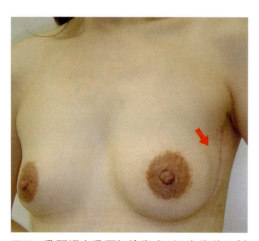

図7 乳頭温存乳房切除術（NSM）術後の創部
左乳房外側切開（➡）からNSM術後に自家組織乳房再建が行われている．

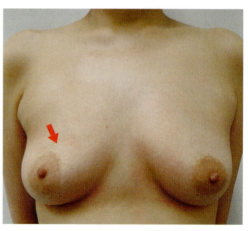

図8 乳房部分切除術（Bp）後の創部
右CA領域Bp後（➡），比較的左右の対称性は保たれている．

が可能となり，これに基づいて全身治療や放射線治療の適応および治療強度が決定される．

- 臨床的腋窩リンパ節転移陰性（cN0）乳がん患者[*2]において，腋窩リンパ節郭清を施行した群と郭清を省略した群（再発には郭清を行う）を比較する試験が行われた．その結果，郭清省略群で局所再発率が高かったが，遠隔再発率，全生存率には差がみられなかった[5]．しかし，この試験を含むメタアナリシスにおいて，局所再発率の高い群は低い群に比べて乳がん死亡率が高かった[6]．

[*2] 臨床的腋窩リンパ節転移陰性（cN0）：触診や画像上は腋窩リンパ節転移を疑う所見が認められていないが，病理学的診断がついていない状態．

- このように腋窩リンパ節郭清の局所制御と生存率に対する影響には議論があるが，その効果は遠隔微小転移がないか，あっても薬物療法によって制御可能な症例に限定されると思われる．
- 薬物療法や放射線療法の発達により，腋窩リンパ節郭清の生存率改善効果への期待は，以前より少なくなっている．そのため，腋窩リンパ節郭清の多くがより侵襲の少ないセンチネルリンパ節生検に置き換わりつつある．

2. センチネルリンパ節生検

- センチネルリンパ節とはがん細胞が最初に到達し，転移が形成されるリンパ節で，このリンパ節を摘出し病理検査することがセンチネルリンパ節生検である．センチネルリンパ節への転移の有無が所属リンパ節全体の転移の有無を反映すると考えられている．
- センチネルリンパ節生検の結果，センチネルリンパ節転移陽性であれば，それより先の腋窩リンパ節にも転移の可能性があるため，従来通り腋窩リンパ節郭清が必要である（次項参照）．一方で，センチネルリンパ節転移陰性であれば，それ以外のリンパ節への転移の可能性は低いと考えられるため，腋窩リンパ節郭清の省略が可能である．このような仮説が提唱され，腋窩リンパ節郭清回避も可能となることから急速に普及した．
- cN0症例を対象に，従来通りに腋窩リンパ節郭清を行った場合との比較試験も行われ，領域リンパ節再発，全生存率において有意差が認められないことが証明された[7,8]．

3. センチネルリンパ節生検の実際

- 腫瘍直上または傍乳輪の皮下に色素（インジゴカルミンやインドシアニングリーンなど）またはラジオアイソトープ〈RI（テクネシウムなど）〉を標識した物質（日本ではフチン酸やスズコロイド）を注射し，数分マッサージを行う．
  - 色素やRIがリンパ管を通ってセンチネルリンパ節に集まる（図9）．術前にリンフォシンチグラムを行うことで，RIの取り込みの有無やセンチネルリンパ節の部位／個数が同定可能である（図10）．
  - RIはガンマプローブを用いて体表からも検出可能であり，色素法では青染されたリンパ節を目視で確認できる（図11）．
- 摘出されたリンパ節は病理学的検索[*3]が行われる．以前は，センチネルリンパ節に転移があれば腋窩リンパ節郭清を行うのが原則となっていた．しかし，近年センチネルリンパ節転移陽性症例に対する郭清省略の比較試験が行われ，省略可能な症例が存在することがわかってきた（表2）．
- まず，微小転移症例において郭清省略を行った場合でも非劣性が証明され[9]，続いて術後照射を行う乳房温存療法症例では，センチネルリンパ節転移陽性で個数が2個までなら郭清を省略しても郭清群との差が認められなかった[10]．
- また，cN0症例においては，センチネルリンパ節転移陽性であった場合の対応が腋窩郭清でも腋窩照射でも腋窩再発率に有意差を認めなかった．患側上肢リンパ浮腫の発症頻度は腋窩郭清群で有意に高かった[11]．
- 腋窩に対して手術を行うと，患側上肢リンパ

[*3] センチネルリンパ節は転移径によって以下に分類される．
　マクロ転移：2mmを超える転移
　微小転移：2mm以下で0.2mmより大きい転移
　孤立性腫瘍細胞（isolated tumor cells：ITC）：0.2mm以下の転移

02 手術療法

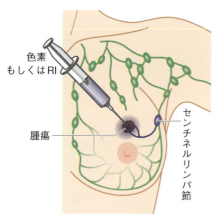

図9 センチネルリンパ節生検（模式図）
腫瘍周囲もしくは傍乳輪から注入された色素やRIが最初に流入するリンパ節がセンチネルリンパ節である．

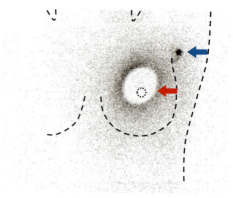

図10 リンフォシンチグラム
腫瘍（➡）に注射したRIがリンパ管を通じて流れていき，腋窩のセンチネルリンパ節（➡）に取り込まれているのが確認できる．

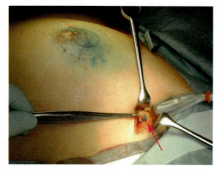

図11 センチネルリンパ節生検（術中写真）
腫瘍周囲に注入した青色色素により青染されたセンチネルリンパ節（矢印）が確認できる．同時にガンマプローブによる放射線の検出も可能である．

浮腫や感覚神経障害が発生する可能性がある．患側上肢リンパ浮腫発症の定義はさまざまであるが，システマティックレビューによれば，術後リンパ浮腫の発生率はセンチネルリンパ節生検の5.6%に対し，腋窩リンパ節郭清では19.9%であり，約4倍になると報告されている[12]．

- ASCO（米国臨床腫瘍学会）ガイドラインでは，放射線照射を伴う乳房部分切除を予定している患者では，センチネルリンパ節転移個数が2個までなら腋窩リンパ節郭清を省略すべきであり，乳房切除術の患者ではセンチネルリンパ節転移が陽性ならリンパ節郭清が必要となるかもしれないとの提言がなされている[13]．
- 日本乳癌学会の乳癌診療ガイドラインでもセンチネルリンパ節に微小転移を認めた場合は推奨グレードBで腋窩リンパ節郭清の省略が勧められ，マクロ転移を認めた場合でも適切な基準[*4]に基づけば推奨グレードC1で腋窩リンパ節郭清省略を考慮しても良いとしている．
- 術前化学療法施行後のセンチネルリンパ節生検では偽陰性率が上昇する恐れがあり，センチネルリンパ節転移が陰性であった全症例で化学療法未施行症例と同様の郭清省略ができる訳ではない[14]．

---

*4 乳癌診療ガイドラインでは，センチネルリンパ節転移陽性であっても以下のような条件を満たす場合，郭清省略を考慮できるとしている．
1. T2N0以下
2. HE（ヘマトキシリン・エオジン）染色による病理検索にてセンチネルリンパ節（SLN）転移個数2個以下
3. 温存手術症例（照射を伴う）
4. 術後薬物療法あり

表2　センチネルリンパ節転移状況と腋窩リンパ節郭清省略の適応拡大

根拠となる臨床試験	センチネルリンパ節転移状況			
	転移なし/ITC	微小転移	マクロ転移 1～2個	マクロ転移 3個以上
Veronesi ら[7] NSABP B-32 試験[8]	SN	Ax	Ax	Ax
IBCSG23-01 試験[9]	SN	SN	Ax	Ax
ACOSOG Z0011 試験[10] AMAROS 試験[11]	SN	SN	SN*	Ax

＊放射線照射施行症例が対象の試験であり，非照射例への適応については不明である．

引用文献

1) 日本乳癌学会編：臨床・病理 乳癌取扱い規約．第17版，金原出版，2012．
2) Saji S, et al.：Trends in local therapy application for early breast cancer patients in the Japanese Breast Cancer Society Breast Cancer Registry during 2004-2009. Breast Cancer, 19(1)：1～3, 2012.
3) Fisher B, et al.：Twenty-year follow-up of a randomized trial comparing total mastectomy, lumpectomy, and lumpectomy plus irradiation for the treatment of invasive breast cancer. N Engl J Med, 347(16)：1233～1241, 2002.
4) 日本乳癌学会編：科学的根拠に基づく乳癌診療ガイドライン 1 治療編．2015年版．金原出版，2015．
5) Fisher B, et al.：Twenty-five-year follow-up of a randomized trial comparing radical mastectomy, total mastectomy, and total mastectomy followed by irradiation. N Engl J Med, 347(8)：567～575, 2002.
6) Clarke M, et al.：Effects of radiotherapy and of differences in the extent of surgery for early breast cancer on local recurrence and 15-year survival：an overview of the randomised trials. Lancet, 366(9503)：2087～2106, 2005.
7) Veronesi U, et al.：Sentinel-lymph-node biopsy as a staging procedure in breast cancer：update of a randomised controlled study. Lancet Oncol, 7(12)：983～990, 2006.
8) Krag DN, et al.：Sentinel-lymph-node resection compared with conventional axillary-lymph-node dissection in clinically node-negative patients with breast cancer：overall survival findings from the NSABP B-32 randomised phase 3 trial. Lancet Oncol, 11(10)：927～933, 2010.
9) Galimberti V, et al.：Axillary dissection versus no axillary dissection in patients with sentinel-node micrometastases (IBCSG 23-01)：a phase 3 randomised controlled trial. Lancet Oncol, 14(4)：297～305, 2013.
10) Giuliano AE, et al.：Axillary dissection vs no axillary dissection in women with invasive breast cancer and sentinel node metastasis：a randomized clinical trial. JAMA, 305(6)：569～575, 2011.
11) Donker M, et al.：Radiotherapy or surgery of the axilla after a positive sentinel node in breast cancer (EORTC 10981-22023 AMAROS)：a randomised, multicentre, open-label, phase 3 non-inferiority trial. Lancet Oncol, 15(12)：1303～1310, 2014.
12) DiSipio T, et al.：Incidence of unilateral arm lymphoedema after breast cancer: a systematic review and meta-analysis. Lancet Oncol, 14(6)：500～515, 2013.
13) Lyman GH, et al.：Sentinel lymph node biopsy for patients with early-stage breast cancer: American Society of Clinical Oncology clinical practice guideline update. J Clin Oncol, 35(5)：561～564, 2017.
14) van Nijnatten TJ, et al.：The diagnostic performance of sentinel lymph node biopsy in pathologically confirmed node positive breast cancer patients after neoadjuvant systemic therapy: A systematic review and meta-analysis. Eur J Surg Oncol, 41(10)：1278～1287, 2015.

Chapter 3　乳がんの治療

03 乳房再建 人工乳房・自家組織

Key Point

- 乳房再建は，乳がん手術と同時に受ける方法（1次再建）と，術後しばらくしてから受ける方法（2次再建）がある．
- 再建方法には，人工乳房（インプラント）を用いる方法と自家組織を移植する方法がある．自家組織には広背筋皮弁や腹直筋皮弁が用いられる．

乳房再建とは

- 乳がん術後の乳房欠損や変形に対し，人工物または自家組織を用いて新たに乳房をかたちづくる手術を「乳房再建術」という．基本的な手法が確立されており，安全性の高い手術である．
- 乳房再建は，乳がん手術と同時に受ける方法（1次再建）と，術後しばらくしてから受ける方法（2次再建）がある．1次再建の場合は，術前から形成外科医と連携をとって共同で手術計画を立てる必要がある．
- 乳房再建を受けたために，乳がんの再発が増加したり，再発の発見が遅れたりすることはない．
- 2013年に人工乳房（シリコンインプラント）が保険適用となったため，乳房再建術は増加傾向にある（図1）．

乳房再建の時期

1．1次再建

- 1次再建とは，乳房切除と同時に再建術を開始することである．一般的には，エキスパンダーを入れ，皮膚をよく伸展させてから自家組織またはインプラントに入れ替える．
- 術後すぐから乳房のふくらみがあるため，術後の喪失感が少なく社会復帰が早い．しかしエキスパンダーは人工物であるため，皮弁壊死による感染のリスクがある．
- 術後放射線療法を行う可能性が低い症例がよい適応である（Stage Ⅱまでなど施設により異なる）．進行乳がんの場合にはまず治療を優先させる方がよいが，患者の強い希望がある場合には合併症のリスクや整容性の低下についてよく相談する必要がある．
- 乳がん手術と同時に行うため，情報収集や検討の時間が少ない．また施設によっては実施できないところもある．
- エキスパンダーを用いずに同時に自家組織ま

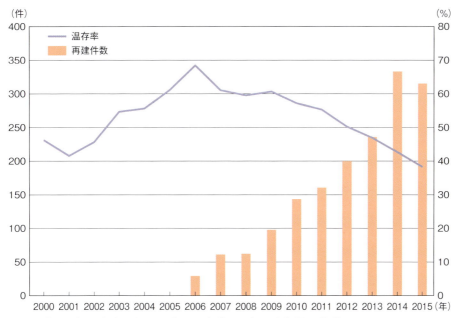

図1 がん研有明病院における乳房温存術と1次再建術数の推移
2013年にインプラントが保険承認されて以降,さらに再建数が増加している.

たはインプラントで乳房再建を行う1次1期再建を行っている施設もある.

2. 2次再建

- 2次再建とは,乳がん術後にある程度時間をあけてから再建術を行うことである.化学療法や放射線療法が終了したあと,または患者が希望した時にエキスパンダー/インプラントか自家組織で再建する.
  - 1次再建にくらべて手術回数が1回多くなり,再建までは乳房のない状態で生活しなければならない.しかし時間的余裕があるため,患者自身の納得がいくまで情報収集・検討を行うことができ,余裕をもって手術に臨むことができる.

再建方法

1. 人工乳房(インプラント)による再建

- 大胸筋の裏面にシリコンインプラントを挿入し,乳房のかたちをつくる方法である.
- 初回の手術でエキスパンダーを挿入し,外来でおよそ50ccずつ生理食塩水を追加して膨らませることで大胸筋や皮膚を伸展させる(図2).
- 十分に組織が伸展したところで(6〜8か月後),シリコンインプラント(図3)に入れ替える.
- 乳房切除と同じ傷から手術可能なため,自家組織のように身体のほかの部分に新しい傷ができない.また手術時間・入院期間も短いため,身体的な負担が軽い.
- エキスパンダーを用いる場合には2回の手術が必要となるが,そのほうが対側の乳房にあ

03 乳房再建　人工乳房・自家組織

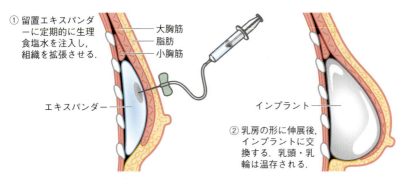

① 留置エキスパンダーに定期的に生理食塩水を注入し，組織を拡張させる．

大胸筋
脂肪
小胸筋

エキスパンダー

インプラント

② 乳房の形に伸展後，インプラントに交換する．乳頭・乳輪は温存される．

図2　人工乳房（インプラント）による再建

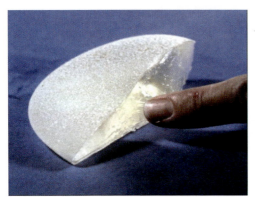

図3　シリコンインプラントの断面
最新のシリコンインプラントはコヒーシブ・シリコンと呼ばれ，外殻が破損しても内容物が流出しにくい安全性の高いものになっている．

わせたインプラントサイズの決定や，適切な位置への修正ができる．

- 健側の乳房の形が年齢や体重変化で変化しても，インプラントは変化しないため，徐々に左右差がでてくることがある．

2. 自家組織移植による再建（広背筋皮弁，腹直筋皮弁）

- 背中や腹部の皮膚・脂肪・筋肉を，血管をつけたまま移植（皮弁という）して乳房のかたちをつくる方法である．
- 血流があるので，やわらかくあたたかい，揺れる乳房ができる．
- 健側が下垂している場合でもバランスがとりやすく，体重変化にあわせて手術側も変化するので術後の左右差が生じにくい．
- 手術時間は長い場合は10時間に及ぶことがあり，入院期間も1〜2週間程度を要する．そのため身体への負担が大きく，社会復帰に時間がかかることがある．
- 皮弁をとった部分に大きな傷跡が残る．腹直筋皮弁の場合は，腹壁が弱くなるなどの後遺症が起こる可能性がある．
- インプラントにくらべて手術の難易度が高く，できあがりが医師の経験や技量に左右されやすい．しかし，できあがって落ち着いてしまえば，自分の組織であるため長期間経過しても大きな問題が起こることはほとんどない．

広背筋皮弁

- 広背筋を扇状の皮弁として採取し，わきの下で血管とつながったまま身体の前面に移動させて乳房のかたちを形成する（図4）．
- 血管吻合の必要がないため，手術時間は3〜5時間程度であり，合併症は比較的少ない．
- 採取できる組織の量が多くないため，大きい乳房（Cカップ以上）の再建には向かない．

腹直筋皮弁

- 広背筋皮弁と同様に，血管がつながったまま

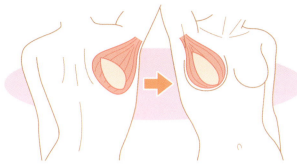

図4　広背筋皮弁による再建

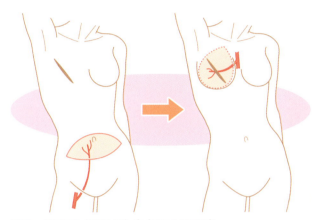

穿通枝皮弁による再建は，腹直筋をほとんどとらずに脂肪・皮膚を移植する．

図5　腹直筋（穿通枝）皮弁による再建

腹直筋と脂肪・皮膚を胸まで移動させる「有茎皮弁」，組織を完全に切り離して胸部の血管と吻合させて移植する「遊離皮弁」，腹直筋をほとんどとらずに脂肪・皮膚を移植する「穿通枝皮弁」がある（図5）．
- 腹部は組織が多くとれるため，大きい乳房や下垂した乳房も再建できる．
- 遊離皮弁や穿通枝皮弁は血管吻合という高度な技術が必要であるため，血管吻合に伴うトラブル（吻合部が詰まる）がある．またどんな施設でもできるわけではない．
- 将来出産を希望する場合や，両側乳がん，遺伝性乳がんの場合は適応とはなりにくい．

3．乳輪・乳頭再建

- 乳房再建術後，3か月以上経過して傷が落ち着いたころに行う．
- 反対側の乳頭・乳輪を半分移植する方法がもっとも自然な仕上がりになるが，小さい乳頭・乳輪の場合や，健常側にメスを入れるのに心理的抵抗がある場合には，皮膚と真皮を乳頭の形に盛り上げて乳頭をつくり（皮弁法），乳輪には入れ墨（タトゥー）で色をつける（図6）．

合併症への対策

1．人工乳房（インプラント）

- 術後出血により血腫を形成することがあるので，再建部の急激な腫脹や強い疼痛の出現に

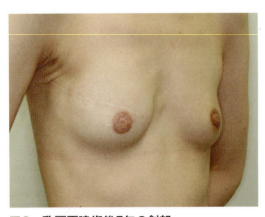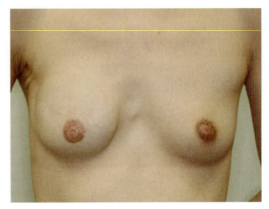

図6　乳房再建術後5年の創部
インプラントを用いた1次再建．乳輪は入れ墨，乳頭は皮膚，真皮を盛り上げて再建している．ほぼ対称的な乳房形態が得られている．

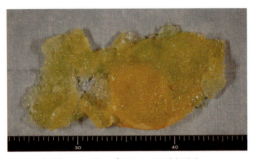

図7　シリコンインプラントの破損例
（松本綾希子ほか：超音波検査により診断可能であったアナトミカル型乳房シリコンインプラント破損の1例．日本形成外科学会会誌，35（4）：222〜226，2015より引用）

注意して観察する．
- 術後3〜7日で退院することが多いが，退院後は感染の可能性がある．早期であれば抗生剤投与と創内洗浄・インプラントの入れ替えにより沈静化できる場合があるので，再建部の発赤・熱感や発熱などの症状があった場合には来院するように説明しておく．
- 感染，露出，破損など人工物特有の合併症がある．いずれも術後に長期間経過してから起こることがある．とくに破損（図7）は年数が経つほど増加し，ほとんど自覚症状がないため，術後には年1回のフォローアップ検査（MRIまたは超音波）が推奨されている．

2．自家組織

- 術後数日間は皮弁の血流が悪化する可能性があるので，医師と協力して皮弁の色調や熱感などの観察を頻回に行う必要がある．
- 血流悪化が疑われた場合には，再手術が必要となる場合もある．
- 安静度の指示は施設により異なるので，事前に確認しておくことが重要である．

引用・参考文献
1) 松本綾希子ほか：超音波検査により診断可能であったアナトミカル型乳房シリコンインプラント破損の1例．日本形成外科学会会誌，35（4）：222〜226，2015．
2) 日本乳房オンコプラスティックサージャリー学会：乳癌および乳腺腫瘍術後の乳房再建を目的としたゲル充填人工乳房および皮膚拡張器に関する使用要件基準．http://jopbs.umin.jp/pdf/guide.pdf（2017年3月6日閲覧）
3) 澤泉雅之ほか：乳房温存療法適応例に対する全摘および一次再建例の検討．形成外科，54：903〜911，2011．
4) 前田拓摩ほか：乳癌切除後の一次再建における安全なティッシュエキスパンダー挿入法の検討．形成外科，54：1147〜1154，2011．
5) 前田拓摩ほか：乳房摘出後の人工物を用いた再建．乳癌の臨床，27：12〜25，2012．

Chapter 3 乳がんの治療

04 化学療法

> **Key Point**
> - 治療の目的を明確にして，エビデンスに基づいた治療を推奨する．効果と毒性を予想する．複数の選択肢がある場合は順位をつけて推奨する．治療に関する情報を正確に患者に提供し，患者の嗜好を考慮して総合的に判断する．
> - 患者の状態を正確に把握し，副作用管理を行う．

化学療法とは

- 全身的薬物療法*1 である化学療法は，微小な転移を含めてがんを制御することが可能である．アントラサイクリン系抗悪性腫瘍薬（アドリアマイシン，エピルビシン塩酸塩），タキサン系抗悪性腫瘍薬（パクリタキセル，ドセタキセル）などの殺細胞性抗がん薬，トラスツズマブ，トラスツズマブ エムタンシン，ラパチニブトシル酸塩，ベバシズマブなどの分子標的治療薬がある．
- 化学療法による効果と副作用を予測し，治療方針を決定する．複数の推奨治療が考えられる場合は，効果の優位順序を患者に提示し，毒性を含めて総合的に判断することが望ましい．
- 日本乳癌学会の乳癌診療ガイドライン[1]，St. Gallen コンセンサス会議指針[2]，NCCN ガイドライン[3]を参考にする．

早期乳がんにおける術後化学療法

- 手術可能乳がんの術後薬物療法の効果は再発を減少させ，生存率，治癒率を向上させる．化学療法により再発を免れた患者は，治癒が期待できる．10万人の患者をデータベースとしたメタ分析による化学療法の意義が構築されている[4]．
- CMF（シクロホスファミド，メトトレキサート，フルオロウラシル）は，再発を24%減少させる．アントラサイクリン系抗悪性腫瘍薬を含む治療は，再発を33%減少させる．アントラサイクリン系抗悪性腫瘍薬に加えてタキサン系抗悪性腫瘍薬を含む治療は，再発を45%減少させる．HER2*2 陽性乳がんに

---

*1 全身的薬物療法：薬物を経静脈的または経口的に投与することにより，薬物血中濃度を保ち，薬効を期待する治療方法．
*2 HER2：ハーツーと読む．細胞表面に存在する約185kDaの糖タンパクで，受容体型チロシンキナーゼである．

04 化学療法

- おいては，さらにトラスツズマブの追加により再発を64%減少させる．
- 化学療法を考慮すべき重要な因子は，腋窩リンパ節転移，浸潤腫瘍径，HER2タンパク発現または遺伝子増幅，組織異型度，脈管侵襲である．
- 手術のみの治療を受けた場合の再発リスクを推定する．もっとも重要なリスク因子は，リンパ節転移と腫瘍径である．
- インターネット上（Adjuvant! Online：https://www.adjuvantonline.com）で臨床情報を入力することにより，手術のみの治療を受けた場合の再発・死亡リスク，化学療法を受けた場合の再発・死亡リスクの減少割合，内分泌療法による再発・死亡リスクの減少割合，化学療法と内分泌療法双方を受けた場合の再発・死亡リスクの減少割合が推定できる．
- 乳がん患者の予後を乳がん遺伝子セットの発現から予測し，化学療法の適応指標とすることができる．リンパ節転移陰性ホルモン陽性乳がんの場合には，21個の遺伝子セットの発現から再発スコアを算出するオンコタイプDx（p.84参照）により，再発スコアが低い場合には内分泌療法のみ，高い場合には化学療法を加える方針選択の指標となるが，保険適用外であり高額な費用がかかる．
- リンパ節転移陽性の場合は，ホルモン受容体陽性HER2陰性乳がんであっても原則として化学療法を考慮する．
- アントラサイクリン系抗悪性腫瘍薬を含まない化学療法であるCMF, TC（ドセタキセル，シクロホスファミド）については，再発リスクが低い場合の治療選択肢として考慮する．経口フッ化ピリミジン系抗悪性腫瘍薬のUFT（テガフール・ウラシル配合）はCMFに劣らないので，同様に低リスクの場合の選択肢として考慮する．
- HER2陽性乳がんの場合，リンパ節転移陽性または腫瘍径が1.0cm以上であれば化学療法＋トラスツズマブ治療を行う．腫瘍径が0.6～1.0cmの場合は，その適応を考慮する．トラスツズマブを化学療法と同時に併用するほうが順次投与よりすぐれる．

早期乳がんにおける術前化学療法

- リンパ節転移陽性の場合または予想腫瘍浸潤径が2.0cm以上の場合には，手術を先行したとしても術後化学療法を考慮する．腫瘍が大きくても術前化学療法によって腫瘍の求心性縮小が得られれば，乳房部分切除術（乳房温存術）が可能となる．
- 術前化学療法は術後化学療法と比較して生存率は劣らない．術前化学療法中にがんが進行する率は5%以下であるので，治療中に手術不能になる可能性は少ない．ただし，triple negative乳がんでは化学療法中に増大する割合は10～15%である．
- 術前化学療法のもう1つの利点は，抗がん薬の感受性を知ることができることである．術前化学療法の効果により病理学的完全奏効（pathological complete response：pCR）を得た患者は，良好な長期予後を示す．
- 術前化学療法としては，アントラサイクリン系抗悪性腫瘍薬やタキサン系抗悪性腫瘍薬を含む治療が標準的である．アントラサイクリン，タキサンによる術前化学療法によって20～30%のpCR率が得られる．HER2陽性乳がんの場合は，アントラサイクリンによる治療後，タキサンとトラスツズマブの併用療法によって40～50%のpCR率が得られる．

- 術後治療の方針は，手術所見を再評価して計画する．エストロゲン受容体（ER）陽性の場合は内分泌療法を原則5年間，HER2陽性の場合はトラスツズマブを合計で1年間投与する．

毒性と認容性の推定

- 再発・死亡リスクを減少させる化学療法，分子標的治療，内分泌療法の推奨治療方法が決定した後，治療の毒性を予想する．
- アントラサイクリン系抗悪性腫瘍薬の脱毛，好中球減少，悪心・嘔吐，口内炎などは，頻度は高いが一過性の毒性である．悪心・嘔吐は，セロトニン受容体拮抗型制吐薬（グラニセトロン塩酸塩，パロノセトロン塩酸塩），ステロイド，アプレピタントの適切な使用によりコントロールが可能である．
- 好中球減少に対しては，顆粒球コロニー刺激因子（granulocyte-colony stimulating factor：G-CSF），経口抗菌薬を適切に使用することにより重篤な感染症を予防することができる．
- アントラサイクリン系抗悪性腫瘍薬やトラスツズマブによる治療では，治療前や治療中に心機能（左室駆出率50％以上）を確認する．
- タキサン系抗悪性腫瘍薬による脱毛は高頻度であるが，嘔気・嘔吐は少ない．ドセタキセル（3週ごとの投与）による好中球減少の頻度は高いが，パクリタキセル（毎週投与）では低い．ドセタキセルによる浮腫はほとんどが一過性であるが，パクリタキセルによる末梢神経障害は遷延することがしばしばある．また，まれではあるがタキサン系抗悪性腫瘍薬によって起こるアナフィラキシーショックに注意しなければならない．

- 推定される治療の効果と毒性のバランスをみて，患者の嗜好を加味して総合的に治療方針を決定する．

転移乳がんにおける化学療法

- 遠隔転移を有する場合には，薬物療法による治癒の獲得は困難であり，期待できるのは延命効果，症状の緩和，生活の質（QOL）の改善である．治癒が困難なため，根気よく治療を継続していくことを指導する必要がある．図1に当院で用いている患者説明用のパンフレットを示す．
- 化学療法，内分泌療法による5年生存率は40％に改善している．
- 生命に危険が切迫していない場合で，ホルモン受容体陽性，内分泌療法に感受性である場合には，原則としてまず内分泌療法を行う．内分泌療法抵抗性になった場合でも1次内分泌療法に奏効した場合は，2次，3次の内分泌療法の効果が期待できる．
- 内分泌療法に反応しなくなった場合は，化学療法を考慮する．1次療法であっても，ホルモン受容体陰性，広範な臓器転移，手術から再発までの期間が短い場合は，化学療法を考慮する．
- 再発予防を目的に使用された術前・術後化学療法の終了後6か月以内の再発の場合は，その薬剤に抵抗性であると判断する．HER2陰性転移乳がんにおいては，アントラサイクリン系抗悪性腫瘍薬，タキサン系抗悪性腫瘍薬，またはテガフール・ギメラシル・オテラシルカリウム配合（S-1）のいずれかの薬剤が1次化学療法となる．
- HER2陰性転移乳がんでパクリタキセルの適

04 化学療法

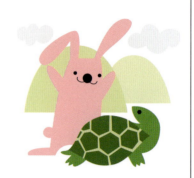

うさぎとかめのパンフレット

再発・転移が見つかった方へ

乳がんが肺や肝臓や骨など乳房から離れた場所へ転移・再発した場合には，残念ながら完全に治すことは難しくなります．再発・転移をした場合は薬物治療などによって，がんの進行を遅らせることが目標となります．

薬物治療などにより，がんが小さくなって検査で見えなくなることがありますが，薬の効果がないと，その場所や別の場所で，がんが大きくなってきます．そのときは別の薬物治療を試みて，がんの進行を抑えていきます．色々な治療を順番に行い，根気よく続けていくことが大切です．

転移・再発したとしても，がんを縮小させ，延命を可能にする治療はいくつかあり，すぐさま末期ケアに移るわけではありません．転移・再発後も多くの時間が残されており，適切な治療を受けながら人生を送ることが大切と考えます．

これからは長い道のりですが，現実をありのままに受け止め，毎日を過ごしていただけるように，私たちは最新の医療や情報を提供していきたいと考えています．

がん研有明病院 乳腺科

図1 がん研有明病院で用いられている治癒が困難であることの患者説明用資料

応がある場合は，ベバシズマブとの併用により無増悪生存期間が延長するが，全生存期間の延長は示されていない．
- 転移乳がんに対する2次化学療法としては，アントラサイクリン系抗悪性腫瘍薬，タキサン系抗悪性腫瘍薬，S-1のうち未使用の薬剤，またはカペシタビン，エリブリンメシル酸塩，ゲムシタビン塩酸塩，ビノレルビン酒石酸塩などが勧められる．
- 化学療法の同時併用は単剤投与よりも奏効率は高いが，毒性が増加するうえ，明らかな生存期間の延長は認められない．しかし，急速に進行し生命に危険を及ぼす内臓転移例では，奏効率の高い同時併用治療を考慮する．
- HER2陽性転移乳がんに対しては，タキサン系抗悪性腫瘍薬＋トラスツズマブ＋ペルツズマブ併用療法が標準的1次治療である．
- HER2陽性転移乳がんの2次治療としては，トラスツズマブ エムタンシンが勧められる．
- 化学療法とホルモン療法の同時併用の有用性は証明されていないので，ホルモン療法か化学療法のどちらかを選択して順次使用していく．
- 薬物療法に対する忍容性を年齢（70歳未満），全身状態（performance status：PS；0～1），臓器機能から判断する．
- 骨転移に対しては，ゾレドロン酸またはデノスマブが疼痛を軽減し，骨折や放射線治療後の骨関連事象の発生頻度を低下させる．ゾレドロン酸またはデノスマブは化学療法または内分泌療法と併用して行う．

主なレジメンの処方と管理方法

- 診察にあたっては患者の状態，副作用を短時間のうちに的確に把握しなければならない．

乳腺化学療法科　問診票　記入日　平成　　年　　月　　日

診察券の ID 番号：　　　　お名前：

☆ 本日希望する薬をお書きください（例：月　日に処方されたくすりを全部） （例） ・○月△日に処方された薬を全て出してほしい。 ・痛みどめの薬。 ・口内炎の薬 ・便秘薬	☆ 本日の血圧をお書きください （例：126/58） ／

☆ 病状を確認するため、抗がん剤治療を受けていない方、症状のない方もご記入ください。

☆ 体調がよくないときは、口頭で主治医へお伝えいただいても大丈夫です。

☆「前回の受診日」から「今回の受診日」までの間で、もっとも強かった時の症状にあてはまる項目へ○や✔などをつけてください。

□ 前回と変わりない場合はここだけチェックしてください。

1）日常生活：日常の作業や労働は？			
□ 問題なく行えた	□ 一部支障はあるが歩行や軽労働は行えた	□ 歩行や身の回りのことはなんとかできた	□ 1日の半分以上を寝て過ごしていた
2）食事の量・食欲の低下は？			
□ なかった	□ 食欲低下があったが、食べる量は変わらず	□ 食べる量が減った	□ 数日間、食事、水分をとれなかった
3）吐き気・むかつきは？			
□ なかった	□ 吐き気はあるが、食事は食べられた	□ 吐き気のため、食べる量が減った	□ 数日間、食事・水分をとれなかった
4）嘔吐は？			
□ 吐かなかった	□1日（24時間）のうち1回吐いた	□ 1日（24時間）のうち2～5回吐いた	□1日（24時間）のうち6回以上吐いた
5）下痢は？			
□ なかった	□ 1日(24時間)のうち1-3回の下痢があった	□ 1日のうち4-6回の下痢があった	□ 1日のうち7回以上下痢があった
6）便秘は？			
□ 便秘の症状はなかった	□ 時々あり、食事の工夫、薬を使用していた	□ 症状があり、ほぼ毎日、薬を使用していた	□ 日常生活に支障があった
7）疲労感は？			
□ 疲れやすさはなかった	□ 軽い疲れを感じた	□ 疲れのため日常生活の一部に支障があった	□ 日常生活に著しく支障があった
8）脱毛は？			
□ 髪の毛は抜けなかった	□ 髪がうすくなった	□ ほとんど抜けた	□ すでに抜けている

9）全身の皮膚症状は：　発疹、蕁麻疹、かゆみ、皮膚の赤みなどの症状は？			
□ なかった	□ あった　★症状のあった部位（　　　） ★具体的な症状（　　　）		
10）手足の皮膚・爪の症状（手足症候群）：色の変化（黒くなる、赤くなる）、チクチク感、腫れ、爪の変化などの症状は？			
□ なかった	□ あったが、痛みを感じることはなかった	□ 痛みがあったが、日常生活に支障なかった	□ 痛みがあり、日常生活に支障があった
11）しびれ（神経障害）：手、足、のど、口のまわりなどにしびれ・違和感などの症状は？			
□ なかった	□ しびれがあったが、正常に動かせた	□ しびれがあり、動かしにくかった	□ しびれがあり、日常生活に支障があった
しびれや違和感のあった方はこちらもご記入ください（該当する箇所に○をつけてください） ★：症状のあった部位 ⇒・手（指先〔第1関節・第2関節〕・手のひら・手首）・足（・指先　・足の裏　・足首） ・のど　・口のまわり・その他（　　　）			
12）口内炎は？			
□ できなかった	□ できたが、とくに食べる量に影響はなかった	□ できたが、食事内容を工夫して食べる量に影響はなかった	□ できたため、食べることができなかった
13）発熱			
□ 熱は出なかった	□ 熱が出た　発熱（最高＿＿℃） 38℃以上が（＿月＿日）から（＿月＿日）まで続いた		
14）痛み			
□ 痛みはなかった	□ 痛みはあったが、問題なく体を動かせた	□ 痛みで動かしにくいが、生活に支障はなかった	□ 痛みが強く日常生活に著しく支障があった
痛みがあった方はこちらもご記入ください。 ★：痛みのあった部位（　　　） ★：痛み止めを使っていない方 ⇒（□ 痛み止めがなくても我慢できる　□ 痛み止めが必要　） ★：痛み止めを使っている方 ⇒（□ 痛みを抑えることができる　□ 痛みを抑えられない）			
15）浮腫　（むくみ）			
□ 体にむくみがない	□ むくみが軽くできた	□ むくみがあり見た目にわかる	□ むくみが強く日常生活に支障があった
☆：その他、症状がある方は自由にご記入ください			

※ この用紙は診察の時、医師に提出してください。

※ 診察が終わり、担当医・外来看護師よりこの用紙を受けとったら、ご自宅で保管してください。

※ 診察後、点滴治療のある方は ATC（外来治療室）の看護師にもう一度、提出してください。
点滴治療が終わり、ATC 担当看護師から用紙を受けとったら、ご自宅で保管してください。

図2　がん研有明病院で用いられている診察時問診票

患者自身が記入する問診票（図2），経過表を適宜利用する．

●主なレジメンの処方と管理方法について以下に示す．

FEC 療法

F：フルオロウラシル

E：エピルビシン塩酸塩

C：シクロホスファミド

1日目

①イメンド®カプセル（アプレピタント）125mg，点滴前に経口内服

②生理食塩液 50mL＋アロキシ®（パロノセトロン塩酸塩）0.75mg＋デカドロン®（デキサメタゾンリン酸エステルナトリウム）9.9mg，点滴静注，15 分

③生理食塩液 50mL＋ファルモルビシン®（エピルビシン塩酸塩）100mg/m²，点滴静注，15 分

④ 5%ブドウ糖液 250mL＋エンドキサン®（シクロホスファミド）500mg/m²，点滴静注，30 分

⑤生理食塩液 50mL＋ 5-FU（フルオロウラシル）500mg/m²，点滴静注，5 分

⑥ジーラスタ®（ペグフィルグラスチム）3.6mg，皮下注，抗がん薬投与より 24 時間あけて投与す

る
以上を 3 週ごとに投与，術前，術後では 4 サイクル繰り返す．

- 再発転移の場合は，ファルモルビシン®を 75mg/m² に減量し，総投与量 800mg/m²（10 サイクル）まで投与可能である．
- 65 歳以上の場合は，ファルモルビシン®を 75mg/m² に減量する．

処方例

① イメンド®カプセル（80mg）　1 日 1 回朝食後　点滴翌日から 2 日間
② デカドロン®（4mg）2 錠分 2　朝・昼食後　点滴翌日から 3 日間
③ セルベックス®カプセル（50mg）2 カプセル分 2　朝・昼食後　点滴翌日から 3 日間
④ パリエット®（10mg）1 錠分 1　朝食後　点滴翌日から 3 日間
⑤ 発熱時 37.5℃以上のときクラビット®（500mg）1 錠分 1 を開始して 3 日間以上内服する
⑥ 酸化マグネシウム（0.5g）1 回 1g　便秘時　21 回分
⑦ プルゼニド®（12mg）1 回 2 錠　便秘時　5 回分
⑧ ナウゼリン®（10mg）1 回 1 錠　嘔気時　9 回分
⑨ アセトアミノフェン（0.5g）　発熱時　5 回分

注意点

- ファルモルビシン®投与前に心臓超音波検査による左室駆出率を測定し，50％以上であることを確認する．
- 採血により脳性ナトリウム利尿ペプチド（brain natriuretic peptide：BNP）を定期的に測定し，値が 100pg/mL 以上となった場合は左室駆出率を再測定して心不全の有無を確認する．左室駆出率が 10％以上低下した場合，または 50％未満の場合はファルモルビシン®の投与を中止する．
- 蓄積性心不全を回避するためには，ファルモルビシン®の総投与量は 800mg/m² までにとどめ，それ以上は投与しない．
- 投与開始基準は好中球 1,500/μL 以上，血小板 100,000/μL 以上，その他の毒性がグレード 2 以下であることである．
- 投与後 14 日目ごろに白血球，好中球がもっとも減少する．
- 好中球数が 500/mm³ 未満になる可能性がある状況下で，腋窩温で 37.5℃以上もしくは口腔内温で 38℃以上の発熱を呈した状態を発熱性好中球減少症という．経口抗菌薬を 3 日以上内服しても解熱傾向がない場合は，第 4 世代セフェム系抗菌薬（マキシピーム®）またはカルバペネム系抗菌薬（メロペン®）の点滴静注を考慮する．
- 発熱性好中球減少症を予防するため，うがい，手洗いなどを励行する．
- ファルモルビシン®などのアントラサイクリン系抗悪性腫瘍薬は，組織障害性のもっとも強い抗がん薬群（壊死性抗がん薬）に分類される．点滴で薬剤を血管外に漏出すると，疼痛，発赤を起こし，潰瘍化することがある．皮膚障害は 7～10 日後あたりにピークとなることが多いが，漏

出後2〜3か月経過してから潰瘍形成が著明になる場合もある．そのため，点滴ルートの確保は確実に行わなければならない．薬剤漏出時にはただちに投与を中止し，薬剤が注入されないように抜針し，可能なかぎり薬剤を吸引除去する．漏出したルートからシリンジで血液を約5mL吸引する．大量に漏出した場合は，漏出部周囲の腫脹部位に25〜27Gの針で数か所穿刺・吸引し，組織に浸潤した薬剤を除去する．

- アントラサイクリン系抗悪性腫瘍薬漏出時は，トポイソメラーゼⅡ拮抗薬のサビーン®を3日間点滴静注（1日目および2日目 1,000mg/m^2，3日目 500mg/m^2）を行い，壊死を予防する．

DHP療法

1日目

① 生理食塩液250mL＋パージェタ®（ペルツズマブ）840mg（2回目以降，420mg），点滴静注，初回は60分，2回目以降30分

② 生理食塩液50mL，点滴静注，5分

③ 生理食塩液250mL＋ハーセプチン®（トラスツズマブ）（初回8mg/kg，2回目以降6mg/kg），点滴静注，初回は90分，2回目以降30分

④ カイトリル®点滴静注用（グラニセトロン塩酸塩）3mg バッグ100mL/袋，デカドロン®（デキサメタゾンリン酸エステルナトリウム）6.6mg，点滴静注，5分

⑤ 生理食塩液250mL＋タキソテール®（ドセタキセル）75mg/m^2，点滴静注，60分

以上を3週ごとに投与．

- 投与サイクルに制限はないが，浮腫が増強した場合はタキソテール®を中止してパージェタ®＋ハーセプチン®を継続する．
- HER2（免疫組織3＋または遺伝子増幅あり）陽性例を対象とする．

処方例

① デカドロン®（4mg）2錠分2　朝・昼食後　点滴翌日から3日間

② パリエット®（10mg）1錠分1　朝食後　点滴翌日から3日間

③ 発熱時37.5℃以上のときクラビット®（500mg）1錠分1を開始して3日間以上内服する

④ アセトアミノフェン（0.5g）　発熱時　5回分

注意点

- 喉頭気管支痙攣，血圧低下などのアナフィラキシー様症状が出現した場合は，ただちに投与を中止して，ステロイド（ソル・コーテフ®100mg）＋生理食塩液50mLを投与する．状況に応じて，抗ヒスタミン薬（アタラックス®-P 50mg）＋生理食塩液50mLを追加する．血圧低下（収縮期血圧＜80mmHg）した場合には生理食塩液または乳酸リンゲル液による補液を開始して，進行した場合はカテコラミン系昇圧薬（アドレナリン注0.1% 0.1〜0.3mg）を投与する．呼吸状態変動，動脈血酸素飽和度低下に対しては，低流量から酸素投与を開始する．

04 化学療法

- 投与前に心臓超音波検査による左室駆出率を測定し，50％以上であることを確認する．
- グレード3以上の下痢は7.9％に認める．ロペミン®を内服し，改善しない場合は補液を検討する．
- 採血によるBNPを定期的に測定し，100pg／mL以上となった場合は左室駆出率を再測定して心不全の有無を確認する．左室駆出率が10％以上低下した場合，または50％未満の場合またはパージェタ®＋ハーセプチン®投与を中止する．
- 発熱性好中球減少症を発症した場合は，次回よりジーラスタ®（ペグフィルグラスチム）による発熱性好中球減少症予防を考慮する．

LAP+CAP療法

LAP：タイケルブ®（ラパチニブトシル酸塩）
CAP：ゼローダ®（カペシタビン）

1日目

①タイケルブ®（ラパチニブトシル酸塩）1,250mg　1日1回内服（食事の1時間以上前または食後1時間以降），毎日
②ゼローダ®（カペシタビン）1,000mg/m²　1日2回内服（朝夕食後30分以内），14日間投与後7日間休薬

以上を3週ごとに繰り返す．

- HER2過剰発現が確認された手術不能または再発乳がんを対象とする．
- アントラサイクリン系抗悪性腫瘍薬，タキサン系抗悪性腫瘍薬，トラスツズマブ既治療例を対象とする．

注意点

- タイケルブ®は食事摂取によりラパチニブトシル酸塩の血中濃度が上昇するため，食事の前後1時間を空けて服用する必要がある．
- タイケルブ®の代謝はCYP3A4，P-糖タンパクなどが関与するため，併用する薬物や食物の影響に注意する．
- タイケルブ®による下痢の発現時期は内服後6〜8日以内に最初の下痢が発現するが，投与初日から翌日までのあいだに出現することもある．下痢の持続期間の中央値は7〜9日である．
- 患者日誌に下痢の発現時期，止瀉薬服用時期と服用錠数，結果などを記録するように指導し，確認する（図3）．
- 37℃以上の発熱時にはクラビット®（500mg）1錠分1の内服を開始する．症状が改善した場合でも最低3日間は内服する．内服後，発現時より48時間以上症状が改善しない場合には，受診するよう指導する．
- 下痢時には，ロペミン®カプセル（1mg）2カプセルを内服する．その後，下痢または軟便を認めるごとに2mg追加内服する．内服後2時間程度は様子をみて，12時間以上下痢がなくなるまで

ロペミン®の服用を繰り返す.
- 連続して48時間以上下痢が継続する場合は，入院による補液を考慮する.
- 下痢が起こった場合には，乳製品（乳糖を含む食品），アルコール，辛い食品，揚げ物などの脂肪の多い食事，カフェインの入った飲み物は避ける.
- 1日コップ（大きめのグラス）8～10杯の飲み物（水，スポーツドリンクなど）を摂取する.
- 消化のよいものを少量ずつ頻回に分けて摂取する（ご飯，パン，パスタ，うどんなど）.
- 頻回の下痢により肛門痛がある場合には，軟膏（アズノール®，ネリプロクト®，強力ポステリザン®など）を処方する.
- 肛門周囲の清潔を保つケア用品として，薬用洗浄剤のサニーナ®，サニーナ®トイレットロールの使用も考慮する.
- 止瀉薬のタンナルビン，アドソルビン®はロペミン®の吸収を阻害するため，併用しない.
- タイケルブ®による皮疹は，斑状丘疹と膿疱性丘疹である．皮疹は体幹に出現しやすく，顔への

タイケルブ®治療中に下痢が出現した患者の対応

1　下痢は何時から始まったのか？　排便の回数，性状・量を確認.
2　ロペミン®は内服しているのか？
内服していない場合はロペミン®2カプセル内服.
　→内服後2時間経過しても下痢が続く場合→再度2カプセル内服.
　→12時間以上下痢がなくなるまでこれを繰り返す.
・下痢が4回／日以上の場合は，化学療法科の医師に状況報告し，受診か自宅待機か検討.
・下痢のグレード2まで自宅で経過観察可能．3以上は受診必須.
・正確な状況把握のため，家族から電話があった場合は必ず本人に替わってもらう.

 連携病院を受診するよう説明.
　★下痢で肛門痛があるとき
　　＊ウォシュレットの使用，ノンアルコールのお尻拭きの使用を勧める.
　　＊排便後の拭き取り時は，擦らずに優しく押さえ拭きするよう指導する.

＊食事摂取内容，食事摂取量，水分摂取状況→経口摂取困難であれば受診.
＊下剤を内服していないか→内服していたら中止するよう説明.
＊乳製品や刺激物の摂取→中止してもらう.

グレード	下痢
1	ベースラインと比べて3回以下の排便回数増加
2	ベースラインと比べて4～6回／日の排便回数増加 24時間以内の静脈内輸液を要する 日常生活に支障がない
3	ベースラインと比べて7回／日以上の排便回数増加 便失禁，日常生活に支障あり 24時間以上の静脈内輸液を要する ＝入院を要する

3　発熱はあるか？
下痢に伴い37℃以上の発熱がある場合，グレード2以上の下痢が24時間以上続く場合→クラビット®内服開始.
内服開始後は，解熱しても3日間は継続して内服するように説明する.
＊発熱や強い腹痛，血液混じりの下痢を伴う場合．めまいなどの全身倦怠感が強い場合.
48時間以上下痢が続く場合は来院か近医受診を勧める.
※当院まで来院できない場合は，初回にお渡ししている紹介状と薬の説明書を持参して近医を受診する.

がん研有明病院 乳腺科 2009年6月

図3　がん研有明病院で用いられているタイケルブ®治療による下痢に対する看護師対応マニュアル

発現はわずかである．
- 保湿と紫外線予防が推奨される．保湿剤はアルコールを含まない皮膚軟化剤の使用が勧められる．日焼け止めクリームとしては，SPF30以上のものがよい．日光を浴びる1～2時間前には塗布し，長時間日光を浴びるときは繰り返し塗布する．
- ゼローダ®による手足症候群に対しては，ビタミンB_6（ピドキサール®）を予防投与し，保湿剤を使用する．
- 長時間の歩行，圧迫などによる機械的刺激は手足症候群を悪化させるので注意する．

PAC+BEV療法

PAC：タキソール®（パクリタキセル）
BEV：アバスチン®（ベバシズマブ）

- タキソール®（パクリタキセル）90mg/m^2，60分で点滴静注，Day1，8，15に投与し，Day22は休薬する（3投1休）．
- アバスチン®（ベバシズマブ）10mg/kg，初回は90分で点滴静注．初回投与時にインフュージョン・リアクションが見られなかった場合には，2回目は60分に短縮可能．問題がなければ3回目以降は30分に短縮可能．Day 1，15に投与する（2週間間隔）．

以上を4週ごとに繰り返す．

1日目，15日目

① レスタミンコーワ（ジフェンヒドラミン塩酸塩）10mg　5錠，30分前に内服
② 生理食塩液50mL＋デカドロン®（デキサメタゾンリン酸エステルナトリウム）8.25mg＋ザンタック®（ラニチジン塩酸塩）50mg　1A　点滴静注，5分
③ カイトリル®（グラニセトロン塩酸塩）3mg/100mL，点滴静注，30分
④ 生理食塩液250mL＋タキソール®（パクリタキセル）90mg/m^2，点滴静注，初回120分，2回目以降60分
⑤ 生理食塩液50mL，点滴静注，5分
⑥ アバスチン®（ベバシズマブ）10mg/kg，点滴静注，初回90分，2回目60分，3回目以降30分
⑦ 生理食塩液50mL，点滴静注，5分

注意点

- 血圧を1日2回，毎日自己測定し，患者日誌に記録するように指導する．
- 収縮期血圧140mmHgまたは拡張期血圧90mmHg以上を複数回認めた場合は，降圧薬を投与する．降圧薬オルメテック®（オルメサルタンメドキソミル）20mg/日の投与を開始し（1回/日，朝），40mg/日へ増量可能．それでもコントロールできない場合は，降圧薬アムロジピンOD（アムロジピンベシル酸塩）2.5mg/日を併用投与し，10mg/日まで増量可能である．

- 点滴投与直前の収縮期血圧150mmHgまたは拡張期血圧100mmHg以上の場合はアバスチン®を休薬する．
- グレード2（2＋）以上のタンパク尿を認めたときはアバスチン®を休薬する．
- 患者の1～2%に致命的な血栓症，出血を生じる可能性があるので，脳梗塞，心筋梗塞，狭心症，糖尿病などの重篤な血管障害の既往症がある場合は適応としない．
- 小葉がんなどの腹腔内病変では，消化管穿孔を起こす可能性がある．
- 肺の空洞形成または腫瘍の壊死が確認された場合には出血の危険が予想されるので，アバスチン®投与の可否については慎重な検討が必要である．
- 脳転移を有する症例は，アバスチン®投与の可否については慎重な検討が必要である．
- 手術，抜歯はアバスチン®投与後4週間は空ける．
- 深部静脈血栓症，肺塞栓症は累積投与量5,000mgで発現リスクが高くなる．これは治療開始後5か月目ごろにあたる．
- 深部静脈血栓症を疑う症状に注意する（表1）．
- 患側上肢の術後の浮腫との鑑別が必要である．アバスチン®投与例で浮腫が発現した場合には，たとえ患側であっても安易にマッサージはしない．
- 浮腫が発現した場合は受診するように指導する．
- 疑わしい場合には血管疾患の専門医と相談する．

表1　深部静脈血栓を疑う症状

上肢	鈍痛，腫脹，浮腫，表在静脈拡張　など
下肢	鈍痛，腫脹，浮腫，表在静脈拡張，立位でのうっ血所見，Homans徴候（足関節の背屈で腓腹筋部に疼痛を訴える）　など

引用・参考文献
1) 日本乳癌学会：乳癌診療ガイドライン　https://jbcs.gr.jp/guideline/
2) Goldhirsch A, et al.：Strategies for subtypes–dealing with the diversity of breast cancer：highlights of the St. Gallen International Expert Consensus on the Primary Therapy of Early Breast Cancer 2011. Ann Oncol, 22(8)：1736～1747, 2011.
3) National Comprehensive Cancer Network (NCCN Guidelines®) www.nccn.org/professionals/physician_gls/f_guidelines.asp
4) Early Breast Cancer Trialists' Collaborative Group (EBCTCG), Peto R, et al.：Comparisons between different polychemotherapy regimens for early breast cancer：meta-analyses of long-term outcome among 100,000 women in 123 randomised trials. Lancet, 379 (9814)：432～444, 2012.

Chapter 3 乳がんの治療

05 内分泌療法

Key Point

- 乳がんはホルモン依存性増殖を示す代表的な腫瘍であり，その約70〜80%が女性ホルモン（エストロゲンなど）に応答して増殖するとされている．
- 内分泌療法は，ホルモン感受性乳がん患者のQOLおよび生存維持に欠かせない治療となっている．
- 薬剤の種類・剤形・投与方法が多様化するなかで，いかに各薬剤の特性（副作用，投与方法）を理解して目の前の患者に対して適切な選択と使用ができるかが重要である．

内分泌療法とは

- 乳がんはホルモン依存性増殖を示す代表的な腫瘍であり，その約70〜80%が女性ホルモン（エストロゲンなど）に応答して増殖するとされている．
- ホルモン依存性乳がんをガソリンとモーターで動くハイブリッドカーに例えると，エストロゲン受容体（estrogen receptor：ER）が「エンジン」であり，女性ホルモンであるエストロゲンはエンジンを動かすための「ガソリン」となる．もう1つの動力源であるモーターは，HER2などの細胞膜受容体からの増殖刺激経路が相当する（図1）[1]．そう考えると，乳がんに対する内分泌療法の基本は，いかにガソリンを欠乏させるなどによってエンジンが動かないようにするか，またさらにはモーターからの動力供給をいかに抑えるかが鍵となる．
- 図2に内分泌療法の変遷を示す．歴史を振り返れば，1896年にBeatsonが閉経前患者への卵巣摘出による乳がんの縮小効果を報告したのを皮切りに，副腎摘出，下垂体摘出といった外科的な内分泌療法が盛んに行われるようになった．しかしながら外科的な内分泌療法は侵襲やほかのホルモン補充が必要になるなど，負担の大きい点が問題であった．
- 1960年代にERが発見され[2]，内科的な内分泌療法の研究が急速に広がると，現在使用されているタモキシフェンクエン酸塩などの抗エストロゲン薬，LH-RH（luteinizing hormone-releasing hormone）アゴニスト，アロマターゼ阻害薬が登場し，内分泌療法の主役となった．
- 内科的な内分泌療法が広がるにつれて，侵襲の大きい外科的療法は次第に行われなくなったが，低侵襲の腹腔鏡手術の登場に加え，①即効性，②確実性，③長期薬剤投与の不要という利点から，現在も一部の症例においては行われている[3]．

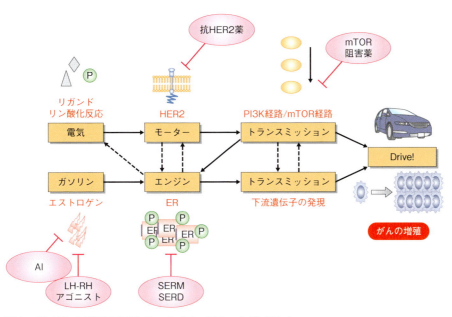

図1 乳がんの増殖モデル「ハイブリッドカーと乳がん」
(Saji S, et al.：Fuel, electricity, ER and HER2—a hybrid-car model of breast cancer. Nat Rev Clin Oncol, 9(7)：426, 2012 より一部改変)

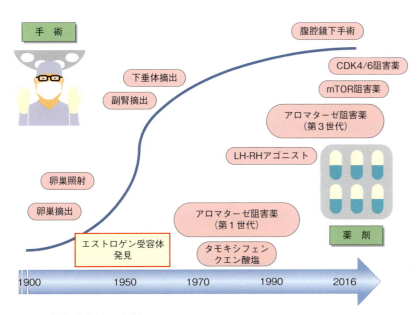

図2 内分泌療法の変遷

内分泌療法の作用機序とエストロゲン結合抑制のメカニズム

- 「エンジン」(ER) を動かす「ガソリン」となるエストロゲンの動態は閉経前後において大きく変わることが知られている.
- 閉経前では視床下部から下垂体に対するLH-RH, 下垂体から卵巣に対する卵胞刺激ホルモン (follicle stimulating hormone：FSH) の刺激により, 卵巣においてエストロゲンが産生される. 産生されたエストロゲンは血液を介して乳がん組織に作用する.
- 閉経後では卵巣におけるエストロゲン産生が減少し, 副腎にて産生されたアンドロゲン (男性ホルモン) がアロマターゼという酵素によってエストロゲンに変換される. この反応はER陽性乳がん組織においてとくに活発に行われているとされている.
- 以上のように閉経前後によってエストロゲン動態は大きく変わり, 「ガソリン」が乳がん細胞に供給されないようにするため治療薬の作用部位も変わってくる.

1. 各作用部位における内分泌療法の作用機序

LH-RHアゴニスト製剤 (図3の①に作用)

- LH-RHアゴニスト製剤は文字通りLH (luteinizing hormone, 黄体形成ホルモン) をrelease (放出) するhormone (ホルモン) のアゴニスト (作動薬) である.
- 類似物がより強力な作用を示すように設計されており, 下垂体のLH-RH受容体にこの類似物が過剰に結合すると, 初期には下垂体からのLH, FSHの分泌を促進するが (フレア現象といわれる), その後にLH-RH受容体が急激に減少し, 刺激を伝えられなくなる. このため, 結果的には下垂体からのLHやFSHの分泌が低下し, 卵巣機能が抑制されることによりエストロゲン産生が抑制される.
- LH-RHアゴニスト製剤は皮下注射で1か月製剤, 3か月製剤, 6か月製剤が発売されており, 体内で徐々に放出され, 一定の濃度を保つ.
- 注射部位にしこりをつくることがあり, 患者に不安を与えることがあるため, 初回投与時には説明が必要である.

抗エストロゲン薬 (図3の②に作用)

タモキシフェンクエン酸塩

- 抗エストロゲン薬であるタモキシフェンクエン酸塩は選択的エストロゲン受容体機能調節物質 (selective estrogen receptor modulator：SERM) の代表的薬剤であり, 1970年代から内分泌療法の中心的役割を果たしている. 乳がん細胞のERにエストロゲンと競合的に結合することにより, 乳がん細胞へのエストロゲン刺激を抑制する.
- タモキシフェンクエン酸塩は乳腺, 中枢神経, 膣にはアンタゴニスト (エストロゲンの働きを阻害する薬) として働き, 骨, 脂質, 血管作動, 子宮内膜にはアゴニスト (エストロゲンの働きを促す薬) として働く. そのためホットフラッシュ, 不正性器出血, 子宮内膜がん, 血栓症などの副作用に注意が必要である.
- 周術期における休薬に関する一定の見解は定まっていないが, 手術の種類によっては (とくに整形外科手術および婦人科手術), 血栓症のリスク回避のために休薬も考慮が必要である.

トレミフェンクエン酸塩

- トレミフェンクエン酸塩はタモキシフェンク

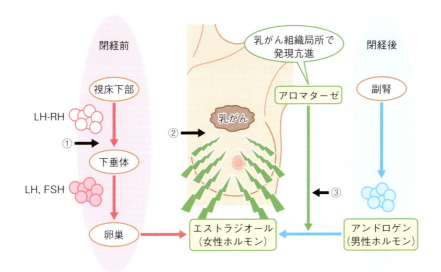

図3 女性ホルモンの動態

エン酸塩と類似の効果を示し，タモキシフェンクエン酸塩と同等の治療成績を得ている[4]．

フルベストラント
- フルベストラントは 2011 年 9 月にわが国において承認された抗エストロゲン薬であり，タモキシフェンクエン酸塩と異なり，すべての臓器でエストロゲンの作用を抑制するアンタゴニストとして働く点が特徴である．これは乳がん細胞において ER の量を低下または消失させることによって作用を発揮しているためである．このため，選択的エストロゲン受容体ダウンレギュレーター（selective estrogen receptor downregulator：SERD）という薬剤クラスに分類されている．
- 作用の長時間化のために両側殿部への筋肉注射で投与するため，投与時における患者への負担はややあるものの，タモキシフェンクエン酸塩耐性乳がんやアロマターゼ阻害薬耐性乳がんへの効果が示されている[5]．また今後，初回治療薬としても使用される機会が増えると考えられる．
- 気をつけなければいけない副作用として，肝機能障害や血栓症がある．

アロマターゼ阻害薬（図3 の③に作用）

- アロマターゼ阻害薬は閉経後 ER 陽性乳がんの治療の主軸をなす治療薬であり，第 3 世代の非ステロイド系のアナストロゾール，レトロゾール，ステロイド系のエキセメスタンが使用されている．
- 前述のとおり，閉経後では「ガソリン」となるエストロゲンは，副腎皮質から産生されるアンドロステンジオンやテストステロン（男性ホルモン）がアロマターゼによりエストロゲンに変換されることにより供給される．アロマターゼ阻害薬はアロマターゼの酵素活性を阻害することにより，乳がん組織への「ガソリン」供給を絶つことを目的として働く．
- 閉経後のエストロゲン低下は骨代謝に影響を及ぼす．さらに，アロマターゼ阻害薬により局所および血液中のエストロゲン濃度が低下するために，骨粗鬆症はアロマターゼ阻害薬内服中の患者にとってマネジメントが不可欠な問題の 1 つである．

- 40歳以上の日本人女性では約1/4は骨粗鬆症であるとの報告もあり，日本骨代謝学会による「骨粗鬆症の予防と治療ガイドライン（2015年版）」では，治療による性ホルモン低下時における項も設けられている[6]．適度な運動とカルシウムならびにビタミンD摂取，1年に1回の骨密度測定が推奨されている．ガイドラインに沿った正しい診断・予防と，症例によっては専門医によるコンサルトも含めた適切な治療が求められる．

黄体ホルモン

- 黄体ホルモンであるメドロキシプロゲステロン酢酸エステルは転移乳がんに対する内分泌療法として投与される．
- 作用としてはアロマターゼの活性を阻害することや，エストロゲンのターンオーバー（合成と分解）の促進，副腎皮質ホルモン様の作用によるものなどが考えられているが，明確な作用機序は未だ不明である．
- 600～1,200mg/日と高用量で使用され，体重増加や血栓症などの副作用に注意が必要である．

エストロゲン製剤

- エストロゲン製剤の投与はER陽性乳がんの進行を促進すると考えられているため，早期乳がん患者や，転移乳がんの初期治療としては候補には挙がらない．
- しかしながら，長期間エストロゲン枯渇状態に晒されている乳がん細胞は，エストロゲン刺激が加わると細胞死が誘導されることが基礎研究において示唆されている．
- 臨床研究においても，長期にアロマターゼ阻害薬を使用した症例や，ほかの内分泌療法に抵抗性の症例に対しては有効であることが報告されている．
- わが国で使用できる薬剤としてエチニルエストラジオール（プロセキソール®）がある．
- 転移または進行閉経後乳がん患者で，アロマターゼ阻害薬の治療歴がある症例を対象にした前向き試験において，エチニルエストラジオール投与で56%（10/18名）の臨床的有用性（CR＋PR＋SDが6か月以上）[*1]であった．また，本試験においてグレード3以上の副作用も認められなかった[7]．
- 作用機序に関しては，まだ不明な点が多いが，転移または進行閉経後乳がん患者の晩期治療において，エストロゲン製剤は治療選択肢の1つとして考慮される治療法である．

早期乳がんにおける術前内分泌療法

- 閉経後ホルモン受容体陽性乳がんでは，術前内分泌療法は乳房温存率を改善させる．しかし，術前内分泌療法中の病状進行（progressive disease：PD）を低率に抑える方法は確立されておらず，術後内分泌療法と同等の予後を有するかは明らかでない．また，再発リスクが高い場合，たとえ術前内分泌療法が奏効したとしても，化学療法を省略できる保証はない．閉経後ホルモン受容体陽性乳がんに対する術前内分泌療法は，治療選択肢の1つと考えるべきである．
- 閉経前ホルモン受容体陽性乳がんに対する術前内分泌療法の有用性は確立されていない．

[*1] CR（完全奏効，complete response），PR（部分奏効，partial response），SD（安定，stable disease）

早期乳がんにおける術後内分泌療法

1. 閉経前乳がん

- ER陽性乳がんにおける術後5年間のタモキシフェンクエン酸塩内分泌療法は，最初の4年までは47%，5〜9年では32%再発を減少させる．その効果はプロゲステロン受容体（progesterone receptor：PgR），年齢，リンパ節転移，化学療法とは独立して発揮する．ERが低発現であっても効果を示す．免疫組織でERが1%以上の陽性であれば，術後内分泌療法の適応となる．ホルモン受容体陰性の場合は，内分泌療法を行うべきではない．

- 閉経前乳がんに対しては，タモキシフェンクエン酸塩5年間またはタモキシフェンクエン酸塩とLH-RHアゴニストの5年間併用が推奨される．

- 術後タモキシフェンクエン酸塩の5年内服と10年内服を比較したATLAS試験とaTTOM試験の結果，10年内服群における乳がん死亡率の改善が認められた．この結果より，閉経前乳がん患者および副作用などの理由でアロマターゼ阻害薬が使用できない閉経後乳がん患者の症例に対する，タモキシフェンクエン酸塩投与期間の延長も考慮される．ただし，副作用に関しては10年投与群のほうが血栓症，虚血性心疾患，子宮内膜がんのリスクが上昇するとされており，延長投与の際には適切な投薬・副作用管理が必要である[8]．

- 閉経前乳がんに対するアロマターゼ阻害薬単独投与は推奨されない．

- 閉経前ホルモン陽性乳がんに対するエキセメスタンとLH-RHアゴニストの併用療法を検討した2つの第Ⅲ相臨床試験の統合解析の結果，併用療法群において5年無病生存期間（disease-free survival：DFS）が改善した．一方，アナストロゾールとLH-RHアゴニストの3年間併用療法を検証したABCSG-12試験では両群でDFSに差はなく，全生存期間（overall survival：OS）では併用療法群が劣る結果であった．そのため，有害事象（とくに骨密度低下）などを十分考慮したうえでの併用療法は，選択肢の1つとして検討される治療法である[9]．

2. 閉経後乳がん

- 閉経後乳がんにおいては，タモキシフェンクエン酸塩に比較してアロマターゼ阻害薬がすぐれる．第3世代のアロマターゼ阻害薬であるアナストロゾール，レトロゾール，エキセメスタンはいずれもタモキシフェンクエン酸塩よりすぐれ，再発リスクを約50%減少させる．タモキシフェンクエン酸塩の2〜5年投与後，アロマターゼ阻害薬に変更して投与する方法も有用である．

- 前述のように，骨粗鬆症の有無は薬剤選択における重要な因子である．開始前には必ず骨密度の評価を行い，低下を認める場合は専門医との相談のうえ治療を開始する．

- 閉経後およびタモキシフェンクエン酸塩投与中に閉経状態を迎えた患者に対しては，2〜3年のタモキシフェンクエン酸塩投与後からアロマターゼ阻害薬へのスイッチ療法が考慮される．また，すでに5年間タモキシフェンクエン酸塩を投与した患者に対して，偽薬（プラセボ）を投与する群とレトロゾールに変更してさらに5年間投与する群とを比較した試験の報告によると，レトロゾール投与群のほうが良好な成績を収めた．術後5年以降の再発リスクが高いと考えられる患者に対しては

追加のレトロゾール投与が考慮される[10]．
- 化学療法後の閉経状態の場合に，タモキシフェンクエン酸塩にさらにLH-RHアゴニストを加えるべきかについては明らかでないが，月経が回復した患者ではLH-RHアゴニスト投与を検討してよい．
- タモキシフェンクエン酸塩と化学療法を併用すると，順次使用に比較して無病生存率が低下する場合がある．そのため，内分泌療法と化学療法は原則として同時投与ではなく順次投与を行う．
- 非浸潤性乳管がん（ductal carcinoma in situ：DCIS）に対する乳房部分切除術（乳房温存術）後のタモキシフェンクエン酸塩投与は，温存乳房内再発および対側乳がんの発症を減少させる．しかし，ホットフラッシュなどによる生活の質（QOL）低下および血栓症や子宮内膜がんのリスクがあるので，有用性と副作用のバランスを考えて投与の可否を決定する．

転移乳がんの内分泌療法

- 転移乳がん患者に対する内分泌療法は，単に生存期間の延長のみでなく，患者のQOLの維持を踏まえ，慎重に選択する必要がある．

1．転移閉経前乳がんの治療

タモキシフェンクエン酸塩＋卵巣機能抑制療法

- 転移閉経前乳がんに対してはLH-RHアゴニスト製剤とタモキシフェンクエン酸塩の併用療法が生存率の改善に寄与することがメタ分析にて示されており[11]，1次治療として選択される．

アロマターゼ阻害薬＋卵巣機能抑制療法

- 術後療法としてすでにLH-RHアゴニスト製剤とタモキシフェンクエン酸塩が投与されている症例も多く認められるため，投与中の再発および投与終了直後の再発症例においては，アロマターゼ阻害薬とLH-RHアゴニスト製剤との併用がタモキシフェンクエン酸塩耐性乳がんへの1次治療として考えられるが，わが国では適応外使用となる．
- 1次治療としてタモキシフェンクエン酸塩が使用され，その増悪した不応例に対しても，作用機序の観点からアロマターゼ阻害薬と卵巣機能抑制療法（卵巣摘出またはLH-RHアゴニスト製剤）との併用療法が効果を期待される組み合わせである（保険適用外）．
- アロマターゼ阻害薬は不妊治療において排卵誘発薬として使われることからわかるように，閉経しているか明確でない患者や卵巣機能を抑制していない閉経前乳がんの患者には単独では投与できないので注意が必要である[12]．

フルベストラント

- 現時点では転移閉経前乳がんに対して，フルベストラントは使用できない．「フルベストラントとLH-RHアゴニスト製剤との併用」もしくは「アロマターゼ阻害薬とLH-RHアゴニスト製剤との併用」もしくは「LH-RHアゴニスト製剤単剤」の比較臨床試験が現在進行中であり，結果が待たれるところである．

トレミフェンクエン酸塩

- タモキシフェンクエン酸塩と同じSERMであるトレミフェンクエン酸塩はタモキシフェンクエン酸塩耐性乳がんに対する交差耐性が知られており，タモキシフェンクエン酸塩か

らの常用量での逐次使用は効果の期待が低いかもしれない[13]．ただし，高用量（120mg）トレミフェンクエン酸塩はタモキシフェンクエン酸塩耐性乳がんでの適応がある．

*

- 現時点では再発1次治療としてLH-RHアゴニスト製剤とタモキシフェンクエン酸塩の併用，2次治療として黄体ホルモンMPAもしくは保険適用外ではあるが十分な説明のうえでのアロマターゼ阻害薬とLH-RHアゴニスト併用が考慮される．

2. 転移閉経後乳がんの治療

第3世代アロマターゼ阻害薬

- 転移閉経後乳がんの1次治療としては，メタ分析にて第3世代アロマターゼ阻害薬3剤（アナストロゾール，レトロゾール，エキセメスタン）の有用性が証明されている[14]．アロマターゼ阻害薬3剤の選び方および使用順序に関しての報告はかぎられており，定まった見解はないのが現状である．
- レトロゾールはアナストロゾールに比べ全身のアロマターゼ活性と血清エストロゲンレベルをより抑制するという in vivo での薬物動態の報告はあるものの[15]，臨床研究の報告ではレトロゾール対アナストロゾールやアナストロゾール対エキセメスタンのいずれの試験においても生存期間に有意な差はなく，また副作用においても大きな差はないとされている[16]〜[18]．
- アロマターゼ阻害薬での使用順序としては，非ステロイド系アロマターゼ阻害薬とステロイド系アロマターゼ阻害薬で一部作用が異なるとされており[19]，非ステロイド系使用後にステロイド系のアロマターゼ阻害薬に変更するなどのように使われるのが一般的である．

タモキシフェンクエン酸塩

- 第3世代アロマターゼ阻害薬の登場後，転移閉経後乳がんの1次選択治療薬としては主役の座を退いているタモキシフェンクエン酸塩だが，ある一定の適応のもとでは1次治療薬として用いられる．たとえば補助療法としてのアロマターゼ阻害薬開始後1年以内の再発といったアロマターゼ阻害薬耐性例や，関節痛などの副作用のため内服コンプライアンスを保てない場合などはよい適応と考えられる．

フルベストラント

- フルベストラントはすでにタモキシフェンクエン酸塩などの内分泌療法の治療歴のある転移閉経後乳がんに対しての有用性が示されており，とくにタモキシフェンクエン酸塩耐性，アロマターゼ阻害薬耐性乳がんに対しての期待がもたれる．250mgを4週ごとに投与するレジメン（SDレジメン）が当初行われていたが[20]，開始1か月（day 0, 14, 28）は500mgを2週間ごと，その後500mgを4週間ごとに投与する高用量レジメン（HDレジメン）が従来のSDレジメンと比べ良好な成績を収めたために，わが国においては後者のHDレジメンが承認用量用法である[21]．Ⅳ期乳がんに対する1次治療としての，HDフルベストラントの効果を検証する第Ⅲ相FALCON試験が実施されており，その結果が注目される．

分子標的治療薬＋ホルモン療法併用

- 昨今，分子標的治療薬とホルモン療法の関連性が重要視されてきている．本稿の冒頭に挙げたように，エストロゲン受容体（エンジン）とIGF-R（インスリン様増殖因子-受容体），

HER2, EGFR（上皮成長因子受容体）といった細胞膜受容体からのシグナル伝達系（モーター）は「クロストーク」することが知られており，ホルモン療法に対する抵抗性獲得の原因の1つとして考えられている．

アロマターゼ阻害薬＋mTOR阻害薬併用

- アロマターゼ阻害薬とmTOR（哺乳類ラパマイシン標的タンパク質）阻害薬との併用は，エストロゲン抑制による増殖シグナルが絶たれた後（ガソリンを抜いた後）でも，乳がん細胞を増殖させようとする細胞膜受容体からのシグナル伝達系（モーターからの動力）をブロックすることで，治療効果の向上が期待される治療法である（図1）．
- mTOR阻害薬は免疫抑制薬としての側面もあり，好中球減少や口内炎といった特有の副作用のマネジメントが必要である．とくに口内炎は患者のQOLを著しく損なうこともしばしば認められる．適切な口腔内ケアが予防に有効と考えられており，現在口腔ケア介入によるmTOR阻害薬起因性の口内炎予防研究がわが国で行われている．

アロマターゼ阻害薬＋CDK4/6阻害薬

- 内分泌療法抵抗性または獲得耐性は，臨床上の大きな問題点である．これらの問題の原因の1つとしてエストロゲン依存性のがん細胞増殖からほかの増殖シグナル依存への転換が考えられ，その標的の1つとしてサイクリンDが挙げられている．
- 乳がんの50％超でサイクリンDの過剰発現が認められ，その大部分はエストロゲン受容体陽性であることが示されている．サイクリンDはサイクリン依存性キナーゼ4および6（CDK4/6）と直接に相互作用し，活性化されたタンパク質複合体となり細胞周期G1からS期へのエントリーを促進する（図4）[22]．したがって，CDK4/6はとくにホルモン受容体陽性患者にとって重要な治療標的候補と考えられ，パルボシクリブ（申請中）やribociclib（リボシクリブ），abemaciclib（アベマシクリブ）などのCDK4/6阻害薬＊2の臨床開発・応用が進んでいる．
- PALOMA-3試験は，進行・再発ER陽性乳がん患者に対する，2次治療以降でのパルボシクリブの効果を検証する第Ⅲ相ランダム化比較試験である．中間解析の結果，介入群（パルボシクリブ＋フルベストラント）はコントロール群（プラセボ＋フルベストラント）と比べ無増悪生存期間（progression-free survival：PFS）が有意に延長し（ハザード比 0.42；95％信頼区間 0.32-0.56；$p < 0.001$），早期中止となっている[23]．
- 現在，進行・再発ER陽性乳がん患者に対する，2次治療以降でのabemaciclibの効果を検証する第Ⅲ相ランダム化比較試験であるMONARCH 2試験（NCT02107703）ならびに1次治療におけるアロマターゼ阻害薬へのabemaciclibの上乗せ効果を検証するMONARCH 3試験（NCT02246621）がわが国を含めたグローバル試験として開始されている．今後CDK4/6阻害薬はER陽性乳がん治療におけるキードラッグとなる期待がもたれ，術後療法としての効果を検討する試験も開始されている．

＊2 CDK4/6阻害薬：2017年6月現在，わが国では製造販売承認を申請中である．

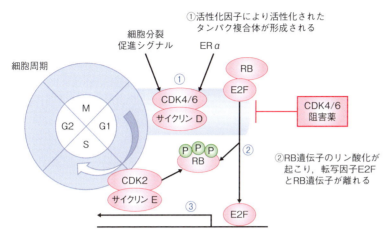

図4　CDK4/6阻害薬の作用機序
(Turner NC, et al.：ASCO annual meeting 2015, Abstract #502 (http://meetinglibrary.asco.org/record/115485/slide) より改変)

骨転移に対するビスホスホネート製剤とデノスマブ

- 乳がんは骨転移を起こしやすいがん種の1つに挙げられる。骨転移による骨折,骨粗鬆症,脊椎圧迫といった骨関連事象（skeletal related events：SRE）は患者のQOLを著しく低下させるだけでなく,生命予後にも重大な影響を及ぼすため,早期からの適切な治療が要求される.

1. ビスホスホネート製剤

- 現在骨転移に対する治療薬としてビスホスホネート製剤はSREを減らす。とくに注射製剤であるゾレドロン酸はQOLを維持するうえでも欠かせない薬剤となっている[24]。ビスホスホネート製剤は破骨細胞のアポトーシス（細胞死）を誘導することにより,骨吸収を抑制する.

- ビスホスホネート製剤は副作用が少なく安全とされてきたが,2003年にビスホスホネート関連顎骨壊死（bisphosphonate related osteonecrosis of the jaw：BRONJ）が報告され,関心を集めている.

- 後述するデノスマブでも同様の事象が発生することから,最近ではあわせて「ARONJ (anti-resorptive agents-related ONJ)」という名称が使われるようになってきている.

- ARONJはビスホスホネート製剤が関与しない顎骨壊死に比べ重症例が多いとされ,発症予防が肝要となる。予防として,徹底した口腔内検査,ビスホスホネート製剤投与前の歯科治療,口腔内清掃の徹底指導が必要であり,歯科との連携が不可欠である.

- ビスホスホネート製剤使用中に歯科治療が必要となった場合も,歯科とすみやかに連携し,リスクに応じて投与の継続を議論する必要がある.

2. デノスマブ

- デノスマブは抗RANKL（破骨細胞分化因子）抗体薬であり,骨治療に対する世界で初めての抗体薬である。RANKLとは破骨細胞の形

成や活性化に必要なタンパク質であり，デノスマブはこのRANKLの作用を阻害して破骨細胞の活性を低下させる．

- デノスマブ治療を受けている患者においても，ビスホスホネート製剤とほぼ同じ頻度でARONJが発生するとされている．そのため，ビスホスホネート製剤同様の発症予防対策ならびに発症時の適切な対処が必要とされる．

- これまでの臨床試験で乳がん患者の骨転移に対するSRE発現抑制効果はゾレドロン酸を上回る傾向であり，期待がもたれる[25]．しかしながら，重篤な有害事象報告として，カルシウム製剤内服中にもかかわらず低カルシウム血症による死亡例が海外のみならずわが国においても報告されている．腎機能障害との関連性が報告されており，腎機能障害を有する患者への投与は注意が必要である．

　　　　＊　　　＊　　　＊

- 内分泌療法は，ホルモン感受性乳がん患者のQOLおよび生存維持に欠かせない治療となっている．薬剤の種類・剤形・投与方法が多様化するなかで，いかに各薬剤の特性を理解して目の前の患者に対して適切な選択と使用ができるかが重要である．

引用・参考文献

1) Saji S, et al.：Fuel, electricity, ER and HER2—a hybrid-car model of breast cancer. Nat Rev Clin Oncol, 9（7）：426, 2012.
2) Jensen EV：Estrogen receptor: ambiguities in the use of this term. Science, 159（3820）：1261, 1968.
3) Haldar K, et al.：Laparoscopic salpingo-oophorectomy for ovarian ablation in women with hormone-sensitive breast cancer. Int J Gynaecol Obstet, 113（3）：222～224, 2011.
4) Pagani O, et al.：Toremifene and tamoxifen are equally effective for early-stage breast cancer：first results of International Breast Cancer Study Group Trials 12-93 and 14-93. Ann Oncol, 15（12）：1749～1759, 2004.
5) Robertson JF, et al.：Activity of fulvestrant 500 mg versus anastrozole 1 mg as first-line treatment for advanced breast cancer：results from the FIRST study. J Clin Oncol, 27（27）：4530～4535, 2009.
6) 骨粗鬆症の予防と治療ガイドライン作成委員会：骨粗鬆症の予防と治療ガイドライン2015年版．http://www.josteo.com/ja/guideline/doc/15_1.pdf（2017年3月7日閲覧）
7) Iwase H, et al.：Ethinylestradiol is beneficial for postmenopausal patients with heavily pre-treated metastatic breast cancer after prior aromatase inhibitor treatment：a prospective study. Br J Cancer, 109（6）：1537～1542, 2013.
8) Burstein HJ, et al.：Adjuvant Endocrine Therapy for Women With Hormone Receptor-Positive Breast Cancer：American Society of Clinical Oncology Clinical Practice Guideline Update on Ovarian Suppression. J Clin Oncol, 34（14）：1689～1701, 2016.
9) Pagani O, et al.：Adjuvant exemestane with ovarian suppression in premenopausal breast cancer. N Engl J Med, 371（2）：107～118, 2014.
10) Jin H, et al.：Longer-term outcomes of letrozole versus placebo after 5 years of tamoxifen in the NCIC CTG MA.17 trial：analyses adjusting for treatment crossover. J Clin Oncol, 30（7）：718～721, 2012.
11) Klijn JG, et al.：Combined tamoxifen and luteinizing hormone-releasing hormone（LHRH）agonist versus LHRH agonist alone in premenopausal advanced breast cancer：a meta-analysis of four randomized trials. J Clin Oncol, 19（2）：343～353, 2001.
12) Atay V, et al.：Comparison of letrozole and clomiphene citrate in women with polycystic ovaries undergoing ovarian stimulation. J Int Med Res, 34（1）：73～76, 2006.
13) Vogel CL, et al.：Multicenter phase II efficacy trial of toremifene in tamoxifen-refractory patients with advanced breast cancer. J Clin Oncol, 11（2）：345～350, 1993.
14) Mauri D, et al.：Survival with aromatase inhibitors and inactivators versus standard hormonal therapy in advanced breast cancer：meta-analysis. J Natl Cancer Inst, 98（18）：1285～1291, 2006.
15) Geisler J, et al.：Influence of letrozole and anastrozole on total body aromatization and plasma estrogen levels in postmenopausal breast cancer patients evaluated in a randomized, cross-over study. J Clin Oncol, 20（3）：751～757, 2002.
16) Campos SM, et al.：A comparative study of exemestane versus anastrozole in patients with postmenopausal breast cancer with visceral metastases. Clin Breast Cancer, 9（1）：39～44, 2009.
17) Dixon JM, et al.：Anastrozole and letrozole：an investigation and comparison of quality of life and tolerability. Breast Cancer Res Treat, 125（3）：741～749, 2011.
18) Rose C, et al.：An open randomised trial of second-line endocrine therapy in advanced breast cancer. Comparison of the aromatase inhibitors letrozole and

18) anastrozole. Eur J Cancer, 39 (16) : 2318 ~ 2327, 2003.
19) Lonning PE : Lack of complete cross-resistance between different aromatase inhibitors ; a real finding in search for an explanation? Eur J Cancer, 45 (4) : 527 ~ 535, 2009.
20) Howell A, et al. : Fulvestrant versus anastrozole for the treatment of advanced breast carcinoma ; a prospectively planned combined survival analysis of two multicenter trials. Cancer, 104 (2) : 236 ~ 239, 2005.
21) Di Leo A, et al. : Results of the CONFIRM phase III trial comparing fulvestrant 250 mg with fulvestrant 500 mg in postmenopausal women with estrogen receptor-positive advanced breast cancer. J Clin Oncol, 28 (30) : 4594 ~ 4600, 2010.
22) Turner NC, et al. : ASCO Annual meeting 2015, Abstract #502
http://meetinglibrary.asco.org/record/115485/slide
（2017年6月20日閲覧）
23) Turner NC, et al. : Palbociclib in hormone-receptor-positive advanced breast cancer. N Engl J Med, 373 (17) : 1672 ~ 1673, 2015.
24) Aapro M, et al. : Guidance on the use of bisphosphonates in solid tumours ; recommendations of an international expert panel. Ann Oncol, 19 (3) : 420 ~ 432, 2008.
25) Henry DH, et al. : Randomized, double-blind study of denosumab versus zoledronic acid in the treatment of bone metastases in patients with advanced cancer (excluding breast and prostate cancer) or multiple myeloma. J Clin Oncol, 29 (9) : 1125 ~ 1132, 2011.

Column

新しい分子標的治療薬（エベロリムス）の副作用とケア

　乳がんにおける分子標的治療は，2013年以降，ペルツズマブ（パージェタ®）やトラスツズマブ エムタンシン（カドサイラ®）が承認され，治療が大きく広がった．ここでは，2014年に承認されたホルモン受容体陽性患者に用いるエベロリムス（アフィニトール®）の副作用とケアについて紹介する．

● 主な副作用

　エベロリムスの主な副作用は，口内炎，発疹，疲労，下痢などがある．発現頻度は高くないが間質性肺炎や感染症があり，早期に休薬や減量などの対応を行わないと増悪する重大な副作用である．その他，皮膚障害，腎障害，高血糖，脂質異常などが発現する．

● 内服開始前の確認

　エベロリムスは免疫抑制薬のため，感染症が潜在している場合は，内服中に増悪する可能性がある．内服開始前のオリエンテーションの際には，リスクを評価する目的で感染症などを確認する（表1）．
　さらに，血液検査では，肝炎ウイルス，脂質異常，高血糖などをチェックする．また，歯周炎，齲歯が疑われる場合は，内服前に歯科の受診を勧める．

表1　エベロリムス内服開始前チェック

☐ 歯周病，齲歯，口腔内に炎症がある．
☐ 骨吸収抑制薬を使用している．
☐ 皮膚症状，アトピー性皮膚炎の症状がある．
☐ 白癬の既往がある．
☐ 咳，息切れ，微熱がある．
☐ 喫煙歴がある．
☐ 肺疾患の既往がある．　　　　　など

（埼玉医科大学国際医療センターで使用しているパンフレットより一部抜粋）

白癬は，患者が罹患していることに気づかない場合もあるため，下肢や指の間，爪などの観察が必要である．

● 内服開始前の心理的サポート

　エベロリムスは，閉経後転移・再発乳がん患者の2次以降の治療として用いる．そのため，患者は病状への不安や治療効果の期待など複雑な思いを抱いていることが多い．看護師は，患者のこれまでの経過や病状，治療への思いを十分に理解することが大切である．
　また，これまでの治療で有害事象が持続している場合もある．患者には，持続する有害事象の悪化への懸念や，エベロリムスの有害事象の症状による生活への影響など，不安や疑問が生じる．看護師は，治療を頑張ってきた患者を労い，寄り添いながら支援していくことを伝える．

● 内服開始前のセルフケア支援

　エベロリムスは，エキセメスタン（アロマシン®）と併用し，自宅での内服管理となるため，服薬アドヒアランスが向上するかかわりが必要となる．
　そのため，有害事象に対する自宅でのセルフマネジメントは必須である．看護師は，エベロリムスの有害事象の種類，セルフケア方法などを説明し，患者のライフスタイルを把握しどのようなセルフケアが可能であるかともに話し合いながら，服薬アドヒアランスが向上するよう支援していく．

● 口内炎予防のケア

　内服前から口内炎のケアを開始すると，口内炎発現後の悪化を避けることができる．
　口内炎の予防として，口腔内の清潔と保湿を行う．食後，就寝前は毎回うがいや歯のブラッシング

を行う．歯ブラシは，やわらかく，毛先はナイロン製のもので，ヘッドは親指大程度のものを選ぶ．うがいは，うがい薬(アズレンスルホン酸ナトリウム，生理食塩水)を用いて3～4回以上行い，口腔内の清潔に心掛ける．咽頭部にも口内炎が発現することもあるので，グチュグチュうがい後に加えてガラガラうがいも行う．

口腔内の洗浄後，保湿剤を口唇，粘膜，義歯の場合は義歯内部にも塗布する．保湿剤は，ジェルタイプやスプレータイプなどがある．

ドライマウスの場合は，唾液分泌量が減少し，細菌が繁殖しやすく再生機能が低下する．日頃から，唾液腺マッサージを行い，分泌量の減少を予防していく．

●口内炎発現後のケア

口内炎は，内服開始後2週間以内の発現が多い．筆者の施設では，うがいや歯のブラッシングによる口内炎の予防を指導することによって，約85％の患者が粘膜の発赤や食事摂取時にしみるような軽度の症状(グレード1)で経過している．

食事でしみるような症状がある場合は，食べ物を常温にすることや少量ずつゆっくり摂取することを勧める．水やジュースなどで症状を強く感じる場合もあるので，ストローを使用することやゼリータイプのものを飲用していく工夫も説明する．しみるような症状は個人差があり，多くの患者は「しみるが我慢できる」「痛み止めを使うほどではない」と話すが，食事摂取量の減少や口腔内のケアが軽視される場合もあるので，症状に対して我慢しないことを説明する．

味覚障害が発現している場合には，発現後の患者の嗜好を聞き，食材の味つけを患者の嗜好にあわせる工夫をしていく．しかし，その味つけが家族と異なる場合に「家族から味つけの文句をいわれる」「食事をつくるのが嫌だ」と苦痛を話す患者もいる．

そのため，患者を労うとともに，食材の味つけ方法についてともに考えていく．食材の味つけは，調理後患者と家族の食材を分けて味つけする工夫や，患者用に小分けにした食材を冷凍保存しておく工夫などを伝える．また，看護師は患者の味覚障害による苦痛を家族へ伝え，家族から理解を得られるよう調整していく．

グレード2以上の口内炎の場合は疼痛を伴うので，鎮痛薬による疼痛緩和を優先していく．患者が疼痛を我慢しつづけることで，症状の悪化や全身状態の不良をまねく場合もある．症状が発現した場合は，早期に対応していく必要がある．

疼痛がある場合の口腔内ケアは，スポンジブラシを用いるとよい．ブラシの刺激により吐き気が生じる場合は，マウスウォッシュを使用する．

看護師は，患者が受診したら，口内炎の評価や種類，自覚症状，セルフケア方法などを確認する．口内炎の治療としてステロイド外用薬が用いられるが，カンジダ性口内炎や細菌感染が潜在している場合は治療薬が異なるため，口腔内を十分に観察していく必要がある．

●間質性肺炎の早期発見

間質性肺炎は，重症化し死に至る場合もある．看護師は，患者に対して咳や発熱，息切れなどの自覚症状の有無やパルスオキシメータによる測定を定期的に行うよう説明する．

筆者の施設では，パルスオキシメータは患者に準備してもらっている．自覚症状の出現時や普段よりパルスオキシメータ値が低い場合は，医療者へ早めに相談するよう伝える．

●経済面でのサポート

エベロリムスは薬価が高く，高額療養費の適用となる．これまでの治療経過のなかで，高額療養費制度を申請している患者も多いが，さらに経済面の負担がかかることを事前に情報提供しておく．

●治療と生活を両立するためのケア

自宅での内服管理では，有害事象を最小限に抑え，治療を継続していくことが大切である．看護師は，有害事象のセルフケアを患者の生活の一部に取り組めるよう支援していく必要がある．患者の背景，ライフスタイル，周囲のサポート状況などを詳細に把握し，患者個々に応じてさまざまなアイデアを用いたケアを提案していくことが重要である．

Chapter 3 乳がんの治療

06 放射線療法

Key Point

- 放射線療法は，手術療法や化学療法と並んでがんに対する主要な治療法の1つであり，最近は集学的治療のなかで使われることが多い．
- 乳がんの放射線療法は，術後の再発予防を目的とした術後照射と，転移や再発による症状の緩和を目的とした照射に大別される．

放射線療法とは

- 放射線療法は，手術療法や化学療法と並んでがんに対する主要な治療法の1つであり，最近は集学的治療のなかで使われることが多い．
- 手術療法と同じく局所治療であるが，放射線療法では機能と形態の温存が可能である．リニアック（直線加速器）などから発生する放射線は細胞のDNAを損傷する．正常細胞では修復能力が高く障害が起こりにくくなっているが，腫瘍細胞では修復が不十分で致死的となることを利用している．
- 病巣が小さく，十分な線量を与えることができれば切除に匹敵する効果をあげられるが，実際は周囲正常組織の急性および晩発性有害事象により制限される．とくに放射線脊髄症などのように照射後，数年して発症する晩発性障害は，ときに致命的となるので予防には注意が必要である．
- 乳がんの放射線療法は，術後の再発予防を目的とした術後照射と，転移や再発による症状の緩和を目的とした照射に大別される．
- 放射線療法は，放射線腫瘍医により行われる[*1]．

術後照射

1. 乳房部分切除術（乳房温存手術）後の照射

- 乳房部分切除術（乳房温存手術）にて断端を陰性にしたあと，乳房に照射する．
- 手術後3～4週を目安に，温存した乳房に術後照射を行う．ただし化学療法が必要な場合は，遠隔再発のリスクを考慮し，化学療法終了後に照射を開始する．

[*1] 放射線療法開始までの進め方：①乳腺外科医から放射線腫瘍医へ紹介➡②放射線腫瘍医による診察，説明，同意の取得➡③治療計画の立案（照射範囲，線量計算，照射線量の決定）➡④体表面への照射野マーキング➡⑤照合画像による確認➡⑥照射開始

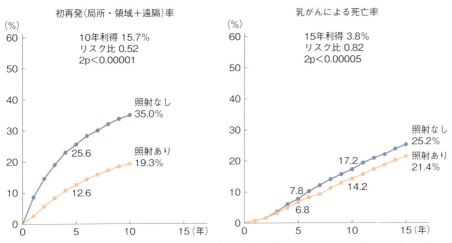

図1 初再発率および乳がんによる死亡率からみた乳房部分切除術後の照射の効果（17件のランダム化比較試験，10,801例）

すべての再発を10年間で半減させ，手術後15年間の乳がんによる死亡を1/6減少させる．
(Early Breast Cancer Trialists' Collaborative Group (EBCTCG), Darby S, et al. : Effect of radiotherapy after breast-conserving surgery on 10-year recurrence and 15-year breast cancer death: meta-analysis of individual patient data for 10,801 women in 17 randomised trials. Lancet, 378(9804) : 1707～1716, 2011 をもとに作成)

禁忌[1]

- 絶対的・相対的禁忌を以下に示す．
  - 多発がんが異なる乳腺腺葉領域に認められる．
  - マンモグラフィで広範囲にわたる微細石灰化が存在する．
  - 背臥位にて患側上肢を挙上できない．
  - 妊娠中である．
  - 患側乳房への照射の既往がある．
  - 膠原病のうち，活動性の強皮症や全身性エリテマトーデス（systemic lupus erythematosus：SLE）を合併している．

適応

- 以下の乳がんに対して適応である．
  - 臨床病期Ⅰ・Ⅱ期の浸潤性乳がん（すべての再発を10年間で半減させ，15年間に乳がんによる死亡を1/6だけ減少させる[2]，図1）．

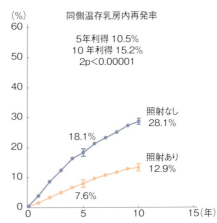

図2 同側温存乳房内再発率からみた非浸潤性乳管がんに対する乳房部分切除術後の照射の効果（4件のランダム化比較試験，3,729例）

照射により同側温存乳房内再発（浸潤がん＋非浸潤がん）を約1/2（0.46）に抑え，10年累積再発率を半減させる．
(Early Breast Cancer Trialists' Collaborative Group (EBCTCG), Correa C, et al. : Overview of the randomized trials of radiotherapy in ductal carcinoma in situ of the breast. J Natl Cancer Inst Monogr, 2010 (41) : 162～177, 2010 をもとに作成)

- 0期の非浸潤性乳管がん（照射により乳房内再発を約1/2に抑えることができる[3]，図2）．

06 放射線療法

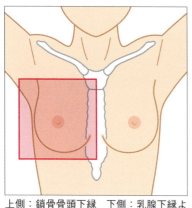

上側：鎖骨骨頭下縁　下側：乳腺下縁より1.5cm　内側：正中線　外側：中腋窩線

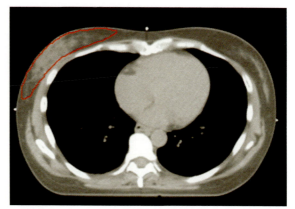

CT画像上でのターゲット輪郭の描出

図3　右側乳房部分切除術後の接線照射野

照射範囲，線量[1]

- 照射ターゲットは全乳房が勧められる．図3左を参考に，実際はCT画像上で輪郭を決定し，接線照射を行う．センチネルリンパ節生検陽性，腋窩非郭清の場合，接線照射上縁を上腕骨頭近傍にまで拡大するハイタンジェント法や鎖骨上リンパ節領域を含めることもある．
- 全乳房に対して1回線量2.0Gy[2]，総線量50Gyを5週で照射する．
- 50歳以上でリンパ節転移のない5cmまでの腫瘍，かつ化学療法未施行の患者に対しては，3週程度で終える寡分割照射が勧められる．
- 腫瘍床に対するブースト照射[3]は，とくに40歳以下では温存乳房内再発を半減させる．
- 腋窩リンパ節郭清後の腋窩照射では成績は改善せず，逆に上肢浮腫などの合併症が増加する．
- 4個以上の腋窩リンパ節転移がみられる場合は，鎖骨上窩領域への照射が勧められる．一方，胸骨傍リンパ節への転移はまれであり，照射すれば肺や心臓への障害は無視できず，画像的に腫大している場合を除き，照射野に含めないことが多い．
- 非浸潤性乳管がんでは通常，50Gyの全乳房照射が行われる．

有害事象

- 乳房部分切除術（乳房温存手術）後の照射では，早期有害事象として軽度の放射線皮膚炎がみられ，また，全身倦怠感がみられることもある．
- 乳房痛も長期にわたり間欠的にみられることがあるが，軽度で自制内である．
- 放射線肺臓炎の頻度は約1％であるが，化学療法を同時に併用したり，鎖骨上窩を含めた広い照射野のときはやや増加する．また原因は不明であるが，閉塞性細気管支炎・器質化肺炎（bronchiolitis obliterans organizing pneumonia：BOOP）症候群が同頻度でみられることがある．どちらも乾性咳嗽が主症状であ

---

*2 Gy（グレイ）：吸収線量の単位．1Gyとは1kgの組織に1ジュールのエネルギー吸収を意味する．旧単位はradであり，1Gy＝100rad．

*3 ブースト照射：追加照射のことであり，やや広範囲に照射したあとに腫瘍量がもっとも多いと思われる部分に縮小して照射すること．

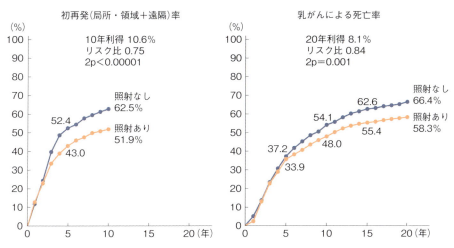

図4 初再発率および乳がんによる死亡率からみた乳房切除術後照射の効果（リンパ節転移陽性 3,131例）

リンパ節転移陽性の乳房切除術後に照射を加えると，10年目の初再発率が10.6％減少し，20年目の乳がんによる死亡率も1％減少する．

（EBCTCG（Early Breast Cancer Trialists' Collaborative Group），McGale P, et al.：Effect of radiotherapy after mastectomy and axillary surgery on 10-year recurrence and 20-year breast cancer mortality: meta-analysis of individual patient data for 8135 women in 22 randomised trials. Lancet, 383（9935）：2127〜2135, 2014 をもとに作成）

る．
- 晩期有害事象として，肋骨骨折や上肢浮腫がみられることがあるが，まれである．後者は腋窩郭清術の程度や領域リンパ節照射の併用の有無に影響される．

2. 乳房切除術後の照射

- 腋窩リンパ節陽性などのハイリスク症例には，化学療法や内分泌療法などの全身療法と術後照射を併用すると，局所・領域リンパ節再発や遠隔再発を抑えるだけでなく，長期的にみた生存率も明らかに向上する[4]ことがわかっている（図4）．

適応[1]

- 以下の乳がんに対して適応である．
  - 腋窩リンパ節転移4個以上の症例．
  - リンパ節転移を伴う局所進行例（5cmを超える腫瘍または胸壁／皮膚浸潤）．
  - 腋窩リンパ節転移1〜3個でも高度のリンパ管侵襲を伴う症例．

照射範囲，線量

- 乳房切除術後に化学療法を併用しても再発部位の半数以上は胸壁であり，胸壁と鎖骨上窩リンパ節領域は照射野に含める．1回線量2.0Gy，総線量50Gyを5週で照射する．遺残が疑われる部位に10Gy/1週程度の追加照射を行うこともある．
- 生存率の向上がみられた臨床試験では，胸壁や鎖骨上窩だけでなく，胸骨傍リンパ節領域も照射範囲に含めている．胸骨傍リンパ節領域については，術前に腫大あるいは転移が確認された場合に照射することが多い．しかし最近では，リスクのある乳がんに対する有用性を示す試験も報告されている．手術後に化学療法が必要な場合は，遠隔再発のリスクを考慮し，化学療法終了後に照射を開始する（図

06 放射線療法

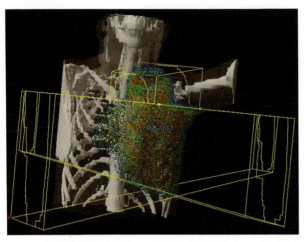

図5 左側乳房切除術後の照射法（胸骨傍リンパ節領域を含める場合）
左胸壁に加えて鎖骨上窩および胸骨傍リンパ節領域も照射野に含めている．

5）．

有害事象

- 乳房部分切除術（乳房温存手術）後と同様だが，左側乳がんでは急性期に一過性の嚥下痛がみられることがある．
- 乳房部分切除術（乳房温存手術）後に比べて照射範囲が広く，放射線肺臓炎も4〜7％程度に増加する．
- コバルト照射の時代には心臓障害が憂慮されたが，最近の3次元治療計画装置や多分割コリメータ（multi leaf collimator：MLC）を用いる照射技術では，あまり問題とならない．しかし，虚血性心疾患のリスクは心臓の被曝線量に比例し，数年以内から発症する．このリスクは20年経っても持続する[5]とされるので，できるだけ心臓への被曝を減らす努力をしなければならない*4．

3. 乳房再建後の照射

乳房再建方法

- 乳房切除後の欠損部位を補填するために，腹部や背部の筋肉や脂肪などの自家組織を用いる場合と，人工物を用いる場合がある．わが国では乳房切除時に組織拡張器（エキスパンダー）を挿入し，数か月かけて拡張後，シリコン製のインプラントに交換する二期法が行われることが多い．

再建乳房に対する照射

- 一般的に，再建乳房に対して照射する場合は，照射しない場合より合併症のリスクが高くなる．それも自家組織よりも人工物を用いた再建乳房のほうがリスクは高い．
- 人工物でも，シリコン製のインプラントよりもエキスパンダー挿入中に照射する場合で有害事象が増えるとされている．そのため，可

＊4 2次元のCT画像を連続的に取得してワークステーション内で3次元的に最適な分布が得られる照射法を検討する．左側の場合，5〜10mm幅の遮蔽板（MLC）を用いて任意の形状で心臓を遮蔽する工夫をする．

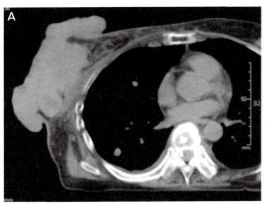 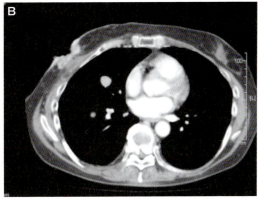

図6 右側乳房再発腫瘍に対する照射
A：右切除不能進行乳がんで内分泌・化学療法に抵抗性となり，右乳房に巨大腫瘤を形成．
B：右乳房に36Gy/12回の接線照射を施行．7か月後のCT画像では，肺転移は増大するも，乳房腫瘤は著明に縮小している．

能であればインプラントに交換後に照射を開始する．

有害事象

- 自家組織では脂肪壊死，線維化，萎縮，皮弁拘縮，人工物では疼痛，感染，露出，被膜拘縮などがみられる．

転移・再発時の照射

1. 局所・領域再発

- 再発腫瘍による疼痛，出血や圧迫症状などに対して，余命や全身状態を考慮して対症的に20Gy/5回，30Gy/10回，50Gy/25回などが照射される（図6）．

2. 遠隔転移

骨転移

- 骨転移による疼痛緩和に放射線治療の奏効率は60〜90％と高く，とくに乳がんでは80〜90％に有効である．
- 最適な総線量や分割方法は十分に確立していないが，システマティックレビュー[6]*5では1回照射と分割照射では寛解率に差がなかった．1回照射では再照射することが多かったが，心理的側面も影響している可能性がある．これまで20Gy/5回〜30Gy/10回の分割照射を行うことが多かったが，骨破壊の程度の少ない有痛性骨転移には8Gyの1回照射が勧められる．
- 神経障害性疼痛や脊髄圧迫病変がみられる場合には，30〜40Gy/10〜20回の分割照射法が推奨される．

---

*5 システマティックレビュー：あるテーマに関して一定の基準を満たした質の高い臨床研究を集め，そのデータを統合して総合評価の結果をまとめた文献であり，信頼性が高い．

脳転移

- 単発性脳転移例には手術あるいは定位放射線照射、4個までの多発性脳転移例には全脳照射に定位放射線照射を加えても生存期間は延長しないが、脳内制御が改善する[7]。
- 4個を超える多発性脳転移例には、全脳照射が勧められる。
- 全脳照射はステロイド単独に比べて生存率を向上させるとされるが、エビデンスレベルは低い。全脳照射により痙攣や頭痛などは75〜85％で軽減されるが、運動障害の改善は30〜40％と少ない。

定位放射線照射

- ガンマナイフでは201個のコバルトガンマ線源を埋め込んだヘルメットを装着して、通常1回照射（定位手術的照射）を行う。
- その他に定位フレームを装着後、直線加速器（リニアック）を用いて数回に分割して照射する定位放射線治療がある。一般的に、4個程度までの脳転移に対して実施されることが多い。しかし、全身状態がよく総腫瘍体積が大きくなければ、10個程度まで適用されることもある。
- これらの最適な線量は定まっておらず、全脳照射の併用の有無によっても異なるが、腫瘍の辺縁線量10〜27 Gyが照射される。
- 全脳照射の最適線量や分割方法も定まっていないが、通常30 Gy/10回、37.5Gy/15回、40 Gy/20回などが選択される。長い予後が期待できる場合には、分割回数が多い治療が選択される。

有害事象

- 急性期には脱毛や軽度の放射線皮膚炎、一過性の頭蓋内圧亢進症状（頭痛、悪心・嘔吐）、外耳道炎、中耳炎がみられることがある。

晩期有害事象

- 認知症と脳壊死であり、3Gyを超える1回線量を用いたり、総線量が50Gyを超える場合に起こりやすい。

引用・参考文献

1) 日本乳癌学会編：科学的根拠に基づく乳癌診療ガイドライン 1.治療編 2015年版. 金原出版, 2015.
2) Early Breast Cancer Trialists' Collaborative Group (EBCTCG), Darby S, et al.：Effect of radiotherapy after breast-conserving surgery on 10-year recurrence and 15-year breast cancer death：meta-analysis of individual patient data for 10,801 women in 17 randomised trials. Lancet, 378 (9804)：1707〜1716, 2011.
3) Early Breast Cancer Trialists' Collaborative Group (EBCTCG), Correa C, et al.：Overview of the randomized trials of radiotherapy in ductal carcinoma in situ of the breast. J Natl Cancer Inst Monogr, 2010 (41)：162〜177, 2010.
4) EBCTCG (Early Breast Cancer Trialists' Collaborative Group), McGale P, et al.：Effect of radiotherapy after mastectomy and axillary surgery on 10-year recurrence and 20-year breast cancer mortality：meta-analysis of individual patient data for 8135 women in 22 randomised trials. Lancet, 383 (9935)：2127〜2135, 2014.
5) Darby SC, et al.：Risk of ischemic heart disease in women after radiotherapy for breast cancer. N Engl J Med, 368 (11)：987〜998, 2013.
6) Chow E, et al.：Update on the systematic review of palliative radiotherapy trials for bone metastases. Clin Oncol (R Coll Radiol), 24 (2)：112〜124, 2012.
7) Tsao MN, et al.：Whole brain radiotherapy for the treatment of newly diagnosed multiple brain metastases. Cochrane Database Syst Rev, 4, Review, 2012.

Chapter 4

検査・治療に伴う乳がんケア

Chapter 4 検査・治療に伴う乳がんケア

01 検査時のケア

Key Point

- 乳がんの確定診断検査から，手術に必要な検査まで，患者はさまざまな検査を体験する．乳がんではないかという不安や検査に対する心理的なストレスを少しでも軽減できるようにケアする．
- 診断後の検査時期は，心理的適応の過程をサポートすることが必要な時期でもある．心身の状態をアセスメントしたうえで，情緒的サポートとあわせて手術に向けた情報提供や意思決定支援を行う．

検査時のケアの特徴

- 乳がんの診断のために行われる主な検査は視触診，マンモグラフィ，超音波検査，細胞診や組織診がある．また，診断がついたあとには，乳房内のがんの広がりやリンパ節転移，他臓器への病変の有無を診断するためのMRI検査，CT検査，骨シンチグラフィ検査などがある[*1]．
- 検査の内容や目的，方法を説明し，患者の緊張を和らげたり，患者の協力を得たりすることは各検査の共通点である．また，乳房の検査を行う特徴から，プライバシーへの配慮や室温調整などの検査環境への気配り，誠意をもった対応を心がける．
- それぞれの検査に伴う患者ケアの要点を以下に示す．

1. マンモグラフィ検査時のケア

- 乳房を圧迫板で固定して撮影するX線撮影である．腫瘤陰影や石灰化陰影の性状などで，良悪性を診断する[2]．
- 被曝線量を低減し高画質のマンモグラムを得るために，適正な圧迫が必要である．表1に示すような圧迫の理由を説明し，患者の協力が得られるようにする．
- マンモグラフィ検査による被曝は0.05〜0.15mSvであるとされている．被曝を気にする声が聞かれたとき，乳房のみの検査であり，全身の被曝はほとんどないこと，また，自然放射線から受ける線量を考えても，健康を害する心配はないことを説明し，患者の協力が得られるようにする．検診による余命の延長

[*1] 乳癌診療ガイドライン[1)]では，「遠隔転移を疑わせる症状や所見のないStage I，IIの初発乳がん患者に，術前検査（staging）として肝臓超音波検査，胸腹部CT，骨シンチグラフィ，FDG-PETを勧められる十分な科学的根拠はなく，積極的には勧められない（推奨グレードC2）」としている．また，「遠隔転移を強く疑わせる症状や臨床所見のあるStage I，IIの初発乳がん患者，およびStage III以上の初発乳がん患者に対して，術前検査（staging）として肝臓超音波検査，腰腹部CT，骨シンチグラフィ，FDG-PETを行うことは勧められる（推奨グレードB）」としている．

表1　マンモグラフィの圧迫の理由

乳房の圧迫による効果

①散乱線の減少によるコントラストおよび解像度の向上
②乳腺全体の読影可能な濃度域への正常化
③乳腺構造の分離による組織間コントラストの向上
④平均乳腺量の減少
⑤被写体—フィルム間距離の縮小による幾何学的ボケの減少
⑥乳房の固定によるボケの防止

圧迫の目安

①少なくとも、組織がぴんと張られるまで乳房を圧迫すること
②受診者が「耐えられる最大限の圧迫」

(精度管理マニュアル作成に関する委員会監，大内憲明編：マンモグラフィによる乳がん検診の手引き―精度管理マニュアル―．第6版，p.29，日本医事新報社，2016より抜粋して引用)

と放射線のリスクによる余命の短縮を評価した研究では，検診を受けるベネフィットが大きいことが明らかになっている[2]．

2. 超音波検査時のケア

- 仰臥位をとり，検査する側の肩下に枕やバスタオルを入れて，乳房が胸郭に水平にのる体勢を整える．
- 検査は直接皮膚にゼリーを塗布して行うため，ゼリーウォーマーで適温になるよう準備する．検査後は，ゼリーを拭きとり，ゆっくり慌てず衣服を整えるよう声をかける．

3. 細胞診時のケア

- 穿刺吸引細胞診 (fine-needle aspiration cytology：FNAC) は超音波ガイド下に描出される病変に対して行われる*2．検査時間は10分ほどで，患者への侵襲も小さいことを説明し，安心して受けられるよう配慮する．
- 穿刺吸引細胞診に使用する針の太さは通常22Gである．採血で使用する針の太さと変わりなく，通常局所麻酔なしでも耐えうる痛みであることを説明する．
- 穿刺後に皮下出血することがあるが，数日で自然に吸収されるので安心して経過をみるよう説明する．

4. 組織診時のケア

- 組織診には，コア針生検 (core needle biopsy：CNB)，吸引式乳房組織生検 (vacuum-assisted breast biopsy：VAB)，摘出生検がある．マンモグラフィによる乳がん検診の普及に伴い，微細石灰化病変に対する吸引式乳房組織生検の適応となる患者が増加している*3．
- 良悪性診断や組織型診断のほか，免疫染色によりエストロゲン受容体 (estrogen receptor：ER)，プロゲステロン受容体 (progesterone receptor：PgR)，HER2などのバイオロジーがわかることは，薬物療法

---

*2 十分に細胞が採取されていれば診断は比較的容易で高い精度が保たれるが，確定診断に及ばない「判定困難」や「悪性疑い」の結果となることがある．この場合，細胞診再検査や組織診による診断が必要になる．患者は，診断がつかないことを不安に思ったり，施設への不信感を言葉にすることがあるが，細胞診の限界や，診断が困難な病変であり慎重な診断が必要であることを説明し，さらなる検査の必要性を理解してもらうことが大切である．

*3 吸引式乳房組織生検の対象となる患者の多くは自覚症状がないため「なぜ検査が必要なのか」「微細石灰化がどのような意味をもつ病変なのか」など，検査の必要性を理解することが難しい．患者の理解を助けるとともに，診断が確実に行える有効な検査であることを説明する．

01 検査時のケア

を含めた治療方針の選択に貢献している。看護師は，病理結果報告書を理解し，どのような治療方針が予測されるかを考えたうえで，患者の相談に応じる準備も必要である。

- コア針生検は主に14G針が用いられる。局所麻酔後，18G針で皮膚を数ミリ切開して針を挿入し，3〜4回検体を採取する。検体採取に伴い，「バチンッ」と大きな音がするので，あらかじめ実際の音を聞かせるなどして，患者に十分に説明しておく。
- 吸引式乳房組織生検では，長時間同一体位を保持する必要があり，患者の苦痛を伴う。室温調整や露出部位の保温，プライバシーの配慮に加え，検査状況の説明や声かけを行う。
- 吸引式乳房組織生検では，局所麻酔によるアレルギーや，過緊張と関連した迷走神経反射などの血圧低下などに備えた準備も必要である。救急カートの点検やドクターコールの態勢を医師や放射線技師と確認しておく。
- 検査後は十分に圧迫止血する。抗凝固薬を内服している患者はとくに注意が必要である。検査計画の際に，抗凝固薬服用の有無を確認し，医師に報告するとよい。
- 帰宅後に出血した場合の対処法，緊急時の連絡先などを伝える。

5. CTおよびMRI検査時のケア

- CT検査はリンパ節・肺・肝臓などの遠隔転移の検出を目的に行われる（*1 参照）。
- MRI検査は乳がんの広がり診断において勧められる[3]。
- 広がり診断では術式の決定に重要な情報が得られる。患者の乳房に対する価値観，術式への意向を看護相談などで十分話し合い，医学的な判断を踏まえて意思決定が支援できるようにする。
- 造影剤を使用するため，造影剤過敏，薬物アレルギー，喘息の既往，糖尿病治療薬の確認が必要である。また，閉所恐怖症の有無についても確認する。
- 造影剤使用に際しては副作用など十分な説明を行ったうえで同意書に承諾を得る。
- 造影剤によるアナフィラキシーショックなどの緊急時に備え，検査室の救急カートや中央配管の点検は定期的に行っておかなければならない。
- MRI検査室には強い磁場がかけられているため，検査時はアクセサリーや金属のついている衣服や下着は必ず外すように指導する。
- 乳房MRIは腹臥位で30分強の時間を要するため，体位をとる際に苦痛な点を申告してもらうようにする。

検査を受ける患者の心理的サポート

- 乳房のしこりを自覚してから乳がんが確定するまでの時間は，患者にとってもっとも心理的ストレスが高まる時期だといわれている[4]。初診時から診断説明時，診断後手術までの継続した看護支援が不可欠である。
- 診断後の検査時期は，心理的適応の過程をたどるためのサポートが必要な時期でもある。また，現実的な対処を始めるなかで，さまざまな情報に混乱したり，適切な情報が得られず困惑することが予測される。心身の状態をアセスメントしたうえで，検査の内容・目的・スケジュールのポイントを押さえて説明を行う。家族の付き添いがある場合は家族にも同様に説明し，家族によるサポートが得られるようにする。また，家族へのサポート[*4]も必要である。
- 外来でがんと診断されて間もない時期にいる

初診時問診	・受診までの経緯や目的，あるいは前医でどのような説明を受けているかを問診する．同時に，受診までに心配したこと，気になっていることなどを聴く．
診察介助	・検査（FNAC/CNB/VAB）の介助を行う．
診察後看護相談	・検査後の注意点，日常生活への対応，異常時の連絡方法について指導する． ・検査結果に対する予期不安へのケア（傾聴，情報提供，情報収集など）を行う．
診断結果説明への同席	・診察に同席し，表情や振る舞い，反応などを観察し，適時サポートの声かけやタッチングを行う． ・初期反応レベルにより，認定看護師や臨床心理士の同席を得て看護相談での支援を行う． ・医師に言い出そうとする言葉の促しや代弁を行う．
診断後看護相談	・初期反応をアセスメントしながら，情緒的なサポートを優先する． ・診断結果についての説明場面での医師の説明を再確認しながら，理解を助ける． ・手術前に必要な検査の目的や方法を説明する．仕事や家庭のスケジュールに合わせて，上記情緒面も考慮のうえ，検査を計画する． ・患者の質問に応じるとともに，今後の治療の経過や手術療法，薬物療法，放射線療法についての簡単な情報提供を行い，参考となるパンフレットを案内する． ・家族への説明の状況・反応について聴き，必要時対応について支援する．
手術前看護相談	・診断から2週間後程度の検査受診のタイミングに合わせ，相談を計画する． ・患者の相談に対応しながら，診断後の正常な心理過程を経ているかどうかをアセスメントする． ・受診動機から診断過程を振り返り，病気や治療についての理解の状況と対処について理解し，新たな質問や疑問，心配事にていねいに対応する． ・普段の生活状況，術式に対する思いや，妊娠や出産に対する思いなどを聴き，意思決定支援のための意図的な情報収集とする． ・今後，予測される治療（薬物療法の効果と副作用，副作用への対処法，乳房再建や妊孕性温存についてなど）の情報提供を行う． ・家族歴を聴取する．

図1 相良病院における術前患者に対する看護支援の体制

患者が意思決定していくためには，患者が自分の病気と治療について理解し，医療者と信頼関係を結び，自分自身を肯定できるような豊かな医療環境が重要であることが示されている[6]．

● 患者の通院予定に合わせて面談や看護相談の予定を立て，病気や治療についての受けとめ方や理解を継続してアセスメントする．パンフレットなどを用いて再度説明を行い，必要な情報を提供する．当院における術前患者に対する看護支援の体制を図1に示す．

● 診断後の早い段階で，家族歴を聴取することも大切である．遺伝性乳がん卵巣がん症候群（hereditary breast and ovarian cancer：HBOC）の一次拾い上げを行い，二次詳細評価は遺伝外来に繋ぐなどして，適切な情報提

*4 家族へのサポート：家族は，患者の罹患の影響を受けて，さまざまな問題を抱えている．したがって，家族はケアの対象でもある[5]．患者と同様，家族の悩み事に対しても看護師が支援することを伝える．患者によっては家族へ話せないでいる場合も考えられる．その場合は，話せないでいる気持ちをよく聴き，これから治療を受けていくために家族とともに歩むことも大切であることを伝える．
家族が患者とともに，親にどのように伝えるか，子どもにどのように伝えるか，仕事との調整をどのように進めるか，患者の入院中の家事や育児・介護を誰に依頼するのか，活用できる社会資源はあるのか，今後誰と相談し調整していけばよいのか，などを入院までのこの時期に，話し合えるようにサポートする．いつでも相談に応じられることを伝えておくことも大切である．

供が行われるように配慮する*5（Chapter 1-4「乳がんの遺伝」参照）．
● 担当看護師の紹介や施設のがん相談支援センターなどを案内し，不安なことがあればいつでも対応できることを伝えておくと患者の安心感につながる．
● この時期には，患者によってはさまざまな情報を正確に理解することが困難になる場合もあり，標準的な治療に取り組めない場合も少なくない．そのようなことをよく理解し，正しい情報の取得方法や判断方法について患者に知らせておくことも必要である．

引用・参考文献
1) 日本乳癌学会編：科学的根拠に基づく乳癌診療ガイドライン2 疫学・診断編2015年版．p.207〜209，金原出版，2015．
2) 精度管理マニュアル作成に関する委員会監，大内憲明編：マンモグラフィによる乳がん検診の手引き—精度管理マニュアル—．第3版増補，p.108〜110，p.149〜162，日本医事新報社，2007．
3) 日本乳癌学会編：科学的根拠に基づく乳癌診療ガイドライン2 疫学・診断編2015年版．p.201〜204，金原出版，2015．
4) 射場典子ほか監：乳がん患者へのトータルアプローチ．p.145〜148，ピラールプレス，2005．
5) 石垣靖子ほか：臨床倫理ベーシックレッスン．p.49，日本看護協会出版会，2012．
6) 猪俣克子：外来でがんと診断されて間もない時期にいる乳がん患者への看護介入ならびに本看護介入を促進する医療的環境．日本看護科学会誌，24 (1)：30〜36，2004．
7) 日本乳癌学会編：科学的根拠に基づく乳癌診療ガイドライン2 疫学・診断編2015年版．p.92〜102，金原出版，2015．

＊5 遺伝的に乳がん発症リスクが高いと考えられる可能性：乳癌診療ガイドライン[7]では，「BRCA1/BRCA2遺伝子のいずれかに病的変異が存在する個人が乳がんと診断された場合，乳房温存療法後の温存乳房内第2がん発症リスクや対側の乳がんの発症リスクが増大する可能性があるとして，欧米では，BRCA1/BRCA2遺伝子の病的変異の有無は術式を決めるための情報としても利用される場合がある．」と記載されている．

Chapter 4 検査・治療に伴う乳がんケア

02 手術療法時のケア

Key Point

- 手術前の患者が全身麻酔や手術に伴う不安に適切に対処できるように，現実的かつ具体的な情報を提供し，困難や問題に対する自己効力を感じることができるように支援する．
- 術式による身体的苦痛症状や経過の違いを理解し，術後は個々の患者が抱える不安にも留意しながらケアを行う．
- 退院に向けた患者への情報提供や指導は，短期間で行われることが多い．退院後に必要な情報を提供するとともに患者が抱える不安を傾聴し，一緒に考えることで，患者が対処方法を導き出すことができるように支援する．

手術前のケア

- 手術療法は，固形がんに対する根治性が最も高い局所療法として位置づけられており，患者にとっても「乳房からがんを排除できる」という治癒を含めた期待が大きい．
- 一方，手術による身体的な侵襲は，外観の変化だけではなく，術式によっては機能障害や後遺症を残すこともある．
- 患者が適切に情報を理解し，納得した術式選択が行われ，手術に向けた準備ができるようにサポートすることが重要になる．

1. 患者に関する情報の収集

- 手術の決定と日程の進行に伴い，以下に示した3つの情報収集と確認が必要である．
- 治療中の疾患や内服薬などがある場合は，担当診療科へのコンサルテーションや内服薬の休薬などが必要となることがある．そのため，医師と連携し，患者への説明や追加の検査，受診に関する日程の調整を行う．

- **カルテからの基本情報**
  診断名，術式，麻酔法，術側，身長，体重，年齢，アレルギーの有無，感染症の有無，既往歴，手術歴，視覚，聴覚，運動機能異常の有無など．
- **手術の決定に伴う情報収集**
  入院問診表の記入依頼または内容確認，内服薬の有無の確認と薬剤の内容，絆創膏かぶれの有無，同意書（全身麻酔・手術）の確認，手術日に来院する家族の確認．
- **手術前の患者の確認**
  血圧，脈拍，体温，最終飲食時間，化粧・マニキュア・指輪などの除去の確認．

2. 患者の術式選択の意思決定の確認

- 乳がんの病状を理解し，術式を選択したのち

表1　入院・手術に伴う患者・家族への説明内容の一例

①手術の内容と日程，同意書の確認
②全身麻酔の内容，同意書の確認
③内服薬の注意事項（抗凝固薬の休薬期間，降圧薬・糖尿病治療薬などの内服確認）
④入院に伴い準備が必要なこと（入院パンフレットなどを活用して物品の準備と禁煙などの身体的な準備を説明）
⑤手術前の日程，手術後の経過について説明
⑥手術当日に来院する家族の確認（家族が高齢，別居などにより来院が難しい患者がいる）
⑦入院に関する費用の説明〈入院前に限度額適用認定証の申請状況を確認または案内する（70歳以下の患者）〉

も，患者はさまざまな想いや不安を抱えている．看護師は患者が術式決定後も，患者の術式選択の想いを支援し不安な想いに寄り添いながら，選択した内容に迷いや変更がないかを確認する．
- 患者の意思決定支援の詳細については，Chapter 5-3「治療選択・意思決定時のケア」を参照のこと．

3. 乳房の変化や創部についての確認

- 手術によって，乳房や乳頭がどのように変化すると理解しているか，創部がどのような形状になると思っているかを確認する．
- 患者の理解の程度やニーズに応じ，医師と連携しながら，乳房・乳頭の変化や，どの位置にどのくらいの長さの創になる予定かを伝える．
- 創部をみることで，自分の気持ちにどのような変化が起こると思うか，などを確認する．

4. 患者・家族への術前オリエンテーション

全身麻酔について

- 手術に伴い全身麻酔に関する説明が担当医または麻酔科医師により行われる．説明の時期は各施設により異なり，入院前・後に行われる．
- 初めて全身麻酔を受ける患者で，入院後に説明が行われる場合はどのようなことを受けるのかがイメージできず，不安のみが強くなることもある．全身麻酔に関する情報が不足している場合は看護師が情報の補足を行い，患者がイメージしやすくすることで心の準備ができるようにかかわる．
- 入院前に全身麻酔の説明を受け，同意が得られている患者には，不足情報や不明点の有無を確認する．患者によって休薬や薬剤の変更などが必要な場合もあるため，日程や薬剤の確認など，自宅で再確認できるように口頭説明とともに説明書を配布する．

入院オリエンテーション

- 乳がんの手術に伴う入院に対して，患者や家族への説明内容の一例を表1に示す．
- 術前化学療法を受けた患者のなかには，抗がん薬の副作用の影響で貧血，好中球減少，下肢の浮腫，末梢神経障害など身体的問題を抱えている場合もある．手術までの体調管理，脱毛のある患者にはウィッグ以外に綿帽子の持参を勧めるなど，個々の患者が抱えている問題や不安に沿った説明や支援が必要となる．

乳がんの手術について

手術の経過説明と不安軽減のための工夫

- 手術が予定されている患者が，手術そのもの

や手術後の経過について不安を抱くことは自然なことであるが，過去の手術の経験や同様の手術を受けた家族の存在などで，患者の不安には個人差がある．
- 手術の内容や手術後の経過について，患者が気がかりに思っている点を確認し，説明は理解しやすい平易な言葉で行う．説明後は患者が正しく理解できているかを患者との会話を通じて確認していく．
- 手術後の経過をイメージしやすいように，口頭の説明とあわせて写真やイラストが掲載された冊子やパンフレット，DVDなどを用いるとよい．

上肢の挙上運動機能の確認
- 乳がんの手術に伴う上肢挙上の運動障害は，乳房切除術と腋窩リンパ節郭清をともに受けた患者，またはいずれかの手術を受けた患者に生じやすい．
- 上肢挙上の運動障害は，外転方向と屈曲方向への制限が起こりやすい（p.224 図1参照）．
- 手術を受ける側の上肢の挙上状態の確認と，肩関節に関する既往歴（肩関節の手術，肩関節周囲炎など）についても確認する．
- 手術を受ける側の上肢に挙上障害が認められる場合は，屈曲・外転方向の挙上状態を角度計で測定し記録する．手術後のリハビリテーション（以下，リハ）を進めるにあたり，客観的な評価が可能になる．

リハビリテーションの説明
- 手術後のリハは，手術前と同様に上肢が挙上できるように，手術の内容や創部の治癒状況に応じて，上肢の可動範囲やその方法を説明し，継続的にサポートしていくことが大切になる．
- 手術前の患者には手術後のリハによって，手術前と同様に上肢の挙上や運動が可能になることを伝える．具体的な方法は，手術が終了

し患者が体調の改善を実感しやすい術後2日目以降が理想である．

手術後の経過と観察のポイント

- 術式別に術後の経過と観察のポイントの一例を表2に示す．

1. 手術終了後（術当日）のケアのポイント

- 手術後の患者を観察するにあたり，手術中の情報（術式，麻酔記録，手術看護記録など）を確認し，手術後のケアに活かしていく．
- 患者に手術が終了したことを伝え，全身麻酔の影響で状況が把握できない不安を軽減しながら，バイタルサインやドレーン管理を含めた全身状態の観察・確認を行う．
- 創部痛や臥床に伴う身体的な苦痛をアセスメントし，対応する．
- ベッド上で，患側上肢のほかに可動可能な範囲や具体的な動かし方を伝える．

手術に伴う症状と患者ケア

1. 手術後の創部からの出血

出血部位と症状

- 出血しやすい主な部位は，大胸筋前面，内胸動静脈周囲，胸背動静脈の分枝，肋間の小血管，ドレーン挿入部などである．
- 出血を疑う症状としては，ドレーンからの排液がみられる場合は性状が血性で，1時間あたりの血性排液量が50～100mL以上が目

表2 主な術式別の経過と観察のポイントの一例

	胸筋温存乳房切除術＋腋窩リンパ節郭清（Bt + Ax）	乳房部分切除術＋センチネルリンパ節生検（Bp + SNB）	胸筋温存乳房切除術＋センチネルリンパ節生検＋ティッシュエキスパンダー留置（Bt + SNB + TE）
術式の特徴	・乳房切除を行う ・大胸筋・小胸筋は温存する ・腋窩リンパ節をレベルⅠ～Ⅲの範囲で切除する（一般的にはレベルⅡまで）	・乳房を部分的に切除する ・部分切除の部位によって乳房の位置の左右差，乳房の変形を生じる ・センチネルリンパ節に転移がないことを確認する	・乳房切除を行う ・センチネルリンパ節に転移がないことを確認する ・大胸筋の裏面にティッシュエキスパンダーを留置する
創部へのケアと治癒に伴う症状	・手術による侵襲が患側前胸部，腋窩部と広範囲であるため，適切な鎮痛薬投与が必要 ・術後数日間は，患側の腋窩・前胸部皮膚の知覚鈍麻がある ・術後1週間ごろより患側腋窩・上腕内側部の知覚障害（違和感，痛みなど）がみられる ・術後数週間で患側腋窩・上腕内側部の知覚障害の程度は改善に向かうが知覚鈍麻は軽度残る	・乳房切除と比較すると術後の創部痛は軽度なことが多いが，痛みは主観的なものであるため患者の痛みに応じた鎮痛薬を投与する ・術後数日間は乳房部分切除部とセンチネルリンパ節生検部の知覚鈍麻を自覚することもある ・術後1週間程度まで温存乳房は手術の侵襲（皮膚の浮腫，滲出液の貯留）の影響で乳房の変形を自覚しにくい場合もある	・大胸筋裏面にティッシュエキスパンダーが留置されており，術後数日間は痛みを強く感じるため適切な鎮痛薬投与が必要 ・術後しばらくは前胸部皮膚の知覚鈍麻がある ・前胸部皮膚の血流障害による皮膚の色調変化の有無や広がりを観察する
ドレーン管理	・術当日は術後出血の予防のために創部の圧迫を行うこともある ・術後数日までは高齢者，高血圧を有する患者は後出血の可能性を念頭におきながら観察する ・腋窩，前胸部の腫脹の観察，ドレーンからの排液量，性状を観察する	・乳腺の切除量によりドレーンが留置されない場合もある ・術後数日間は出血の有無を観察するドレーンとして留置される	・人工物が留置されているため感染予防が重要になる ・術後の後出血は人工物の摘出の原因となる可能性が高いため，ドレーンからの排液量や性状を注意深く観察する ・長期間のドレーン留置は感染の原因になるため，通常術後2週間までに抜去される
リハビリテーションの進め方	・術後数日間は切除範囲が広いこともあり，創部痛を比較的強く感じる患者もいる ・術後数日間は痛みへの対応を中心にしながら，徐々に日常生活動作の範囲を広げていけるように支援する ・術後のリハは患者の術後経過と自覚する症状に対応しながら個々のペースに合わせて進めていく	・術後の後出血がないことを確認し，術後1日より日常生活動作(洗面，整髪，着替えなど)を中心とした上肢の動きから開始する ・患者が強く痛みを自覚する場合は痛みへの対処を優先し，痛みの軽減の自覚を待って介入を開始する ・患者が患側上肢に強く痛みを感じることなく挙上可能な場合は，制限を設けずに動かしてもらう	・術後数日間は留置された人工物の影響もあり，創部痛を比較的強く感じる患者が多い ・術後数日間は痛みへの対応を中心にしながら，徐々に日常生活動作の範囲を広げていけるように支援する ・術後1か月までは日常生活動作までの上肢の動きに留める（注：施設によって方針が異なるため自施設の方針を確認する）

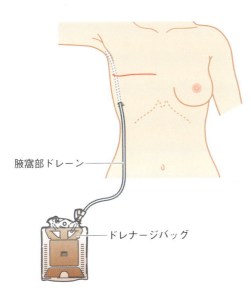

図2 ドレーンの位置と閉鎖式持続吸引バッグの一例

腋窩部ドレーン
ドレナージバッグ

安になる（図2）．また，ドレーンからの排液が減少し創部の腫脹（血腫を形成して腫脹する）が認められる場合も，出血の可能性が高い．

- 出血を疑う症状として，血圧の低下，脈拍の増加，創部痛の悪化なども関連しているため，ドレーン排液量や創部の観察とあわせて確認し，評価していく．

出血時の対策

- 医師への報告，出血部位の確認後，出血部位を圧迫して止血する方法がとられることが多い．しかし，出血が動脈性の場合や出血量が多く圧迫による止血が困難な場合は，開創による止血のための手術を行う．
- 手術後の出血は患者に大きな苦痛と不安を与える．出血への対応のために患者に対する説明や配慮が不十分になりやすいこともあるため，現状の説明と対策を伝え，患者ができるだけ落ち着きを取り戻せるようにかかわる．
- 出血の予防を目的として，ガーゼ，タオル，胸帯，弾性包帯などを用いて出血の可能性が

ある部位を圧迫固定することがある．このような場合は，胸部全体が胸帯や包帯で覆われて圧迫されているため，創部痛の悪化の有無や正常に呼吸ができているかを定期的に観察する．

2. 痛み

- 痛みを自覚する部位や強さの程度は，手術の内容や患者によって異なる．手術後の痛みは患者がもっとも心配する症状であるため，痛みを我慢することがないように対応する．
- 手術後の痛みの多くは手術創やその周囲であるが，腰痛，肩甲骨痛，上肢の倦怠感など，二次的な痛みや不快な症状が認められることがある．
- ドレーン挿入部の痛みやドレーンのミルキングに伴う刺激痛を訴えることがある．ドレーンの固定の位置を変更する，ドレーンのミルキングはミルキング鉗子を使用せず手動でゆっくりと行うなどの工夫で患者の苦痛を軽減することができる．
- 創部やその周囲の痛みに対しては，手術中に使用された鎮痛薬や手術時間，手術後に投与された薬剤と投与からの時間，投与後の効果と痛みの程度などを確認し，適切に薬剤を使用していく．
- 患者が自覚する苦痛は痛みだけではなく，長時間の臥床による身体的な苦痛もある．定期的な体位変換に加え，患者の体型や苦痛部位により，ベッドの角度，安楽枕，寝具などを変更・工夫することで苦痛の改善を図ることができる．

3. 感染

- 創部感染の多くは，創部に挿入されるドレーンが原因で発生することが多い．
- 多くの施設で，手術後は閉鎖式持続吸引バッ

グ（図2）が使用されている．正常な吸引圧を保持し，排液の量や性状，乳房やドレーン挿入部の皮膚の観察を行う．
- 感染の頻度は少ないが，乳房やドレーン挿入部の発赤，熱感，腫脹，発熱の症状が認められる場合は，症状に応じて薬物治療や外科的処置が行われる．

4. 知覚障害

- 乳がんの手術による知覚障害は，乳房切除術により前胸部，腋窩リンパ節郭清により腋窩から上腕内側に生じる．
- 前胸部，腋窩から上腕内側部の知覚障害は，手術直後から手術後7日程度まで知覚が鈍麻した状態である．しかし，その後，徐々に知覚が回復するにつれて，ビリビリとした痛みや着衣が触れたときの不快な感覚を自覚するようになる．手術後数週間が経過するころには，不快な感覚や痛みは軽減し，徐々に手術前の感覚に近い状態まで回復するが，軽度の感覚の鈍さは残ることが多い．
- 手術に伴う知覚障害の症状や経過を予め説明することで，患者の不安を回避することができる．患者には，知覚障害による症状であるため，創部の治癒や上肢の挙上には影響はなく，リハを継続してよいことを説明することが重要である．

5. 上肢の挙上障害

- 乳房切除術または腋窩リンパ節郭清を受けた患者に多くみられる．
- 広範囲の切除となる乳房切除術では，手術を受けた側の前胸部が治癒に向かって瘢痕化し拘縮する変化が生じる．患者は上肢を挙上した際に前胸部のつっぱりを自覚するため，上肢を挙上しにくくなる．この症状を患者が自覚する時期は，手術後の創部の治癒状況にもよるが，およそ手術後2週間を経過するころである．
- 腋窩リンパ節郭清を受けた患者では，腋窩周囲の創部が治癒に伴い瘢痕化し拘縮する変化が生じる．患者は上肢を挙上した際に腋窩や上腕内側のつっぱりを自覚するため，上肢を挙上しにくくなる．
- 手術を受けた前胸部，腋窩や上腕内側のつっぱりは，退院後に多くの患者が自覚するため，リハの継続的支援が必要である．

手術後のリハビリテーション

- 手術後のリハの開始時期やその内容は，施設ごとに多少の違いがあるため，自施設での目的に沿って医師，看護師，理学療法士らが連携して行う．
- 図3, 4に術後当日のリハの一例を示す．
- 術後1日目からのリハの内容は，Chapter 5-6「リハビリテーションの継続とセルフケア支援」を参照のこと．
- 腋窩リンパ節郭清後の患者に対して早期からリハを開始する場合は，ドレーン排液量の増加と留置期間の延長に注意する必要がある．
- ティッシュエキスパンダー（組織拡張器）を留置した患者に対するリハは施設ごとに違いがあるため，開始時期や可動可能な範囲，日常生活上の可動範囲などの情報を医師と共有したうえで患者の指導にあたる．

6. リンパ浮腫

- 腋窩リンパ節郭清により手術を受けた上肢にリンパ浮腫の発症を認めることがある．
- 手術前に化学療法を受け薬剤の副作用により四肢に浮腫が認められる患者や，手術後に上肢の可動が制限された状態（患者自身が原因の場合と治療上必要な場合とがある）の患者は発症のリスクが高い．

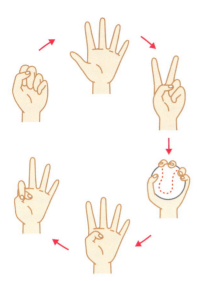

図3　手指の曲げ伸ばし運動

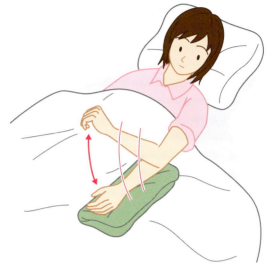

図4　肘関節の曲げ伸ばし運動

- リンパ浮腫は上肢全体に発症しないことも多く，部分的なリンパ浮腫は患者自身でも見過ごしやすい．そのため，患者の訴えに頼らない観察を心がける．

手術後の患者の心理的サポート

1. 術式変更に伴う患者の心理的サポート

- 手術中に予定術式が変更になることがある．センチネルリンパ節生検から腋窩リンパ節郭清，乳房部分切除術から乳房切除術などへの変更である．術式が変更されたことを手術後の患者にどのように説明し，患者はどのような反応であったかを確認・観察することが大切である．
- 手術後の患者は全身麻酔による身体的な影響や創部の痛み，長時間の臥床による苦痛などの影響を受けて，医師からの説明が正確に伝わらないことがある．
- 看護師は全身麻酔や手術による身体的な苦痛が軽減されている状態や，患者から術式に対する質問が聞かれるタイミングを考慮して，患者がどのように医師からの説明を理解したのかを確認し，必要に応じて補足の説明や患者の想いを傾聴するかかわりをもつ．

2. 創部をみるときのケア

- 手術後に患者が創部や温存した乳房をみる機会が多いのは，医師や看護師による創部やその周囲の観察の時である．患者が意識して創部をみる場合と，創部の処置を受ける流れのなかであまり意識することなくみる場合がある．
- 表3に患者が創部をみるときのケアのポイントを示す．
- 術式が予定通りのときや，乳房部分切除術では想像以上に乳房の変形が少ないときには，創部をみることに前向きになりやすい．しかし，術中に術式が変更されたときや，創部が想像以上に大きい場合，温存乳房の形の違いなどがあると，創部をみることに消極的になることがある．

表3　患者が創部をみるときのケアのポイント

- 手術そのものに対する患者の受け止めや想いを傾聴し，患者の気持ちに共感する
- 術後の創の治癒経過やドレーン抜去時期などを説明し理解を促すとともに，創傷治癒経過に対する患者の不安の緩和を図る
- 患者が視線をそらしたりして創部の話を避けているときは，無理に創の話をせずに，患者の関心に沿ってかかわる
- 創の周囲の皮膚の変色や創部の痛みのある患者は，創をみることに消極的になる傾向があるので，手術や治療に伴う身体症状の緩和を図る
- 「傷をみるのが怖い」というときには，乳房や創部がどのように変化したとイメージしているか，手術を受けた体験をどのように意味づけているかを確認する
- 「怖いけど，どうなっているの？」と，患者が創の経過に関心をもっているときには，創の長さや性状，周囲の皮膚の色調など，患者の術後経過について具体的に説明する
- ドレッシング材交換時に看護師から「傷は順調に治っていますよ」と声をかけ，不安の軽減を図る．創部をドレッシング材の上から指で触れるよう声をかけ，痛みの有無を確かめたり，乳房の変化をイメージするのを促す
- 創部の治癒が進んだころ，ドレッシング材交換時に，「鏡でみてみましょうか」と声をかけ，患者が創部をみる心の準備ができているかを確認し，鏡で一緒にみるとよい．もしくは，シャワー浴のときに，看護師またはパートナーと一緒にみるように促す
- 創部をみた後の患者の表情や言動に注目して，悲嘆などの情緒的反応があるときは，傾聴・共感を中心とする心理的支援を行う

- 患者が，「退院して体調が戻ってからみようと思う」というときは，心理的なダメージが増強するのを回避しようとしているので，入院中に無理に創部をみることを勧めない．患者が創部をみないのは，乳房喪失のストレスへのコーピングでもある．ストレスコーピングのプロセスに影響している事柄を把握して，影響を緩和していく取り組みをサポートする．
- 創部の治癒状況にもよるが，無理に創部を患者にみてもらって清潔の保持を説明する必要はない．創部感染のリスクとして，糖尿病や肥満，術後出血，エキスパンダーの挿入などが挙げられる．創部感染リスクが高く，退院後のセルフモニタリングの必要性がある場合には，丁寧に説明し，患者の理解を促す．

術式別のケア

1. 乳房部分切除術（乳房温存術）

- 乳腺の部分切除の部位により乳房の変形の程度は異なるが，乳房の左右差がある程度生じる．また，術後1～2週間は創部内の滲出液の溜まりや皮膚のむくみなどから，乳房や腋窩に腫脹をきたすことがある．このような場合，患者は「この腫れはいつなくなるのか」「わきの下に何かがはさまっている感じがする」などの疑問を抱いていることがある．
- このような患者の訴えに「大丈夫，問題ない」と言葉で対応するのみでなく，現在の創部やその周囲の状況，今後の経過という順に，患者が理解しやすいよう平易な言葉で説明する．
- 乳房の左右差は術後の経過とともに変化していく．術後2か月ごろには患側乳房の創部や

その周囲に硬さが生じることや乳房全体の縮小が起こることを説明しておく．
- 患者の創部の受容を促す観点からも，具体的な説明を心がけながら精神的にもサポートしていく．患者の受容状況や希望に応じて，補整具についての情報提供を行っていく．
- 術後，患者の多くは放射線療法を受けるが，放射線の照射によって温存乳房の拘縮や腋窩部組織の瘢痕拘縮が生じ，上肢の挙上が不良となる場合がある．照射中もリハを継続することの大切さを患者に説明し，上肢の挙上状態に応じてサポートを継続していく．

2．胸筋温存乳房切除術

- 術後1か月ごろより，瘢痕拘縮の反応が強い患者では，皮膚と大胸筋とのあいだに瘢痕化が生じる．瘢痕化によって上肢の挙上時につっぱりが生じ，挙上の程度が低下する．このような場合は，皮膚の柔軟性と上肢挙上の回復を目的とし，創部とその周囲の皮膚のマッサージを行う（図5）．
- 皮膚マッサージは1回／日，入浴中または入浴後に行う．オイルや石けんなど，手指が滑りやすいものは使用しない．

3．センチネルリンパ節生検

- 腋窩の郭清が行われていないため，リハの説明は行わないという施設もある．しかし，術後にまったく運動しない患者では，術前の状態と比べて上肢の挙上が不良になることがある．そのため，術後数か月間は意識的に上肢の挙上を心がけてもらうように患者に説明する必要がある．
- 乳房部分切除術とセンチネルリンパ節生検を受けた患者では，ドレーンを留置しないこともある．この場合は，創部・腋窩に血液やリンパ液が貯留する．貯留量が多くなると患者は疼痛や腫脹を訴えることがある．その場合は，穿刺による排液を行う．

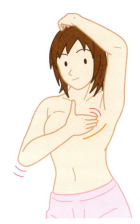

図5　皮膚のマッサージ

表4　退院指導時の情報収集

①手術方法（術式，腋窩郭清の範囲）
②手術後の患者の身体的・心理的な状態
③術後の身体についての理解・受け止め
④退院後に必要なセルフケア・セルフモニタリング
⑤入院前の日常生活状況
⑥退院後の患者の生活環境
⑦退院後の社会的役割（就労状況）
⑧ソーシャルサポートの有無
⑨経済状況
⑩今後予定されている治療
⑪退院に向けての心配・悩みの有無

退院に向けてのケア

1．退院に向けた患者指導のポイント

- 退院指導は，退院後の生活に適応するための行動を患者自らが適切に行うことができることを目的に計画・実施する．
- 患者の個別性を重視するためには，表4に示

- した情報を収集し，退院指導のなかで優先性の高い事柄や，注意すべき内容を判断して支援に活かす．
- 看護師は患者が退院後に体験する事柄など必要な情報を提供し，得た情報をもとに患者が退院後の生活をイメージし，どのような問題が生じるか，その問題を解決するためには誰にどのような協力や支援を得ればよいかを考えられるように支援する．
- 指導の教材として，スライド，冊子，パンフレットなどを用いる．患者が指導後に振り返ることが可能な教材を配布するのが望ましい．
- 患者への説明は，プライバシーが尊重できる点から個別で行うことが望ましい．一方，集団指導では一緒に参加しているほかの患者の質問や心配事が参考になる場合もあり，患者の要望を考慮した環境の提供を検討する．
- 上肢のリハやリンパ浮腫予防のセルフケアを支援する際には，患者の反応をみながら行うことが重要である[*1]．
- 図6に筆者が退院指導に用いている冊子の一例を示す．

2．創部

- 術式，創部の治癒状況，創部の保護材料などにより，患者や施設間で違いがある．そのため，退院時の創部の治癒状況と創部の保護材料の説明とともに，退院後の創部や保護材料の変化，保護材料の交換の有無や方法についても説明する必要がある．
- ドレーンを抜去し退院する場合は，乳房切除術後の前胸部や腋窩リンパ節郭清後の腋窩部にリンパ液や組織液が貯留する．少量の場合は患者に苦痛を与えることは少ないが，貯留量が多くなると痛みや上肢を動かした際に苦痛を感じるようになる．
- ドレーン抜去後の貯留液は，注射器で穿刺吸引して排液する必要がある．患者に苦痛が伴う場合は処置が必要になるため，相談・連絡先を明確にしておく．
- 創部を洗うときには，指で丁寧に洗うように促す．怖くて触れないというときには，洗浄剤を十分に泡立てて創部にのせてしばらくしてからシャワーで流すように説明する．

3．日常生活

- 退院後に患者がどのような環境で日常生活を送り，どのようなことを不安に感じているのかを予め確認しておく．
- 家事全般（食事の準備・片づけ，掃除，洗濯など）や買い物・通院の際の交通手段（自家用車，自転車などの使用）などについて患者と話し合い，対応策や目標を一緒に確認する．
- 日常生活への復帰の程度には個人差があるため，ほかの患者や体験者と比較せずに自身のペースで進めていくことを伝える．

4．リハビリテーション

- 入院中に行っていたリハの内容を，退院後も継続して行うことを説明する．
- 退院後に創部の治癒に伴い上肢を挙上した際に，創部や腋窩部のつっぱりを強く感じることがあることを伝え，正常な症状でありリハを継続してよいことを説明する．
- 具体的なリハの内容については，Chapter 5-6「リハビリテーションの継続とセルフケア支援」を参照のこと．

[*1] セルフケアを支援するときにしてはいけないこと
- 患者の発言を封じて，一度にたくさんの情報を提供する．
- 術後の後遺症や行動を制限するような事柄ばかりを強調して説明する．
- 指示的な態度で接する．
- できないことばかりを取り上げて話をする．

退院後の生活について

退院後の創部、日常生活、仕事などについて説明します。

1. 創部について

- □ 創部に貼っているテープはいつ頃にはがしますか？
  - ◇ 手術をした創部に以下のように、紙テープが貼られた状態で退院します。
    外来を受診されるまで、そのままテープを貼っておいてください。
    入浴により紙テープがはがれてしまう場合があります。その際はゆっくりはがしてください。

- □ 創部にのりのようなものがついています。このままで良いですか？
  - ◇ 手術後に創部の保護のために、医療用ののりが創部に使用されています。
    退院後に入浴・シャワー浴で洗うと少しずつはがれてなくなります。
    無理にはがそうとすると創部の皮膚をいためてしまいますので、無理にははがさないでください。
    ガーゼ部分に何か付着しなくなったら、何も貼る必要はありません。

- □ くだ（ドレーン）が入っているところはどうなりますか？
  - ◇ 退院前にくだを抜きます。
    くだが入っていたところは、数日でふさがります。それまでは防水のガーゼ付テープやガーゼをあててください。ガーゼ部分に何か付着しなくなったら、何も貼る必要はありません。
  - ◇ くだを抜いた後に、胸やわきの下に液がたまることがあります。少量であれば自然にからだが吸収し、なくなりますが、量が多い場合は注射器で液を抜くこともあります。

- □ 抜糸はありますか。
  - ◇ からだに吸収する糸を使っていますので抜糸はありません。

■ 退院後の日常生活について

- □ 食事やアルコールについて
  - ◇ 食事で制限をする食材はありません。肉や乳製品の制限もありません。
    一部の食材に偏らずにバランスよく食べてください。食べ過ぎには注意しましょう。
    成人女性の1日の必要摂取カロリーの目安は、1600kcalです。
  - ◇ 適度なアルコール摂取（ビール500ml、日本酒180ml）は問題ありません。

- □ 食事の準備や片づけはいつからできますか？
  - ◇ ほとんどの方が支障なくできます。退院後の体調が心配な方は少しずつ始めてください。
    重いフライパンや鍋の使用は気を付けながら無理をせずにおこなってください。
  - ◇ 抗がん剤による末梢神経障害で指先にしびれや感覚の鈍さが残る方は、包丁や重いものの扱いには注意してください。

- □ 洗濯や掃除、ふとん干しはおこなっても大丈夫ですか？
  - ◇ 洗濯や掃除をおこなうことも、リハビリテーションになります。
  - ◇ 退院後、体調が心配な方は軽い作業からはじめてみてください。

- □ 車の運転や自転車に乗るときはどんなことに気をつければ良いのでしょうか？
  - ◇ 自転車にはじめて乗るときは、沢山の荷物や重いものをのせないようにしましょう。
  - ◇ 手術を受けた部位によって、車のシートベルトが創部にあたり痛みを感じることがあります。
    このような場合は、洋服の上からタオルや小さなクッションをあててシートベルトを締めると痛みが楽になります。
  - ◇ 電車・バスへのご乗車の際は、手術を受けていない側の手で手すり・つり皮を使用することをお勧めします。

- □ 除雪作業をおこなうことができますか？
  - ◇ 多くの方が手術を受ける前までにおこなっていた除雪作業をおこなうことが可能です。
  - ◇ 乳房切除や脇の下のリンパ節を切除され、手術後数ヵ月以内の方は、軽作業からはじめてください。作業時に痛みを感じる場合は家族や近所の方の協力を得るようにしましょう。

■ リハビリテーション（手術後の体操）

- □ リハビリテーションはいつまで必要なのでしょうか？
  - ◇ 手術後、傷が治ってくると傷やその周囲が硬くなり縮みます。そのため、腕をあげた際に胸やわきの下がつっぱるため、動きがつらくなります。
    このつっぱりを改善するために、リハビリテーション（体操）が必要になります。
  - ◇ つっぱる症状は退院後に強く感じるようになります。自宅でのリハビリテーションが大切になりますので、怖がらずに継続しておこなってください。

- □ どのような体操を行うのでしょうか？
  - ◇ 肩関節運動（わきの下を開き、肩を回す運動）・・・1セットにつき10回
    *ポイント：肩を回す際に、肘で大きなOをかくようにしましょう。
  - ◇ 手術した側の腕をあげる運動（前と横から）・・・1セットにつき前・横各10回
    *ポイント：腕をあげる際は、肘をまっすぐ伸ばしてあげるようにしましょう。

- □ 体操はどれくらい続ければよいのでしょうか？
  - ◇ 「わきの下のリンパ節郭清」を受けた方　　　・・・退院後6ヵ月
  - ◇ 「乳房切除術＋センチネルリンパ節生検」を受けた方・・・退院後4ヵ月
  - ◇ 「乳房温存術＋センチネルリンパ節生検」を受けた方・・・退院後3ヵ月
  * 退院後、体操を続けていても、思うように腕があがらない方は、乳腺外来の看護師にご相談ください。

- □ ウォーキング、ランニング、水泳、スキーなどスポーツはいつから可能でしょうか。
  - ◇ 手術の内容、手術後の経過期間、現在受けている治療、スポーツの内容等により、注意点に違いがあります。スポーツを開始する場合は、担当医師に相談してから始めましょう。

■ 夫・パートナーとのコミュニケーション、性生活

- □ 手術後の傷を夫に見せたほうが良いでしょうか？性生活はいつから大丈夫ですか？
  - ◇ ご自身の気持ちが落ち着き、見せることへの抵抗感が少なくなったら、夫やパートナーに話をしてみてください。
  - ◇ 退院後の性生活には制限はありません。閉経前の方は次の治療が決定するまで避妊してください。

- □ 性交時に痛みを感じます。なにかよい方法はありますか？
  - ◇ リューブゼリー（膣潤滑油）があります。精神的な緊張や抗がん剤・ホルモン剤の治療により膣が乾燥しやすくなる場合があります。薬局やドラックストア-、通信販売で購入することができます。
    乳腺外来にサンプルがあります。

■ 手術後の下着はどうしたら良いでしょうか？

- ◇ 手術後または退院後より使用可能な前あきの胸帯（ソフトブラ）をお勧めしています。
- ◇ 乳腺外来で試着し、院内の売店で購入が可能です。
- ◇ 手術の内容や患者さんの希望で提供させていただく内容に違いがあります。退院前や退院後に情報提供をおこなっております。詳しい内容については、乳腺外来までご相談ください。

■ 病理の結果はいつ頃にわかりますか？

- ◇ 3週間ほどかかります。外来で担当医より説明がありますので、ご家族と一緒に来院してください。

■ 退院後の外来受診はいつ頃になりますか？

- ◇ 手術の内容や創部の状態で個人差はありますが、退院日より約7日後が受診日になります。
  * 退院後、困ったことがありましたら、まずは、乳腺外来へお電話でお尋ねください。

【連絡先】
◇ 月～金曜日 8:30～17:00
　　　乳腺外来 TEL:0000-00-0000（内線:0000）
◇ 平日17:00～8:30 または土・日曜日、祝日
　　　救急外来 TEL:0000-00-0000

図6　筆者が退院指導に使用している冊子の一例

5. 乳房の補整下着やパッド

- 退院後の下着（ブラジャーやパッドなど）の準備について患者に確認し，必要な情報を提供する（巻末資料　補整パッドや下着のメーカー・取扱店参照）．また，下着を着用する際の工夫やアイデアなどを実演することで，日常生活に活かしやすい具体的な情報の提供となる．
- 退院直後より使用可能なソフトタイプのブラジャー，胸帯，タンクトップ，パッドなどの購入方法について情報を提供する（図7）．乳がん手術後の補整具の専門店は店舗のある地域や数が限られている．そのため，患者が居住する地域で入手が可能な店舗の情報や患者が術前に使用していた下着を工夫して着用する方法などの情報を提供できるように準備しておくことが望ましい．
- 乳房切除術により片方の乳房がなくなると，身体のバランスに変化が生じることがある．適切にパッドとブラジャーを選んで着用し，体のゆがみを防ぐとよい[*2]．
- 軽量パッドやウレタンパッドは，術後1か月くらいから使用できる．シリコンパッドは，創部や乳房のむくみが軽減する術後2〜3か月後くらいから使用可能となるが，職場復帰のために術後1か月後くらいから使用する場合もある．

6. リンパ浮腫

- センチネルリンパ節生検を受けた患者の多くは，リンパ浮腫を発症することは少ない．しかし，まれに発症することがあるため，初期症状や発症しやすい部位などを患者に説明する．
- 腋窩リンパ節郭清を受けた患者がリンパ浮腫を発症する時期は術後3年以内が多い．10年以上経過した患者にもリンパ浮腫は発症するため，術後3年経過後も継続的なセルフケアや観察が必要になることを伝える．
- 腋窩リンパ節郭清を受けた患者に対して，リンパ浮腫に関する指定の事項について個別に説明および指導管理を行った場合に，「リンパ浮腫指導管理料」を算定することができる．算定要件については，Chapter 5-7「リンパ浮腫の予防とケア」を参照のこと．
- 手術後，入院中にリンパ浮腫を発症した患者への具体的なケアの実践については，Chapter 5-7「リンパ浮腫の予防とケア」を参照のこと．

7. 仕事への復帰

- 退院日の見通しが立つころになると，患者からは仕事復帰が可能な時期に関する問い合わせが多くなる．
- 患者の創部の治癒経過が良好で体調にも変調をきたしていない場合は，退院後に事務職を中心とした軽作業への復帰は可能なことが多い．しかし，農業，製造業など身体への負担が重い作業への復帰には注意が必要である．
- 患者自身の都合や職場の環境などで早期復帰を考える患者もいるが，手術後の病理レポートの結果により，化学療法や放射線治療が提案されることもある．乳がんの治療は手術のみで終了しないことがある旨を患者に確認しておく必要がある．
- 職場への復帰に際しては，診断書や医師の意見書などの書類が必要になることが多い．そこに加えて，生命保険などの書類の依頼も多

[*2] パッドとブラジャーの選び方の手順
①アンダーバストを測定し，アンダーバストおよび手術していないほうの乳房のカップがフィットするブラジャーを選ぶ．
②左右の乳房の大きさが同じになるように，手術したほうのカップに入れるパッドを選び，肩ひもを調整する．手術していないほうのカップに小さなパッドを入れて補整すると，きれいなバストラインになる．

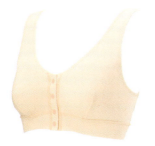
手術後より使用可能な胸帯

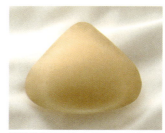
退院後使用可能な軽量パッド

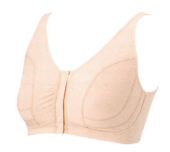
退院後に使用可能な乳房再建用の胸帯

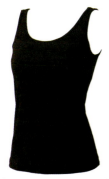
退院後使用可能なタンクトップ

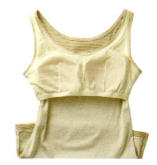
退院後使用可能なタンクトップ
バストポケット部にパッド挿入が可能である．

図7　退院直後から使用可能な下着の例（リマンマ）

（写真提供：株式会社ワコール）

く寄せられる．手術を受けるまでの待機期間中に，職場への提出書類の確認，加入している生命保険の保障内容と必要書類などを確認しておくことを情報提供するのが望ましい．

- 職場の上司や同僚とどのような話し合いがなされ，患者自身は手術後にどのように療養したいと考えているのかなどを看護師は確認し，必要に応じてメディカルソーシャルワーカーやがん領域の相談員らと連携して情報提供やサポートをしていく．

引用・参考文献
1) 小松浩子ほか：系統看護学講座 別巻 がん看護学．p.170〜180，医学書院，2015．
2) 日本乳癌学会編：科学的根拠に基づく乳癌診療ガイドライン①治療編．p.249〜250，金原出版，2015．
3) 日本乳癌学会編：患者さんのための乳がん診療ガイドライン．p.97〜102，金原出版，2016．

> Column
>
> # 患側上肢の挙上が不良な患者へのケア
>
> **1.「創が開く」「腕がむくむ」との訴えへの対応**
>
> 　患者への説明不足または患者の理解不足からくるセルフケア不足である．そのため，「傷は開かない，腕はむくまない」と説明するだけではなく，患者の心配な気持ちに理解を示しつつ，「なぜ，そのように思うのですか？」と患者がそのように思った理由やきっかけ（時期）を確認し，認識を修正できるように丁寧に正しい情報を説明する．
>
> **2.「痛みやひきつれが起こる」との訴えへの対応**
>
> 　術後創部の治癒過程において，創部の痛みやひきつれの症状はよく起こることである．患者は，想像以上の痛みやひきつれが生じると，治癒経過への不安が生じ，自身の身体を守ろうとする気持ちから，運動を中止しがちである．
>
> 　患者の気持ちを理解し，今後の運動をどのように行っていくかを患者とともに考えていくことが大切である．その際に，患者の年齢，ライフスタイル，術式，現在の上肢の挙上状態，これまでの運動の種類・回数などを確認しながら，患者と話し合うことが重要である．

Chapter 4 検査・治療に伴う乳がんケア

03 乳房再建時のケア

Key Point

- 乳房再建を選択する過程では，乳がんの初期治療に加え，手術する時期や素材の選択，費用や術後の合併症など，意思決定場面が複雑かつ困難となり，患者はストレスを感じる状況に直面する．
- 乳房再建を選択した患者は，乳がんの治療を継続しながら再建乳房の完成を目指すことになるため，モチベーションを維持できるよう定期的なかかわりが必要である．
- 患者が，自分にとって一番よい治療は何かを考えられるように，看護師は各術式の知識をもち，患者の乳房への思いや希望する術後の生活をともに確認し，術後の姿を具体的にイメージできるように情報を提供していくことが必要である．
- 乳房再建ができない施設では，乳房再建を含めた治療を提案できるのか，かかわり方を普段からチームで相談しておくことが必要である．

乳房再建の特徴

- 乳房再建術には，シリコンインプラントを用いる人工乳房再建術と，自家組織を用いる方法がある．手術時期も乳房切除と同時に行う1次再建と，乳房の切除のあと時間をおいて行う2次再建がある（Chapter 3-3「乳房再建」参照）．
- 乳房再建方法の特徴について，表1に示す．
- 乳頭・乳輪の再建は，健側や患側の皮膚の状態や患者の希望などによって選択され，保険が適用する方法と自費診療で実施される方法がある．
- 乳房再建術は，美容的側面だけでなく，機能的改善や精神面でも重要な治療法と考えられている[1]．
- 乳がん患者は，乳がんの初期治療に加えて乳房再建も加わることで，意思決定場面がさらに複雑かつ困難となる．

乳房再建術を受ける患者の意思決定支援の必要性

- 乳房再建では，まず1次か2次かの手術時期の選択や，人工乳房か自家組織かという用いる素材の選択から，再発や転移のリスクの有無，局所再発の発見の遅延につながらないか，術後の補助療法への影響，ボディイメージの変容，費用など，メリットとデメリットを吟味していく．その選択はさらに複雑で，患者はストレスを感じる状況に直面する．
- 1次再建を受ける患者は，がん告知から間も

表1　乳房再建方法の特徴

	人工乳房	自家組織	
	ティッシュエキスパンダー＋人工乳房	広背筋皮弁	腹直筋皮弁・穿通枝皮弁
適応	・人工物による乳房再建術を希望している ・大胸筋に欠損がなく，人工物を覆うだけの皮膚と大胸筋がある	・人工物を用いた乳房再建を希望しない ・自然分娩を希望している ・腹部の皮下脂肪が少ない	・人工物を用いた乳房再建を希望しない ・大きな乳房の形成が必要
傷	・乳房切除術の創のみ	・背部に新たな術創ができる	・下腹部を横断する新たな術創ができる
仕上がり後の手触り	・人工乳房なのでやや硬い感触	・自然（ただし，脂肪が少ないのでボリュームが足りないことがある）	・自然
合併症	・皮膚壊死 ・感染 ・血腫 ・被膜拘縮 ・位置異常 ・rippring（皮膚がしわになること）が生じる場合がある	・漿液腫	・血行障害（穿通枝皮弁の場合） ・皮弁壊死 ・腹壁瘢痕ヘルニア（術後医師の指示で安静期間が必要である） ・しばらく直立歩行が困難
費用	・保険適用	・保険適用	・保険適用

なく，手術までのかぎられた期間で，治療を選択しなければならない．
- 近年では再建後の整容性を考慮した，乳頭温存乳房切除術（乳頭乳輪を温存し，皮膚の切除も少ない）が提案されている．そのため，患者は，創部の位置は腋窩からか乳房下縁からか，乳頭を残した場合局所再発のリスクの有無，など検討しなくてはならないことがさらに加わる．また，患者個々の価値観や文化の多様性によって必要となる情報も変化することも示されている[2]．
- 人工乳房を選択した場合，健側は加齢に伴い下垂してくる．また自家組織再建を選択した場合でも，数年後には健側と患側の対称性が失われてくることが予測される．患者が，現在選択している術式の数年後の変化も理解して術式を決定しているか確認する必要がある．
- 術前に必要な情報収集のポイントを表2に示す．
- 患者が自分にとって一番よい治療は何かを考えられるように，術後の姿を具体的にイメージできる情報を提供し，乳房への思いや希望する術後の生活を一緒に確認することは重要である．そのために看護師は，患者の迷いに付き合い，現実とのギャップが最小限になるよう，ともに考えていくことが必要である．
- 初期治療における意思決定に向けての支援は，Chapter 5-3「治療選択・意思決定時のケア」を参照のこと．

表2 術前に必要な情報収集のポイント

病状の理解	・患者の乳がんの病状と術後予測される治療方針 ・医師からの説明の内容をどの程度理解しているのか
術式の違いの理解	・医師から提示された乳房切除術の選択肢とそのメリット・デメリットをどの程度理解しているのか ・再建術に対してどの程度情報を得ているのか
乳房に対する価値観と思い	・患者が乳房に対してどのような価値観を抱いているのか．乳房を失うことに対する思い
患者が抱いている術後の乳房のイメージ	・医師から提示された手術法による術後の乳房の変化をどの程度イメージできているか．その変化による患者の思い
患者の生活背景と再建をしたあとの生活の変化	・これまでの患者の生活背景（喫煙歴の有無と程度，仕事・家庭内での役割，経済的負担，洋服や下着の好みなど）が，再建をすることによって，どのように変化するのか，その変化に対する患者の思い

1. 乳房再建ができない施設で看護師がかかわれること

- 乳房再建は増加傾向とはいえ，まだまだ対応できる施設はかぎられている．
- 乳房再建に対応できない施設では，医師が再建の情報を提供することに躊躇し，既婚者や高齢の患者に対して，医療者が「再建は必要ない」と乳房再建の情報が平等に提供されていない現状がある．実際には，施設の体制や年齢に関係なく再建を希望し，遠方の施設に通う患者は少なくない．
- 乳房再建ができない施設では，患者が乳房喪失に対する受容ができない場合，また乳房切除後補整下着で対応できない場合など，乳房再建が患者に必要だと判断した場合は，乳房再建を含めた治療を選択できるようにチームで相談して，情報を伝えるようにすることも必要である．そのために看護師は，普段から自施設の周辺，または患者が通える乳房再建が可能な施設の情報収集を行っておくことが必要である．

2. 放射線治療と乳房再建

- 乳房切除術後，腋窩リンパ節転移が多数の場合は胸壁に照射が必要な場合がある．
- 放射線治療後の乳房再建は，皮膚や組織の血流が悪くなるために，手術後の創の治癒遅延や，壊死などの合併症のリスクが高まる．
- 放射線治療後は皮膚が弱くなり伸びにくくなるため，人工乳房再建では形のよい乳房に仕上がらない場合がある．ただし，再建ができないというわけではなく，生理食塩水の注入の間隔を伸ばし，ゆっくり皮膚を伸展させながら完成を目指す．
- 自家組織を用いた再建では，放射線の照射によって血管が固くなってつなぎにくいなどの理由で，仕上がりがよくない場合がある．
- 看護師は，1次再建の場合には，病理の結果から放射線治療が適応か，術後の補助療法の内容を確認し，2次再建の場合には，過去の乳がんの治療で放射線の照射の有無と照射部位を確認して，患者が希望する再建法に対するリスクをアセスメントしていく．
- 再建した乳房の完成までには時間を要するため，補助療法の継続とあわせて，患者のモチ

ベーションが維持できるか確認することも必要である.
- 放射線照射と再建の順序は定まったものはない.
- 患者の症状が施設の方針によって検討される.

3. 化学療法と乳房再建
- 化学療法中は,骨髄抑制を起こす場合があり,感染症のリスクが高まる.

各術式別に特徴的なケア

1. 人工乳房再建
- ティッシュエキスパンダーは大胸筋下に挿入し皮膚を伸展するため,術後は疼痛が強くなる.そのため,患者には術後疼痛が引き起こされること,定期的に鎮痛薬を使用し疼痛の緩和を図っていくことを事前に説明し,心の準備を促す.
- 乳房切除・ティッシュエキスパンダー挿入後は,疼痛や,皮膚の伸展などにより,臥床する姿勢が苦痛な時期がある.ベッドのリクライニングや背中にクッションを入れることで緩和されることもあるため,鎮痛薬とあわせて臥床する体位を工夫する.
- ティッシュエキスパンダーの挿入後,滲出液の貯留や感染予防のため,一時的に上肢の挙上制限が必要になる場合があることを説明する.
- 乳房切除・ティッシュエキスパンダーの挿入後は,皮膚の感覚が鈍麻になっている.汗をかいて下着の中が蒸れていることに気づかず,創部の洗浄が不十分で感染の原因になることがある.そのため,患者自身が異常に早く気づけるよう,できるだけ毎日胸を観察することを勧める.ただし,術後のボディイメージ変容をきたして創部を見ることがつらい患者には,精神的ケアを優先させながら,創部の観察は家族に協力を依頼したり,家族の関係性によっては医療者が確認するなどの工夫を行う.
- ティッシュエキスパンダーの挿入中は,MRIは禁止となる.飛行機の搭乗は可能である.
- ティッシュエキスパンダーの挿入中は,医師が許可した下着を選択する.日中はソフトタイプのブラジャーや胸帯を着用することを勧めている施設が多い.ワイヤー入りのブラジャーなどサポート力が強いブラジャーは,皮膚の血流の圧迫や,ティッシュエキスパンダーの上方移動を避けるために着用しないことが望ましい.
- シリコンインプラントに入れ替えするまでのあいだ,健側の乳房サイズ以上,あるいは健側のトップの位置を超えるまで,ティッシュエキスパンダーを拡張させるため,乳房の左右差が著明になることがある.そのような時期には,健側に補整パッドを入れたり,緩やかなラインの洋服を着用するなどの工夫が必要である.
- シリコンインプラントに入れ替えた直後は,医師の指示によって,1週間程度バストバンドや胸帯,ソフトタイプのブラジャーで固定が必要となる.抜糸以降の制限はない.

2. 腹部皮弁
- 腹部皮弁の場合は,皮弁採取部を腹帯で固定し,術後3日間程度は床上安静が必要となる.
- 術直後は,腹部の安静を保つために,ベッドは180度にはせず,腹部の伸展の負担がかからない角度をヘッドアップして,膝下に枕を入れるなど工夫が必要である.

- 離床時は，術前のように起き上がることは難しいため，一度側臥位になり，電動ベッドを利用して段階を追って起き上がると，疼痛が増強せず，皮弁採取部への負担も最小限になることを説明する．
- 離床後の歩行は，前かがみのような腹部をかばう姿勢で歩行することが勧められる．
- 排便時に腹圧をかけないよう，緩下薬を使用して排便を調整する場合もある．
- 退院後，皮弁採取部は1〜3か月を目安にガードルや腹帯で圧迫を続ける必要がある．そのあいだは，重い物を持つなどの腹圧のかかる作業や便秘に注意が必要である．
- 有茎皮弁の場合，乳房下溝線部での血管茎の圧迫予防のため，ワイヤー入りのブラジャーは術後1か月経過してから使用することが勧められている．
- 穿通枝皮弁の術後およそ1週間は，静脈血栓の早期発見のために移植した血流のモニタリングが必要である．とくに術後48時間はトラブルが起こりやすく，穿通枝皮弁の色調，血流音，大きさ，温かさなどを確認する[3]．

3. 広背筋皮弁

- 術後漿液腫の予防のため，腰部はガードルやウエストニッパーで圧迫する場合がある．
- 術後1か月を目安にワイヤー入りのブラジャーの着用が可能だが，その際背部の創部にあたらないような下着を選択する必要がある．

各術式に共通した術後のケア

1. 禁煙指導

- 喫煙は，血管を収縮させ血流が悪くなることで，合併症の原因となるため，禁煙を継続できるよう指導する．

2. ボディイメージの変容

- 術後，患者が再建した乳房を見てショックを受けることがある．このとき，無理に創部を見せず，患者の悲嘆に寄り添うことを優先する．
- このような事態の背景には，術前の情報不足から患者が希望するイメージとかけ離れていることが考えられる．そのため，術前からのかかわりを見直すことが必要である（Chapter 5-4「ボディイメージの変化へのサポート」もあわせて参照されたい）．
- 術直後の乳房は，腫脹し，内出血で色調が変化していることがあるため，徐々に形態が落ち着くことを伝える．
- 術後内分泌療法が予定されている場合は，乳房のサイズがダウンすることがあるため，術後の治療方針と患者の理解を確認しておく．
- 術前に覚悟を決めて手術を受けたとしても，術後の現実に直面することで，一時的に気持ちが揺らぐことを理解してかかわることが必要である．

3. 下着の選択

- 術後の下着は，解剖学的に手術内容を理解し各術式の創の回復にあわせて，患者が好む圧迫しない下着を選択できるよう，ともに考える．
- 事前に，患者のバストサイズや普段着用している下着，実際に切除した乳房の重量，再建後の希望する生活の情報を得ておくと参考になる．

4. リハビリテーション

- 手術で腋窩リンパ節郭清をした場合，腕や肩

の拘縮を予防するためにリハビリテーションが必要である．しかし，乳房再建では，合併症を予防するための患肢の安静を優先してからリハビリテーションを開始する．

- 上肢の挙上制限が必要となる場合は，医師の指示を確認して，段階を設定して進めていく．
- 看護師は，患者の手術内容を把握し，医師の指示とあわせてリハビリテーションを進めていく必要がある．

引用・参考文献
1) 蔡　顕真：3次元レーザー形状計測装置を用いた再建乳房の整容性の定量的評価法．近畿大医学誌，29 (2)：57～69，2004.
2) 岩平佳子：乳房再建術スペシャリストの技のすべて．p.14～15，南山堂，2005.
3) 佐竹利彦：乳がんを美しく治す—"オーダーメイド"の乳房再建．扶桑社，2009.
4) 張　平平ほか：先行研究からみた乳房再建看護の課題．千葉看護会誌，16 (1)：69～75，2010.
5) 射場典子ほか監：乳がん患者へのトータルアプローチ．p.155～160，ピラールプレス，2005.

Chapter 4 検査・治療に伴う乳がんケア

04 化学療法時のケア

Key Point

- 患者への治療方針の説明時には，看護師ができるだけその場に同席する．同席できない場合は，医師の説明後に，十分な時間を使って情報提供を行うことで，患者の理解をサポートする．
- 意思決定のプロセスにおいては，看護師は，患者が常に納得しながら治療を受けられるように，患者の立場を尊重してアセスメントし，患者と話し合い，患者の選択を支持する．
- がん化学療法は，抗腫瘍効果が期待できるものの，一方では正常細胞へ傷害を与えることから，さまざまな副作用を生じさせる．乳がんは通院での化学療法が主流であることから，患者への副作用に対するセルフケア支援が重要となる．
- 化学療法施行時の患者は，副作用症状，治療効果，社会的な役割の変化，経済面などへの不安を抱えることが考えられる．患者へのセルフケア支援とともに心理的なサポートを行っていくことが看護のポイントとなる．

治療方針の決定前後のケア

1．情報提供

- 治療方針の決定の場面においては，化学療法を受けるのか，受けないのか，あるいはどのようなレジメンの化学療法を受けるのか，ということを患者が自らの判断で決定できることが重要である．
- 患者自らの判断による意思決定が，その後の，長期に及ぶ治療中の生活を支える1つの力になる．
- 意思決定のための第一歩が，正確なわかりやすい情報提供である．
- 患者は，医師から説明を受けていても，医療従事者が考えるように理解できているとはかぎらない．
- 患者への治療方針の説明時に，看護師ができるだけその場に同席する．同席できない場合は，医師の説明後に，十分な時間を使って情報提供を行うことで，患者の理解をサポートする．
- その際看護師は，患者がどの程度説明を理解できたのか，どの部分の説明が理解できなかったのかを見極める必要がある．
- 化学療法についての情報提供のポイントを表1に示す．
- その副作用が自分の生活にどう影響し，どのような支援が必要かをイメージできるような情報提供が必要である．
- 情報提供は，患者によっては何度も繰り返して行うことも必要になる．その際，抗がん薬治療のオリエンテーションパンフレットなどのツール（p.165，図1）を準備・活用するこ

表1 化学療法についての情報提供のポイント

- 化学療法の目的・意味は何か
- 化学療法による副作用とその症状にはどのようなものがあるのか
- 副作用とその症状は，いつごろ起こり，いつごろ治まるのか
- 副作用症状が起こったときの対応はどうするのか（日常生活における留意点）
- 化学療法を選ばなかった場合に起こりうることは何か

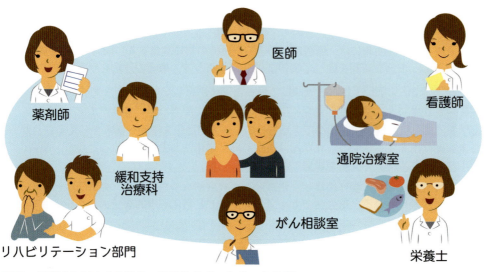

図2　患者をとりまく身体的・心理的サポートチームの例

とも有効である．
- 看護師は，情報提供がその後の看護の継続につながるように，いつ，何を情報提供し，患者の反応はどうだったのかを記録[*1]に残すことも重要である．

2. 心理的サポート

- 治療方針の決定前後は，患者にとって緊張が高まり，精神的に不安定な状況に陥りやすい時期である．
- できるだけ早い時期に医療チームで支援することを伝え，安心感を与えることが大切である（図2）．
- 切除術後の場合は，手術を終えて創部も落ち着いていないリハビリテーションの途中から，副作用を伴う新たな化学療法が始まる．
- 再発進行がんの場合は，再発という非常に大きな衝撃の後，できるだけ早く，化学療法を受けるか受けないのかを決定しなければならない．
- そのような場合，患者の立場を理解した看護師による，身体的・心理的サポートは欠かせない．
- 自らの判断・意思で治療が決定されてからも，患者は「本当にこれでよかったのか」と自問自答し，不安に陥ることがある．

[*1] 記録：病状説明記録用紙などを活用．誰が，いつ，何を，誰に情報提供したか，患者の反応や問題点などをまとめる．

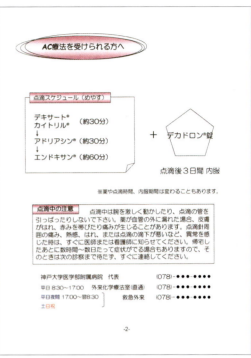

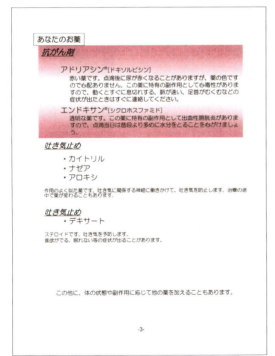

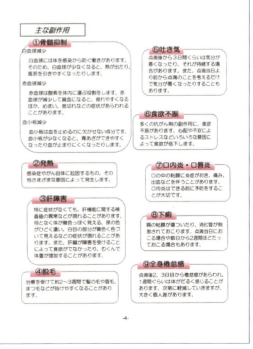

図1 神戸大学医学部附属病院で用いている抗がん薬治療のオリエンテーションパンフレット（AC療法，一部抜粋）

表2 治療開始時にがん患者が直面する危機と心理的・社会的課題

危機	心理的・社会的課題
・症状・治療の身体的つらさ ・先行き不安（心理的）： 「最悪のシナリオを考えてしまう」	1. 治療計画の理解 2. 悲嘆や不安など，心のつらさの表出・軽減 3. 医療従事者との信頼関係の構築・維持 4. 治療中の患者を支える家族への支援

（栗原幸江：心理療法士の役割，臨牀看護，31（7）：1058, 2005 より改変）

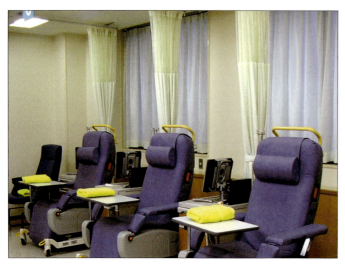

図3 通院治療室の例
同じ乳がん患者が隣同士となることもあり，体験を分かち合えるときもある．
（神戸大学医学部附属病院）

- 看護師は，常に患者に関心を向けて，患者が，さまざまな不安や心配を表出できる場面を提供して，1人で悩むことがないように，支援窓口としての機能を果たすことが重要である．
- 時に患者は，うつ状態のような病的な精神状態に陥ってしまうことがある．そのような場合は，早急に専門的な治療を受けられるように配慮する．
- がん患者が直面する危機と心理的・社会的課題を表2[1)]に示す．

3. 治療環境の調整

- 乳がんの化学療法の場合，初回導入治療は入院で行われることがあっても，2回目からは外来での化学療法というスタイルをとることが多い．それだけに，外来での治療環境の充実は重要である．
- 入院中から，外来化学療法導入のための準備として，通院治療室（図3）の見学や外来スタッフの紹介，治療の流れや緊急時の対応などを紹介し（図4），患者の信頼を得ておく必要がある．
- 外来移行時には，各診療科の看護師と通院治療室の看護師が密に連携を図り，継続したサポートを行うことが大切である．
- 患者によっては，同じ治療を受ける患者との交流[*2]を望む場合や，プライバシーを重視

---

*2 同じ治療を受ける患者：同じ治療場面を共有することで患者の安心につながることが多い．

外来で抗がん剤治療を受けられる患者さまへ

神戸大学医学部附属病院
通院治療室
TEL：078-●●●-●●●●

---

③．外来受診および通院治療室の利用方法について

原則として予約順にご案内していますが、同一時間帯に数名の予約が入っておりますので、お待ちいただく場合があります。ご了承ください。

【利用の手順】
1）．採血 ： 来院されましたら、まず中央診療棟2階10番の採血室で採血をしてください。（治療の内容によっては必要のない場合があります）
2）．受付と診察 ； 各診療科の受け付けをして、診察を受けてください。
（採血の結果を待ちますので、1時間程度の待ち時間が発生します）
3）．点滴 ； 診察により治療が決定された方は、外来診療棟3階の通院治療室（次ページの図参照）にお越しください。
4）．会計 ； 治療が終わりましたら、1階中央受付4番にお回りください。
（付き添いの方へ：点滴中に 院外処方の受け取りや会計支払いができます。看護師にお声をかけてください）

【注意事項】
➢ 原則として、採血前や治療前の食事の制限はありません。
➢ 治療後に担当医の診察を希望される方は、看護師にお知らせください。
➢ 治療中の飲食は可能ですが、ご自分でお水やお茶等をご用意ください。
➢ 治療前・後に化学療法専門の看護師による問診があります。
➢ 治療中・後に点滴や注射をしたところの痛みを感じたら、直ちにお知らせください。

外来診療棟3階

通院治療室

外来診療棟
エレベーター

④．緊急時の連絡先について

以下のような場合、連絡をお願いします。
- 熱が38.0度以上あるとき
- 嘔吐や下痢が続き、食事が全くとれないとき
- 点滴をしたところが痛んだり、赤くはれたいしたとき

連絡先
平日 8:30～17:15 通院治療室（看護師直通）
078-●●●-●●●●
平日 17:15～翌8:30、土・日・祝日 救急外来（事務直通）
078-●●●-●●●●

図4　神戸大学医学部附属病院で用いている外来化学療法の流れを紹介したパンフレット（一部抜粋）

表3　患者の意思決定

- 事実のなかで，できることを自分の意思で選ぶこと．複数の選択肢のなかで，もっとも納得できるものを選ぶ
- 意思決定はその人1人の決定ではない．その人に関係性のある人達の考えが反映される
- 意思決定は，時間経過のなかで変化することがある

（中島和子：意思決定に関する要因のアセスメント．日本赤十字看護大学認定看護師教育課程講義資料より改変）

する場合もある．可能なかぎり，それぞれの患者の希望に応じた環境の調整を行えるように準備する．
- 治療環境には，患者を取り巻くさまざまな環境が含まれる．たとえば，社会的環境や，それに関連した経済的な環境である．それらの環境調整は，患者ともっとも接する時間が長い看護師が適任であり，可能である．
- 患者の社会的な背景を知り，必要時には経済的な問題の解決[*3]を図れるように調整する必要がある．
- 仕事を継続しながら治療ができるように，治療による仕事への影響について説明することも重要である．

4．セルフケア支援

- 情報提供の項で述べたように，治療方針決定の前後では，化学療法を受ける患者が，自らの意思で治療選択できることが望ましい．
- その意味から，セルフケア支援を大きくとらえると，治療選択時に，患者の意思決定（表3）[2]のプロセス（治療の選択肢を整理し，選択するまで）を支援することが，もっとも重要なポイントである．
- 乳がん患者の場合，治療は多様で，かつ長期に及ぶ．患者は母親として子育て中であったり，仕事をもって多忙な社会生活を送っていたりと，家庭においても社会においても，多様な生活者としての背景がある．
- 意思決定のプロセスにおいては，看護師は，患者が常に納得しながら治療を受けられるように，患者の立場を尊重してアセスメントし，患者と話し合い，患者の選択を支援する必要がある．
- 化学療法看護における狭義のセルフケア支援では，看護師が，個々の抗がん薬の特性を知り，発現する副作用症状から生じる問題について，その一つひとつを患者が解決できる（あるいは，解決できるように援助する，または，ともに考えることができる）ように，選択肢を示すことが重要である．
- いずれにせよ，セルフケア支援において看護師は「自律した存在[*4]として患者を尊重し，十分なコミュニケーションを通じて信頼関係を築くことで，患者の力を引き出す」ということを見据えて，その役割を果たす必要がある．

乳がんの化学療法施行時のケア

- 乳がんの化学療法は，原発性乳がんであれば補助療法により治癒を，転移乳がんであれば

[*3] 経済的な問題の解決：乳がんの化学療法では，高額な治療が毎週繰り返される．経済的な問題で患者が治療を中断することがないように，可能であれば治療開始前に高額療養費制度の利用などを紹介するとともに，がん相談支援センターなど，相談窓口の活用を提示しておく．

[*4] 自律した存在：患者は医療従事者とともに考え，歩むことができる存在である．従来のおまかせ医療ではない関係づくりが重要である．

症状の緩和と延命を目的とする．
- がん化学療法は，より高い抗悪性腫瘍効果を期待する反面，正常細胞を傷害し，さまざまな副作用を生じさせる．主な副作用には，骨髄抑制，悪心・嘔吐，脱毛，アレルギー，末梢神経障害，手足症候群などがある[*5]（Chapter 3-4「化学療法」参照）．

1．外来化学療法でのサポート

- 乳がんの化学療法は，新規抗がん薬の開発や支持療法の確立，患者のニーズの高まりなどにより，主体は外来通院で行われるようになった．
- 外来通院で化学療法を受ける乳がん患者のケアは，患者は自宅で生活をしていることから，セルフケアへの支援がポイントとなる．
- 乳がん患者が臨床試験で実証された標準的治療を遂行する，あるいは乳がんに関連した症状が緩和し，生活の質（QOL）を維持するため，可能なかぎり副作用を少なくし，患者がその人らしく生きるケアが必要である．
- 以下に乳がん治療で用いられる抗がん薬の主となる副作用の基礎知識，セルフケア支援を述べ，続けて化学療法を受ける乳がん患者の心理的サポートを示す．

副作用に対するケア

1．アレルギー（過敏症），インフュージョン・リアクション

- アレルギーとは，特定の抗原に対する後天性の特異的過敏反応であり，ある種の抗原と接触することによって発現する．
- アレルギー反応は，免疫応答の機序やアレルゲンの接触からアレルギー発現までの時間によって4つの型（即時型，細胞傷害型，免疫複合型，遅延型）に分類される．がん化学療法においては，生命の危険な状態を引き起こす即時型（アナフィラキシー）にとくに注意する必要がある．
- インフュージョン・リアクションとは，モノクローナル抗体（トラスツズマブ，ベバシズマブなど）の投与中または投与開始24時間以内に発現する発熱，悪心・悪寒，発疹，頭痛などの症状を指し，重篤になるとアナフィラキシー様症状や肺障害（呼吸困難，低酸素症），血圧低下，意識混濁などがみられる場合がある．
- インフュージョン・リアクションの発現機序は明確にされていないが，サイトカインが一過性の炎症やアレルギー反応を引き起こすことが推測されている[3]．
- 患者に抗がん薬を投与する治療室には，患者の状態の急激な変化や即時型のアレルギー反応，インフュージョン・リアクションに対応するために，必要な薬品・物品が常備されている救急カートや，すぐに使用できる酸素吸入，心電図モニター類などを備えておき，緊急時の対処方法・手順を医療チームで周知しておくことが重要である．

発現時期

- 表4に発現時期を示す．

モニタリング

- 徴候をより早く発見し対応するために，アレルギー反応のリスクアセスメントに応じて患者の全身状態を観察する．

[*5] その他の副作用：全身倦怠感，味覚障害，口内炎，ドセタキセル投与時の浮腫，筋肉痛，関節痛などがある．

04 化学療法時のケア

表4 乳がんに使用される抗がん薬のアレルギー，インフュージョン・リアクションの発現しやすい時期

抗がん薬名（商品名）	発現しやすい時期
パクリタキセル（タキソール®）	投与開始1時間以内に出現することが多い
ドセタキセル（タキソテール®）	初回，2回目の投与開始数分以内に出現することが多い
トラスツズマブ（ハーセプチン®） トラスツズマブ エムタンシン（カドサイラ®） ペルツズマブ（パージェタ®）	初回の投与中または投与開始後24時間以内に出現することが多い

- とくに初回の抗がん薬投与時は，開始後10分間は患者のそばで全身状態を観察するなど，慎重に投与管理を行う．
- モニタリングは以下を中心に行う．
  - アレルギーの徴候[*6]の有無
  - 血圧，体温，脈拍数，血中酸素飽和度（SpO$_2$），必要時には心電図

アセスメント

- 投与する抗がん薬の種類，投与回数，投与量からアレルギー反応のリスクを推測する．
- 患者の背景（薬物・食物・化学物質のアレルギーの既往，喘息・アトピーの既往，心臓・呼吸器機能など）からアレルギー反応のリスクを推測する．

セルフケア支援

- 患者のアレルギー反応のリスクと徴候を伝え，体調の変化の自覚があれば，すぐに看護師に連絡することと，連絡の方法を説明する．
- 遅延型のアレルギー反応として，数日後に皮疹などが発症する場合があるため，自宅でもアレルギー様症状の観察を行い，発症があれば病院へ連絡するなどの対応方法を説明する．

発現時の対応

- 薬剤の投与をいったん止める．症状の程度によっては，投与速度を落として再開する場合があるため，医師の指示を仰ぎ，再開になった場合は，より慎重に投与管理を行う．
- バイタルサイン，症状の程度をすみやかに確認する．状況に応じて医師が指示する薬剤の投与（抗ヒスタミン薬，昇圧薬，副腎皮質ステロイドなど），処置（酸素吸入など）を行う．
- アレルギー反応を体験した患者は，今後の化学療法そのものに対する恐怖心が生じる場合がある．
- また，アレルギーの原因となった抗がん薬は投与を中止して，以降はほかの治療法を検討することになる場合がある．
- 化学療法を継続すること，あるいは継続できるのかといったことに不安が生じる恐れがあるため，アレルギー発現後の心理的なサポートは重要となる．

2. 骨髄抑制

- がん化学療法における骨髄抑制とは，抗がん薬の投与により，骨髄での幹細胞や間質細胞の機能が抑制され，おもに白血球（好中球），

[*6] アレルギー徴候：瘙痒感，皮膚の発赤，悪寒，気分の不快感，気道の閉塞感，発熱など．

表5 血球の寿命と抗がん薬投与可能と判断するための基準値

	寿命（推定される期間）	抗がん薬投与が可能かを判断する基準値
白血球（好中球）	数時間〜1週間	3,000（1,500）/μL 以上 毎週コース内では 2,000（1,000）/μL 以上
赤血球	60〜120日	ヘモグロビンが 8〜9g/dL 以上
血小板	8〜10日	10万/μL 以上 毎週コース内では 7.5万/μL 以上

赤血球，血小板の減少が生じることである．
- 細胞傷害性の抗がん薬では，多くが DLF[*7] として骨髄抑制が挙げられている．
- 骨髄抑制は，悪心・嘔吐や脱毛などの患者が自覚する副作用とは異なり，患者に明らかな自覚症状がない場合がある．よって患者自身が感染症の徴候を早期に発見する，貧血の程度に応じて活動を調整する，などの行動を意識的に生活に取り入れられるよう，セルフケアへの支援を行うことが重要である．

発現時期

- 白血球（好中球），赤血球，血小板が減少する時期は，それぞれの寿命（表5）と関連する．抗がん薬の投与時から寿命の期間は，各数値が減少傾向にあると予測できる1つの指標となる．

アセスメント

患者の背景
- 抗がん薬の治療歴（抗がん薬の種類，投与量，投与期間），年齢から患者に起こりうる骨髄抑制の程度はどうか，時期はいつか，期間はどれくらいかを予測する．
- 抗がん薬の治療歴が多い患者，高齢者は骨髄抑制の回復が遷延する傾向にある．
- 患者のセルフケア能力，サポートの体制，生活環境を把握する．

血液検査の数値
- 白血球，好中球，血小板，赤血球，ヘモグロビンの数値から，骨髄抑制が進行する時期か，回復する時期か，回復にどのくらいの時間を要するかなどをアセスメントする．
- 好中球が減少したあと，単球の増加が好中球の回復予測の1つの指標となる．

感染症の徴候
- 熱型から，発熱はあるか，抗がん薬投与後の発熱のパターンはあるかどうかをアセスメントする．
- 咽頭の発赤・疼痛，咳嗽，悪心・悪寒，下痢，膀胱炎症状などの発現状況を観察する．

貧血症状
- 動悸，眩暈，立ちくらみ，息切れ，疲労感，倦怠感などの発現状況をアセスメントする．

出血傾向
- 口腔内，肛門，皮下などの出血の有無，程度をアセスメントする．

セルフケア支援

- 血液検査の数値を患者に伝え，患者自身が自分の骨髄抑制の程度を知り，なぜそのセルフケアが必要であるかの理解を得たうえで，意

[*7] DLF：dose-limiting-factor，投与規定因子．投与薬物量を規定する薬物有害反応のこと．

識的にセルフケアができるように説明する．

感染予防
- 感染源となりうる虫歯，歯槽膿漏，痔核などの有無を事前に確認し，これらの罹患があれば治療しておくことを指導する．
- うがい・手洗いの励行，身体の清潔保持，好中球数の減少の時期には感冒症状がある人に必要以上に近づかないことを指導する．
- 経口の抗菌薬が処方されている場合は，どういった状態のときに内服を始めるかを説明し，患者の理解度を確認する．例としては，「体温が37.5℃になった場合は，解熱薬とともに抗菌薬の内服を開始する．解熱薬でいったん解熱しても37.5℃以上の発熱が続く場合は，病院へ連絡する」などの説明となる．
- 発熱性好中球減少症*8 から重篤な感染症を生じる可能性があるため，発熱時には慎重に経過を観察することを指導する．
- 好中球数が500/μL以下の場合は，感染症の発現リスクが高くなるため，この時期には生の食物は摂取しない，人混みを避けるなどに気をつけ，より注意深くセルフケアを行うことを説明する．
- 化学療法中，患者は一時的な免疫能低下状態となるため，インフルエンザの罹患を予防する不活化インフルエンザワクチンの接種が推奨され，家族の接種も望まれる．接種のタイミングは，化学療法開始前なら2週間前までに行うことが望ましく[5]，化学療法が開始されている場合は，レジメンや骨髄抑制の状態により安全な接種のタイミングが異なるため，医師に確認することを説明しておく．

貧血
- 動悸や息切れなどを起こさない，疲労感がない範囲で活動を調整する．
- 十分な休養をとるよう指導する．
- 手足が冷たく感じるときは，靴下や上着を1枚増やすなどの工夫をし，保温に努める．
- タンパク質，鉄分などのミネラルが豊富な食事をとる．

血小板減少時
- 出血の予防として，生活上，外傷や打撲をしないように注意する．
- 採血時など針穿刺のあとは，確実に止血するまで皮膚を圧迫する．

3．悪心・嘔吐

- 抗がん薬投与による悪心・嘔吐は，延髄外側網様体に存在する嘔吐中枢が刺激を受けることによって発現する．
- 抗がん薬投与により，消化管粘膜に存在するクロム親和性細胞（enterochromaffin cell：EC細胞）からのセロトニンの分泌が亢進し，このセロトニンが消化管の5-HT$_3$受容体を介して嘔吐中枢への刺激が伝わり，悪心・嘔吐が発現する．
- また，第4脳室最後野に存在するchemoreceptor trigger zone（CTZ）を介して嘔吐中枢へ刺激が伝わる経路がある．
- 抗がん薬投与後，数時間以内に起こり24時間以内に消失する嘔吐は急性嘔吐，24時間以降に発症するものは遅発性嘔吐と定義されている．
- 過去の抗がん薬投与による悪心・嘔吐の体験に対する心理的反応として大脳を介して嘔吐中枢が刺激され，抗がん薬の投与前に悪心・嘔吐が発現する場合があり，これは予期性の悪心・嘔吐といわれている．

---

*8 発熱性好中球減少症の定義[4]：腋窩体温37.5℃以上で好中球数500/μL未満または好中球数1,000/μL未満で，48時間以内に500/μL未満を予測できる状態．

表6 乳がんに使用されるレジメンの催吐性リスク

催吐性リスク	治療レジメン
高度催吐性リスク	AC, EC, FAC, FEC, TAC
中等度催吐性リスク	TC, CMF, イリノテカン塩酸塩
軽度催吐性リスク	ドセタキセル, パクリタキセル, ゲムシタビン塩酸塩, パクリタキセル アルブミン懸濁型 経口フルオロウラシル (5-FU)〈ユーエフティー / テガフール・ギメラシル・オテラシルカリウム配合 (S-1) / カペシタビンなど〉
最小度催吐性リスク	ビノレルビン酒石酸塩, トラスツズマブ, ラパチニブトシル酸塩, ペルツズマブ, ベバシズマブ, トラスツズマブ エムタンシン

A：ドキソルビシン塩酸塩, C：シクロホスファミド, E：エピルビシン塩酸塩, F：フルオロウラシル, M：メトトレキサート, T：ドセタキセル
(向井博文編：超実践トレーニング 乳癌薬物療法. p.35, メジカルビュー社, 2015 より引用)

- 悪心・嘔吐は, 治療を継続する意欲を低下させる. 日常の社会生活に支障をきたすなど, 患者に心身の苦痛を生じさせる. 推奨される制吐療法を行い, 悪心・嘔吐の発現を予防する, あるいは最小限にする看護が重要である.

モニタリング

- モニタリングは以下を中心に行う.
  - ・悪心・嘔吐の有無, 程度, 出現の仕方 (いつ, どんな状況で起こり, 軽減するのかなど)
  - ・食事, 水分の摂取状況
  - ・排便の状況

アセスメント

- 患者に投与する抗がん薬の催吐作用のリスク (表6)[6] から, 悪心・嘔吐の出現度を予測する.
- これまでの薬物療法での悪心・嘔吐の程度, 薬物療法に対する印象・受け止め方を聴く.
- 悪心・嘔吐を起こしやすい体質かどうか, 抗がん薬投与以外での悪心・嘔吐を発現させる要因 (脳転移, 麻薬性鎮痛薬の内服, 心理面など) はないか, アセスメントする.

セルフケア支援

- 悪心・嘔吐に対し, 抗がん薬の催吐リスクに応じた制吐薬を用いて予防することを説明し, 自宅での制吐薬の内服方法を指導する.
- 悪心・嘔吐に向けての食事の工夫, 方法を指導する.
- 患者が普段行っているリラックス法を確認し, 悪心・嘔吐時にその方法が有効であるかを評価する. 症状緩和に有効であれば悪心・嘔吐の出現時に取り入れる.
- 状況に応じて臨床心理士の介入を提案し, 患者の希望があれば紹介する.
- 便秘による腹部膨満感が悪心・嘔吐を誘発する場合があるため, 排便を調整する指導を行う.
- 臭いに敏感になることでの予測性悪心に対しては, ガムやペパーミント味のタブレットを口にすることで臭いを紛らわしたり, マスクを装着することを提案する.

発現時の食事指導のポイント

- 食べたいと思うときに, 食べたいもの, 食べ

られるものを食べる（好中球数が低値の場合は，摂取を避ける食物を説明しておく）．
- 少しずつ食べる．
- 熱いものは冷ましてから食べる．
- 臭いを不快に感じるもの，治療を連想させるものを周りに置かない．
- 脱水を防ぐために，水分補給を心がける．

4. 末梢神経障害

- 乳がんの化学療法において高頻度に末梢神経障害が発現する薬剤には，タキサン系のパクリタキセル，ドセタキセルがある．
- タキサン系薬剤は，微小管阻害薬であり，細胞分裂時に微小管が断裂することにより神経細胞の軸索変性と脱髄が起こり，知覚・運動神経が障害されるため，末梢神経障害が発現する．
- ビンカアルカロイド系薬剤のビノレルビン酒石酸塩による末梢神経障害は，重篤化することはまれ[7]といわれている．
- 末梢神経障害により，家事や仕事を含めた日常生活行動に支障をきたしたり，軽度であったとしても常に症状の不快感がつきまとうなど，患者のQOLは著しく低下するおそれがある．
- 末梢神経障害の出現状況と程度，日常生活行動や患者のつらさの把握に努め，日常生活を安全に過ごせるよう患者への看護が必要である．

発現時期

- 一般的に，投与開始後約3～5日後に現れる．また，使用が長期間にわたると発現頻度が高くなる傾向にある[8]．
- 関節痛・筋肉痛は，投与開始後2～3日後に現れ，早期のクールより発現する傾向にある[8]．

アセスメント

- タキサン系薬剤の種類，投与期間，投与間隔，投与量から患者に起こりうる末梢神経障害を予測する．
- 感覚の症状（しびれ，チクチクとした痛み，知覚の変化，皮膚感覚の低下など），運動の症状（ボタン留め，パソコン操作，文字を書く，箸を持つ，などの細かい日常生活行動の困難さ，歩行障害など）の状況，程度を観察する．
- 排便状況を観察する．

セルフケア支援

- タキサン系薬剤を投与している期間は症状が持続することが多い．したがって症状の状況によっては，投与量を減量したり，一時的な休薬，あるいは投与を中止する場合がある．症状の状況をモニタリングし，医療者に報告することを指導する．
- 対症療法として，神経因性疼痛治療薬や漢方薬などの処方がある場合は，内服管理ができるよう用法・用量・注意事項を説明する．
- 外傷，熱傷などの事故に対する注意喚起を行い，日常生活における具体的なセルフケアの方法を指導する．
- 患者が癒される，心地よいと感じる療法を生活に取り入れることを提案する．
- 症状が持続すること，自分が望む生活行動がとれないことなどのつらい思いを看護師は聴くことを伝えておく．

生活指導のポイント

- 重いものは持たない．
- 手袋や靴下で保温する（締めつけがないものを選ぶ）．
- 適度に循環をよくする運動を行う（手足の指を閉じたり開いたりする）．

- 転ばないように注意する（通路に障害物となるものを置かない，部屋を明るくする，スリッパなどすぐに脱げてしまう履物は避ける，など）．
- けがをしないように注意する．湯の温度を確認する（適宜，家族に依頼する），包丁に代わる簡便で安全な器具を利用する，カイロをつけたままにしない，など．
- 便通を整える．
- 味覚変化時の料理の味つけは，適宜，家族に依頼する．

5. 皮膚障害（手足症候群）

- 手足症候群[*9]は，手掌や足底に現れる皮膚反応で，皮膚の基底細胞の増殖能が阻害されること，エクリン汗腺からの薬剤の分泌などが原因として考えられている．
- 上皮成長因子受容体（epidermal growth factor receptor：EGFR）を標的とする分子標的薬による皮膚障害は，EGFRが皮膚に存在するため，痤瘡様皮疹や瘙痒感，乾燥などの皮膚症状[*10]が現れる．
- 皮膚障害は，痛みを伴うことで歩行や手指の作業に支障をきたす場合があり，さらには外見に変化が生じたりと患者のQOLを低下させる．
- 皮膚障害に対しては症状を予防，あるいは最小限に抑えるためのセルフケアが不可欠となる．適切なセルフケアが行えるよう，セルフケアへの教育，支援を行うことが重要である．

発現する可能性がある抗がん薬と発現時期

- カペシタビン，テガフール・ギメラシル・オテラシルカリウム配合，フルオロウラシル，ドセタキセル，ラパチニブトシル酸塩で皮膚障害の発現が考えられる．
- 投与開始後，ラパチニブトシル酸塩は1週間，カペシタビンなどの細胞傷害型抗がん薬は1か月後くらいから発現する．

アセスメント

- 投与する抗がん薬の種類，投与期間，投与間隔，投与量，これまでの薬物療法歴から皮膚障害発現のリスクをアセスメントする．
- 皮膚疾患の有無，もともとの皮膚の性質，各皮膚の症状と日常生活への影響の程度を観察する．
- 手足症候群やEGFR阻害薬による皮膚障害の程度を観察する．
- スキンケアの習慣（使用している化粧品や外用薬，手入れの方法，化粧の仕方など）を把握する．

セルフケア支援

- 投与開始前に，起こり得る皮膚障害の具体的な症状，症状を最小限にするためのスキンケアの方法と日常生活上の注意点（表7）[9]を説明し，スキンケアは抗がん薬投与前から開始し，継続することを指導する．
- 投与開始後は，皮膚の状態や手足の感覚に変化がないかを日々観察し，可能であれば記録しておき，外来受診時に医療者に報告することを指導する．症状は軽視しないよう，ありのままを報告するよう伝える．
- 症状が増強したときには，症状の改善を目的に，抗がん薬を減量，休薬する場合がある．減量，休薬の目的に対して患者の理解が得られるよう説明する．

[*9] 手足症候群：紅斑・腫脹，色素沈着・色素斑，過角化・落屑・亀裂，水疱・びらん・潰瘍，爪甲の変化など．
[*10] EGFR阻害薬の皮膚障害：痤瘡様皮疹，瘙痒症，爪囲炎，乾皮症など．

表7　発症，増悪予防のための日常生活の指導ポイント

①物理的刺激を避ける	・締め付けの強い靴下を着用しない ・足にあった柔らかい靴を履く ・エアロビクス，長時間歩行，ジョギングなどの禁止 ・包丁の使用，ぞうきん絞りを控える ・炊事，水仕事の際にはゴム手袋等を用いて，洗剤類にじかに触れないようにする
②熱刺激を避ける	・熱い風呂やシャワーを控える
③皮膚の保護	・保湿剤を塗布する ・木綿の厚めの靴下を履く ・柔らかい靴の中敷を使用する
④2次感染予防	・清潔を心がける
⑤直射日光にあたらないようにする	・外出時には日傘，帽子，手袋を使用する ・露出部分にはサンスクリーン剤を使用する

（厚生労働省：重篤副作用疾患別対応マニュアル手足症候群．p.15, 2010 より引用）

表8　軟膏，クリームの使用法

・シャワー／入浴後などに，皮膚がまだ湿っている（乾燥していない）状態で塗布する．
・保湿剤とステロイド外用剤などを併用する場合は，最初に保湿剤を塗布する．
・対処に使用する薬剤は患者に合ったものを使う．
・ステロイド外用剤は，患部以外には塗布しないよう注意する．

（江口研二ほか編：支持・緩和薬物療法マスター．p.46, メジカルビュー社, 2011 より抜粋して引用）

- 皮膚障害への対処として，保湿剤やステロイド外用剤などの軟膏やクリーム，抗菌薬や鎮痛薬などが処方された場合は，確実に薬剤の管理が行えるよう，表8 のように用法・用量・注意事項を説明・指導する[10]．
- ドセタキセル投与中の手足の冷罨法が手足症候群に予防効果を示す場合があるため，医師や薬剤師と相談のうえ，情報提供をし，実施するかどうかを検討する．
- 爪囲炎の予防では，爪は丸く切らない（スクエアカット），ある程度伸ばしておくことを説明する．爪囲炎がステロイド外用剤などの処置だけでは改善しない場合は，皮膚科医の診察を受けることを提案する．
- 皮膚障害の出方により，使用する化粧品を変える，化粧法を変えることが望ましい状況となった場合は，患者が納得した方法でケアが行えるよう，情報提供し，ともにケアの方法を考える．
- 皮膚の症状により，外見の変化が生じたり，日常生活行動に支障をきたすこともある．精神的なつらさを感じたときには，看護師が相談にのる，話を聴くことを伝えておく．

6. 脱毛

- 脱毛は，抗がん薬の投与により毛母細胞が傷害され，毛周期に異常をきたすために発現するといわれている．脱毛は，頭髪がもっとも

多いが，眉毛，睫毛，体毛にまで及ぶ場合もある．
- 脱毛による外見の変化は大きい．そのため，これまでの自分ではなくなってしまう，他者にがん患者であると知られてしまう，人前に出る仕事であれば仕事が続けられなくなる，というように，患者の自己概念が低下したり，日常生活や社会的な活動に支障をきたすことがある．患者が，脱毛による容姿の変化にどう対応するかを考え，納得したセルフケアを行いながら化学療法が継続できるよう支援することが重要である．

発現時期

- 抗がん薬の投与後10日ごろから脱毛しはじめ，3週間後には脱毛が目立つようになる．

アセスメント

- 患者に投与される抗がん薬から，脱毛を起こす程度を予測する．
- 患者の髪型，髪質，化粧の方法，職業・社会的な活動，ライフスタイルを確認する．
- 患者の脱毛に対する思い，受け止めを確認する．

セルフケア支援

- 頭髪の脱毛に対しては，帽子やウィッグ，スカーフやバンダナをつけて対応することを提案する．ウィッグは高額なものがあるため，患者にどの程度の予算があるか，またつける頻度や好みを確認し，情報を提供する（Chapter 5-4「ボディイメージの変化へのサポート」参照）．
- 「夏は暑くてウィッグをつけていられない」といった患者の声もあり，暑い時期，寒い時期と季節によってもウィッグなどの装着の方法が異なることも念頭におき，情報を提供する．
- 眉毛，睫毛の脱毛に対しては，これまでの患者の化粧の方法をもとに，どのように対応するかをともに考えて情報提供・指導を行う．患者の好みや希望に応じて，つけ睫毛・つけ眉毛を使用すること，眉墨で眉を描くことを提案し，眉を描く習慣がなければ描き方を説明する．
- 睫毛，鼻毛の脱毛では，ほこりなどの異物で眼球，鼻腔粘膜を傷つけるおそれがあるため，外出時はサングラス，マスクなどを装着することを説明する．
- 脱毛をおそれて洗髪をしないことから，好中球が減少する時期に毛嚢炎を起こすおそれがある．そのため，頭髪，頭皮の洗浄は避けずに続けて行うよう指導する．頭皮も抗がん薬の投与により脆弱化するため，擦り過ぎないこと，ブラッシングはやさしく行うことを説明する．
- 脱毛した頭髪が衣服についたときに目立たせないために，脱毛開始時は頭髪の色に近い衣服を着用することを提案する．
- 化学療法を開始する前に，脱毛後に，脱毛前の容姿にできるだけ近いイメージをつくれるよう，自分の顔を写真に撮っておくことを提案する．
- 抗がん薬の投与が終了すれば，髪質が変化する場合があるが，多くは3〜6か月程度で目に見えて発毛することを説明しておく．
- 抗がん薬治療終了後も，長期にわたり髪の問題は解決していないことがあり，継続的な看護は重要である．いつでも相談にのることができる体制をつくっておく．

7. 血管外漏出

- 抗がん薬の血管外漏出とは，抗がん薬が血管外へ浸潤，あるいは漏れ出ることを指し，こ

表9　血管外漏出時の対処法の例

①血管外漏出に気づいたら，投与をただちに中止し，漏出部に残存している薬液を吸引除去しながらルートを抜去する
②漏出した抗がん薬の種類により，局所冷却（アントラサイクリン系，タキサン系）もしくは保温（ビンカアルカロイド系）を行う
③エビデンスはないが，ステロイド・局所麻酔薬（ソル・コーテフ®100mg＋2％プロカイン塩酸塩2mL＋生理食塩水，総量で4～8mL程度）の漏出部位への皮下注を行い，0.1％アクリノール湿布やステロイド軟膏（デルモベート®軟膏）での保護を行う
④漏出部を毎日経過観察し，皮膚潰瘍などが改善しない場合は，デブリードマンや皮膚移植などの必要につき，形成外科にコンサルトする

（中原善朗ほか：抗がん剤投与手技の基本と注意．がん化学療法副作用対策ハンドブック（岡元るみ子ほか編）．p.299, 羊土社, 2010より転載）

れによって周囲の軟部組織に障害を起こし，発赤，腫脹，疼痛，灼熱感，糜爛，水疱形成，潰瘍化，壊死などの何らかの自覚的および他覚的な症状が生じることがある[11]．

- 抗がん薬の血管外漏出を起こした患者は，漏出部に対する治療に長時間を要する場合があり，患者の心身の苦痛を増強させる要因となる．
- 抗がん薬の血管外漏出に対しては予防がもっとも重要である．看護師は，患者とともに血管外漏出を起こさないよう，予防に取り組むことが必要である．
- 抗がん薬の血管外漏出を起こしたとしても，患者の組織侵襲を最小限にするためにどのような手順で対応，処置をするかを取り決め，医療チームで周知しておくことが重要である．
- 血管外漏出への対処法は，科学的根拠が明確にされていないことがあるため，各施設で検討されたうえでの対応マニュアルを作成しておくことが望ましい（表9）[12]．

アセスメント

- 投与する抗がん薬の血管外漏出時の組織侵襲の程度を確認する（起壊死性抗がん薬の投与の場合は，細心の注意を払う必要がある）（表10）[13]．
- 血管確保を行う静脈の状態を観察する．
- 肥満度，栄養状態を確認する．
- 術前であれば，患側上肢のリンパ浮腫の有無，程度を観察する．
- 術後であれば，腋窩リンパ節郭清，センチネルリンパ節生検の有無の情報を得て，患側上肢のリンパ浮腫の有無，程度を観察する．
- これまでの化学療法歴，投与量，回数，血管外漏出・静脈炎の有無を確認する．
- 採血部位とその状態（1回の穿刺であったのか，皮下出血などはないか）を観察する（採血を行った静脈の，採血部位の下方での血管確保は避ける）．

モニタリング

- モニタリングは以下を中心に行う．
  ・投与中の皮膚（とくに静脈上の皮膚）の発赤・腫脹・水疱などの症状の有無，程度
  ・疼痛・熱感・違和感などの患者の自覚症状の有無，程度
  ・点滴の滴下に滞りはないか，静脈路の血液の逆流は認めるか
- 5～15分間で投与する起壊死性抗がん薬では，できるだけ患者から離れず血管外漏出・静脈炎の症状がないかを観察する．

表10 組織侵襲の度合いによる抗がん薬の分類

起壊死性抗がん薬 vesicant drug	ドキソルビシン塩酸塩，エピルビシン塩酸塩，ビノレルビン酒石酸塩，パクリタキセル
炎症性抗がん薬 irritant drug	ドセタキセル，シクロホスファミド，イリノテカン塩酸塩，フルオロウラシル，ゲムシタビン塩酸塩
起炎症性抗がん薬 non-vesicant drug	メトトレキサート

(国立がん研究センター内科レジデント編：がん診療レジデントマニュアル第6版．p.408，医学書院，2013より改変)

セルフケア支援

- 抗がん薬の血管外漏出の具体的な症状と個々の患者の発現リスク，予防が重要であることを説明する．
- 輸液ルートが引っ張られたり，屈曲がないよう注意することを説明する．
- 投与中は，留置針刺入部位とその上方の血管，皮膚に痛みや熱感，腫脹感，違和感がないことを確認する意識をもつよう，また，これらの症状を自覚した場合は，すみやかに看護師へ連絡するよう説明する．
- 投与中に異常がない場合でも，数日後に皮膚に症状が出現する場合があるため，引き続き皮膚を観察すること，何らかの変化があれば病院へ連絡するなどの対応を説明する．
- 血管外漏出・静脈炎を起こした場合は，緊急的な処置のあとに患者が続けて行う処置がある．これらの処置や注意事項（軟膏の塗布，患部の観察，患部を温めすぎない，など）について指導する．
- 抗がん薬投与に伴う静脈へのダメージにより，血管が引きつれるような感覚が残ることがある．この症状が緩和するまでに，ある程度長い期間を要する場合があることを説明する．

化学療法施行時の心理的サポート

1. 副作用症状に対する心理的サポート

- 化学療法は，一般的に，激しい嘔吐や脱毛，ぐったりと寝込むような副作用症状が生じるものと人に印象づけられていることが少なくない．とくに初めて化学療法を受ける患者は，副作用症状が自分にどのように現れるのか，自分はそれに耐えられるのだろうかといった心配が生じると考えられる．
- 患者の副作用症状を心配する思いを聴き，副作用症状を最小限にするために，医療者は適切な支持療法を行うこと，患者とともに副作用症状に対するセルフケアを考え，より安全に安楽に日常生活が送れるようサポートしていくことを伝え，患者がこの治療，セルフケアを続けていける，いけそうだと自信がもてるように支援することが重要である．
- 副作用症状やセルフケアでの注意点を患者が忘れてしまったり，迷ってしまったりすることがある．副作用症状とセルフケアの方法をいつでも振り返ることができるよう，その内容が記載されたパンフレットなどを手渡しておく，信頼できるインターネットサイト[*11]を紹介することが副作用症状に対する心理面

のサポートにつながる．

- 自分では判断に困るような体調の変化や経口抗がん薬で内服を継続するか中断するかの迷いなどがあれば，すみやかに病院へ連絡・相談するよう，連絡方法を確実に伝えておくことが必要である．副作用症状の程度を過小評価して，その結果重症化するといった事態がないよう努める必要がある．
- 化学療法を継続している患者のなかには，副作用症状を軽くしたい，少しでも病状を改善したいといった思いから，サプリメント類の摂取を希望する場合がある．頭からサプリメント類を否定するのではなく，薬物相互作用に影響するおそれがあるため，摂取を始める際には担当医に報告することを説明しておくことが必要である．

2. 治療効果に対する心理的サポート

- 術前化学療法を受ける患者は，抗がん薬でがんは小さくなるのだろうか，手術は自分が望む方法で受けられるのだろうか，といった思いを，また，術後化学療法を受ける患者は，この治療をすれば本当に再発はしないのだろうか，といった思いを抱いていると考えられる．
- 転移・再発による化学療法を受ける患者は，いつまで治療を続けるのか，続けられるのか，効果がなかったらどうなるのか，といった死を予期しての不安などを抱えることがあると考えられる．
- 治療の効果に応じ，患者の思いや感情は複雑に揺れ動く．化学療法を受ける患者に対しては，いつも関心をもってそばにいる，話を聴く，といった姿勢で心理的なサポートを続けていくことが重要である．
- 治療効果を維持していても，心身のつらさが続くため，化学療法をやめたい，いったん休みたいなどの患者の意向が生じた場合は，患者の意向と医師の治療方針をすり合わせられるよう調整する必要がある．
- 転移・再発による化学療法を受ける患者においては，病状が進行し，これまで使用していた抗がん薬を変更する，あるいは抗がん薬治療を中止する場合がある．患者は，病状が進行したことに対する衝撃に加え，今後の治療や療養に向けて改めて意思決定をしなければならない状況となる．患者の悲しみや悔しさなどの思いを汲みながら，意思決定への支援を行い，心理的なサポートをすることが重要である．
- 患者の精神面の状態に応じ，精神面を専門でみる医師や臨床心理士の介入に関する情報を提供することも支援の1つとして念頭におく．

3. 社会的な役割の変化，経済面に対する心理的サポート

- 化学療法を継続するにあたり，患者は日常生活を見直し，調整をしなければならなくなる．副作用症状の発現により，これまで行っていた家庭での役割や仕事を，自分が満足いくようにはできなくなることがある．また，家族や周囲の人たちとの関係性も変わってしまうと感じたり，自分自身に対し情けなくなる思いや孤独感などを抱く場合があると考えられる．
- 患者の社会的な役割の変化が生じさせる悩みや気がかりなどの思いを聴き，どのようにし

---

*11 がん患者向けの情報提供サイトの例：「SURVIVORSHIP（サバイバーシップ）」（山口　建　静岡県立静岡がんセンター総長 監修）
http://survivorship.jp/index.html

たら化学療法を継続しながらも患者が望む生活を送ることができるかをともに考える，といった心理的なサポートが重要である．時には気晴らしやリラックスの方法を一緒に考えることも有効である．
- 分子標的治療薬を含めた新規抗がん薬による治療は高額な場合が多い．そのため経済面での心配があり，医師から提示された治療を受けられないという患者もいる．患者の生活背景や経済面の状況をアセスメントし，必要に応じて，社会福祉士への相談を提案することも看護のひとつとなる．

4．家族へのサポート
- さまざまな役割を担っていた患者が化学療法を受けることで，家族は慣れないながらも患者の代わりにその役割を果たさなければならないことがある．子育てや介護，家事全般などがそれにあたる．
- 患者の外来通院に家族の協力を得る場合には，家族の行動の調整，時間の確保が必要となる．
- 家族は患者の体調を気遣い，治療の効果を心配しながらも，新たな役割を取り入れた生活に適応するといった課題に直面する．
- 家族も精神的な疲労や苦悩を抱えていること

があると考えられる．家族にも関心をもっていること，いつでも相談に応じることを伝え，意図的に対話をもつことで家族の心理面をアセスメントし，状況に応じて支援していくことが重要である．

引用・参考文献
1) 栗原幸江：心理療法士の役割．臨牀看護．31（7）：1058, 2005.
2) 中島和子：意思決定に関する要因のアセスメント．日本赤十字看護大学認定看護師教育課程講義資料．
3) 徳永伸也：インフュージョンリアクション．コンセンサス癌治療．8（4）：183〜185, 2009.
4) 日本癌治療学会：がん診療ガイドライン．http://jsco-cpg.jp/guideline/30.html#g02（2017年3月15日閲覧）
5) 日本乳癌学会編：科学的根拠に基づく乳癌診療ガイドライン1 治療編 2015年版．p.187〜189, 金原出版, 2015.
6) 向井博文編：超実践トレーニング 乳癌薬物療法．p.35, メジカルビュー社, 2015.
7) 山本春風ほか：抗悪性腫瘍薬の副作用対策 神経毒性．日本臨牀．67（1）：494, 2009.
8) ブリストル・マイヤーズ株式会社：タキソール®注射液30mg添付文書．2012.
9) 厚生労働省：重篤副作用疾患別対応マニュアル手足症候群．p.15, 2010.
10) 江口研二ほか編：支持・緩和薬物療法マスター．p.46, メジカルビュー社, 2011.
11) 日本がん看護学会編：外来がん化学療法看護ガイドライン1 2014年版．p.27, 金原出版, 2014.
12) 中原善朗ほか：抗がん剤投与手技の基本と注意．がん化学療法副作用対策ハンドブック（岡元るみ子ほか編）．p.299, 羊土社, 2010.
13) 国立がん研究センター内科レジデント編：がん診療レジデントマニュアル第6版．p.408, 医学書院, 2013.

Chapter 4 検査・治療に伴う乳がんケア

05 内分泌療法時のケア

Key Point

- 患者に正しく説明するためにも，看護師は内分泌療法に用いられる薬物の種類，適応，投与方法，投与期間，副作用などについて十分に理解しておく．
- 内分泌療法時のケアのポイントは，①内分泌療法に関する情報提供，②副作用症状のモニタリング，③副作用症状に対するセルフケア指導，④副作用症状による日常生活への影響と対処法，⑤心理的サポート，などがある．

内分泌療法時のケアの特徴

- 内分泌（ホルモン）療法は，通常，手術や化学療法が終了してから，術後補助療法として開始される．また，転移・再発乳がんへの治療としても行われている．
- 外来通院が多く，化学療法に比べて副作用の程度が軽いと思われがちなため，看護師の内分泌療法に対する理解は十分でないことが多い．
- 患者に正しく説明するためにも，看護師は内分泌療法に用いられる薬物の種類，適応，投与方法，投与期間，副作用などについて十分に理解しておく*1．
- フルベストラントは，転移・再発乳がんが適応であり，殿部への筋肉注射にて投与する．骨転移や疼痛がある場合には，投与のためのポジショニングに注意を払う必要がある．
- 内分泌療法時の看護のポイントを表1に示す．

治療開始前のケア

1. 内分泌療法に関する情報提供

- 初発乳がんへの術後補助療法の場合には，患者は「ほかの患者と薬が違う」と訴えたり，ホルモン補充療法時のホルモン剤と混乱することもある．正しい理解が得られるように説明する．
- 再発・転移の患者の場合では，「ホルモン剤で効くのか？」と不安になることもある．治療の適応について理解を促すことが重要である．

---

*1 内分泌療法：Chapter 3-5「内分泌療法」参照のこと．また，適応や投与期間などはガイドラインやアルゴリズムなどで紹介されている．
*2 内分泌療法を受ける乳がん患者の更年期症状の出現率：欧米における研究では，約50〜80％で，わが国の研究では，ほてり，発汗，疲れ，肩こり，体重増加，物忘れ，性生活意欲の低下がそれぞれ70％程度の出現率であった[1]．

表1　内分泌療法時の看護のポイント

- 内分泌療法の情報提供
- 副作用症状のモニタリング
- 副作用症状に対するセルフケア指導
- 副作用症状による日常生活への影響と対処法
- 心理的サポート

2. アドヒアランスを高める支援

- 治療開始時に，治療の目的，期待される効果，薬剤名，投与スケジュール，投与方法，安全性，副作用，副作用への症状マネジメント方法，飲み忘れたときの対処法などを説明する[2]．

副作用に対するケアと心理的サポート

1. 副作用症状のモニタリング

- 内分泌療法による副作用症状は，内分泌療法薬によって副作用や頻度は異なる（表2）．主な副作用は，ほてり，発汗，のぼせなどの更年期症状[*2]と，体重増加，腟の乾燥，帯下の変化などである．
- 更年期症状のほかには，アロマターゼ阻害薬による関節痛，骨量減少，タモキシフェンクエン酸塩やエキセメスタンによる頭痛，悪心・嘔吐，黄体ホルモン剤[*3]による食欲増進や肥満，血栓症などがある．関節症関連のなかでももっとも多い症状は，朝の手のこわばりである．
- 副作用症状の程度，持続期間，症状出現時の日常生活の状況などをモニタリングする．
- 副作用が患者にとって日常的に耐えがたいものであるときには，薬物の変更（アロマターゼ阻害薬→抗エストロゲン薬など）や，一時中止などの対応が必要になることもある．その際にも治療の意義を十分説明しておく必要がある．
- 内分泌療法によるエストロゲンの低下と抑うつの発症については，関係性を説明する十分なエビデンスは得られていない[3)4)]．

2. 副作用症状に対するセルフケア指導

ほてり・発汗・のぼせ

- 香辛料を多量に使った食事，酸味の強い食事，カフェイン，温かい飲み物などのほか，身体的・心理的ストレス[5)]などが誘因となるので，これらの誘因を避ける．
- 1日30分程度のウォーキング，水泳などの運動をすること，バランスのよい食事，大豆製品の摂取を心がける．
- ほてり・発汗には，吸汗性のある綿の下着の着用や，室温調整を心がける．

食欲亢進・体重増加

- 体重増加は，患側上肢のリンパ浮腫の誘因としてのみならず，生活習慣病予防のうえでも好ましくない．食事・運動についてのアドバイスを行う[*4]．

腟乾燥感・帯下の変化

- 清潔の保持に注意する（不潔にしていると，腟の自浄作用の低下をまねく可能性がある）．
- 腟の潤滑性の低下により性交痛が生じるときには，腟潤滑ゼリーなどの使用を促す[*5]．

[*3] 黄体ホルモン剤による副作用：ムーンフェイスや浮腫，体重増加，性器出血，脳血栓や肺塞栓などの血栓症発症率がほかの内分泌療法よりも高いとされている．しかし，黄体ホルモン剤は，以前は骨転移でよく使われていたが，現在はビスホスホネート製剤を用いることが多い．
[*4] 療養生活におけるセルフケア支援：Chapter 5-9「日常生活とセルフケア」参照．
[*5] 腟潤滑ゼリー：Chapter 5-10「セクシュアリティへのサポート」参照．

05 内分泌療法時のケア

表2　初発乳がん患者への内分泌療法薬の副作用の例

薬物名	作用・特徴	投与方法	副作用
LH-RHアゴニスト ゴセレリン酢酸塩 （商品名：ゾラデックス®） リュープロレリン酢酸塩 （商品名：リュープリン®）	・卵巣でつくられるエストロゲンの分泌を低下させ，がん細胞の発育を抑える ・卵巣機能がはたらいている閉経前の人に適応される	下腹部への皮下注 1か月または3か月に1回*7	・更年期症状に似たような症状（ほてり，熱感，肩こりなど）
抗エストロゲン薬 タモキシフェンクエン酸塩 （商品名：ノルバデックス®） トレミフェンクエン酸塩 （商品名：フェアストン®） ＊ジェネリックもある	・がん細胞にあるエストロゲン受容体（ER）を阻害してエストロゲンが結合するのを防ぐことで乳がんの発育を抑える ・閉経前の人にも使用できる．生理が止まることは少ない（5％未満） 注）卵巣を抑制する薬剤ではない	1日1回服用	・更年期症状に似たような症状（ほてり，熱感，肩こりなど） ・おりものが多い ・子宮体がんのリスクがごくわずか上昇．子宮体部の定期的な検診は勧められていない．少量の不正出血が1～2週間以上続くようなら放置せず婦人科を受診する
アロマターゼ阻害薬 アナストロゾール （商品名：アリミデックス®） レトロゾール （商品名：フェマーラ®） エキセメスタン （商品名：アロマシン®） ＊ジェネリックもある	・脂肪細胞を原料にエストロゲンをつくる際に必要なアロマターゼという酵素の動きを抑制することでエストロゲンの分泌を低下させる ・卵巣機能が停止して閉経後の人に適応される	1日1回服用	・更年期症状に似たような症状（ほてり，熱感，肩こりなど） ・関節痛（とくに朝の手のこわばり） ・骨粗鬆症

（聖路加国際病院乳腺外科：乳がんの治療を受けられる方へ．p.13 より改変）

3．心理的サポート

- 患者の心理的ストレスとしては，副作用によるつらさ，気分の不安定さ，薬そのものに対する抵抗感，抗エストロゲン薬による子宮体がん発症の不安*6 などがある．
- 患者が体験する困難には，容姿の変化，周囲からの孤立感，治療継続に対する葛藤，経済的な不安などがある[6,7]．
- 内分泌療法は5～10年間もの投与期間となる．内服期間中，ずっとストレスになったと訴える患者もいる．更年期症状に対する漢方薬の服用は効果が不明である．副作用には個人差があるので，看護師は，患者の様子を把握し，気持ちに寄り添う必要がある．
- 「つらい気持ちを聞いてもらうだけで楽になる」という話もよく聞く．患者に，看護師のほうから声をかけ，気遣ったり，労うような言葉かけが重要である．

引用・参考文献
1) 神里みどり：乳癌患者の更年期障害とその関連要因および対処行動．お茶の水医学雑誌，50(1)：1～18, 2002.
2) 阿部恭子：内分泌療法を受ける患者への支援．がん看護，19(2)：151～155, 2014.
3) Nystedt M, et al.：Randomized trial of adjuvant tamoxifen and:or goserelin in premenopausal breast cancer. Acta Oncologica, 39(8)：959～968, 2000.
4) Day R, et al.：Tamoxifen and depression：More evidence from the National Surgical Adjuvant Breast and Bowel Project's Breast Cancer Prevention (P-1) Randomized Study. J Natl Cancer Inst, 93(21)：1615～1623, 2001.
5) Love, S：Dr. Susan Love's Breast Book. Perseus Publishing, 2000.
6) 林田裕美ほか：閉経前乳がん患者がホルモン療法を受けることにより体験する苦痛．日本がん看護学会誌，25S：256, 2009.
7) 飯岡由紀子ほか：ホルモン治療中の乳がん女性の困難と対処の構造化．日本がん看護学会誌，25S：255, 2011.

---

*6 子宮体がん発症の不安：不正性器出血が発現したときには，婦人科の受診を勧める．
*7 リュープロレリン酢酸塩は6か月製剤もある．

Chapter 4 検査・治療に伴う乳がんケア

06 放射線療法時のケア

Key Point
- 放射線療法に関する正しい情報を提供し，患者のもつ不安の軽減に努める．
- 放射線療法における患者へのケアは，治療中のみにとどまらず，治療後にも放射線療法特有の晩期有害事象が起こりうるため，患者自らが観察できるように教育する．

乳がん患者における放射線療法

- ほとんどの乳がん患者において，放射線療法は入院管理が必要となるような有害事象が生じないため，通院治療で行うことができる．
- 毎日通院することは負担とはなるものの，患者は日常生活を送りながら治療を受けることができる．しかし，初めて行う放射線療法はどのようなものかわからないため，不安が強い．
- 看護師は，オリエンテーション時に正しい情報提供を行い，患者が不安なく治療に臨めるよう支援する必要がある．

日常生活を支えるケア

- 治療時間のスケジュールについては，子育て，介護，家事，仕事など，患者が担っている役割をできるだけ遂行できるよう，患者の希望を可能な限り取り入れる必要がある．

- 「長く休める職場ではない」「復帰できなくなる」など，職場の問題により，放射線療法中から社会復帰に向けて徐々にリハビリテーションしていく患者も少なくない．
- 毎日の放射線療法は身体的な負担だけではなく，治療と役割とを両立させようとする患者にとって，時間のやりくりや精神的な負担がかかってくる．それらにも関心を寄せて，相談に乗れるように声をかけることが必要である．
- また，必要があれば関連部署への橋渡しを行い，患者が求めている支援が受けられるようにする．たとえば，幼児がいるが預けられる身内がいないため，治療に通うのにどうしたらいいかと悩む患者には，緊急保育の情報提供を相談支援室で受けられるようにする．また，親の介護をしているため，治療時間をつくれないと悩む患者には，MSW（メディカル・ソーシャル・ワーカー）に相談に乗ってもらい，介護負担の軽減について対策を考えるなど，求められる支援は多様化している．

表1 乳がんの放射線療法に必要な治療費

	治療回数	治療費（3割負担）
全乳房	16回	約11万円
	25回	約13万円
胸壁＋鎖骨上リンパ節領域	25回	約16万円

※施設によって加算が異なるため治療費は概算である．

1. 経済的問題を抱える患者

- 治療費（表1）は多くの患者が気にかける情報であり，意思決定に重要な情報であるともいわれている[*1]．
- 治療費の支払いと休職や退職に伴い収入が途絶えることによる生活困難に直面している患者もいる．
- 公的な助成制度や支援制度などの活用について紹介し，経済的な不安を軽減することで，治療に専念できるようにする．

2. ボディイメージの変化に対するケア

- 治療開始時のオリエンテーションでは，患者自身があらかじめ心づもりができるよう，放射線療法に伴う放射線皮膚炎により外見の変化があることを写真を示して説明するとよい（図1）．
- 患者のなかには，手術による乳房の喪失や変形を放射線療法の段階でもまだ受け入れられていない人もある．そのため，放射線皮膚炎に対するセルフチェックを行ってもらおうとするも，手術後の自分の胸をまだ直視することができない場合がある．
- このようなボディイメージの変容の問題を抱える患者には，必要なことであっても無理に

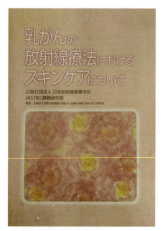

図1 オリエンテーションで使用するパンフレット（日本放射線腫瘍学会課題研究班作成）

患者に観察させるのではなく，患者に代わって看護師が治療のときに皮膚の状態を観察し，フィードバックする．
- 状況に応じた対応が必要となるが，実施しているセルフケアを肯定し，経過の順調さを伝えることは，患者の不安の軽減にもつながる．
- 治療時に上半身を露出することに抵抗を感じる患者もいる．患者にとってこの体験がいかにつらいことなのか理解を示し，共感する姿勢をもつことが大事である．患者の羞恥心，自尊心に配慮した対応が求められる．

3. 放射線療法に関する正しい情報の提供

- 放射線療法に対しては放射線というだけでマイナスイメージが強く，不必要に怖がる患者がいる．
- とくに近親者などの周囲への影響を心配していることが多い．患者や家族の不安や誤解をとらえて，正しい情報を提供し，理解を得ることが必要である．

[*1] 民間の医療保険の要件：患者が契約している民間の医療保険において，50Gy以上の総線量であることが給付金の支払い条件としている保険会社があり，筆者の施設では治療に関する説明時に42.56Gy/16回か50Gy/25回のどちらにするか選択できるよう対応している．保険会社の要件は患者自身で確認してもらっている．

放射線療法の有害事象に対するケア

- 放射線療法の有害事象は，基本的に照射されている範囲内だけに発症する．
- 照射部位，照射線量に応じて有害事象が出現するため，発症部位や時期が予測できる．そのため，予測される有害事象に対して治療開始時からセルフケアを行うことにより，症状の悪化予防につなげる．
- 放射線療法における有害事象には，放射線照射中に起こる急性有害事象と治療開始後3か月以降に発現する晩期有害事象とに分けられる．

1. 急性期有害事象

- 細胞分裂が盛んな細胞から障害され，時間の経過とともに回復する．
- 治療中に生じる放射線皮膚炎，倦怠感，乳房の腫脹，創部のひきつれ感などがある．

放射線皮膚炎

- 放射線による皮膚の基底細胞への影響により，新しい細胞がつくられなくなる．それにより，皮膚のターンオーバーを狂わせ，皮膚が薄くなり乾燥する．
- 刺激を与えないようにすることが症状悪化の予防には重要であり，基本のケアとなる．以下に，その対処法を示す．
  - ・洗浄：香料の入っていない低刺激の洗浄剤で泡を十分に立て，泡を滑らせるように汚れを包み込んで洗い流す．
  - ・拭き取り：タオルで擦らないように静かに押さえて水分をとる．
  - ・入浴：熱い湯は避け，ぬるめの温度にする．長時間の入浴は控える．
  - ・化学的刺激物の回避：照射野の皮膚に何かを塗る際は，相談のうえ使用する．
  - ・摩擦・ずれ・圧の回避：衣服や下着での摩擦に注意する．ワイヤー入りブラジャーは着用しない．
  - ・冷罨法の回避：クーリングには根拠がない．快刺激にはよいが，皮膚の再生を阻害するともいわれており，照射直後の冷却と長時間の冷却は避ける．
  - ・剥離刺激の回避：照射野に湿布やテープなどを貼らない．

適した下着の選択

- 治療部位に対し，摩擦が生じるとその部分の皮膚が荒れ，表皮剥離につながるため，締め付けるタイプの下着は適さない．
- 下着は脱いだ時に肌に跡が残らないようなものがよい．ワイヤー入りや縫い目も摩擦が生じやすくなるため，最近ではノンワイヤーで無縫製のものが市販されており，患者に好まれている（図2）．

リスクアセスメント

- 放射線皮膚炎の程度は，ほとんどの患者がグレード1にとどまるが，患者側の皮膚炎悪化要因によってはグレード2になることがある（表2，3）．
- とくに，腋窩や乳房下縁といった摩擦が生じやすい部位は注意が必要である（図3）．
- リスクアセスメントを個々の患者ごとに実施し，オリエンテーションに活かす．また，看護師は日々の観察に注力する．

放射線皮膚炎に対するケア

- 放射線皮膚炎が生じた際のケアを表4に示す．

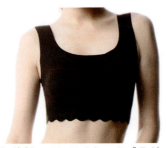
無縫製・ノンワイヤーのブラジャー（Tuché）（写真提供：グンゼ株式会社）

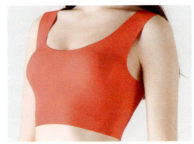
無縫製・ノンワイヤーのブラジャー（Smoon）（写真提供：株式会社JJコーポレーション）

図2 無縫製・ノンワイヤーのブラジャーの例

表2 放射線皮膚炎有害事象グレード評価（CTCAE ver4.0）

	グレード1	グレード2	グレード3	グレード4	グレード5
放射線性皮膚炎 Dermatitis-radiation	わずかな紅斑や乾性落屑	中等度から高度の紅斑；まだらな湿性落屑．ただしほとんどがシワやヒダに限局している；中等度の浮腫	シワやヒダ以外の部位の湿性落屑；軽度の外傷や摩擦により出血する	生命を脅かす；皮膚全層の壊死や潰瘍；病変部より自然に出血する；皮膚移植を要する	死亡

Common Terminology Criteria for Adverse Events（CTCAE Version4.0）より

軟膏

- 保湿，保護の目的で白色ワセリン，アズレン（アズノール®軟膏）などがよく使用される．
- 瘙痒感が強いときには，ステロイド外用剤を一時的に使用する．また，ヒリヒリ感が強いときには非ステロイド抗炎症外用剤（NSAIDs軟膏）が処方されることもある．
- 外用剤の使用は，放射線皮膚炎の治癒にはつながらないが，症状の緩和になる．
- 照射野内の脆弱になった皮膚への外用剤の正しい塗り方を患者に説明する．この時に照射に必要とするマーキングが消えないように注意することも伝える．

2. 晩期有害事象

- 線量と照射体積に関係し，確率的に発症する機能障害で，微小血管の障害によるものと考えられている．
- 一度発症すると回復しにくく，不可逆的変化であり，患者の生活の質（QOL）に影響を与えることもある．
- 看護師は，患者が障害と付き合いながら生活がしやすくなるようなアドバイスや，受け入れが進むようなかかわりが必要である．
- 症状としては，皮膚・皮下組織の変化（色素沈着，硬化，皮下組織の萎縮・線維化），放射線肺臓炎，患側上肢リンパ浮腫，乳汁をつくる機能の喪失などがある．

表3 放射線皮膚炎のリスク因子

放射線治療側因子

	高い	低い
放射線の種類[*1]	電子線	X線
エネルギー	低い	高い
照射部位	不均一な線量分布[*2]	均一な線量分布
照射方法（使用ビームの本数）	少ない	多い
照射線量（総線量・1回線量）	多い	少ない
その他	ボーラス[*3]の使用 併用薬剤	

患者側因子

- コントロール不良の糖尿病
- 活動性の膠原病
- 肥満患者，大きな乳房サイズ
- シワの多い部位（腋窩，乳房下縁）
- 衣服（締めつけ，素材）
- 低いセルフケア能力

[*1] 放射線の種類：電子線は体表面の治療に用いられることが多く，皮膚炎のリスクが高い．X線でも，エネルギーが低い（4〜6MV）ほどリスクが高い．
[*2] 不均一な線量分布：乳房，頸部照射などはリスクが高い．
[*3] ボーラス（bolus）：皮膚表面の腫瘍を治療する際に用いる．皮膚表面の線量を上げるため，ゼリー状の組織等価物質で皮膚表面に密着させて用いる．ビルドアップ効果により皮膚線量が増加する（ビルドアップ効果とは，高エネルギーX線では皮膚より内部で線量がピークになるが，皮膚表面に何かを置くことにより，その分だけ浅い部分で線量がピークになってしまい，皮膚線量が増加すること）．

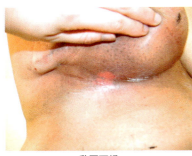 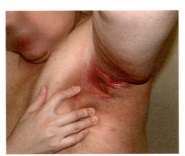

乳房下縁　　　　　　　　　　　腋窩

図3 放射線皮膚炎が悪化しやすい部位

放射線肺臓炎

- 放射線肺臓炎とは，放射線照射によって肺胞中隔（肺間質）を主とした炎症で，非感染性の肺臓炎である．
- 多くは放射線療法終了直後から3か月の間に，照射野に一致して出現する．
- 照射体積・線量などが関係しているため，放射線腫瘍医は治療計画時に極力照射される体積を減らす工夫をしている．
- 画像上のみの変化で無症状のまま経過することが多いが，症状を伴う場合はステロイドを

06 放射線療法時のケア

表4 放射線皮膚炎の症状にあわせたケア

グレード CTCAE Ver.4.0	グレード1 発赤・乾燥落屑	グレード2 強い発赤・湿性落屑	グレード3 シワやヒダ以外の部位の 湿性落屑
ケア	・基本的なスキンケア →→→→→→→→→→→→→→→→→→→→→→ ・摩擦による刺激の回避 →→→→→→→→→→→→→→→→→→→→→→ ・ヒリヒリ感や痒みが生じた場合は，症状を緩和する目的で軟膏を使用する →→→	・滲出液がない表皮剥離であれば軟膏のみとし，ドレッシング材は使用しない	・乾燥すると痛みを伴うため軟膏を塗布する ・非固着性もしくは自着性のドレッシング材で覆う．湿潤環境をつくり，創傷治癒を促進する環境にする． ・閉鎖性ドレッシング材は感染していると使用できない．照射時も医師や技師の確認が必要である ・感染が疑われる場合は，抗菌薬の外用と内用を使用する
症例			

使用する．

- また，照射野外の肺野に異常陰影を認める閉塞性細気管支炎・器質化肺炎（bronchiolitis obliterans organizing pneumonia：BOOP）様肺炎がある．これは，発症時期が放射線肺臓炎より遅く，照射終了後3か月から半年以上経過して発症する．初発症状は発熱・咳・易疲労感などで放射線肺臓炎と似ており，対応としてもステロイドが使用される．
- 患者には，乾いた咳や発熱，息切れなどの症状があった場合は，医療者に申告するよう指導する．症状があっても感冒と勘違いし放置されると重症化することがあるので注意を促す．
- 細菌性の肺炎とは対処方法が異なるので，他院を受診する際は放射線治療歴があることを医師に伝えるよう指導する．
- 晩期有害事象は時間が経ってから出現するため，定期受診の必要性を理解してもらい，受診行動につなげてもらう．

乳房に対する放射線療法

- 乳房への放射線療法には，乳房部分切除術，

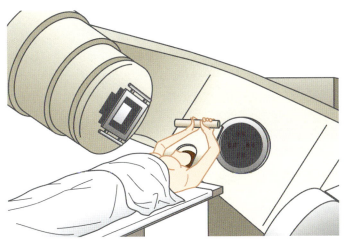

図4 放射線療法の治療体位

乳房切除，再発乳がんへの照射があり，それぞれに対して，適切なケアが必要となってくる．

1．乳房部分切除の照射に対するケア

- 平成26年度の診療報酬改定で1回線量増加加算が制定されたことで，乳房の寡分割照射が広く行われるようになった．
- 寡分割照射は，従来2Gy/回を25回照射で50Gyの総線量であったところ，2.66Gy/回を16回照射で42.56Gyの総線量で行われている．急性放射線皮膚炎のいずれの症状も強まることはないと報告されており，治療回数の減少により通院回数や治療期間が減ることになるため，患者にとっては有益である．
- 乳房部分切除後は全乳房に放射線をあてるが，切除部の断端が陽性の患者などは腫瘍床に対してブースト照射を行い乳房内の再発リスクを減少させる．これには，電子線もしくはX線を用いて追加照射を行うので，他の部位とくらべより強い皮膚反応が生じる可能性がある．
- 放射線皮膚炎発症のリスクが高い患者では，あらかじめ予測される症状を伝え，自主的にセルフケアに取り組んでもらうことで症状の悪化予防につなげる必要がある．

2．乳房切除の照射に対するケア

- 治療体位は，基本的に仰臥位で両上肢挙上外転である（図4）．
- 乳房を切除した患者は，縫合した創部が前胸部にできることで，患側は上肢の挙上がしづらくなる．この場合，上肢が補助具に届くぐらいまでに挙上できれば，照射は支障なく行えるが，届かない場合は上腕内側に照射されてしまう可能性が出てくる．
- 以前は，照射に支障のないほどに上肢が挙上できるようになるまで治療開始を延期することもあったが，最近では術後のリハビリテーション指導により，放射線治療の段階で上肢の挙上が困難となる患者は少なくなっている．
- 患者へは，放射線が正しく当たらないことで不利益が生じるなどといった理由と目標を具体的に伝えることで，術後リハビリテーションへの意欲が得られるよう支援する．

3. 乳房再建時の放射線療法

- 乳房の再建には，人工乳房（インプラント）と広背筋皮弁，腹直筋皮弁などによる自家組織移植がある．
- 近年，再建術を受ける患者が増えており，その方法や時期についても複数から選択できるようになっている．
- 再建乳房に対する放射線治療のデータが蓄積されつつあり，報告数が増えてきている．

インプラントによる再建術

- 乳癌診療ガイドライン 2015 では，「エキスパンダー挿入中の再建乳房に対する放射線療法は勧められるか」について，推奨グレード C2 となっている．
- エキスパンダー挿入中の放射線療法においては，インプラントへの置換後と比較して有害事象が増えるとの報告があり，基本的に勧められないとしている[*2]．
- 感染，脂肪壊死，乳房の変形などの有害事象が生じるリスクがあるとされているが，治療終了後に障害が発現している報告が多いことから，治療終了後の観察が必要である．患者自身が日々観察し，変化が生じた時には受診する行動がとれるよう患者指導を行う．

自家組織移植による再建術

- 放射線治療のタイミングは，1次再建後もしくは再建前がある．
- 1次再建後に放射線治療を行った場合，再建乳房の整容性の低下，被膜拘縮，感染の増加などのリスクがあることから，事前の説明を十分行い，理解してもらうことが重要である．
- 放射線治療終了後から再建することもあるが，この場合も創傷治癒遅延，感染，皮膚色の変化，皮膚弾力の変化などにより良好な整容性が得られないことがあるため，いずれにおいても患者への十分な説明と同意が必要である．

広背筋皮弁

- 術後，創傷治癒遅延により創部が治癒しておらず，処置を続けながら放射線治療に臨む患者もいる．その場合は注意深く観察し，放射線治療開始時よりも悪化した場合は，乳腺科受診もしくは形成外科受診を設定し，適切に対応する．
- 背部に創処置をしている場合は，再現性のある治療体位にするために，ガーゼなどの診療材料の種類や固定の方法を変えずに条件を同じにするよう患者に指導する．

腹直筋皮弁

- 広背筋皮弁に同じく，リスクを伝えておくことが大事である．
- 再建術後数か月間は腹帯の着用を指示されている．
- 放射線治療の体位を決める際に，臥位で両上肢挙上の状態になると痛みを伴う患者がある．看護師は，再現性のある治療体位にしながらも，できるだけ安楽な体位ができるよう，診療放射線技師と協働して治療体位を決定する．

4. 放射線療法と化学療法を同時に行う場合のケアにおける注意点

- 術後乳房や胸壁照射においては，放射線療法と化学療法の同時併用については，推奨されていないことから実施されていない[*3]．よって，基本的には化学療法終了後，3 週間は期

[*2] 現在わが国で保険適用になっているエキスパンダーは，生理食塩水注入用の金属ポートとマグネットが使われている．将来，保険適用されるエキスパンダーが変わり，金属が使われていないものとなった場合は，放射線治療を実施するタイミングが，エキスパンダー挿入時期に変わる可能性はある．

間をおいてから放射線療法を開始する.
- トラスツズマブ（ハーセプチン®）は放射線療法中の実施に関しては問題がないとされており，1回／3週投与のためタイミングによっては放射線療法期間中に施行することもある．投与当日は時間を調整し，その日のスケジュールを患者と事前に確認しあっておく.
- 化学療法体験者は「気持ち悪くなる？」「髪の毛抜ける？」「つらくない？」「最後までやりきれるか心配」など，化学療法でつらい思いをしてきた患者ほど不安が強い．そんな体験をしてきた患者の気持ちを理解して傾聴する看護や，正しい情報提供により不安の軽減に努める.

再発乳がんへの照射に対するケア

- 胸壁に再発し，患部が自壊するケースがある．自壊すると滲出液，出血，臭気を伴い，患者を苦しめる.
- 患者のQOLに影響を及ぼすため，この場合も放射線療法の出番である．放射線療法により，自壊部からの滲出液や出血のコントロールができ，自壊部が乾燥してくれば臭気も落ち着いてくるなど，生活しやすくなる.
- ただし，照射を開始すると，一時的に自壊部が崩れるなどの反応があるため，状態に応じた手当の方法を患者に指導する.
  ①毎日洗浄し，清潔を保つ.
    ＊入浴時に水道水で洗浄する.
    ＊出血しやすいので弱圧のシャワーで洗浄する.
  ②洗浄後，外用剤を塗布する.
    ＊滲出液がある場合はテラジア®パスタ，臭気が強い場合はメトロニダゾールなど，患部の状態によって外用剤の種類を選択する.
  ③外用剤の塗布後，非固着性のガーゼを固定する.
    ＊保護する診療材料が固着してしまうと，剥がす時に出血などが起こる場合があるため，剥離刺激の少ない非固着性のガーゼを使用する.
    ＊まずはテープを使用しなくてもよい方法を考えるが，テープを使用して固定する場合は，照射野外で固定するようにする．脆弱になっている照射野内の皮膚に，テープによる刺激を与えないように工夫する.
    ＊どうしてもテープを使用して照射野内に固定したい場合は，肌に優しいシリコンテープなどの使用を検討する.

転移に対する放射線療法

1. 骨転移への照射に対するケア
- 放射線療法は，有痛性骨転移患者の約80％で疼痛緩和が図れるといわれている.
- 鎮痛効果は照射開始後2週間程度で出現しはじめ，4〜8週以内に改善する.
- 放射線療法による疼痛緩和の効果は即効性がないため，効果出現までは薬物療法を中心とした疼痛管理を行う.
- 症状緩和目的の放射線療法にもかかわらず，

＊3 放射線療法と化学療法の同時併用によって，局所再発率，生存率が向上するという明確な根拠はない．一方で，アントラサイクリン系薬と放射線照射の併用は皮疹の頻度を増加させ，タキサンとの併用は間質性肺炎を増加させる危険もあると2005年の乳房温存療法ガイドラインですでに説明されている.

がんによる疼痛が強い場合は，放射線療法の準備や治療台の上で治療体位を一定時間保持することを強いられるため，患者には苦痛となる．そのため，治療時間に合わせて疼痛コントロールを図って治療室に来てもらう必要がある．

2. 脳転移への照射に対するケア

- 転移性脳腫瘍の発生した部位によって麻痺，しびれ，痙攣などの神経症状が出現する．
- 意識障害がある患者は照射中に静止することができず，目を離すことができない．
- モニター越しに観察し，治療に支障のある動きがある場合はすみやかにビームを止めて患者のもとに駆け付け，安全の確保に努める必要がある．

急性期有害事象

脳浮腫
- 頭蓋内圧の上昇には，腫瘍によって一定容積の脳を圧迫することで起こるものと，脳浮腫によって起こるものがある．
- 頭蓋内圧亢進症状には，頭痛，嘔気・嘔吐，意識障害などがあり，二次的に発生する転倒などを予防するためにも早期に対応できるように観察する必要がある．
- 脳浮腫は，治療を開始した初期に起こるといわれている．併用療法として，治療期間中はステロイドや浸透圧利尿薬を使用し，症状の悪化がなければ適宜減量していく．

放射線皮膚炎
- 照射部位に出現し，瘙痒感を伴うこともある．
- 頭皮への症状緩和に用いられる薬剤は，使用感がべたつかないローションやスプレータイプのものである．
- 放射線皮膚炎の対応と同じく，清潔・保湿・刺激を与えない基本的ケアに準じる．

脱毛
- 治療開始後2〜4週ごろに出現する．
- 線量によっては永久脱毛の可能性はあるが，多くの場合一時的な脱毛である．
- 再生してくるのに半年ほどかかるため，ウィッグや帽子を利用するとよい．
- 毛量の減少や髪質の変化があるので，毛の再生後はすぐに治療前と同じ状態にはならないことを説明しておく．

晩期有害事象
- 脳萎縮・脳壊死・白質脳症などが起こる可能性がある．
- 患者が高齢な場合や，脳転移により認知機能の低下が起こっていることもあるため判別は難しいが，患者の身近にいる家族には，気になる症状があれば医療者へ申し出るよう説明する．

参考文献
1) 日本乳癌学会：科学的根拠に基づく乳癌診療ガイドライン1 治療編 2015年版．金原出版，2015．
2) 佐々木良平ほか監：決定版 チームで取り組む 乳がん放射線療法．メディカル教育研究社，2013．
3) 一般社団法人日本がん看護学会監修：女性性を支えるがん看護．医学書院，2015．
4) 日本放射線腫瘍学会編：患者さんと家族のための放射線治療Q＆A 2015年版．金原出版，2015．
5) 大西洋ほか編：がん・放射線療法2010．篠原出版新社，2010．
6) 松原康美：スキントラブルの予防とケア―ハイリスクケースへのアプローチ．p.115〜129，医歯薬出版，2008．

Chapter 5

乳がんケアと患者サポート

Chapter 5 乳がんケアと患者サポート

01 乳がんケアの特徴

Key Point

- 化学療法・内分泌療法では毎年新しい薬物や，新しいレジメンの臨床試験の結果が発表される．看護師は，常に最新の情報の取得に向けて努力し，その情報を患者に伝える．
- 患者のセルフケアを支援するとき，頭ではわかっていても，実際のケアでは患者指導的な行動に陥りやすい．患者のセルフケアへの取り組みや患者なりの意味づけに関心を寄せることが重要である．

乳がん患者の増加と治療の変化

- 乳がん患者のケアを行ううえで，乳がん患者の増加の実態や，乳がんの診断・治療の変化など，乳がん患者を取り巻く環境の全体像を把握しておくことは大切である．
- とくに，外科病棟のみで勤務する看護師は，入院前に外来通院中の患者がどのような体験をしているか，あるいは退院後に外来でどのような治療やケアが行われるかについて十分に理解しておかなければならない．
- 患者が抱えている不安や不満，そして治療内容について正しく理解しているかどうか，折をみて確認することも重要である．
- ケアの対象である患者を理解するのはとても重要であるが，医療施設のなかでとらえる患者像だけでは一方的な見方になりがちである．セルフヘルプ・グループへの体験的参加や，乳がん患者の闘病記を読んだり，家族から話を聞くことなど，さまざまな視点で患者・家族を理解していこうとする姿勢が必要である．

1. 乳がん患者の増加が意味すること

- わが国では，乳がんは女性のがん罹患の第1位であり，1年間に82,773名が罹患し，13,240名が死亡している（Chapter 1-1「乳がんの現状と動向」参照）．つまり，乳腺外来の患者数が毎年約69,000名ずつ増加していることになる．
- 乳がんは，ほかのがんに比べて治療期間が長く，初発治療後10年以上の長期にわたって経過をみていく．したがって，乳がん患者が増加すると，慢性的な外来の混雑が生じる．しかも，外来化学療法を受ける患者が増加しており，診察室で医師が患者に治療について説明する時間を確保するには限界がある．
- 検診を啓発するポスターなどで，「乳がん年齢」と表現される45～50歳が好発年齢となっており，家庭や職場での役割が大きい世代が乳がんに罹患することによって，家族や

表1　乳がんの特徴的問題

- 45〜50歳が好発年齢であり，ライフサイクルのうえでの役割が大きい
- 診断過程において，高度な検査が行われるため，患者の不安も大きい
- 20歳代，30歳代の乳がん患者は，結婚や妊娠・出産への不安が大きい
- 治療後10年間フォローするため，再発・転移への不安が続く
- 治療方法の選択肢があり，患者の意思決定が求められる
- 手術・化学療法によりボディイメージの変化が起こりやすい
- 手術・化学療法・内分泌療法によりセクシュアリティへの影響がある

周囲の人々への影響は少なくない．そのことが，乳がん患者自身の「周りに迷惑をかけて申し訳ない」という心理的負担を増している（表1）．

2. 治療の変化

- 1980年代から乳房温存療法が増加している．乳がん患者は，インフォームド・コンセントを受けて，乳房温存か乳房切除かの治療選択をしなければならなくなった．
- さらに，術前薬物療法実施の選択や，乳房再建を受けるかどうかの選択など，患者が判断することが増えており，患者自身が疾患や治療の理解を深めなければ選択できない状況にもなっている．
- 手術術式の縮小化に伴って，入院期間も短縮している．腋窩ドレーンを挿入する患者の入院期間は1週間前後，ドレーンを挿入しない場合には，2〜3日程度で退院する施設もある．
- 乳がんと遺伝を考慮した治療選択や，薬物療法による妊孕性への影響を踏まえた治療選択では，遺伝カウンセラーやリプロダクティブヘルスの専門家，臨床心理士などの専門性の高い医療者との連携が求められている．

3. 患者のニーズと社会的・経済的変化

- 患者自身の治療選択の増加とともに，セカンドオピニオンへのニーズが高まっている．乳がん専門病院・乳がん専門クリニックなどではセカンドオピニオン外来を設け，患者への情報提供を行っている．
- 最近では，患者向けの乳がん診療ガイドラインを解説した書籍もあり，乳がん診療にかかわる書籍・雑誌・Webでの情報は増加している．
- 外来通院で化学療法や内分泌療法を受ける際に，自宅から病院までの通院に時間がかかる患者では，通院に伴う身体的・経済的な負担も増える．自宅近くの医療機関での治療継続を望む患者への，医療機関の地域連携が求められている．また，在宅医療の普及により，治療やケアの場は病院から地域へ，そして自宅へと広がってきている．

乳がん患者が抱えるさまざまな困難

- 45〜50歳が好発年齢であり，それまで大きな病気を経験していない患者では，治療開始前に外来で受ける多くの検査に戸惑う．多数の検査室の移動や，検査に関連する準備（CT前の絶食など）に翻弄される．「ベルトコンベアに乗せられている気分」と心境を訴える患者もいる．

- 一方で，20代，30代の乳がん患者もいる．結婚・妊娠を希望する患者は，乳がんの罹患によって先の見通しが立たないことへの不安が強まる．
- そうした不安は，患者だけではなく，患者の伴侶やパートナー，患者の子ども・両親・兄弟，伴侶やパートナーの両親・兄弟などにも波及する．それら多くの家族の混乱に患者自身がどのように対応していくかは，患者の将来の家庭生活の構築のうえで重要な課題となる．
- 初期治療後から10年間という長期にわたって外来でフォローしていくあいだに，主治医が変更になることがある．後任の医師との信頼関係を築くことは容易ではなく，まして，転移・再発が見つかった場合の患者の心理的動揺は大きい．
- 治療選択，社会的役割（就労問題），ボディイメージの変容，セクシュアリティに関連する困難もある（それぞれ関連する節を参照のこと）．

乳がんケアの特徴

- 外来では，医師の診療がスムーズに進むように配慮すると同時に，患者への身体的・心理的・社会的側面へのアセスメントを行う．
- 乳がんの診断（告知）時には，心理的サポートと過不足ない情報提供が重要となる．
- 外来診療では，初発乳がんの入院治療から継続してケアを行うが，とくに，患者の日常生活と通院治療との折り合いがうまくつけられるように支援する．
- 化学療法・内分泌療法では毎年新しい薬物や，新しいレジメンの臨床試験の結果が発表される．看護師は，常に最新の情報の取得に向けて努力し，その情報を患者に伝える．
- 病棟での入院期間が短くなっているため，術後のリハビリテーションやリンパ浮腫予防についての退院指導を病棟で行った後に，外来でセルフケア支援を継続する．
- 乳がんの診断・治療・ケアに伴い，他部門・他職種が連携したチーム医療のもと，患者・家族をサポートする．
- 家族へのサポートを視野に入れていても，実際には，家族が来院する機会は少ないので，家族と看護師の信頼関係をつくるには努力と工夫が必要である．

乳がん患者へのケアにおける看護師側の問題

- 外来では混雑が激しく，外来での治療に関連する必要最小限のケアで精一杯である．患側上肢のリハビリテーションの継続やリンパ浮腫予防，ボディイメージの変容に伴うケア，日常生活支援など，行うべきケアは多々あるが，人的・時間的な余裕がないのが現状である．
- 病棟では入院期間の短縮化やクリニカルパスの使用により，乳がん患者を「手のかからない患者」と錯覚し，患者個々の困難に着目しにくい．さらに，カンファレンスに取り上げられることも減り，乳がん患者への病棟内での共通理解も容易でなくなっている現場も多い．
- 患者のセルフケアを支援する場合，頭ではわかっていても，実際のケアでは患者指導的な行動に陥りやすい．患者のセルフケアへの取り組みや患者なりの意味づけに関心を寄せることが重要である．

エキスパートナースに求められる知識とスキル

- 看護師が，患者の治療選択を助け，チームの一員として患者を共通理解するためには，乳がんの診断・治療の知識が不可欠である．とくに，手術であれ，薬物療法であれ，その治療方針の裏づけとなる画像診断・病理診断についての十分な知識が必要である．
- 情報から事実を整理して吟味したり，患者個々の生活背景をとらえて生じそうな問題を見通したりするスキルも必要である．その他，乳がん患者のケアに取り組むうえでのポイントを次頁の表2に示した．
- 乳がん看護認定看護師をはじめとしたエキスパートナースの実践の展望を以下に示す．

1. 実践の場の拡大

- 病棟と外来の連携によって乳がん患者へのケアの継続と充実を図る．
- 外来での乳がん看護相談の充実を図る．
- 患者・家族への他職種によるチーム医療の形成・活性化を図る．
- 患者のニーズに応じる医療環境の整備および地域との連携を図る．

2. 実践事例の探求

- 困難事例についての事例検討により，その場の事実を明確にし，問題点の抽出，プランしたケアの根拠，ケアの実施内容，ケアの効果（評価）を整理する．
- 一見地味な作業にみえるが，事例検討によるケアの振り返りは，ケアの視点を広げ実践の洗練に役立つ．ケアを記述することによって，エキスパートな実践を示すことが可能になる．

引用・参考文献
1) 阿部恭子：乳がん患者へのケアにおける専門性の高い臨床実践のための6つのポイント．月刊ナーシング，30（1）：62〜66，2010．

01 乳がんケアの特徴

表2　乳がん患者のケアに取り組むうえでのポイント

①乳がん患者個々の病態と治療を十分に理解しケアに活かす
- 手術を受ける患者の画像診断をふまえて，術後の患者の身体的・心理的変化を見通してケアを行う．マンモグラフィや乳腺超音波検査，MRI検査，CT検査の結果について，カルテに記載されている文言で理解するのではなく，画像を実際に目で見て確認することが重要である
- 術後には，化学療法や内分泌療法が行われることが多いが，どのような治療が実際に行われるかは，術後の病理診断によって決定される．乳がん患者へのケアに携わるすべての看護師は，画像診断や病理診断の知識をもち，決定された治療の根拠や目的を熟知している必要がある

②乳がん患者の言動の理由や背景をとらえる
- 患者の訴えの理由や背景には，乳房や頭髪などのボディイメージや女性らしさについての価値観，周囲の乳がん体験者から聞いた話やブログや雑誌などから得た乳がん治療の体験談などによる影響は少なくない
- 診断や治療について医師から説明されたことを十分に理解するのは容易ではなく，治療の目的や治療による副作用などの理解が混乱していることもある
- 患者の訴えに対し，情報提供に終始するのは適切なケアではない．まずは，患者の訴えを傾聴し，次に「○○はどのようにお考えですか」というように『開いた質問』をすることによって，患者の訴えの背景や患者の理解している事柄について十分に把握して対応する
- 患者の不安が大きいときには心理的サポートを行う．傾聴するだけ，ただそばにいるだけでも，患者が心理的混乱を整理することを助けることになるので，患者を見守るケアとして重要な意味がある

③乳がん患者の個別的な特性をふまえて，必要なケアを先の先まで見通す
- 乳がんの罹患が多い年齢層は40代後半から50代で，家庭や職場での役割が大きいため，乳がんの診断や治療は乳がん患者本人はもちろん，その周囲への影響が少なくない．治療のスケジュールを組み立てたり，社会的役割の変更を促したり，ソーシャルサポートが得られるように調整するなどのケアが重要となる
- 単身者や高齢者，または家族と離れて生活している患者で転移・再発が生じた場合には，病状の進展の先の先を見通して療養生活の支援や療養の場の選択に早めに取り組む必要がある
- 患者の生活状況や職場での役割などの個別的な特性をふまえて，必要なケアを予測し，段階的にかかわることが重要となる

④患者を点ではなくて線でとらえる
- 手術では，在院日数が短縮化しているため，病棟と外来の連携による術前後のケアの継続が不可欠である
- 患者は外来で術式を決めて入院しても，最終的な術式の決定に心が揺れることがある．外来での経過もふまえて，病棟でも継続的に術式選択の支援が必要となる
- 退院指導では，退院後の生活を見通して術後のリハビリテーション指導やリンパ浮腫予防のセルフケア支援を行う．しかし，患者が退院して外来通院をはじめて，徐々にさまざまな困難を感じることもある．外来では，退院直後に問題がないとしても，退院後の療養生活での問題の有無を継続的に把握してケアを考える必要がある

⑤意図的かつ客観的な情報収集を行い，複雑な場面では5W1Hの視点で事実を整理する
- 忙しい臨床の場面では，患者の一言からニーズを推察しがちになるが，看護師の勝手な思い込みにならないように注意する必要がある．思い込みを避け，客観的事実を把握し，問題を整理するよう心がけることが肝要である
- とくに，乳がん看護に熱心な看護師には，心理的側面に関心が偏ることもある．患者の病状や治療に沿って，適切なフィジカルアセスメントを行い，症状のモニタリングや症状コントロールを十分に行う必要がある
- 転移・再発で病状が悪化している患者のケアでは，治療の継続や変更，療養の場の選択，家族支援の強化など，さまざまな問題が複雑にからまっている．このような場面では，5W1H（誰が，何を，どこで，いつ，なぜ，どのように）の視点で事実を整理するとよい

⑥がん看護やセルフケア支援の理論・概念を用いて乳がん患者をとらえる
- 患者にとって，がんの診断は「頭が真っ白になる」ほどのショックの大きな出来事である．告知や乳房喪失によるボディイメージの変容など，心理的苦痛がある乳がん患者へのケアにおいては，危機理論やストレス・コーピング理論の考え方に沿って患者をとらえることで患者の現状や経過を理解するとよい
- リンパ浮腫予防のセルフケア支援や薬物療法の副作用に対するセルフケア支援においては，一方的な情報提供にならないように患者の理解や受け止めを確認しながら，患者の生活状況をふまえて具体的なセルフケアを検討する．そして，実際に患者が取り組んでいるセルフケアを保証し，エンパワーメントを促すことが重要である
- 乳がん患者は，10年あるいはその後も再発・転移の不安を抱えながら生きていくことになるので，乳がん患者へのケアにおいて，患者が乳がんとともに生きるのを支援するには，サバイバーシップを促すケアの考え方も不可欠である

（阿部恭子：乳がん患者へのケアにおける専門性の高い臨床実践のための6つのポイント．月刊ナーシング，30(1)：62～66，2010より改変）

Chapter 5 乳がんケアと患者サポート

02 診断時のケア

Key Point

- 診断後早期から，乳がん患者がどのような心身の状態であるのかをアセスメントし，告知による衝撃や不安を緩和して，病気や治療に主体的に取り組めるようにケアする．
- 患者が乳がん罹患という危機に対して，正常な心理反応を示しているかを見極め，極度の不眠や食欲不振を訴えるときや表情が抑うつ的に見えるときは，担当医と相談して専門家の介入が必要かどうかを判断する．

診断時の乳がん患者の特徴

- 乳がんと診断されたとき，患者は「乳がん」という病気に衝撃を受けて，自己の存在が脅かされ危機的状態におかれやすい．たとえば，「1人で病院に行き，診断を聞きました．ショックでした．漠然とがんへの恐怖感はありましたが，周りにがんの人がいなかったので…．（中略）がんと告知されたときは，2週間くらい精神的におかしくなり，食欲がおちました．毎朝，目覚めるたびに，これが夢だったらと何度も思いました」[1]というように，混乱状態に陥る患者もいる．
- 表1および図1のように，がん患者は診断後さまざまな症状を呈するが，それは通常約2週間で消失し，現実の問題に直面できるようになる[2)3)]．しかし，乳がん患者の20〜25％は，精神医学的な診断がつくといわれ，その大部分は，日常生活に支障をきたす不安や抑うつを呈する軽症の適応障害であることが報告されている[4)]．
- 診断直後から，患者は不安や無力感，孤独感などの感情を抱き，さまざまな困難や心配を抱える患者が多い．たとえば，再発・転移に対する不安，自分にとってベストな治療を選択するにはどうしたらよいのだろうかという戸惑い，家族や周囲の人に病気をどのように伝えたらよいかという悩み，職場や家庭における役割がこれまでのように遂行できるのだろうかという心配などである．
- さらに，「乳がん」という強いストレスとそこから派生するさまざまなストレスが積み重なり，不眠や食欲不振，疲労感，集中力低下，焦り，イライラ，無気力などのストレス症状を体験する患者もいる．

02 診断時のケア

表1　がん患者の危機に対する正常な反応

経過	症状	期間*
第1相 初期反応	ショック 疑惑あるいは否認	一般的に1週間以内
第2相 精神不安	不安 抑うつ気分 食思不振 不眠 集中力低下 日常生活が不可能	一般的に1～2週間続くがさまざま
第3相 適応	新しい情報に順応する 現実の問題に直面する 楽観的になろうとする さまざまなことに取り組みはじめる	一般的に2週間で始まる

＊だいたいの目安，いろいろに変わりうる．
(Holland JC, et al. 編：サイコオンコロジー：がん患者のための総合医療　第2巻．河野博臣ほか監訳，p.259，メディサイエンス社，2005 より改変転載)

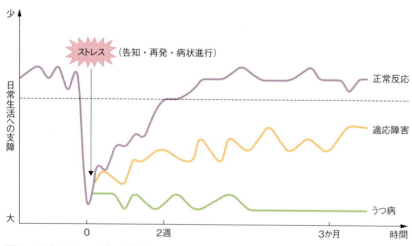

図1　ストレスへの心の反応
がん患者さんとご家族のこころのサポートチーム：がんとこころの基礎知識(http://support.jpos-society.org/manual/)より引用

＊1 危機モデル：危機は，これまで体験したことがないような衝撃的な出来事や悲しみを伴う喪失を予期する，あるいは直面したときに，知識や経験など自分のレパートリーが不十分で，それらに効果的に対処する方法をもっていない場合に体験する．危機を回避できず喪失に伴う悲嘆を体験している人には，危機特有のプロセスを適切に理解して，危機モデルを用いて援助すると効果的である．フィンクの危機モデル(Chapter5-4 参照)は，危機のプロセスを，①衝撃，②防御的退行，③承認，④適応の段階に分けており，その段階に応じた援助を概説している．

診断時の乳がん患者のケア

- 診断後早期から，患者の心身の状態をアセスメントし，告知による衝撃や不安を緩和して，病気や治療に対して適切な認知を促し，主体的に取り組めるようにケアすることが重要なポイントである．
- 危機モデル[5]*1に基づいて，診断時のケアと診断後から治療決定までのケアに分けて以下に述べる．

1. 診断時のアセスメントとケア

- 乳がんと診断されたとき，多くの患者はショックを受けるため，看護師は急性の身体症状が現れることに注意して，患者の安全を保証し，危険から身を守るケアを心がける．
- 表1を参考に，診断時の患者の表情や言動から心身の状態を把握し，乳がんにどのような反応を示しているかを的確にアセスメントする．
- 乳がんかもしれないと予測している患者のなかには，診断時に「やっぱり，乳がんだった」と淡々とした表情で，さほどの混乱もなく医師の説明を聞いているように見えても，内心は激しく動揺している患者もいる．一方，がんと予測していない患者は「えっ，本当に自分は乳がんなの？まさか……」といった疑惑や混乱，興奮などさまざまな反応を示す．時には，診察中に青ざめ，座っていられない状態になる患者もいるため，心身の状態を注意深くアセスメントする．
- アセスメントに基づき，危機のプロセスに沿ってサポートする．サポートは，支持的精神療法[6]*2に基づいて，傾聴，受容，保証，説明，問題解決，励ましなどのスキルを用いて行う．
- 淡々とした表情で混乱なく医師の説明を聞いている患者には，医師の説明後，その内容を適切に理解できているかどうかを確認しつつ，患者の気持ちを傾聴しながら，不安や心配に思っていることを明確にし，それらに対して問題解決できるように具体的な情報を提供する．
- 混乱や興奮状態にある患者には，傾聴，受容，保証のスキルを上手に使って，静かな環境で話を聴き，落ち着くまで見守る．
- とくに家族の付き添いがない患者は，1人で帰ることができるかどうかをアセスメントし，患者を危険から守るようにサポートする．医師にがんと伝えられたあとの帰り道，どのように家に帰ったのか覚えていないという患者は多い．したがって，注意して帰るように声をかけ，安全に努める．そして，看護師は，患者および家族にいつでも相談にのることを必ず伝えることが重要であり，このような配慮が患者や家族の不安の軽減につながる．

2. 診断後から初期治療決定までのアセスメントとケア

- 診断後1〜2週間は不安の強い時期であり，表1のようにさまざまな症状が出現する．また，治療を選択する時期でもあるため，この時期の介入は重要である．
- 忙しい外来では限界もあると思われるが，初期治療決定までにできれば1回は患者に会ってケアすることが望ましい．たとえば，術前検査で病院を訪れた際にケアの時間をとれる

---

*2 支持的精神療法：支持的精神療法は，無意識的な葛藤やパーソナリティなどの内面的な問題までには入り込まずに，健康な自我を支えるメンタルケアである．傾聴，受容，保証，説明などのスキルを使って，情緒状態の改善を図る．傾聴は，相手の言うことをプライバシーの守れるような場所で落ち着いて聴くことである．受容は，話を聞いてもらったあとで，話を聞いてくれた人に批判されずに受け入れられた感覚を体験することである．保証は，相手に「大丈夫ですよ」「それでいいですよ」などの意味合いを伝え，相手が安心するようなアプローチである．説明は，病気や治療などについて，相手にわかりやすく伝えることである．

- ように工夫する.
- 患者の病気や治療の理解度, 心理状態, 乳がんの受け止めなどの認知・心理面と, ストレス症状の出現の有無などの身体面, 日常生活に支障が生じていないかなどの生活面, そして婚姻状況, 子どもの有無, 家族構成, 仕事の有無, 患者のサポート状況, 身近な人の乳がん患者の有無などの背景要因について, アセスメントする.
- この時期も告知による衝撃を緩和するために, アセスメントに基づき支持的精神療法のスキルを用いてサポートする. 静かな環境*3 で「今のお気持ちはいかがですか?」「少し落ち着きましたか?」などと話しかけ, 患者が感情を表出しやすい雰囲気をつくり, 傾聴, 受容などのスキルを用いて「カタルシス(浄化)」の場となるように努める.
- 治療法を決定する時期であり, 患者と家族の乳がんおよび治療についての適切な理解を促すために, わからない点などを確認したうえで, 必要な情報を提供する. なかには病気や治療と向き合うまでの心理状態に至っていない患者もいるため, 情報の内容によってはそれが逆に脅威となる場合もある. したがって, 患者や家族がどのような情報を欲しているのかを把握してかかわる.
- 患者は診断時に医師から乳がんや治療法について説明を受けているが, 混乱していて説明を十分に理解できていないことが多いため, 病気や治療についてわかりやすい言葉で再度説明するとよい.
- 現在, 乳がんに関するさまざまな情報はインターネットなどで得られるが, 情報が多すぎて何を選択したらよいか混乱する患者も多々見受けられる. このような場合は, 患者が情報を整理できるようにかかわることが重要である. たとえば, どのようなサイトからどのような情報を得たのかを聞いたうえで, その情報のもつ意味や解釈, 判断の根拠などについて解説し, 患者自身がその情報をもとに何らかの意思決定に役立てられるように話し合う機会をもつ.
- この時期に食欲不振, 喉のつまり感, かぜ症状, 不眠などのストレス症状を訴える患者もいるが, これらの症状を転移と結びつけて悩んでいる患者は少なくない. このような症状を訴える患者には, 不必要な不安を軽減できるように, ストレスとその症状について説明し, その患者に合ったリラックスできる方法を一緒に話し合う.
- 患者が, 乳がんになったという危機に対して, 正常な心理反応を示しているかを見極めることが重要である. 極度の不眠や食欲不振を訴えて日常生活に支障があると思われるときや, 表情が抑うつ的に見えるときは, 担当医と相談して精神腫瘍内科医や精神科医, 心療内科医, 精神看護専門看護師などの介入が必要かどうかを判断する.
- 2007年4月に「がん対策基本法」が施行されて以降, がん診療連携拠点病院にはがん相談支援センター*4 が設置され, 患者や家族を対象にさまざまな相談を受けられるようになった. また, がんと診断された患者の不安軽減の支援として2010年の診療報酬改定でがん患者カウンセリング料が算定され, 2014年の診療報酬改定でがん患者指導管理料2に変更となり, 支援回数の拡大が認められ, がん患者に心理的サポートを提供しやすくなっ

---

*3 静かな環境:話を遮られることがない状態で, 落ち着ける場所を選択する.
*4 がん相談支援センター:がん相談支援センターは, がん診療連携拠点病院内に情報提供体制として必ず整備されている. そして, 国立がん研究センターがん対策情報センターにおいて研修を修了した専従あるいは専任の相談員を1人以上配置することが定められている. さらに, 相談支援機能を有し, がん患者や家族などへの個別相談に対応している.

た．施設によっては，がん看護外来を開設し，がん患者の心理・社会的支援を提供しているところも散見される．

- がん患者を対象とした患者会やサポート・グループが増え，ピア・サポート*5 も利用できるようになり，患者の心理・社会的問題へのサポート体制が整ってきた．したがって，診断時から乳がん患者が自分に合ったさまざまなサポートを効果的に活用できるように情報提供することが望ましい．

引用・参考文献
1) 財団法人パブリックヘルスリサーチセンター編：乳がん 私らしく生きる．p.10〜11，ライフサイエンス出版，2004．
2) Holland JC. et al. 編：サイコオンコロジー：がん患者のための総合医療 第2巻．河野博臣ほか監訳，p.256〜263，メディサイエンス社，2005．
3) がん患者さんとご家族のこころのサポートチーム：がんとこころの基礎知識 http://support.jpos-society.org/manual/（2017年3月16日閲覧）
4) 山脇成人監，内富庸介編：サイコオンコロジー：がん医療における心の医学．p.72〜94，診療新社，1997．
5) 小島操子：看護における危機理論・危機介入 改訂3版．p.6〜12，金芳堂，2013．
6) 保坂 隆：がんとこころ．p.166〜192，テンタクル，2001．

---

*5 ピア・サポート：あるがん患者に対して，同じような経験をしたがん患者が支援することをいい，当事者同士が支え合うこと．

Chapter 5 乳がんケアと患者サポート

03 治療選択・意思決定時のケア

Key Point

- 患者が納得できる治療を選択することは，病気の受容を促進し，治療に伴う苦痛や病状変化への適応に効果がある．
- 看護師が継続的にかかわることは，患者の病気や治療の理解を促し，疑問や不安を緩和して自己対処能力を高める援助を可能とする．
- 提供された選択肢について患者が十分に理解できるまで支援するとともに，患者が自分の意思を明確化できるような支援が必要となる．

意思決定とは

- 意思決定とは，複数の選択肢の中から1つ（ないし複数）の選択肢を選ぶことであり，知覚・記憶・思考・価値観などを組み合わせた機能的認知システム[1]である．
- 決定する事実を正確に理解し，かつ自分の価値観を加味して判断する過程である．事実がどうなっているのかという「事実判断」と，どうなるのが望ましいのかという「価値判断」をつき合わせながら決定に至る．
- 意思決定には患者の望む決定スタイルがある[2]．最終選択は自分で行うといった「積極的役割」を望むか，医師と一緒に決める「共有的役割」，あるいは，最終選択またはすべての決定を医師に委ねる「消極的役割」を望んでいるのか，患者がどのように決定に参加しようとしているのか把握することが重要である．
- 乳がん患者が行う意思決定場面は，命にかかわる治療に関する決定であるため，多くの問題が存在する（表1）．

乳がん患者による初期治療選択の意義

- 乳がん患者の初期治療選択における意思決定には，がんという病気がもつ不確かさ[*1]とともに，乳房の喪失や変形などのボディイメージを伴い，個人の価値観が反映される部分が大きいため，患者自身が決定していく必要性が高い．

---

*1 不確かさ：乳がんという病気や治療には，がん細胞の広がりや乳房部分切除術（乳房温存術）の可能性が不確実であることや，病理結果が術後に判明するなど症状や診断に関するあいまいさ，術前化学療法の効果があるのかという不確実さがある．また，再発や転移のリスクが確定できないなど病気の経過と結果の予測があいまいである．

表1 意思決定場面における問題

- 乳がんの診断後であり，患者は危機的状況にある
- 一度に複数の意思決定を求められる
- 治療法が多様かつ複雑になってきている
- 乳がんに関する情報が氾濫しているために混乱しやすい
- 決定までに時間的制約があり，患者にとって大きなストレスとなっている
- 患者は治療に関する意思決定に慣れていない
- どこまで自分で決めるべきか自己決定の範囲がわからない
- 援助を求める意識がない

表2 乳がん患者が意思決定時に感じる困難

- 自分の状況を正確に把握しイメージできない
- 不確かな状況や一般論で判断できない
- 何もかもが気になり不安で仕方ない
- つらさや理不尽な感情でいっぱいになり，冷静に考えられない
- 情報の多さや周囲の影響で揺れ動く感情に戸惑う
- 命と自己決定責任の重みに圧倒される
- 医療者に対する遠慮やためらいで相談できない
- 家族に気を遣いサポートは期待できない

(国府浩子：初期治療を選択する乳がん患者が経験する困難. 日本がん看護学会誌, 22(2)：14～22, 2008 より引用)

- 患者が納得できる治療を選択することは，病気の受容を促進し，治療に伴う苦痛や病状変化への適応に効果がある[3]ともいわれている．
- 患者は，治療選択の過程で乳がんの治療や療養生活に関する理解を深めることによって，自己を取り巻く状況の変化に正しく対処することが可能となる[4]．

初期治療における意思決定支援の必要性

- 現在の乳がん治療においては，乳房切除術（乳房全摘術）か乳房部分切除術（乳房温存術）かの選択だけでなく，腋窩リンパ節郭清かセンチネルリンパ節生検法か，術前化学療法や乳房再建術を行うかなど，その選択肢の幅が広がり，初期治療[*2]における意思決定場面が複雑かつ困難になってきている．
- 治療の意思決定において，可能なかぎりの選択肢のおのおのについて，利点と危険性や喪失の両方の結果を吟味して決定に至る[5)6]．しかし，決定に至るまでの過程は容易ではなく，必要性を理解してもなお，実際の治療を前に不安が募り，混沌とした気持ちに陥ることがある[7]．
- インターネットや書籍など乳がんに関する情報は氾濫しているが，自分に必要な情報であるかの判断は難しく，また，情報を得てもその情報を患者自身が理解していくのは容易ではない．
- 自らの治療の選択を任された患者は，診断後のつらい状況においてさまざまな困難を体験している（表2）．患者が経験する困難とは，不安定な精神状態でも決定しなければならないことであり，不確かさやサポートの不十分さ，責任の重みに圧倒される状況は，さらに精神的な不安定さを助長し，認知的機能を阻害するといった悪循環をまねいている[8]．
- 看護師が継続的にかかわることは，患者の病気や治療の理解を促し，疑問や不安を緩和し

---

*2 初期治療：乳がんと診断されて初めて行う治療のこと．手術療法が主流とされているが，その術式の種類，手術の前に化学療法を行う術前化学療法，乳房切除術と同時に乳房再建術を行う1次再建など，初期治療の選択肢が増えている．

03 治療選択・意思決定時のケア

表3　乳がん罹患の受け止めに対する支援

看護支援の目的	看護支援方法
関係性をつくる	・気にかける ・そばにいる ・じっと話を聴く ・場を設定する ・気持ちを察する ・看護者の役割を伝える ・患者のペースを保つ
現実直視を促す	・病状を一緒に確認する ・現実に目を向けさせる
自己決定を意識づける	・自己決定の意義を説明する ・自己決定の方法を提示する

(国府浩子：乳がん患者の初期治療選択における意思決定プロセス支援モデル作成に関する研究．お茶の水医学雑誌，52(1)：63〜82，2004 より引用)

て[9] 自己対処能力を高める援助を可能とする．

乳がん患者の意思決定を支えるケア

1. 初期治療における意思決定に向けての支援

- 乳がん罹患の現実を自分のこととして受け止めていないと，自らの治療法を選択するという行動には移れない[10]．診断直後の時期は，患者自身が罹患の現実を認め，治療を受ける覚悟を決めていけるような看護者の支援が必要である（表3）．
- 患者を見守る姿勢をもち，精神的な支えとなると同時に，乳がんや治療について一緒に確認することをとおして，現実の受け止めを促す働きかけが重要となる．
- 患者は乳がん罹患という精神的に不安定な状態であるにもかかわらず，多様な治療法のなかから自らの治療法を選択しなければならず，心理的葛藤*3 を生じることが多い．さまざまな思いを受けとめながら，一緒に考えていく存在であることを伝える．
- 患者が提供された選択肢について十分に理解できるまで支援するとともに，患者が自分の意思を明確化できるような支援が必要となる（表4）．
- 患者の精神状態や理解度に応じた，段階的な説明が必要である．適切な情報を適切な時期に提供するためには，患者の思いや説明の理解度などの情報を把握しておかなければならない（表5）．
- 選択肢についてのメリット，デメリットが明確に伝わる情報提供の方法，情報を評価・統合して選択肢を採択するために必要な情報量，情報整理の方法の提案などが不可欠である．
- 乳房への思いや希望する術後の生活を一緒に確認するなど，患者のこだわりや戸惑いを整理し，患者が納得できたと感じられるまで迷いにつき合い，ともに考えていきながら意思の明確化を促していく．
- 女性が自分の乳房に対してもつ愛着の程度には個人差があるため，患者個々の乳房の意味や価値を知って援助することが重要である．
- 患者が決定した結果に後悔しないためには，術後の姿の具体的なイメージ化が重要である．とくに，乳房再建術に関する意思決定においては，再建に関する写真やVTRといった視聴覚資料の提供や，身体症状やそれが日

---

*3 心理的葛藤：乳がんという病気がもつ不確かさや転移の心配，乳房へのこだわりから，自分の希望する治療方法を決めつつ，ほかの治療方法がよいのではないかという選択の迷いがある．また，自分のことだから自分で決めたほうがよい，でも，命にかかわる決定を自分で行えるのかなど，自己決定に関する意義と責任のあいだで迷うことが多い．

表4 初期治療における意思決定に向けての看護支援

看護支援の目的	看護支援方法
それぞれの選択肢について十分な理解を助ける	・理解不足時，知りたい情報を提供する ・術後の姿や生活のイメージをつける
現実吟味を促す	・振り返る場を確保する ・考えを問い直す ・一緒に考え整理する ・思い込みを修正する ・検討項目を明確にする ・視野を広げるよう助言する
乳房への思いや病気の不確かさを受け止め，精神的な支えとなる	・じっと話を聴く ・気持ちを察し支持する ・いつもそこにいる ・個人として尊重する
周囲を巻き込みサポート力を強化する	・仕事や家族の役割修正を提示する ・夫婦間の相互理解を促す ・医師との信頼関係を強化する ・同病者の参加を促す
自分で決めることを後押しする	・自己決定の意義を強調し続ける ・つらさを認め，後押しする

(射場典子ほか監：乳がん患者へのトータルアプローチ——エキスパートナースをめざして．p.159, ピラールプレス, 2005 より改変)

常生活に及ぼす影響について具体的に情報提供していく必要がある[11]．
- 意思決定を後押しするには，患者が自分に向き合い，決めることを積極的に促すことが必要である．看護師の積極的な促しにより，患者は現実を見つめ，自分で決めることの積極性を取り戻し，自分の意思を明確化するよう自分自身を奮い立たせていく．
- 自分で決める責任と重荷に押しつぶされそうになる患者の困難な状況を受け止め，精神的な支えとなることが大切である．

2. 意思決定支援のためのコミュニケーション技術

- 患者が，何を感じて，どのような言葉を用いてどう表現し，どのような思いをもっているのか，そのありのままの体験を共有すること

表5 看護師が把握しておきたい患者情報

- 治療選択の状況にあるのか
- 乳がんや治療についての理解度
- 選択肢についての理解度
  - 自分がどんな選択肢をもっているか
  - どうしてその選択肢を与えられたかの意味
  - 選択肢の利点と欠点
- 自分の病状をどのようにとらえているか
- 治療後の姿や生活をどのようにイメージしているか
- どういう治療を希望しているのか
- 乳房についてどうとらえているのか
- 今までどのように生きてきたのか
- 何を，どのように知りたいのか
  - 疑問点は何か，さらに必要な情報は何か
- 何に戸惑っているのか
- 何にこだわっているのか
- 何が困っているのか
- 何に対しての不安なのか（具体的な）
- どのように決めたいと思っているのか
  - 自分だけで決めたいのか
  - 誰かに相談したいのか

表6 基本的なコミュニケーション技術

コミュニケーション技術	例
患者の言葉を繰り返す	「~と,とてもつらかったんですね」
患者の言葉を言い換える	「あなたが言ったことは~ということですね」
患者の感情を受け止めて返す	「あなたは~と思っているんですね」
患者の表情から感情を読みとる	「とてもつらそうに見えますが…」
患者の言葉のなかに隠れた意味を見出す	「~というお気持ちだからでしょうか?」「~ということでしょうか?」
オープン形式の質問を行う	「不安はありますか?」ではなく,「今,どのようなことがご心配ですか?」「今の説明を理解できましたか?」ではなく,「先生の話でわからなかったことは,どのようなことですか?」または「今の話でどのようにお考えになりましたか?」

が重要である.
- コミュニケーションには,言葉,言葉遣い,態度が含まれる.うなずきや相槌など,患者の言葉を聴いているということを示すこと,表情や態度が大切である.
- 患者の考えや気持ちが整理され,自ら納得する選択ができるよう支援するには,コミュニケーション技術が必要である(表6).
- 患者の困っていること,気になっていることを明確にするような問いかけや確認の言葉が重要である.
- 患者の言葉を否定したり,励まそうとするのでなく,また,患者の言葉に対してどのように応えようかと考えるのではなく,患者の言葉の意味するものを積極的に聴き,患者の思いを引き出していく.
- 患者が十分に発言したと実感できること,専門性と素直さをもって対応することにより患者の信頼を確立することが重要である.発言の機会と医療者への信頼が,治療決定への満足度を高める要因となる[12].
- 患者にどうすればよいか専門家としての意見を求められたら,答えを出すのではなく,患者が判断に迷っていることを確認し,患者が自分の考えを整理できるような援助ができるように対応する(表7).

引用・参考文献
1) Radford M ほか:意志決定行為:比較文化的考察.ヒューマンティワイ,1991.
2) Degner LF, et al.:Decision making during serious illness:What role do patients really want to play?. J Clin Epidemiol, 45(9):941~950, 1992.
3) Ashcroft JJ, et al.:Breast cancer-patient choice of treatment:preliminary communication. J R Soc Med, 78(1):43~46, 1985.
4) 阿部恭子:乳がん患者の検査・診断・治療の意思決定におけるケア.月刊ナーシング,24(2):40~43, 2004.
5) Ward S, et al.:Factors women take into account when deciding upon type of surgery for breast cancer. Cancer-Nursing, 12(6):344~351, 1989.
6) 国府浩子ほか:患者による乳房切除術か乳房温存術かの選択に影響を及ぼす要因に関する研究.日本がん看護学会誌,16(2):46~54, 2002.
7) 国府浩子ほか:手術療法を受ける乳がん患者の術式選択のプロセスに関する研究.日本看護科学学会誌,22(3):20~28, 2002.
8) 国府浩子:初期治療を選択する乳がん患者が経験する困難.日本がん看護学会誌,22(2):14~22, 2008.
9) Pålsson M, et al.:Breast cancer patients' experiences

表7 乳がん患者に対する応答の具体例

患者の言葉	看護師の応答例
「生活や食べ物に気をつけてなかったから，がんなんかになったんです．私の行いが悪いからです」	「乳がんになったことをご自分のせいだと思うことは，とてもつらいことだと思います」
「半年前の検診で異常ないと言われていたのに．なぜ，もっと早くに見つけられなかったの？」	「早くに診断がつかなかったことに対して，怒っておられるのですね」
「先生は自分で（術式を）考えてって言ったけど，素人が決めるわけにはいかないですよね．結局は先生に任せるしかないでしょう？」	「○○さんの大事なことだから，○○さんが決めていいんですよ．病気や治療のことでわからないことは，私たちがサポートします．一緒に考えましょう」
「自分のことだから自分で決めないといけないけど，迷ってしまう．看護師さんだったらどうする？」	「大切なことだから迷いますよね．でも，○○さんのことだから，○○さんしかわからないですよね．私もできるだけサポートしますから，一緒に整理してみましょう」
「残したら再発するのは怖いし，放射線療法をしないといけないから，すっきりしたほうがいいのかな．でも，全部とるのはつらいし……」	「温存にすると残した乳房の再発や放射線療法の心配があるし，切除するとつらいということで，悩まれているのですね」
「乳がんだから，全部とったほうが不安が少ないよね．危険率をできるかぎり下げたいので，全部とったほうがいいわよね」	「○○さんは，不安が少ないほうがいいんですね」
「あれもこれも考えて，なかなか決まらない．こんなに悩んで決められないのは，私だけですか？ 早く決めないといけないですよね？」	「皆さん，いろいろと悩まれていますよ．大切なことなので，ご自分で納得できるまで十分考えられるほうがいいですよ．あせらなくていいのですから」
「1回全部とるって決めたのに，とらないほうがいいんじゃないかって．迷いだしてしまった，どうしよう」	「こんなふうに疑問に思えてよかったですね．何がご不安ですか．こうやって考え直すことで，きっといい選択ができますよ」

of nursing care with the focus on emotional support. J Adv Nurs，21 (2)：277～285，1995．
10) 国府浩子：乳がん患者の初期治療選択における意思決定プロセス支援モデル作成に関する研究．お茶の水医学雑誌，52 (1)：63～82，2004．
11) 山田紋子ほか：横軸型腹直筋皮弁による一次乳房再建術を受けた初発乳がん患者の手術施行に関する意思決定から結果を認識していくまでのプロセス．日本クリティカルケア看護学会誌，11 (1)：41～51，2015．
12) 尾沼奈緒美：乳癌患者の治療決定への満足度に関連する要因の検討．健康心理学研究，23 (1)：1～12，2010．
13) 射場典子ほか監：乳がん患者へのトータルアプローチ，p.155～160，ピラールプレス，2005．

Chapter 5 乳がんケアと患者サポート

04 ボディイメージの変化へのサポート

Key Point

- 乳がんの治療は，乳房の変形や喪失，脱毛による身体状況の変化が起こる．これらのボディイメージの変化に対するケアが大切である．

ボディイメージとは

- 一般に，ボディイメージとは，自分の身体に対する知覚と期待と評価の総体と定義される（図1）[1]．
- ボディイメージは，自己概念の一部に位置づけられ，自分自身を保って状況に立ち向かう基本的な力となる．不安定で否定的で脆弱なボディイメージでは，乳がん治療に伴うさまざまな変化を乗り切っていくことは困難となる[2]．

乳がん患者のボディイメージに影響すること

- 乳がんの治療は，乳房の変形や喪失，脱毛による身体状況の変化が起こる．これらの変化について，自分の受け止め方や考え方，また身体状況の変化に対する他者の反応がボディイメージに影響する[3]．
- さらに自分の受け止め方や考え方には，自分自身の乳房や頭髪への価値観，他者の乳がんの受け止めなどが影響する（図2）．

ボディイメージの変化を受け入れるために必要なこと

- 術後に創部をみることができたからといって，ボディイメージの変化を受け入れたわけではない．
- 身体が変化する前の自分自身の価値基準で，変化後の身体を考えると，価値を失った自分への混乱や悲しみが出現する[2]．
- 自分の価値について，乳房がある女性としての価値よりも，他者との関係のなかでの自分の存在に価値を置くように自己価値の転換を図る．
- ボディイメージの変化の受け入れが容易な患者の価値観を以下に示す．
  ・乳がんに向き合い，乳房喪失よりも治療にメリットがあると感じている．
  ・女性としての自分よりも，人間としての自分の存在に価値を置いている．

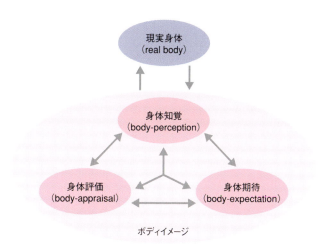

図1 ボディイメージの構成的概念モデル
(藤崎 郁：ボディ・イメージ・アセスメント・ツールの開発．自己決定の行動科学．日本保健医療行動科学会年報，11：187, 1996より改変)

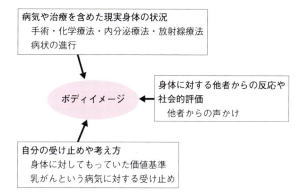

図2 乳がん患者のボディイメージに影響すること
(射場典子ほか監：乳がん患者へのトータルアプローチ．p.196, ピラールプレス，2005より改変)

術前のアセスメントと心理的サポート

- これから起こるボディイメージの変化（乳房の喪失）に対する心の準備のために，表1のような予期的悲嘆を促すかかわりをする．
- 術後の自分のボディの変化についてイメージを描けない，または，イメージを描いたときにそのイメージを肯定できない患者は，乳がん罹患そのものへの否定的感情が強いと考えられる．
- 看護師は，乳がんになったけれど，患者はそれ以外は何も変わらない存在であることや，いつでもみんながそばにいてサポートすることを伝える．

術後の心理的サポート

- 創部をみるときのケアは，Chapter 4-2「手

04 ボディイメージの変化へのサポート

表1　予期的悲嘆を促すかかわり

- 乳房がない（または，変形している）のをみたときに，どんな気持ちになると思うか？
- 乳房がなくなる（または，変形している）ことで，自分の気持ちにどのような変化が起こると思うか？
- 乳房がなくなる（または，変形している）ことで，患者はパートナーの気持ちにどのような変化が起こると思うか？
- パートナーは，患者の乳房がなくなる（または，変形している）ことで，気持ちにどのような変化が起こると思うか？

術療法時のケア」を参照のこと．
- 受容のプロセスは，おおむね，フィンクの危機モデルの4段階に共通する（表2）[2]．それぞれの段階に応じたケアを行う．

パートナーによるサポートを促す看護支援

- 乳房はセクシュアリティにもかかわる部分であることから，パートナーからの言葉かけが患者の受容を助けることが多々ある．パートナーによるサポートを促すように看護支援する．
- パートナーから，「傷跡があまり目立たないね」「傷は痛くない？」「家事を一緒にやろう」などのような，患者の傷をいたわる言葉をかけてもらうように促す．
- 女性らしさにこだわる，または，女性らしさについての他者からの評価に重きを置く患者に対しては，パートナーから乳房以外の女性らしさをほめるよう促す．

引用・参考文献
1) 藤崎　郁：ボディイメージアセスメントツールの開発．日本保健医療行動科学会年報，11：178～199，1996．
2) 佐藤まゆみ：ボディイメージの変化についての理解とケア．月刊ナーシング，24(2)：44～47，2004．
3) 藤崎　郁：ボディイメージの変化にともなうケア①．乳がん患者へのトータルアプローチ(射場典子ほか監修)．p.195～201，ピラールプレス，2005．
4) 大野朋加：ボディイメージの変化にともなうケア②．乳がん患者へのトータルアプローチ(射場典子ほか監修)．p.202～206，ピラールプレス，2005．
5) TODAY！編集部：乳がん安心！生活BOOK．VOL-NEXT，2005．

表2 フィンクの危機モデルの各段階に応じた乳房喪失の受容を促すケア

時間経過	段階	段階の特徴	乳房喪失の受容を促すケア
↓	衝撃	乳房喪失の事実に直面した患者は，強い衝撃を受ける．患者にとっては乳房喪失は現実に起こっていることであり，もはや逃げようもない事実である．患者の思考は混乱し，判断や理解はできなくなり，強い不安や無力感を感じる．いくら心の準備をしていても，患者にとって乳房喪失は衝撃であり，自己価値は低下する	患者の混乱を十分に理解し，つらい気持ちを理解していることを患者に積極的に伝える．患者の内面に生じている葛藤を静かに見守り，自己価値を支えるように言葉かけを行う
	防御的退行	自分の身に起きた変化はあまりにも恐ろしく，乳房喪失の事実を否認してみたり，考えることを保留してみたりして，圧倒される脅威から自分を守る時期である．したがって，患者の不安は減少し，落ち着いているように見える．この段階はエネルギーを保存し，乳房喪失という現実に直面するための準備を行う時期であるので，患者の安全のニードを保証する必要がある	まず，患者が示す乳房喪失の事実を否認する態度や考えることを保留する態度を，脅威から自分を守っている結果であると理解する必要がある．そして，このような患者のありのままの姿を受け入れ，共感的・受容的な態度でかかわる．保証された安全を基盤に，患者が少しずつ乳房喪失という現実に直面できるのを待つ．患者をたしなめたり励ましたりして現実の脅威に目を向けさせようとすることは，患者の安全のニードを阻害し，その結果，患者をさらに退行させてしまうことにつながる
	承認	患者は，現実から逃避していては，ほんとうの心の安寧は得られないことにしだいに気づき，重い心を引きずりながら，乳房喪失という現実を少しずつ吟味しはじめる．患者にとっては，乳房喪失の現実を認めなければならない，たいへん苦しい時期である．患者の自己価値は低下し，深い悲しみや強い不安に再び襲われる	患者の悲しみや不安を共感的・受容的態度で受け止め，患者の自己価値を支える言葉かけを意識的に行う．そして，患者が乳房喪失という厳しい現実に対する洞察を深め，自分の行動の理由や不安の背後にある真の原因を究明できるように支援する
	適応	乳房を喪失した自分について，肯定的なイメージや価値観を築いていく時期である．患者は，自分の身体の現実的な限界と自分の希望との折り合いをつけながら，自分が利用しうる資源を総動員させて，乳房喪失の現実に建設的に取り組む	問題解決に必要な情報を積極的に提供する．また，患者が，利用できる人的資源を獲得したり開発したりできるように支援する．さらに，患者が，適切な乳房補整方法を習得できるように支援する

（佐藤まゆみ：ボディイメージの変化についての理解とケア．月刊ナーシング，24(2)：46, 2004 より改変転載）

Chapter 5 乳がんケアと患者サポート

05 アピアランスケア 脱毛時のケアとメイクについて

Key Point

- 乳がん患者を対象にした身体症状の苦痛度に関する調査では,外見に関するものが多くを占め,そのなかでも髪の脱毛,乳房切除,眉毛・睫毛の脱毛に強い苦痛を感じていた.
- 脱毛は抗がん薬治療終了後に再発毛すると考えられているが,治療終了から3~5年経過後も4割近くの患者で十分に回復していないとの報告もある.
- 乳がん患者に起こる皮膚症状としては,皮膚の乾燥や色素沈着,爪障害などがある.
- アピアランスケアのゴールは「患者を社会につなぐこと」である.個々の患者のゴールを考え,患者が実行可能な範囲でケアや技術を提案することが重要である.

乳がん患者の苦痛と医療者による支援の基本

- 筆者らが乳がん患者を対象に行った「治療に伴う身体症状の苦痛度」に関する調査では,患者は外見の変化に大きな苦痛を感じていた(表1)[1].医療者が適切な支援を行うためには,その苦痛の本質を理解する必要がある.
- 一般人の多くが自分一人で過ごすときには外見が気にならないように,がん患者も「自分だけのときは,脱毛してもあまり気にならない」と答える.つまり,外見の悩みは,頭痛や腹痛のように,どこにいても,一人でいても痛いという痛みと異なり,社会が消えると消える痛み,である.というのも,外見の変化した部分が患者に病気や死を意識させるだけでなく,患者は,自分らしくなくなり,「他人とも今までどおりの関係ではいられなくなるだろう」との懸念が,苦痛の背景にあるからである[2].
- 患者の悩みの本質が社会(家族を含む人間関係)との関係にあるなら,医療の場でのアピアランスケアのゴールは,「患者を社会につなぐこと」でなければならない.決して患者を美容的に美しくすることではない.
- その目的に鑑みれば,患者への指導はできるかぎり簡便で,多くの患者が実行可能なものが基本となる.実際,アピアランス関連の事項はエビデンスのない事項ばかりであるため,「まずは今までどおり.何かあったら変えましょう」との考えがもっともリスクが少ない.良かれと思って,根拠のない情報や難しい美容技術を提示しても,「そんなに面倒くさいことをしなければならないのなら,人に会わなくてもいい」と思われることもあり,逆効果である.医療者の思い込みから,患者の社会へのハードルを上げてしまわないよう

表1 乳がん患者を対象にした治療に伴う身体症状の苦痛度の調査結果

	症状	度合
1	髪の脱毛	3.47
2	乳房切除	3.22
3	嘔気・嘔吐	3.14
4	手足のしびれ	2.84
5	全身の痛み	2.82
6	眉毛の脱毛	2.77
7	睫毛の脱毛	2.76
8	体表の傷	2.76
9	手の爪割れ	2.75
10	手の二枚爪	2.75
11	便秘	2.75
12	足爪の剥がれ	2.71
13	だるさ	2.71
14	口内炎	2.70
15	発熱	2.70
16	足のむくみ	2.64
17	手爪の剥がれ	2.61
18	味覚の変化	2.61
19	顔のむくみ	2.58
20	しみ・くま	2.57

ピンクに色づけした症状は外見に関するものである．苦痛を感じる症状の60％が外見に関するものであることがわかる．

(Nozawa K, et al. : Quantitative assessment of appearance changes and related distress in cancer patients. Psychooncology, 22(9) : 2140〜2147, 2013 より引用)

注意すべきである．

- ここでは，がん患者におけるアピアランスケアの初の指針である「がん患者に対するアピアランスケアの手引き」[3]（以下「手引き」とする）をベースに，患者への対応法を紹介する．

脱毛への対処

1. 脱毛とは

- 殺細胞性抗がん薬は活発に増殖する細胞に作用するため，成長期の毛包は傷害を受けやすい．一般に，頭髪の90％が成長期毛であるため，多くの毛髪が傷害を受け，そのほとんどが脱落する．
- 通常，抗がん薬投与後2〜3週間で脱毛し，治療終了後1〜2か月で再発毛するとされるが，治療終了時には再発毛が開始しているという報告[4]もある．
- 脱毛は髭や睫毛，眉毛，腋毛，陰毛にも生じる．
- 長い間，医療者は，再発毛に関して「抗がん薬治療が終了すれば髪は戻ります」と患者に説明してきた．しかし，Watanabeらの調査[5]では，乳がん患者1,458名のうち，「治療終了後，ほぼ回復した」と答えたのは，終了後1年以下の人で52.7％，1〜3年で63.5％，3〜5年で61.7％にすぎず，再発毛が不十分であった．
- 再発毛には治療レジメンが大きく関与しており，たとえば，代表的なAC（アントラサイクリン系薬＋シクロホスファミド）・D（3週ごとのドセタキセル）・P（毎週のパクリタキセル）のレジメンでは，AC 88.9％＞AC＋P 64.1％＞D 63.5％＞AC＋D 43.4％の結

果となっている．すなわち，ACにDを加えるだけで再発毛する割合が半減するのである．

2．ヘアケア

- 化学療法により脱毛が進行中の患者と，化学療法終了後に再発毛しはじめた患者が洗髪する際には，治療前から使用していたシャンプーを継続して使用し，頭皮に何らかの刺激感があった場合に，ほかの製品に変更することが勧められる．
- 洗髪手順は以下のように行うとよい．
  ①髪や頭皮をぬるま湯で十分に濡らす．これによりシャンプー原液が頭皮に直接接触することを防げる．
  ②手にとったシャンプー液を髪に塗布後，手指でよく泡立て，爪を立てず手指の腹を使って頭皮をやさしくマッサージするように洗う．泡を細かくたくさん立てることで，シャンプーの主成分である界面活性剤の頭皮への浸透量を低減でき，界面活性剤による頭皮角層中のセラミドなどの保湿成分の溶出を抑制することができる．
  ③これらを手早く行った後，十分なすすぎを行う．すすぎ時に髪がきしみ，絡みやすい場合は，ヘアコンディショナーやリンスを頭髪の毛幹・毛先だけに塗布し，よくすすぐ．脱毛のピーク時には，泡立てたシャンプーを髪に乗せ，一定方向に手指でとかしながら洗髪するとよい．
- 脱毛中で毛髪がない頭皮は，これまで通りのシャンプーで量を少な目にして泡立てて用いるか，ボディソープ，洗顔料など身体を洗浄するものでも洗うことができる．
- 育毛剤はミノキシジルの再発毛促進時の使用に関してのみ，一定レベルのエビデンスがある．

3．ウィッグ

- ウィッグは本来，志向性やファッション性の高い物であり，医療用のケア用品としてではなく，洋服やアクセサリーに近いイメージでとらえると，価格差も製品差も理解しやすい．すなわち，洋服を数十万円の海外ブランドで固める人もいれば，数千円のファストファッションですます人がいるように，価格が材料や製法などを基準に一律に決まっているわけではなく，ブランドによりそもそもの価格帯が異なるのである．前述のWatanabeらの調査では，もっとも多かった価格帯は5万円以下，その次が10万円以上であった．
- 現時点で，ファッション用ウィッグや医療用ウィッグなどの名称に，とくにこだわる必要はない．医療用であるからといって，たとえば頭が冷える，という機能的なウィッグづくりにはまだいずれのメーカーも成功していない．また，"医療用"と表示されているものは，裏側の肌あたりに工夫がなされているものが多いが，そうではないものも布を挟むなどの工夫によりアレンジすることが可能である．
- 製品は，人毛・人工毛・ミックス（人毛と人工毛の混合）に分かれ，一般に人毛率が高いほど静電気が起きにくく長持ちするとされている．しかし，ヘアスタイルや手入れ状況によっても状態は異なるほか，人毛に近い人工毛の開発を進めている企業もあるため，単純に比較できない．患者の生活に差が生じるのは，2〜3週間に1度の洗髪時，タオルドライ後にドライヤー乾燥が必要か否かである．
- このように，患者の最大の関心事であるウィッグも，医療者が「絶対にこれがよい」と勧めるべき製品基準はないのが現状である．
- 筆者が所属している国立がん研究センター中央病院アピアランス支援センター（以下，当センター）においては，患者説明で使用する

ウィッグ選びのポイントは3つ

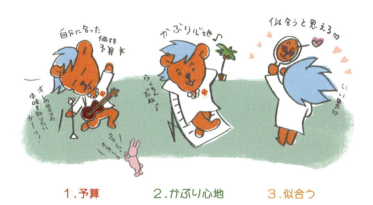

1. 予算　　2. かぶり心地　　3. 似合う

図1　ウィッグ選びのポイント
（資料提供：国立がん研究センター中央病院アピアランス支援センター）

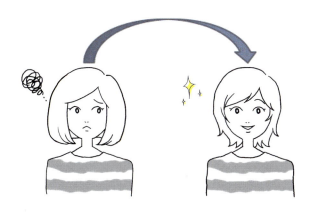

どんなウィッグも自分に合わせてカットすればOK!

図2　ウィッグのカットの例
（資料提供：国立がん研究センター中央病院アピアランス支援センター）

　基準は，すべて「自分」を基準にした，①予算，②かぶり心地，③自分が似合うと思うことができること，の3点のみである（図1）．
- とりわけ重要なのは3点目で，自分が似合うと思うことができれば，多少高くても，手入れが面倒であっても，装着して堂々と生活できるのに対し，自分で似合うと思えなければ，どれほど高価でも装着すらできないからである．
- 通販などで似合わないウィッグを入手してしまった場合には，ウィッグをカットしてくれる美容室に持参し，カスタマイズすればよい（図2）．

4. 染毛

- 化学療法終了後に再発毛しはじめた患者や，脱毛を起こさない化学療法を施行中の患者の染毛については，エビデンスがない．
- 上述の「手引き」によれば，「染毛は積極的に推奨するものではないが，以下の5要件を満たしたうえで注意深く行うならば，治療前に使用していた染毛剤，カラーリンス，カラートリートメント，ヘアマニキュアを第一選択として使用することを否定しない．ただし，皮膚に問題が生じた際には，直ちに皮膚科医への受診を勧める」となっている．
  - i. 過去に染毛剤によるアレルギーや皮膚症状がない
  - ii. 頭皮に湿疹がない
  - iii. 染毛剤の使用に適した長さまで毛髪が伸びている
  - iv. 地肌に薬剤がつかないように染毛する
  - v. パッチテストの実施が記載されている製品は使用前のパッチテストが陰性

5. アートメイク

- 「手引き」では，「重篤な副作用やMRI検査の障害の報告もあるが，高いQOL改善効果が見込まれるなら主治医と相談の上，医師免許を持つ者が注意深く施術する場合は認められる」としている．

皮膚への対処

1. スキンケア

- 当センターにおいては，乳がん患者の訴えが多い皮膚症状は「皮膚の乾燥」「色素沈着」「爪障害」である．一般に，化学療法による皮膚障害は，薬剤や個人の皮膚特性により，その症状も多様であるため，完全な予測や予防が困難である．
- 皮膚を清潔にして，クリームなどで保湿を行い，皮膚や爪をよい状態に保つことは，重篤な皮膚症状が起こるリスクを下げることにもつながる，すべての患者に勧められる．家事を行う際の手袋の使用なども，皮膚や爪を保護するために有用である．
- 日常的なスキンケアについては，「治療でどのような状態になるか不安だから」と無理して高価な化粧品に切り替える患者がいるが，現時点ではエビデンスはなく，特殊なスキンケア製品や方法にこだわる必要はないことを伝えるのも大切である．
- 基本は，治療前より使用していたスキンケア製品を使い，使用の際には皮膚を強く擦過するなどの刺激を避けるようにする．そして，使用してあわなくなってきたと感じたら，製品を変更すればよい．
- 化粧品の「無添加」や「敏感肌用」表示には明確な定義はなく，「弱酸性」も1つの指標にすぎない．たとえば，洗浄料の場合，界面活性剤などその他に含まれる成分によって洗浄料による肌荒れの指標とされるアミノ酸溶出量が異なるため，単純に酸性かアルカリ性かの議論はあまり意味がなく，弱酸性にこだわる必要はない．
- 患者から「何に変更してよいかわからない，でも予算に限りがある」と相談されたときは，ドラッグストアに行き，スキンケアコーナーのテスターを試して選ぶことを勧めるとよい．また，「昔からあるロングセラーシリーズ」は，多くの愛用者がおり，トラブルが少ないと推察される．

2. 化粧

- 治療中，化粧により健康的な外見を保持することは，必要以上に気分を落ち込ませないた

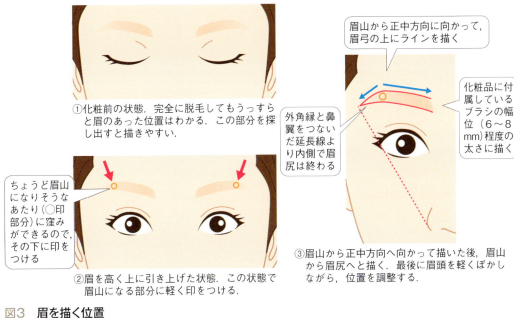

図3 眉を描く位置
（資料提供：国立がん研究センター中央病院アピアランス支援センター）

健康的に見えること

- 健康的に見せるための化粧のポイントは，眉毛と頬紅である．
- 自然な眉や健康時に描いている眉は本来左右対称ではなく，色も不均一であることが多いため，病気になったからといって急に変える必要はないことを伝えるだけで安心する患者も少なくない．
- 眉毛の描き方については，さまざまあるが，医療者が指導しやすい方法として当センターが推奨している方法を紹介する[6]（図3）．
- 眉山から眉頭に向かって描くのは，眉頭がわからない人の場合でも，中央に向かって描けばとりあえず形になり，描きすぎた場合も消す位置を調整しやすいからである．また，眉頭が最も濃くなってしまう危険を避けることができる．
- 眉毛の脱毛によって，完全に無毛状態になる乳がん患者は少ない．予期不安の強い患者に対して医療者が伝えなければならないことは，「必ず対応可能である」という安心感である．治療前から化粧で眉毛を描く習慣のある人には，「突然なくなることはないから，このまま継続して描いていけば，脱毛した場合でも少しの努力で描ける」ということ，化粧で眉毛を描く習慣がない人には，「目の上に直線があれば人は眉毛と認識するから，とりあえずパウダーアイブローで横に描けば大丈夫である」ということ，を伝えるとよい．眉毛に対してこだわりの強い人には，脱毛する前に地域の化粧品店で眉の描き方を聞いておくことをアドバイスするとよい．
- 頬紅については，治療中の患者は肌がくすみやすいため，青味の強いピンクよりもオレンジやピーチ系の色が肌馴染みもよく勧められる．

皮膚変色のカバー

- 乳がん患者が化粧に関連してよく訴える皮膚症状は，皮膚のくすみや肝斑のようなシミである．消化器がん患者における5-FUなどのフッ化ピリミジン系薬による特殊な黒ずみなどと異なり，通常の加齢による皮膚症状に対する化粧方法で対処可能なことが多い．
- 一般的な顔色の悪さに対しては，まずは患者が日ごろ使用しているファンデーションやコンシーラーを用いてカバーすることを伝えるとよい．部分的に重ねづけするなど，塗布量を変えるだけで十分満足する仕上がりになることも多い．
- 仕上がりが不十分であれば，年配女性向けのファンデーションを使用する方法もある．一般的にカバー力が高く，使用方法も簡便である．また，日常使用していたファンデーションでは白浮きして見える場合は，その同じ商品ラインで明度（明るさ）を2段階程度下げた品を試してみるのもよい．
- 以上のようにしてもまだ満足いく結果にならない場合は，母斑などの皮膚症状をカバーするファンデーションを扱う化粧品メーカーの地元提携店などを紹介するとよい．

引用・参考文献
1) Nozawa K, et al.：Quantitative assessment of appearance changes and related distress in cancer patients. Psychooncology, 22（9）：2140～2147, 2013.
2) 野澤桂子ほか：化学療法により乳がん患者が体験する外見の変化とその対処行動の構造．国立病院看護研究学会誌, 11（1）：13～20, 2015.
3) 国立がん研究センターがん患者の外見支援に関するガイドライン研究班：がん患者に対するアピアランスケアの手引き 2016年版．金原出版, 2016.
4) 玉井奈緒ほか：乳癌患者の抗がん剤投与に伴う頭皮生理機能と症状の変化．第24回日本乳癌学会学術総会，東京. 2016年6月．
5) Watanabe T, et al.：Abstract P5-15-09：National survey of chemotherapy-induced appearance issues in breast cancer patients. Cancer Research 75（9 supplement）：P5-15-09, 2015.
6) 藤間勝子ほか：眉とまつ毛の脱毛への対応．がん看護, 20（4）：463～467, 2015.

Chapter 5 乳がんケアと患者サポート

06 リハビリテーションの継続とセルフケア支援

Key Point

- 乳がん治療におけるリハビリテーションは，主には術後の肩関節挙上制限や続発性リンパ浮腫などの外科手術に関連する症状のほか，療養期間中のフィットネス低下を改善するものもある．
- 乳がん治療においては，術前後（入院中），退院後外来でリハビリテーションを実施する．
- リハビリテーションの継続には患者本人の意思決定が重要であるため，医療者はその決定を支える姿勢をもつことが重要である．

乳がん治療におけるリハビリテーション

- 乳がん治療においてリハビリテーション（以下，リハ）を実施する意義は，身体活動における自己効力感を取り戻すことである．
- 長い療養生活では，周術期や続発性リンパ浮腫の初期管理のように専門的なケアの技術が必要になる時期があるものの，リハの主体は終始患者本人である．
- リハの継続においても，本人の意思決定を支える姿勢を医療者がもつことが重要となる．
- 乳がん治療におけるリハでは，術後の肩関節挙上制限や続発性リンパ浮腫など，外科手術に関連する症状をはじめ，療養期間のフィットネスの低下などリハが効果を上げられる内容は幅広い（表1）．
- ここでは，別項で取り上げられている続発性リンパ浮腫を除くこれらの項目について，治療の展開にあわせて解説する．

術前後（入院中）

1. 術前

- 外科手術では，術後肩関節機能障害と続発性リンパ浮腫の発生を考慮する．
- 術前評価は，リハの目標を患者と共有するうえで必要となるため，必ず介入する．
- 評価項目は，肩関節可動域（図1，とくに屈曲，水平外転は必ず確認する），上肢周囲径などが挙げられる．過去の肩関節周囲炎などの肩関節に関する既往を聴取することは，術後リハを進める助けとなる．

2. 術後

- 術後リハのポイントは，段階的に上肢の運動を進めることである．
- 腋窩郭清の患者において，わが国のがんのリハビリテーションガイドライン[1]では，ドレナージ量や漿液量の増加を避ける目的で，術後数日間はフルレンジの挙上を伴わない運動

06 リハビリテーションの継続とセルフケア支援

表1 乳がん治療におけるリハビリテーション一覧

がんの治療	リハビリテーションの効果が報告されている症状	おもな要因	リハビリテーションの内容
外科手術後	屈曲および外転方向を主体とした肩関節可動域制限	術後疼痛，不動，皮弁間張力，創の瘢痕拘縮，腋窩ウェブ症候群などによる	段階的ストレッチング
	続発性リンパ浮腫	リンパ流障害	リンパ浮腫に対する複合的治療
薬物療法	化学療法薬投薬期間中のフィットネスの低下	投薬期間中の廃用など	漸増負荷抵抗運動，全身持久力運動など
	内分泌療法薬投薬期間中のうつ症状	一定の見解なし	同上
放射線療法	肩関節可動域制限	放射線の晩発障害	ストレッチング
	続発性リンパ浮腫	同上	リンパ浮腫に対する複合的治療

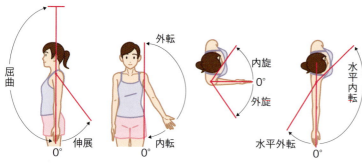

図1 肩関節可動域

の進め方を推奨している．
- 筆者の施設においては，上記のガイドラインを踏まえたうえで，退院時の上肢機能のパフォーマンスを優先し，手術後1日目より疼痛の許す範囲で制限なく挙上するプログラムを運用している（表2，図2）．

3. 乳がん術後のリハにおける注意点

- 肩関節機能に関するリハを進めるにあたり，手術が肩関節運動に及ぼす影響の特徴について理解を深めることは重要である．乳がん術後に問題となりやすい屈曲運動と，水平外転運動を骨運動の観点から解説する．
- 正常な肩関節の屈曲運動では，およそ135度よりも上の可動域では肩甲骨の内転による運動要素が大きくなり，胸壁と腋窩は強く伸長される（図3）．水平外転運動は，内転90度以降の外転方向では，早い段階から肩甲骨は内転し，胸壁の伸長を必要とする（図4）．

表2 周術期のリハビリテーションプログラム例

日程	ガイドライン推奨プログラム	筆者らの施設でのプログラム
術前	術前評価 　肩関節可動域，上肢周径 リンパ浮腫管理指導（退院まで）	
手術日	肘から遠位部の簡単な体操	
術後1日	肩関節は45度から90度屈曲位までの運動 ・体操指導など	肩関節は疼痛の許す範囲で制限のない運動 ・ベッドサイド体操指導
術後2日		リハビリテーション室で自主トレーニング ・プーリー　10分/回　2回/日 ・ベッドサイドストレッチ指導
術後5〜7日程度以降	ドレーン抜去後，全可動域の肩関節運動開始	ドレーン抜去後に挙上制限残存例は理学療法士による個別リハビリテーション開始

4. リハの実際

- 手術による軟部組織の伸長制限や瘢痕化は，この範囲において運動のインバランスの要因となりやすい．術直後は，肩関節にかかわる筋肉や関節の構造体には直接的な異常は発生していないが，インバランスを無視して腕の自動運動を反復させるような指導により，二次的な肩関節痛や動作筋のトラブルを生じることがある．
- 術後のリハでは，腕を挙げることではなく，不必要な肩関節と筋へのストレスを避けつつ，軟部組織を伸張することを主眼に運動を組み立てる必要がある（図5）．
- プーリーなどの自動介助運動は，動作筋の過用を避けながら反復して継続できるため利用しやすい（図6）．
- 術後可動域のリハは，体操指導など画一的な方法で最終域までスムーズに獲得できた患者と，腋窩や胸壁の伸長痛などにより改善が進まない患者とで対応を分ける必要がある．
- 判断のタイミングは，退院時か遅くとも退院後初回外来までの間には個別介入が必要かを見極める．
- 改善が進まない場合は，肩関節の二次的な機能障害の発生を避けるために，理学療法士や作業療法士による専門的な個別リハが勧められる．また，インバランスに配慮した段階的なセルフケアの継続が勧められる（図7）．

退院後外来

1. 肩関節機能障害

- 術後に肩関節を動かさないことや前述のようなインバランスを無視して腕の自動運動を反復させるような指導により，肩関節に対する機械的なストレスが繰り返されると，肩関節周囲炎を発症する場合がある．
- 癒着性関節包炎や腱板障害を発症すると，繰り返す疼痛により上肢機能は著しく低下し，患者のQOLを損なうこととなる．

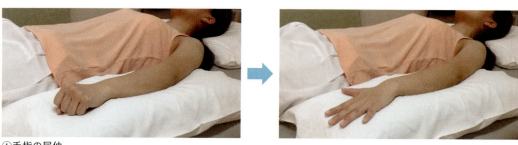
①手指の屈伸

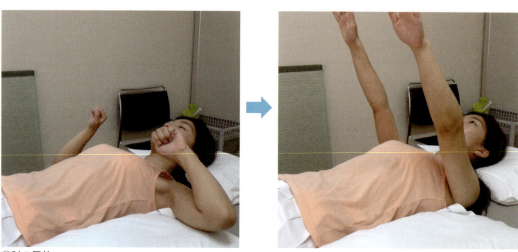
②肘の屈伸

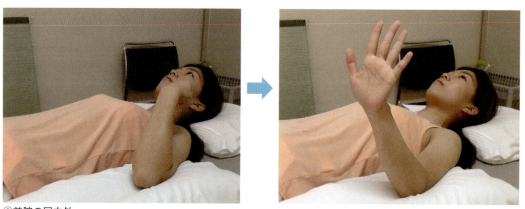
③前腕の回内外

図2　ベッドサイドで術翌日から安全に行える体操

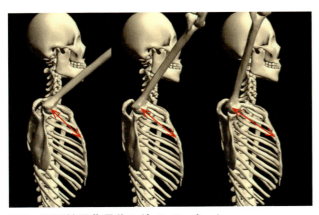

図3　肩関節屈曲運動のボーンモーション
およそ135度よりも上の屈曲可動域では，肩甲骨が内転し胸壁は強く伸長される．乳がんの手術後はこの動きが胸壁と腋窩の伸張制限により制限される．無理な肩関節屈曲自動運動の反復は，肩関節のトラブルを生じる原因となる．

（図3，4画像協力：teamLabBody -3D Motion Human Anatomy-）

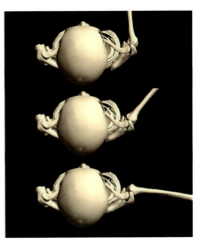

図4　肩関節水平外転方向のボーンモーション
水平内転は内転45度程度でもすでに肩甲骨の内転運動を生じている．また，術創を長軸方向に伸長する動きになる場合があり，伸長痛を生じることが多い．退院後にドアや引き戸の開閉時，シートベルトの手繰り寄せ，整容動作などで制限を体感することがある．

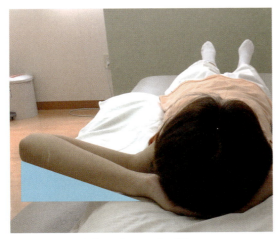

図5　ベッドサイドストレッチの例
動作筋が過用にならないように運動を組み立てる．とくに制限の出やすい屈曲外転方向では，羽ばたき運動を応用する．上肢の外側にクッションなどを当て，全身の力を抜いてクッションに腕を預けるようにする．角度の改善に合わせて，クッションの高さを下げていく．

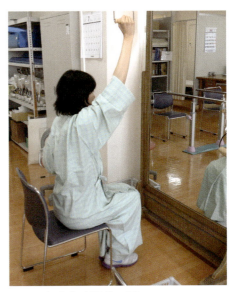

図6　自動介助運動の例
筆者の施設ではプーリーを活用している．屈曲の最終域のストレッチには向かないが，自主トレーニングの一環として行っている．肩甲骨の挙上や体幹の伸展等の代償動作が出ないように指導する．

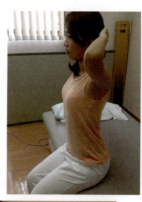
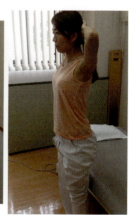
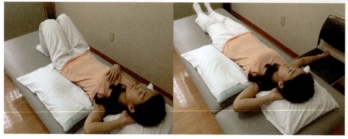

図7　段階的なセルフストレッチの例（患側は左）
　　可動域制限が残存している患者では，肩のトラブルを回避するため段階的なセルフストレッチが勧められる．術部のストレッチは姿勢や構え（手足の位置）の影響を受ける．姿勢は背臥位，端坐位，立位の順で術創に対する伸張度合いが強くなる．構えは，股関節を屈曲すると腹壁が緩み，また対側上肢を内転位にすると胸壁が緩むため，伸張の強さを調整できる．

- 術後1年以内で10〜20名に1名はこれらの有害事象が発症する可能性があり，注意が必要である．経時的に減少するものが多いが，一方では腱板障害については術後半年以降に増加する傾向が報告されている．予測因子として，術後3か月の時点で胸筋短縮や続発性リンパ浮腫を発症している患者で優位に腱板障害が多いことも報告されている[2]．
- 筆者の施設では，術後1,3,6,12か月の時点でリンパ浮腫のスクリーニングを兼ねて機能障害のスクリーニングも継続している．

2. 腋窩ウェブ症候群（AWS）

- 腋窩ウェブ症候群（Axillary Web Syndrome：AWS）とは，術後数週から12週程度の期間に生じる伸長痛を起こす脈管の血栓性変化とされている．
- 腋窩郭清を行った患者に多いが，センチネルリンパ節生検を行った患者でも5〜10名に1名は発症する可能性があると報告されている．
- おもに拡大術式，痩せ型，若年齢で多く発症する傾向が報告されており[3]，腋窩から肘内側・前面にわたり皮下に索状物を触れ，強い伸張痛があり，肩関節の外転や肘の伸展が制限される（図8）．
- なかには，肘から遠位（前腕橈側から手関節）にまで症状が及ぶことがある．
- 多くは一過性で，その半数以上は12週程度持続したのちに，術後6か月あたりまでには

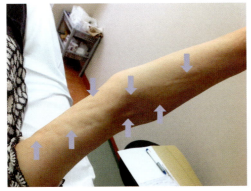

図8 腋窩ウェブ症候群（AWS）
腋窩から前腕部まで連続する索状物を複数触れ，強い伸長痛のため肘関節を完全伸展できない．

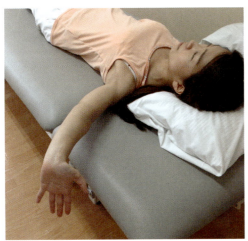

テンションがかかる方向．肩関節外転・外旋，肘関節伸展，前腕回外，手関節背屈，手指伸展位が索状物の伸張痛が最も強い．

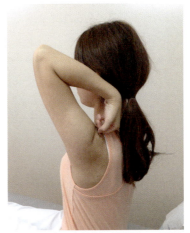

肩関節屈曲の実施例．肘関節や手関節を屈曲すると伸張痛を強く出さずに肩関節の可動ができる．図7で示したような姿勢や構えでも，伸張度合いを加減できるので応用できる．

図9 AWSに対するリハ

消失すると報告されている[3]．
- 治療は外科的なものから保存的なものまで諸説あり，その一環にリハとしての対応があるものの，確立されたものは存在しない．
- 筆者の施設では，索状物にテンションがかからない方法で上肢機能を維持して，改善を待つ方法を実施している（図9）．

3．運動

- 術側上肢の運動機能の観点では，術側上肢の抵抗運動はリンパ浮腫の発症および増悪のリスクを高めることなく，上肢機能を改善する．
- わが国では，伝統的に手術側の上肢で重い物を持たないようにするという指導が普及しているが，近年では漸増的に負荷を増やしたト

レーニングはリンパ浮腫の発症または増悪に影響がないと複数報告されている[4]．
- 前述のわが国のがんのリハビリテーションガイドラインでは「抵抗運動，もしくは抵抗運動と有酸素運動を組み合わせた運動療法を行うことは，筋力を改善させるので，行うよう強く勧められる」とされている．
- 重い物を持ち続ける場合など等尺性運動や，上肢を下垂した状態での負荷については検証が進んでいないが，急な過用に注意を払いつつ，漸増的に術側上肢を使えるように指導を進めることが重要である．
- 退院後の身体活動性や心肺機能の観点では，療養中の全身運動は有害事象の発生なく身体活動性を向上させ，心肺機能を保つ．
- もともとの運動習慣の有無にかかわらず，診断後から活動レベルは低下し，療養期間を経て心肺機能も低下することが報告されている[5]．
- 運動は抗がん薬投与中から開始できるが，終了後であればより高い強度で実施できる．
- 在宅での運動の習慣化を進める意味では，もともとの活動性に合わせて，自宅周辺の速歩程度の運動からマシントレーニングまで幅広い運動が勧められる．
- これらの身体活動にかかわる内容は，QOLにかかわるという意味でも重要であるが，セルフケアによる身体活動管理の取り組みも同様にQOLに寄与する[6]こともセルフケア継続支援の重要な視点である．

引用・参考文献
1) 日本リハビリテーション医学会，がんのリハビリテーションガイドライン策定委員会編：がんのリハビリテーションガイドライン．p56～57，金原出版，2013．
2) Yang EJ, et al.：Longitudinal change of treatment-related upper limb dysfunction and its impact on late dysfunction in breast cancer survivors：a prospective cohort study. J Surg Oncol, 101 (1)：84～91, 2010.
3) Yeung WM, et al.：A systematic review of axillary web syndrome (AWS). J Cancer Surviv, 9 (4)：576～598, 2015.
4) Nicole NL：Breast cancer-related lymphedema and resistance exercise：A systematic review. J Strength Cond Res, 30 (9)：2656～2665, 2016.
5) Irwin ML：Physical activity interventions for cancer survivors. Br J Sports Med, 43 (1)：32～38, 2009.
6) Van Dijck S, et al.：The effects of physical self-management on quality of life in breast cancer patients：A systematic review. Breast, 28：20～28, 2016.

Chapter 5 乳がんケアと患者サポート

07 リンパ浮腫の予防とケア

Key Point

- リンパ浮腫の初期徴候を早期発見する．そのためにも初期徴候や自覚症状を知っておく．
- 日常生活での注意事項をしっかりと伝え，患者がリンパ浮腫の予防対策を継続できるように援助する．
- マニュアルリンパドレナージ，圧迫療法，適度な運動，スキンケアにより，リンパ浮腫の増悪防止および軽減を行う．

乳がん患者におけるリンパ浮腫

- 乳がん患者におけるリンパ浮腫とは，手術・放射線療法，リンパ節転移などによるリンパ管の途絶や圧排のためリンパの流れが停滞し，タンパク成分に富んだ組織間液が細胞や組織間に貯留して，むくみが生じた状態である．
- 発症頻度は，とくに腋窩リンパ節郭清が行われるとより高くなるが，センチネルリンパ節生検が陰性のため腋窩リンパ節郭清をしない場合でも，浮腫が生じる可能性はある．また，放射線療法の場合，腋窩，胸壁，鎖骨下のいずれかの領域に照射されると，発症頻度が高いといわれている．
- 発症時期は，大半が治療後1〜3年以内と示唆されているが，治療後10年以上経過した後にリンパ浮腫を発症することもある[1)〜4)]．

リンパ浮腫の予防

1. リンパ浮腫予防に関する正しい理解の促進

- 現時点では，リンパ浮腫の予防を目的とするリンパドレナージやアームスリーブなどの圧迫療法が有効であるとするエビデンスはないことを患者に伝える．
- 乳がんや子宮がんなどの婦人科がんの手術後に，リンパ浮腫の予防に必要という理由でリンパドレナージや弾性ストッキング・スリーブの使用をすべての患者に指導したり，義務づけている施設があるが，患者には大きな苦痛となるため，わが国のリンパ浮腫ケア専門家による合意事項[5)]においては，「行うべきではない」と示されている．

2. リンパ浮腫の初期徴候の早期発見

- リンパ浮腫は，皮膚の状態や特徴により4段階に分類される（表1）[6)]．0期には治療後の

表1　国際リンパ学会によるリンパ浮腫の臨床分類

期	臨床所見の特徴
0期（またはⅠa期）	・リンパ液の輸送障害はあるが，浮腫は明らかではない（潜在的または無症状の状態） ・Ⅰ～Ⅲ期に至る前の数か月から数年間はこの状態と思われる
Ⅰ期	・四肢の挙上により浮腫が軽減する ・圧迫痕が残る ・静脈性浮腫に比べ，タンパク質を多く含む液体が貯留する初期の浮腫である
Ⅱ期	・浮腫は明らかである ・四肢の挙上で浮腫は軽減しない ・晩期には線維化の進行に伴い，圧迫痕が残らなくなる
Ⅲ期	・皮膚の象皮化が認められ，圧迫痕は残らない ・皮膚が肥厚して線維化が進行し，乳頭腫を生じることもある

（International Society of Lymphology：The diagnosis and treatment of peripheral lymphedema: 2013 Consensus Document of the International Society of Lymphology. Lymphology, 46(1)：1～11, 2013 を参考に筆者作成）

すべての患者を含むと考えられており，この段階では積極的なリンパ浮腫治療の必要はなく，予防対策の励行が推奨される[2]．

● 乳がん患者のリンパ浮腫の初期徴候は，半数が重だるさや張る感じである[7]．しかし，Ⅰ期の浮腫は臥床や患肢の挙上により軽減するので，患者は患肢の変化に気づきながらもリンパ浮腫と結びつけて考えることが難しい．そのため，患者および看護師は，浮腫の初期徴候を見逃さないことが重要である（表2）．

● とくに，治療後3年間は発症頻度が高いため，患肢をていねいに観察することが重要である．

● 計測による経過観察は，初期徴候を早期発見する方法の1つである．計測する場合は，術前の値と比較したり，術前値がない場合は術後からでも計測を行い，経時的変化を比較する．

● 計測部位は，0期の段階では上腕最大部，肘関節，前腕最大部などの3か所程度，Ⅰ期以降ではリンパ浮腫治療の効果判定のため複数箇所の測定を行うことが多い（図1）[*1]．計測部位については，さまざまな箇所が提唱されているが，一定の部位を決めて継続的に比較する（図2）．

● 上肢はもともと利き腕のほうが太いことが多く，1回かぎりの計測値だけで浮腫を判断することは難しいため，ほかの所見も合わせて判断する．

● ほかの所見としては，上肢や肩甲骨の対称部位をつまんでの肥厚差の観察，前腕の表在静脈の見え方・皮膚の光沢やシワの寄り方・弾力性の違いの観察，患者の自覚症状などがあり，総合して浮腫徴候を判断する．

3. リンパ浮腫の予防対策継続のための援助

● 乳がん患者は，家庭のなかでも重要な役割を担う年代が多い．患者は，生涯，予防対策を継続する必要があるが，どのような日常行動がリンパ浮腫の発症に影響するか明確に示されておらず，慣習的な事項が含まれているか

---

*1 計測する際，同じ測定者，またはメジャーを巻く手技を同質とすることが望ましい．

表2 乳がん患者の上肢リンパ浮腫の初期徴候および自覚症状

- 患肢が重だるい
- 患肢が疲れやすい
- 患肢の手指を握ったり開いたりするときに違和感がある
- 患肢につけた指輪や腕時計をきつく感じる
- 患肢が太ったようである
- 患肢の血管が見えにくくなった
- 鋭い痛みはないが,患肢に鈍く痛むような,軽くチクチクするような違和感がある
- 患肢に熱をもったような感覚がある
- 患肢で物をつかむと落としやすくなった
- 患側の衣服の袖口がきつい
- 患側の肩がこる
- 患側の肩,胸,背中が腫れぽったい

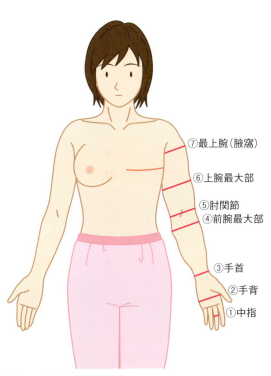

図1 上肢の計測箇所

現病歴(治療の経過など)						
計測年月日	． ／（ ）		． ／（ ）		． ／（ ）	
治療後経過年数	年　か月		年　か月		年　か月	
＊手術した側に○印をつける	左	右	左	右	左	右
⑦最上腕（肘から　　cm）	cm	cm	cm	cm	cm	cm
⑥上腕最大部（肘から　　cm）						
⑤肘関節						
④前腕最大部（肘から　　cm）						
③手　首						
②手　背						
①中　指						
体重	kg（± 　）		kg（± 　）		kg（± 　）	
備　考（皮膚の状態,肩・背部・創部周囲の違和感など)						

図2 上肢の計測記録用紙の例

表3　日常生活での上肢リンパ浮腫の予防対策

1. 体重はBMI（Body Mass Index）25以下を目安に管理する
2. 患肢の皮膚を傷つけない工夫をする
   - 排水口の掃除などの家事や庭仕事の際は防水手袋を着用する
   - 除毛時は電気シェーバーを用いる
   - ペットなどによるひっかき傷をつくらないようにする
   - 患肢での処置（採血，注射，点滴）はできるだけ避ける
3. 患肢の皮膚を傷つけた場合は適切に対処する
   - 患肢の傷は，流水でもよいので洗い流し，患部の清潔を保つ
   - 蜂窩織炎の徴候（悪寒戦慄，およそ38℃以上の発熱，患肢の発赤）が認められる場合は，氷嚢を用いて患肢を冷却して安静を保ち，すみやかに医療機関を受診する
   - 患肢で処置（採血，注射，点滴）を受ける場合は，処置後に炎症や浮腫を生じていないかを観察する
4. その他
   - 身体に跡が残るようなブラジャーや衣類，かばん，指輪，腕時計，ブレスレットなどの装身具は，できるだけ避ける
   - 重い荷物は小分けにして運べるように，ナイロンバッグなどを携帯する
   - 子どもや孫の世話，年末年始の大掃除などで，患肢を使いすぎないようにする
   - 動けるように見えても患肢に負担がかかることを周囲の人に伝え，家事や仕事を分担するなど周囲の人の協力を得る

もしれない．

- 日常生活での上肢リンパ浮腫の予防対策は，「やってはいけない」とうスタンスではなく，「できれば避ける」程度とし，予防対策にしばられ，患者自身が大切にしたい日常生活を狭めないよう，無理なく行えるように援助する．
- 上肢リンパ浮腫の予防対策の例を表3に示す．

リンパ浮腫発症後のケア

1. リンパ浮腫の増悪防止および軽減

- 現在の主なリンパ浮腫治療には，①保存的治療（リンパ浮腫複合的治療），②外科的治療（リンパ管静脈吻合術，リンパ節移植術など）がある．いずれの治療も，リンパ浮腫の原因を的確に判断[*2]したうえで行われる．
- リンパ浮腫複合的治療とは，複合的理学療法（complete decongestive therapy：CDT）[*3]に，体重管理などのセルフケア指導などを加えた保存的治療を指す[5]．
- CDTは以下の4つの療法を組み合わせて行う．

用手的リンパドレナージ
（manual lymph drainage：MLD）

- 用手的リンパドレナージとは，リンパの流れを促すために手を用いて行う専門的なマッサージのことである．リンパドレナージでは，強く圧迫したり，さするのではなく，手のひらを皮膚に密着させて表皮をずらすような感覚で行う．
- リンパ浮腫の発症後は，患側上肢を挙上するなどと同様にリンパの流れを促す方法の1つとして，患者自身で行える場合はセルフリンパドレナージを取り入れていく．セルフリンパドレナージの例を図3に示す[*4]．

[*2] リンパ浮腫の原因の的確な判断：適切なリンパ浮腫のケアを行うためには，患者に生じたむくみがリンパ浮腫であるのか，あるいは，心疾患や腎機能低下などによる全身性の浮腫であるのかを，病態生理に基づきアセスメントする必要がある．心疾患や腎機能低下による浮腫の場合，用手的リンパドレナージや圧迫療法を積極的に行うと，全身の循環血液量が増加して心臓に負荷がかかり，呼吸困難や心機能をさらに増悪させる可能性がある．医師の診断のもと，専門機関で学んだ医療従事者のケア計画に基づきリンパ浮腫治療を行う．

手の動かし方の基本
- A．手のひら全体を皮膚に密着させる．力を入れて押しつけないようにする．
- B．手のひらを密着させたまま，流したい方向に向けて皮膚全体をずらすように動かす．
- C．ゆっくりと2秒くらいかけて皮膚を最大限ずらし，ゆっくりと手の力を抜く．手のひらが元に置いた位置に戻る．A〜Cの動作を，同じ位置で5〜10回行う．
- D．手のひらでおおえなかった次の部分に手のひらを置き，A〜Cを繰り返す．

前準備
- ・肩をゆっくりとうしろへ回し（10回），肩付近のリンパの流れを促す．
- ・腹式呼吸を行い（10回），胸や腹部全体のリンパの流れを促す．

1．むくみのない側の脇の下と胸全体
  ＊むくみのない腕の脇の下（左腋窩リンパ節）をめざす．
  1）左脇の下に手のひらを密着させ優しく円を描くように皮膚をずらす（20回）．
  2）左胸から手術創上部の右胸を自分の手のひらでおおえる何か所かに分け（3か所であれば図中❶❷❸のように），❶❷❸の順で手のひらを置き換え，A〜Cを行う．
  3）手術創上部の右胸から左脇の下を❸❷❶の順で手のひらを置き換え，A〜Cを行う．

2．むくみのある側の足の付根と脇腹
  ＊むくみのある腕側の足の付根（右鼠径リンパ節）をめざす．
  1）右足付根に手のひらを密着させ優しく円を描くように皮膚をずらす（20回）．
  2）手術創下部の右胸から下腹の部分を何か所かに分け（3か所であれば図中❶❷❸のように），右足付根に向けて手のひらを順々に置き換え，A〜Cを行う．
  3）手術創下部の右胸から下腹の部分を❸❷❶の順で手のひらを置き換え，A〜Cを行う．

3．背部（できればよい）
  1）左背中から右背中を❶❷❸の順で手のひらを置き換え，左脇の下へ向けてA〜Cを行う．
  2）右肩甲骨のあたりから右胸の鎖骨付近（右頸リンパ本幹）❹に向けてA〜Cを行う．
  3）右腰骨・右下腹部のあたりから右腰，右肩甲骨のあたりを❶❷❸の順で右足付根へ向けてA〜Cを行う．

4．むくみのある右腕
  1）肩〜肘の部分：下記の3部分で各方向に向けて順々にA〜Cを行う．
  ❶腕の前面：腕の外側に向けて皮膚をずらす．
  ❷腕の背中面：腕の外側に向けて皮膚をずらす．
  ❸腕の外側：右肩に向けて皮膚をずらす．
  2）肘〜手先の部分
  ・右肩に向けて手のひらを順々に置き換え，A〜Cを行う．

※起床時や就寝前，またはテレビを見ながらなど，無理のない範囲で1日2回ほど行う．

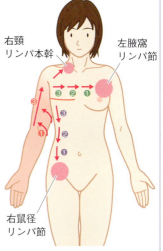
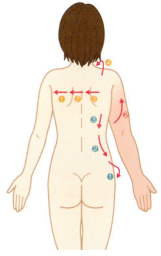

図3　右上肢に浮腫がある場合のセルフリンパドレナージの例
（射場典子ほか監：乳がん患者へのトータルアプローチ．p.187〜194，ピラールプレス，2005より引用）

＊3　複合的理学療法（CDT）：浮腫の軽減を図るために，①用手的リンパドレナージ，②圧迫療法，③圧迫下での運動，④スキンケア，の4つの方法を組み合わせた療法であり，国際的にも広く認知されている．浮腫を軽減する方法は，20世紀前半からヨーロッパ諸国を中心に考案され，複合的理学療法は1970年代に確立された．

07 リンパ浮腫の予防とケア

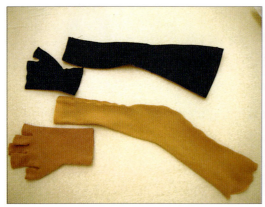

図4 アームスリーブとミトン

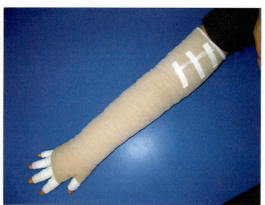

図5 弾性包帯によるバンデージ

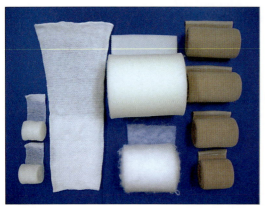

図6 バンデージに使う包帯類
左より／ガーゼ包帯（幅4cm×2本）：指を保護する，筒状包帯：手背から上腕の皮膚を保護し，吸湿性に富む，ウレタンシート（上）：クッションの役割をし，圧を均等に分散させる，パッティング包帯（下）：ウレタンシートと同様，弾性包帯（上から／幅10cm×2本，8cm，6cm）：使用部位に合わせて太さを使い分ける．

圧迫療法

- 圧迫療法とは，弾性着衣であるアームスリーブ（図4）や弾性包帯によるバンデージ（図5，6）[*5]を用いて行う治療法である．
- 圧迫療法の主な目的は，用手的リンパドレナージでリンパの流れを改善したあとの良好な状態を保持することである．
- バンデージは，24時間装着することが推奨されるが，毎日バンデージを行うことが難しい場合は，日中のアームスリーブ着用と夜間のバンデージを組み合わせるなど，無理なく圧迫療法を継続できるように工夫する．
- 基本的にアームスリーブは，就寝時にはずしてから入眠するようにする．

圧迫下での運動

- リンパ浮腫のある患肢は安静を保つ必要はなく，むしろ，適度な運動を取り入れたほうがリンパの流れを促進することにつながる．

[*4] 最近は，患者自身がインターネットやDVDで用手的リンパドレナージの知識を得る機会が増えたが，必ずしも個々の患者の病態生理にあったドレナージの例が紹介されているわけではない．実際に，左腋窩リンパ節郭清をした乳がん患者が，"心臓に向けてマッサージをするとよい"との情報を参考にして，リンパの流れが途絶された左腋窩に向けてドレナージしていた事例があった．一般的なドレナージの方法のみを示すのではなく，個々の患者に応じたケア方法を伝えることが大切である．

- 運動の目安は，痛みを伴わず，疲労を翌日までもちこさない程度の負荷量とする．また，リンパ浮腫のある患肢やバンデージをした上肢は，腕そのものが重く，歩行時に身体のバランスを崩したり転んだりしやすいので注意する．

スキンケア

- 皮膚の清潔と保湿を保つことは，感染予防にもつながる．保湿剤は低刺激性の製品とし，患者自身が使いやすいものでよい．
- スキンケアは0期の段階から継続して行う．スキンケアを行うことは，患肢を観察する機会にもなることから，浮腫徴候の変化や増悪の早期発見につながる．

リンパ浮腫に関する診療報酬

- 2017年現在，リンパ浮腫ケアについて診療報酬が算定される項目は，①リンパ浮腫指導管理料（入院中），②リンパ浮腫指導管理料（外来），③リンパ浮腫複合的治療料，④四肢のリンパ浮腫治療のための弾性着衣などに係る療養費の支給，である．

1. リンパ浮腫指導管理料100点（入院中）

- 保険医療機関に入院中の患者であり，子宮悪性腫瘍，子宮附属器悪性腫瘍，前立腺悪性腫瘍または腋窩部郭清を伴う乳腺悪性腫瘍に対する手術を行った者に対して，当該手術を行った日の属する月またはその前月もしくは翌月のいずれかに，医師または医師の指示に基づき看護師，理学療法士または作業療法士が，リンパ浮腫の重症化などを抑制するための指導を実施した場合に，入院中1回にかぎり算定される（表4）．
- リンパ浮腫予防指導はセンチネルリンパ節生検のみで腋窩部郭清をしていない患者にも必要であるが，指導を行っても指導管理料は算定できない．

2. リンパ浮腫指導管理料100点（外来）

- 当該保険医療機関入院中にリンパ浮腫指導管理料を算定した患者であり，当該保険医療機関を退院した者が対象となる．当該保険医療機関または術後に地域連携診療計画に基づいた治療を行う当該別の医療機関（がん治療連携指導料を算定した場合にかぎる）において，退院した日の属する月またはその翌月にリンパ浮腫の重症化などを抑制するための指導を外来で再度実施した場合，1回にかぎり算定される．
- カルテには，表4「指導内容の要点」に加えて，「退院日」と「実施した手術名」を記載するとよい．地域連携診療計画に基づく別の医療機関で外来指導を行う場合は，「元の保険医療機関名」も加筆する．

3. リンパ浮腫複合的治療料（100点または200点）

- リンパ浮腫に対する複合的治療について，重症の場合は1日につき200点，重症でない場合は100点を算定する（表5）[8]．

---

*5 弾性包帯によるバンデージ：浮腫の状態に合わせて圧を変えることができるため，浮腫が軽減傾向にある場合や，圧や長さが決まっている既製のアームスリーブが合わない場合に有効である．上肢のバンデージでは，指を保護するガーゼ包帯や幅の異なる2～3種類の弾性包帯を含め，通常10本程度の各種包帯を使用する．

表4 リンパ浮腫指導管理料の算定要件（入院中の指導）

1. リンパ浮腫指導管理料は，手術前又は手術後において，以下に示す事項について，個別に説明及び指導管理を行った場合に算定できる．
   ア　リンパ浮腫の病因と病態
   イ　リンパ浮腫の治療方法の概要
   ウ　セルフケアの重要性と局所へのリンパ液の停滞を予防及び改善するための具体的実施方法
   　（イ）リンパドレナージに関すること
   　（ロ）弾性着衣又は弾性包帯による圧迫に関すること
   　（ハ）弾性着衣又は弾性包帯を着用した状態での運動に関すること
   　（ニ）保湿及び清潔の維持等のスキンケアに関すること
   エ　生活上の具体的注意事項
   　　リンパ浮腫を発症又は増悪させる感染症又は肥満の予防に関すること
   オ　感染症の発症等増悪時の対処方法
   　　感染症の発症等による増悪時における診察及び投薬の必要性に関すること
2. 指導内容の要点を診療録に記載する．
3. 手術前においてリンパ浮腫に関する指導を行った場合であって，結果的に手術が行われなかった場合にはリンパ浮腫指導管理料は算定できない．

（厚生労働省：診療報酬の算定方法の一部改正に伴う実施上の留意事項について．保医発0304第3号，平成28年3月4日，別添1　医科診療報酬点数表に関する事項 http://www.mhlw.go.jp/file.jsp?id=335811&name=file/06-Seisakujouhou-12400000-Hokenkyoku/0000114867.pdf より抜粋）

4. 四肢のリンパ浮腫治療のための弾性着衣などにかかる療養費の支給

- リンパ節郭清術を伴う悪性腫瘍（悪性黒色腫，乳腺をはじめとする腋窩部のリンパ節郭清を伴う悪性腫瘍，子宮悪性腫瘍，子宮附属器悪性腫瘍，前立腺悪性腫瘍および膀胱をはじめとする泌尿器系の骨盤内のリンパ節郭清を伴う悪性腫瘍）の術後に発生する四肢のリンパ浮腫の重篤化予防を目的とした弾性着衣などの購入費用には，療養費が支給される．
- 弾性着衣には，弾性ストッキング，弾性スリーブ及び弾性グローブ，弾性包帯を含む．なお，弾性包帯については，弾性ストッキング，弾性スリーブおよび弾性グローブを使用できないと認められる場合にかぎり療養費の支給対象となる．
- 四肢のリンパ浮腫の治療のために，医師の指示に基づき購入する弾性着衣などが療養費の支給対象となり，年間2回計4セットまで給付される（表6）．
- 療養費の申請方法は，まず医師が四肢のリンパ浮腫治療に弾性着衣が必要である旨を装着指示書（厚生労働省のホームページよりダウンロード可）に記載する．患者は，弾性着衣を自費で購入した後，装着指示書と弾性着衣の領収書を加入する健康保険組合に提出し，療養費として払い戻しを受ける手続きを行う．
- 弾性ストッキング，弾性スリーブおよび弾性グローブの着圧は，製品によって多少異なる．着圧は，製品の「圧迫力」の数値を参照する．原則的に，リンパ浮腫治療には着圧30mmHg以上の弾性着衣を用いるが，30mmHg未満の製品が望ましいと判断される患者の場合は特記事項にその旨を記入し，理由を明記する．

引用・参考文献
1) Geller BM, et al.：Factors associated with arm swelling after breast cancer surgery. J Womens Health, 12（9）：921～930, 2003.
2) American Cancer Society：LYMPHEDEMA-Understanding and Managing Lymphedema After Cancer Treatment. p.10～11, p.48～58, American

表5 リンパ浮腫複合的治療料の算定要件と施設基準

算定要件

1. リンパ浮腫指導管理料の対象となる腫瘍に対する手術等の後にリンパ浮腫に罹患した，国際リンパ学会による病期分類Ⅰ期以降の患者．Ⅱ期後期以降を重症とする．
2. 重症の場合は治療を開始した月とその翌月は2月合わせて11回を限度として，治療を開始した月の翌々月からは月1回を限度として所定の点数を算定する．重症以外の場合は，6月に1回を限度として所定の点数を算定する．
3. 専任の医師が直接行うもの，又は専任の医師の指導監督の下，専任の看護師，理学療法士又は作業療法士が行うものについて算定する．あん摩マッサージ指圧師(当該保険医療機関に勤務する者で，あん摩マッサージ指圧師の資格を取得後，保険医療機関において2年以上業務に従事し，施設基準に定める適切な研修を修了した者に限る．)が行う場合は，専任の医師，看護師，理学療法士又は作業療法士が事前に指示し，かつ事後に報告を受ける場合に限り算定できる．
4. 弾性着衣又は弾性包帯による圧迫，圧迫下の運動，用手的リンパドレナージ，患肢のスキンケア，体重管理等のセルフケア指導等を適切に組み合わせ，重症については1回40分以上，それ以外の場合は1回20分以上行った場合に算定する．なお，一連の治療において，患肢のスキンケア，体重管理等のセルフケア指導は必ず行うこと．また，重症の場合は，毎回の治療において弾性着衣又は弾性包帯による圧迫を行うこと(行わない医学的理由がある場合を除く．)．

＜施設基準＞ ＊施設基準に関する疑義解釈あり．

1. 当該保険医療機関に，次の要件を全て満たす専任の常勤医師1名及び専任の常勤看護師，常勤理学療法士又は常勤作業療法士1名が勤務していること．
   ①それぞれの資格を取得後2年以上経過していること．
   ②直近2年以内にリンパ浮腫を5例以上診療していること(医師の場合に限る．)．
   ③リンパ浮腫の複合的治療について適切な研修(座学が33時間以上，実習が67時間以上行われ，修了に当たって試験が行われるもの．)を修了していること．
2. 当該保険医療機関において，直近1年間にリンパ浮腫指導管理料を50回以上算定していること．
3. 当該保険医療機関又は連携する別の保険医療機関において，入院施設を有し，内科，外科又は皮膚科を標榜し，蜂窩織炎に対する診療を適切に行うことができること．

＊厚生労働省保険局医療課：疑義解釈資料の送付について(その4)(平成28年6月14日付) http://www.mhlw.go.jp/file.jsp?id=396176
(厚生労働省：平成28年度診療報酬改定における個別改定項目について．中医協 総-1, 平成28年2月10日付, 2016.
http://www.mhlw.go.jp/file/05-Shingikai-12404000-Hokenkyoku-Iryouka/0000112306.pdf より引用)

Cancer Society, 2006.
3) Togawa K, et al.：Risk factor for self-reported arm lymphedema among female breast cancer survivors：a prospective cohort study. Breast Cancer Res, 16(4)：414, 2014.
4) DiSipio T, et al.：Incidence of unilateral arm lymphoedema after breast cancer：a systematic review and meta-analysis. Lancet Oncol, 14(6)：500～515, 2013.
5) がんのリハビリテーション研修委員会・リンパ浮腫研修委員会：リンパ浮腫研修委員会における合意事項(平成23年6月改訂版).
http://www.lpc.or.jp/reha/modules/newlymph/#menu_4 (2017年3月21日閲覧)
6) International Society of Lymphology：The diagnosis and treatment of peripheral lymphedema：2016 Consensus Document of the International Society of Lymphology. Lymphology, 49(4)：170～184, 2016.
7) Nurt J, et al.: Lymphedema：A Breast Cancer Patient's Guide to Prevention and Healing. p.20～22, Hunter House, 1999.
8) 厚生労働省：四肢のリンパ浮腫治療のための弾性着衣などに係る療養費の支給における留意事項について．保医発第0321001号，平成20年3月21日, 2008.
9) 射場典子ほか監：乳がん患者へのトータルアプローチ. p.187～194, ピラールプレス, 2005.
10) 増島麻里子編著：病棟・外来から始めるリンパ浮腫予防指導. p.147～149, 医学書院, 2012.
11) 厚生労働省：診療報酬の算定方法の一部改正に伴う実施上の留意事項について．保医発0304第3号，平成28年3月4日, 2016.
12) 厚生労働省：平成28年度診療報酬改定における個別改定項目について．中医協 総-1, 平成28年2月10日付, 2016.
http://www.mhlw.go.jp/file/05-Shingikai-12404000-Hokenkyoku-Iryouka/0000112306.pdf (2017年3月21日閲覧)

表6　四肢のリンパ浮腫治療のための弾性着衣等に係る療養費の支給における留意事項（厚生労働省）

弾性着衣（弾性ストッキング，弾性スリーブ及び弾性グローブ）の支給

1. 製品の着圧
   30mmHg以上の弾性着衣を支給の対象とする．ただし，関節炎や腱鞘炎により強い着圧では明らかに装着に支障をきたす場合など，医師の判断により特別の指示がある場合は20mmHg以上の着圧であっても支給して差し支えない．
2. 支給回数
   1度に購入する弾性着衣は，洗い替えを考慮し，装着部位毎に2着を限度とする．（パンティストッキングタイプの弾性ストッキングについては，両下肢で1着となることから，両下肢に必要な場合であっても2着を限度とする．また，例えば①乳がん，子宮がん等複数部位の手術を受けた者で，上肢及び下肢に必要な場合，②左右の乳がんの手術を受けた者で，左右の上肢に必要な場合及び③右上肢で弾性スリーブと弾性グローブの両方が必要な場合などは，医師による指示があればそれぞれ2着を限度として支給して差し支えない．）
3. 支給申請費用
   療養費として支給する額は，1着あたり弾性ストッキングについては28,000円（片足用の場合は25,000円），弾性スリーブについては16,000円，弾性グローブについては15,000円を上限とし，弾性着衣の購入に要した費用の範囲内とすること．

弾性包帯の支給

1. 支給対象
   弾性包帯については，医師の判断により弾性着衣を使用できないとの指示がある場合に限り療養費の支給対象とする．
2. 支給回数
   1度に購入する弾性包帯は，洗い替えを考慮し，装着部位毎に2組を限度とする．
   また，弾性包帯は経年劣化することから，前回の購入後6ヶ月経過後において再度購入された場合は，療養費として支給して差し支えない．
3. 支給申請費用
   療養費として支給する額は，弾性包帯については装着に必要な製品（筒状包帯，パッティング包帯，ガーゼ指包帯，粘着テープ等を含む）1組がそれぞれ上肢7,000円，下肢14,000円を上限とし，弾性包帯の購入に要した費用の範囲内とすること．

支給申請に必要な書類

1. 療養担当に当たる医師の弾性着衣等の装着指示書（装着部位，手術日等が明記されていること）．
2. 弾性着衣等を購入した際の領収書又は費用の額を証する書類（装着指示書記載日より後の日付であること）．

（厚生労働省ホームページ http://www.mhlw.go.jp/topics/2008/03/dl/tp0325-1c.pdf：四肢のリンパ浮腫治療のための弾性着衣等に係る療養費の支給における留意事項について．保医発第0321001号，平成20年3月21日より抜粋）

Chapter 5 乳がんケアと患者サポート

08 回復期のケア 転移・再発の不安への心理的サポート

Key Point

- 回復期の乳がん患者の特徴をよく理解し，患者の心理・社会的適応を促して"がんとともに生きること"を支えるケアを提供する．
- ソーシャルサポートや補完代替療法に関する情報・知識をもち，適時アドバイスできるようにする．

回復期の乳がん患者の特徴

- 回復期とは，がんに対する治療が何らかの効果をあげ，治療の区切りがついたあと[1]，すなわち初期治療と術後補助療法が終了した以降の時期であり，医療者の支援も減少する．そのため，治療が終わりほっとする患者と，逆に何もしていないことに対して不安を覚える患者がいる．とくに乳がんは7年あるいは8年経過しても再発するタイプのがんもあり，回復期に至っても再発・転移の不安を抱えている患者は少なくない．がんの再発・転移は，患者にとって死の現実に直面せざるをえない出来事であり，その不安をぬぐい去ることは非常に難しいことである．
- 乳がん患者のなかには，治療終了後も病気に対する不確かさ[*1]をもち続けている人もおり，不確かさをもっている人ほど転移や再発への不安を強く感じている．しかも，転移・再発への不安は，ステージや診断からの期間，手術の種類などと関係ない[3]とされている．
- しかし，診断された年齢が若いほど，がんの再発への不安が強いことが報告されており，18〜45歳の間で診断された若い乳がん女性は，50〜70歳の間で診断された女性にくらべて，診断後3〜8年においてがんの再発への不安が有意に強いことが明らかとなっている[4]．さらに，早期乳がんでがんの再発への不安のある18〜45歳の若い女性152名の調査では，がんの再発への不安と不安障害，心気症が重複しており，全体の20%の患者は，これらすべてを重複して抱えていたことが示されている[5]．
- 回復期の患者は，治療が終了していることから一見何の不安や心配事もないようにみられがちであるが，術後2年以上経過しても苦悩を体験している乳がん患者は25%にのぼる[6]

---

*1 病気に対する不確かさ：「最初は，3年生きられるか，5年生きられるかと不安でした．まさか9年も生きられるとは思っていませんでした．その後，再発しながらも20年元気でいる人に会い，希望がもてました」[2]と，患者は"生きること"に対して不確かな状況のなかで，再発・転移の不安をもち続けている．

表1 乳がん患者の心理・社会的問題への影響要因

- がんに対するイメージ（致死性，苦痛度）
- 年齢・ライフステージ
- 進行度（治療の内容）
- 発病前の心理的特性や問題への対処姿勢（コーピングスタイル）
- 周囲の反応・社会的支援の程度
- 社会的・文化的背景

（高橋都：乳がんの心理・社会的問題　診断と治療による影響．ターミナルケア，7（2）：144，1997より引用）

との報告もある．
- さらに，この時期は治療中からの障害が残っていたり，治療による後遺症など新たな問題が出現する可能性もある．たとえば，化学療法後の認知機能障害や性機能障害，手術後のリンパ浮腫などである．

回復期の乳がん患者のケア

- 回復期の乳がん患者の特徴をよく理解し，患者の心理・社会的適応を促して「がんとともに生きること」を支え，自分らしさを取り戻せるようなケアを提供することが重要なポイントである．

1. 患者の苦悩を理解し，患者に寄り添う

- 回復期においても，患者はさまざまな苦悩を体験していることを理解する姿勢が大切である．
- 「あの患者さんは，Stageが早期だから再発への不安など感じていないだろう」，「あの患者さんは，すでに7年経っているから大丈夫だろう」というように，Stageや病気の経過だけで患者の気持ちを判断せず，その人自身が乳がんをどのように受け止め，どのような体験をしているのかについて理解し，患者に寄り添うことである．
- 患者に寄り添うためには，再発・転移への不安を取り除こうとするのではなく，その不安があることを看護師が受け止め，患者と再発・転移への不安について率直に話し合う[7]機会をもつことが重要である．

2. 乳がん患者の心理・社会的状態の把握

- 乳がん患者の心理・社会的問題に影響する要因として表1に示した．たとえば，がんに対するイメージでは，身近にがんで苦しんで亡くなった家族や友人がいる人は，「がん＝苦痛を伴う死」と受け止めやすく，がんに対して強い恐怖心をもつことが多い．したがって，乳がん患者の心理・社会的問題は，さまざまな要因によって影響されることを理解する．
- がん患者の危機に対する正常な反応（p.202，表1参照）や，本節の表1を参考にして，乳がん患者の心理・社会的状態を把握し，日常生活に支障をきたすような不安や抑うつの有無をアセスメントする．
- 不安や抑うつが強い患者の場合，担当医と相

---

*2 サポート・グループとセルフヘルプ・グループ：サポート・グループは，特定の悩みや障害をもつ人たちを対象に行われる小グループであり，参加者が抱えている問題を仲間のサポートや専門家の助言を受けながら，解決や受容をめざすものである．一方，セルフヘルプ・グループは，同じ悩みや障害をもつ人たちによってつくられたグループである．自分が抱えている問題を仲間のサポートを受けながら，自分自身で解決したり受け入れたりすることである[8]．セルフヘルプ・グループは，日本では患者会と呼ばれている．

談して腫瘍内科医，あるいは精神科医，心療内科医，精神看護専門看護師などの専門家の介入が必要かどうかを判断する．
- さらに，心理・社会的問題のみならず，治療の後遺症としてリンパ浮腫や性機能障害など新たな問題で悩んでいないかをアセスメントし，リンパ浮腫などの徴候や症状が見られる場合は専門家による介入が必要である（Chapter 5-7「リンパ浮腫の予防とケア」参照）．

3．サポート・グループやセルフヘルプ・グループの紹介

- がんとともに生きることを支えるケアとして，サポート・グループやセルフヘルプ・グループ*2が有用である．サポート・グループやセルフヘルプ・グループは，同病者や医療者とのかかわりをとおして患者の不安を軽減し，効果的な対処法を身につけることを助け，生活の質（QOL）の向上に役立っている．
- 現在，わが国においても乳がん患者を対象としたサポート・グループやセルフヘルプ・グループ（患者会など）は，多くの施設や地域で実施されるようになっている．
- 患者が自分にあったソーシャルサポートを効果的に活用できるように，看護師はサポート・グループやセルフヘルプ・グループに関する情報を提供する．

4．補完代替療法に関するアドバイス

- 補完代替療法を利用しているがん患者は45％といわれ，その約9割が健康食品*3であること[9]が報告されている．治療が終了すると次の心配事として転移や再発への不安が強くなり，「健康食品を勧められたのだけど，どうでしょうか？」とか，「何かしないと不安で……」と尋ねてくる乳がん患者は少なくない．
- 看護師は，患者や家族から補完代替療法に関して相談を受けたときに適切なアドバイスができるように，補完代替療法に関する正しい情報や知識をもっておくことが重要である．
- 補完代替療法には，健康食品だけでなく漸進的筋弛緩法*4やイメージ療法*5，サポート・グループなども含まれており，これらはがん患者の不安や抑うつを軽減するといわれている[10]．これらのことについても患者と話し合い，必要であればその患者に適した方法を紹介できるとよいだろう．

引用・参考文献
1) 氏家幸子監：成人看護学E．がん患者の看護．p.136～144，廣川書店，2006．
2) 財団法人パブリックヘルスリサーチセンター編：乳がん 私らしく生きる．p.174，ライフサイエンス社，2004．
3) Yarbro CH, et al.：Cancer Nursing: Principles and practice. p.1665～1675, Jones and Bartlett, 2005.
4) Ozakinci G, et al.：Fear of cancer recurrence among breast cancer survivors. Psycho-Oncology and Supportive Care，6（3）：219～225，2014.
5) Thewes B, et al.：Psychological morbidity and stress but not social factors influence level of fear of cancer recurrence in young women with early breast cancer：results of a cross-sectional study. Psycho-Oncology，22：797～806，2013.
6) Carlsson M, et al.：Psychological and psychosocial aspects of breast cancer treatment, a literature review. Cancer Nursing，17（5）：418～428，1994.

---

*3 健康食品：健康食品は，国の法令などにより定められているものではなく，「健康の保持増進に資する食品として販売・利用されるもの」の総称である．健康食品には，「健康の保持増進効果」が確認されているものと，そうでないものがある．国が「健康の保持増進効果」を承認したものが保健機能食品であり，保健機能食品は「特定保健用食品」「栄養機能食品」「機能性表示食品」に分類されている．いわゆる健康食品は，「健康補助食品」「栄養補助食品」「栄養強化食品」「栄養調整食品」「健康飲料」「サプリメント」などと呼称されているもので，国が健康の保持増進効果を確認したものではない．「健康食品」は，医薬品のような疾病の治療・予防等を目的とする表示や，身体の構造や機能に影響を及ぼすことを目的とする表示はできない．しかし，「保健機能食品」は，「お腹の調子を整える」や「食後の血糖値の上昇を抑える」「カルシウムは，骨や歯の形成に必要な栄養素」といった身体の構造や機能に影響を及ぼすことを目的とする表示を行って販売することが許可されている．

7) 川名典子：がん看護Books がん患者のメンタルケア．p.41〜64，南江堂，2014．
8) 高松　里：セルフヘルプ・グループとサポート・グループ実施ガイド．p.14〜32，金剛出版，2004．
9) 特定非営利活動法人 日本緩和医療学会：がん補完代替医療ガイドライン．第1版，p.3，2009．
10) Dow KH：Nursing Care of Women with Cancer．p.253〜263，Mosby，2006．
11) 高橋　都：乳がんの心理・社会的問題　診断と治療による影響．ターミナルケア，7(2)：141〜145，1997．

Column

健康食品は乳がんに効くの？

　乳がん患者から，健康食品などに関する質問を受けた場合の看護師の対応を以下に示す．
①健康食品は，科学的根拠が十分に確認されていないものが多いことを情報として伝える．
②健康食品の効果は個人差があり，同じものでも人によって異なることを説明する．
③副作用が生じる健康食品もあり，なかには重大な副作用が生じるものもあるので，症状が出てきたり，体調の変化がみられる場合はすぐに中止するよう説明する．
④上記のことを説明したうえで，健康食品の使用の有無は最終的には個人の判断によるものであることを伝える．
⑤患者が健康食品を使用する場合は，食品の種類や製造会社名などを教えてもらえるように伝える（医療記録に残す）．

＊4　漸進的筋弛緩法：アメリカの医師エドモンド・ジェイコブソンによって開発された方法であり，腹式呼吸，筋群の緊張と弛緩（深い筋のリラクセーション）を組み合わせて行う方法である．簡単な瞑想を取り入れて行うとより効果的である．不安や緊張，ストレス症状の緩和に有効である．
＊5　イメージ療法：イメージ療法は，想像力を用いてリラクセーションを深め，症状を緩和したり，コーピングスキルを強化することが期待できるものである．自分にとって望ましい心のあり方を視覚，聴覚，触覚のいずれかを使って想像し，イメージを視覚化するプロセスである．生理反応とともに態度や行動を変えるのに利用される．

Chapter 5 乳がんケアと患者サポート

09 日常生活とセルフケア

Key Point

- 薬物のなかには食欲増進の副作用をもつものがあり，体重増加が起こりやすいので，食事の摂取量と運動量のバランスをとるようにする．とくにリンパ浮腫を発症している患者では，肥満は浮腫の増悪因子となる．
- どのような運動が推奨できて，どのような動きを避けたほうがよいのか，患者に正しく指導できるように，運動におけるセルフケアをしっかり理解する．

療養上のセルフケア

- 乳がんの治療は通院で行われることが多く，普段の環境にいながら，療養生活を送ることになる．
- とくに手術でリンパ節を切除している場合は，リンパ浮腫を発症しやすいので，日ごろから注意する（Chapter 5-7「リンパ浮腫の予防とケア」参照）．
- リンパ節を切除していると，感染に対する抵抗力が落ちてしまうので，庭仕事など手が荒れる作業をするときは手袋をはめたり，虫に刺されないようにするなど，手指に傷をつくらないように注意する．
- 指示された飲み薬は飲み忘れないようにするのはもちろんのこと，もし忘れた場合は飛ばすようにし，2回分まとめて飲まないように伝える．
- 術後は，身体のダメージ以上に心のダメージが大きいという声も聞かれる．精神的に健康でいられるように，患者会などで同じ体験をした仲間と気持ちを分かち合ったり，関連書物を読んだり，日記を書くことを勧めるなど，落ち込んだ気分を抱え込まないようにサポートする．
- 乳がん患者の場合，再発や転移の不安を抱えながら長い療養生活を送ることになる．不安に襲われたときにリラックスできるように，簡易型自律訓練法[*1]などを指導しておくのも役立つことがある．

[*1] 簡易型自律訓練法：まず腹式呼吸を行う．息を吸ったときに腹部が膨らむように，3秒くらいかけて息を吸い，倍の時間をかけてゆっくり息を吐き出す．これを数回繰り返す．次に腹式呼吸を続けながら，「右腕がだんだん重くなる」とイメージする．「重くなる」と思うことで力が抜ける．これを四肢で行い，今度は「右腕がだんだん温かくなる」とイメージする．同じくこれを四肢で行う．これにより，気持ちがしだいに落ち着いてくる．この後，自分が実際にリラックスできていたシーンなどを想像すると，さらに不安や緊張感が軽減できる．

09 日常生活とセルフケア

表1　1日の栄養をとるために必要な食品の量の目安

分類	食品	点数※	目安となる量
Ⅰ群 主に糖質を含む食品	食パン ご飯 うどん	2 3.3 3.3	1枚 (60g) 軽く1杯半 (165g) 1玉 (220g)
	芋類 果物	1 1	100g (ジャガイモ中1個) 100〜150g (リンゴ中2/3個, またはバナナ中1本)
Ⅱ群 主にタンパク質を含む食品	卵	1	1個
	牛乳 チーズ	1 1	200mL 1切れ (24g)
	納豆 肉料理 魚料理	1 1 1	1パック (50g) または木綿豆腐1/3丁 (100g) 1皿 (豚モモ肉60g, または挽肉30g) 1皿 (サンマ1/2匹, またはアジ1匹)
Ⅲ群 主に脂肪を含む食品	油脂 砂糖	2 1	20g (油大さじ1＝10g) ＋ (バター1切れ＝10g) 20g (砂糖大さじ2と1/2)
Ⅳ群 主にビタミン, ミネラルを含む食品	淡色野菜 緑黄色野菜	1 1	200g (キュウリ, キャベツ, モヤシ, シイタケなど) 100g (ニンジン, ピーマン, ホウレンソウ, トマトなど)

※四群点数法[1]での1点＝80kcal, 1日の摂取量の目安とする (20点＝1,600kcal).

食生活におけるセルフケア

- 内分泌療法の薬物には, 食欲増進の副作用があるものがあり, 体重増加が起こりやすいので, 食事の摂取量と運動量のバランスをとるようにする.
- リンパ浮腫を発症している患者では, 肥満は浮腫の増悪因子となる. また, 体重の減量により症状が改善することがある. 体重の目安は, BMI[*2]を参考とする.
- 1日の食事摂取量の目安は, 成人女性で1,600kcal程度である. 調理の際に目安となる量を表1に示す.
- 乳製品や果物のとりすぎにはとくに注意が必要である. 骨粗鬆症予防には, 低脂肪乳やスキムミルクでのカルシウム補給を勧める.
- 育児中の患者の場合は, 子どもの食べ残しを食べてしまうことでカロリーオーバーになることがある. また, 壮年期以降は, 家族員が少ないのに, つくりすぎてしまうことがあるので, ライフスタイルに注意して, 生活時間も含めてどのような食生活なのかを把握し, 具体的にアドバイスする必要がある. 買いすぎや冷蔵庫への買い置きなどにも注意を促す.

---

*2 BMI：BMIは次の計算から算出される.
　BMI＝体重 (kg) ／身長 (m)^2
　BMI値の判定は, 18.5未満：やせ, 18.5〜25未満：標準, 25〜30未満：肥満, 30以上：高度肥満である.
　もっとも疾病の少ないのはBMI 22であり, 身長 (m)^2 × 22が標準体重 (kg) である.

- 実際に食べた料理については，食事バランスガイドのチェックブック[2]を参照しながら，「何を」「どれだけ」食べたかを振り返るのがよい（図1）．
- 大豆イソフラボンは，乳がんの抗がん作用をもつ可能性がある[3]といわれているが，内閣府食品安全委員会の推奨では，1日摂取量の上限を「70〜75mg」，食事以外に追加摂取する量の上限を1日「30mg」としている[*3]．サプリメントによる大豆イソフラボンの大量摂取は望ましくない．

運動におけるセルフケア

- 体重コントロールのためには，ウォーキング，水泳などの全身運動を行うとよい．運動時には30分〜1時間ごとの休憩や水分補給を促す．
- ハイキングの場合など，リュックサックの肩ひもが肩や腋窩にくい込むと，リンパの流れを妨げ，リンパ浮腫を引き起こす可能性があるので注意する．
- リンパ浮腫の症状が強いときには，ゴルフやテニスなど，上肢に反動をつけて回旋するような運動は避けることが望ましい．

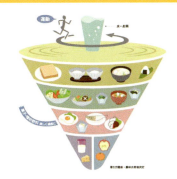

図1　毎日の食生活チェックブック（厚生労働省，農林水産省）
厚生労働省のホームページで閲覧できる（http://www.mhlw.go.jp/bunya/kenkou/pdf/eiyou-syokuji8.pdf）．

引用・参考文献
1) 香川芳子：なにをどれだけ食べたらよいか．p.17，女子栄養大学出版会，1983．
2) 厚生労働省：「食事バランスガイド」について http://www.mhlw.go.jp/bunya/kenkou/eiyou-syokuji.html（2017年2月22日閲覧）
3) Duffy C, et al.：Implications of phytoestrogen intake for breast cancer. CA Cancer J Clin, 57（5）：260〜277, 2007.
4) 一般社団法人日本がん看護学会教育・研究活動委員会コアカリキュラムワーキンググループ編：がん看護コアカリキュラム日本版—手術療法・薬物療法・放射線療法・緩和ケア．医学書院，2017．

---

*3 内閣府食品安全委員会による見解：
http://www.fsc.go.jp/sonota/daizu_isoflavone.html#8 での『大豆及び大豆イソフラボンに関するQ & A』を参照．

Chapter 5 乳がんケアと患者サポート

10 セクシュアリティへのサポート

Key Point
- 治療に伴う説明やリハビリテーションの一環として，看護側からセクシュアリティ関係の正確な情報を提供する．
- 相談を受けたら看護師自身が「答え」を与えようとするよりも，話を聴いて問題点を整理することを心がける．

性をサポートすることの重要性

- 診断直後は性行為への関心が一時的に低下することが多いが，心身の状態が落ち着いてくると，性生活再開のタイミングや再開後の変化に関する相談ニーズが出てくる．乳房は性的意味をもつ身体部位であり，診断・治療後の性（セクシュアリティ）が患者とパートナーの双方にとって満足度の高いものであるよう，支援することは重要である．
- 患者や家族は，性の悩みは医療者の守備範囲外なので相談してはいけないと考えていることが多い．また，性行為によって女性ホルモンが分泌され，乳がんを進行させてしまうと誤解している患者も少なくない．治療に伴う説明やリハビリテーションの一環として，看護側から正確な情報を発信し，相談できることを早期から伝える必要がある．

治療が及ぼす性への影響

1. 手術による影響
- 外見的な変化が気になり，性的快感に集中できなくなることもある．
- 術創が気になる場合は下着や補整具などでカバーしてもよいことを伝える．当初は気になっても，時間経過とともに患者本人とパートナーの双方が慣れてくることが多い印象がある．
- 手術部位や腋窩（リンパ節切除部位）の皮膚感覚の変化によって，愛撫時の違和感・不快感が生じることもある．これも時間経過とともに改善することが多いが，とくに術後早期には手術部位へのタッチは慎重にするようパートナーに伝えるとともに，本人にも不快なタッチを我慢せずに相手に伝えるよう勧める．
- 肩関節の可動域に制限が残っている場合，パートナーを抱擁したり身体を支えたりすることが困難なこともある．肩関節を無理に動

かさぬようカップルの双方に伝える．

2. 放射線療法による影響
- 全身倦怠感のため性行為への意欲が衰えることが少なくない．発病前のパターンにこだわらず，倦怠感が比較的少ない時間帯に性行為をするのも一法である．
- 早期・晩期の放射線皮膚炎により，皮膚の感覚変化や硬化が生じることがある．皮膚変化が強い部分を直接こすったり圧迫したりしないよう気をつける．

3. 化学療法・内分泌療法による影響
- 化学療法は強度の全身倦怠感，体重増加，脱毛，悪心・嘔吐などの身体症状や，無気力・抑うつなどの心理的変化を引き起こすことがあり，性行為への意欲を低下させる．
- シクロホスファミド，アドリアマイシン，エピルビシンなどの抗がん薬は卵巣機能を低下させるため，膣潤滑の減少や膣粘膜萎縮による強い性交痛が生じることが少なくない．
- 卵巣機能低下によるテストステロンの欠乏は，より直接的に患者本人の性欲を低下させ，オルガズムも得られにくくなる．
- 内分泌療法も膣潤滑の減少や膣粘膜萎縮による性交痛をきたしやすい．タモキシフェンよりもLH-RHアゴニストで強く生じやすい．

4. 性交痛
- 性交痛予防には水溶性膣潤滑ゼリー[*1]（図1）が効果的であり，シャワーで簡単に洗い流せるのが利点である．油性の潤滑剤は勧められない．
- 水溶性膣潤滑ゼリーの存在を説明するだけで

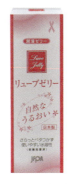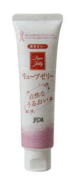

（写真提供：ジェクス株式会社）

図1　膣潤滑ゼリー

なく，メーカーから無料試供品を入手して退院指導時などに渡しておくと効果的である．外来待合やトイレなどに試供品を展示している医療施設もある．

5. 将来の妊娠・出産
- 閉経前の場合，化学療法・内分泌療法で月経が停止しても物理的な避妊は必要である．
- 治療が妊孕性に及ぼす影響は，薬剤の種類・量・患者の年齢によって異なる．患者が将来出産を考えるのであれば，治療開始前に，妊孕性への影響について主治医から十分に説明する必要がある．
- これまでの研究を総合すると，治療後の妊娠・出産によって再発リスクが高まるとは考えられていない．

[*1] 膣潤滑ゼリー：無色透明の水溶性ゼリー．化学療法などで膣乾燥感や性交痛が出現したときに用いる．一般薬局（コンドーム売り場）や通信販売で購入可能である．

10 セクシュアリティへのサポート

表1 性や生殖の相談に応じる際のポイント

1. 関連情報は治療選択時に提供する
2. 答えを与えるのではなく，当事者が答えを見つけることを支援する
3. 相談には真摯に対応する
4. 専門家の立場で個人的価値観を押しつけない

(高橋 都：がんサバイバーの性機能障害と性腺機能障害への支援. 腫瘍内科，5(2)：139〜144, 2010 より引用)

表2 段階的サポートに関するPLISSITモデル

P：Permission （許可：性相談を受けつけるというメッセージを出す）

医療者が患者の性の悩み相談に応じるというメッセージを明確に患者に伝える．患者にとって，その時点における性の優先順位が低い場合は，無理に性の話題を掘り起こす必要はない．

LI：Limited Information （基本的情報の提供）

予定される治療で起こりうる性的変化と対処方法について，基本的情報を患者に伝える．患者用パンフレットなどを渡す．

SS：Specific Suggestions （個別的アドバイスの提供）

それぞれの患者のセックスヒストリーに基づき，より個別的な問題に対処する．性的問題を引き起こす原因（性機能の障害，ボディイメージの変容，治療関連副作用，パートナーとの人間関係など）を特定し，それらの問題に対する対応策を患者とともに検討する．

IT：Intensive Therapy （集中的治療）

以下のような場合は，より専門のスタッフに紹介する．
・患者が抱える性的問題が重症で長期化している．
・性的問題が発病前から存在し，未解決である．
・性的虐待などのトラウマがある．

(Annon JS：The PLISSIT model: a proposed conceptual scheme for the behavioral treatment of sexual problems. J Sex Education Therapy, 2(2)：1〜15, 1976 をもとに筆者作成)

臨床現場で無理なくサポートするためのヒント

- 表1に，一般医療者が患者の性相談にのる際のヒントを示す．
- 性的問題が起きてから対応するのではなく，問題が起こる前，できれば治療選択時に治療による性的変化の情報を提供する．その際，年齢や婚姻状況によって患者を選ばず，すべての患者への基本情報として伝える．情報提供時点で興味を示さない患者には，「退院してから性生活の相談に来る方が少なくありません．あとでお読みくださいね」のように伝えて資料を渡すとよい．
- 性のあり方は個別性が高いため，ほかの症状コントロールと異なり，必ずしも決まった正解があるわけではない．相談を受けたら自分が「答え」を与えようとするよりも，真摯に話を聴いて問題点を整理することを心がける．
- 多くの場合，患者やカップル自身で解決策を見出すことができる．対応を一般化したり，専門家の立場で個人的意見を押しつけたりす

表3 患者とパートナーに伝えたい「気持ちが楽になる性生活のヒント」

1. 性行為によって病気が進行することはありません
2. 起こりうる性的変化を知りましょう
   ・外科手術後の身体の構造を理解する
   ・各種治療によって起こりうる変化とそのメカニズムを知る
   ・性に影響しそうな併用薬（抗うつ薬，降圧薬など）の有無を確認する
   ・年齢相応の加齢現象もある
3. 少しずつ，ゆっくり始めましょう
   ・ゆったりした雰囲気をつくる（照明，音楽，話題など）
   ・いきなり性交をめざさない
   （手をつなぐ，優しく抱き合う，背中や手足のマッサージなどから始める）
4. 発病前のパターンにこだわらなくても OK
   ・時間：疲労がたまっていないときに
   ・体位：患者側に負担が少ないように
   ・着衣：そのときに楽なかたちで OK（T シャツやキャミソール，補整用具の使用など）
   ・相手の満足だけでなく自分の満足を大切に
5. 何はなくてもコミュニケーション！
   ・察し合いをやめて，言葉によるコミュニケーションを心がけよう
   ・無理な我慢は長続きしない
   ・前向きな言葉で伝えよう
   ・ボディ・ランゲージも効果的
6. 疼痛などの症状コントロールが不十分なら医療者に相談を
7. 暮らし全体の見直しも大切です
   ・暮らしのペースに無理はありませんか？
   ・パートナーと一緒にゆったりとした時間をすごせていますか？
   ・自分の時間も大事にできていますか？
8. 使える商品や相談窓口があります
   ・他科との連携（精神腫瘍医，心療内科医など）
   ・看護師による相談窓口
   ・水溶性腟潤滑ゼリー

(高橋　都：がんサバイバーの性機能障害と性腺機能障害への支援．腫瘍内科，5(2)：139～144，2010 を一部改変)

ることがないよう，留意する．

●セックスカウンセリングの経験がない一般医療者による性相談のあり方として，PLISSIT モデル（表2）が参考になる．いきなりすべての問題の解決をめざす必要はなく，はじめの 2 段階（Permission, Limited Information）を心がけるだけで，カップルの疑問の多くに対応できる．

●看護師から患者とパートナーに伝えたい「気持ちが楽になる性生活のヒント」を表3 に示す．少しずつゆっくり進めること，発病前のパターンにこだわる必要はないこと，できるだけ言葉のコミュニケーションをとることはとくに重要である．

●性の問題は，多くの場合パートナーとの人間関係やカップル双方の心身のコンディションに影響される．必要に応じて院内や地域の心の専門家（精神科医・心療内科医・臨床心理士など）と連携し，精神心理面へのサポートも得られるようにする．

●がんと性に関する患者向けの無料小冊子[*2]もある（図2）．外来や病棟で配布するだけで，PLISSIT モデルの P（許可）と LI（基本的情報の提供）の効果が期待できる．

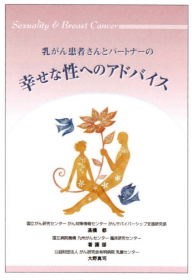

図2　性の解説小冊子
　　　（アストラゼネカ株式会社発行）

引用・参考文献
1) 高橋　都：がんサバイバーの性機能障害と性腺機能障害への支援. 腫瘍内科, 5（2）：139〜144, 2010.
2) Annon JS：The PLISSIT model：a proposed conceptual scheme for the behavioral treatment of sexual problems. J Sex Educ Ther, 2（2）：1〜15, 1976.
3) 日本性科学会監：セックス・カウンセリング入門. 第2版, 金原出版, 2005.
4) American Cancer Society：Sexuality & Cancer – For the man/woman who has cancer, and his/her partner. 1999.（高橋　都ほか訳：がん患者の＜幸せな性＞. 新装版, 春秋社, 2007.）

Column

性に関する情報提供のタイミング

　性に関する情報提供や相談については，「いつ，どこから始めたらよいのか」「性の情報を必要としない患者もいるのでは」という質問が看護師からよく寄せられる．コツは，「できるだけ早期に」「年齢や治療内容にかかわらず，できるだけ多くの人に」「相談されるのを待たずにこちらから」情報提供することである．

　患者によって性生活を重視する程度は異なるが，それを事前に医療者が予測するのは難しい．まずは，家事やリハビリテーションなど，ほかの情報に混ぜる形で性の情報も提供してみるのがコツである．性が重要な課題であれば，必要になった時点で小冊子や膣潤滑ゼリーなどを活用してもらえる．

　看護師は，患者にとってもっとも性の悩みを相談しやすい存在である．こちらから情報提供をすることで，「性の悩みも相談してもいいのだ」という感覚を患者やパートナーに抱いてもらうことが大事である．

＊2　乳がん治療後の性を解説する無料小冊子（患者・パートナー向け）：退院指導時などに使用できる．事例，治療の影響，対応のヒント，独身者へのメッセージ，パートナーへのメッセージ，Q&A，相談窓口情報，参考資料が記載されている．＜問い合わせ先＞アストラゼネカホームページ（http://med.astrazeneca.co.jp/information/inquiry/）

Chapter 5　乳がんケアと患者サポート

11 女性のライフサイクルと家族へのサポート

Key Point

- 乳がんの罹患率は，女性が人生のなかでも多様な役割を果たしている年齢層にピークを迎えること，また，若年者，妊娠・出産期，更年期，老年期の乳がん患者と家族の各状況を理解する．
- 乳がんへの罹患が家族に与える影響の程度，それに対応する家族の能力と対応のしかたをアセスメントして，援助ニーズを明らかにしてかかわる．
- 一度介入して終わりにするのではなく，家族の成長発達によって家族の考えも変化することを視野に入れ，継続的に介入し続けられる体制をつくる．

患者とともに苦悩する家族

- 乳がんの治療法は選択の幅が広く，患者・家族にはいろいろな場面で意思決定が求められる．術後の治療も長期化することが多く，絶えずストレスにさらされている．
- 乳がん患者の家族は，病気のもつ不確かさと向き合い，複雑な感情を調整し，役割関係の葛藤，経済的負担，職場への適応といったさまざまな負担やストレスを感じながら，患者への支援，そして，家族としての機能も維持している．
- すべてのがんにいえることだが，乳がんに罹患することは，患者だけでなく家族にとっても危機的な出来事であり，患者とともにがんを体験する家族も含めたケアが求められる．
- 家族としての発達を成し遂げながら，乳がんに向き合い，また家族の生活を維持していけるように支えることが重要である．

家族の発達段階[*1]

- 乳がんの罹患率は，壮年期という人生のなかでも多様な役割を果たしている年齢層にピークがあり，また療養過程が長期にわたるため家族発達理論[*2]を活用したかかわりも重要である．ただし，現代社会では家族の形態や機能が多岐にわたり，さまざまな家族のあり方があるため，限界があること（表1）をふまえて活用しなければならない．
- 家族発達理論は，家族生活に共通する一般的

---

*1 家族の発達段階：核家族の場合，①新婚期＝結婚から第1子誕生まで，②養育期＝乳幼児をもつ家族，③教育期（前期）＝学童期の子どもをもつ家族，④教育期（後期）＝10代の子どもをもつ家族，⑤分離期＝子どもを巣立たせる時期，⑥充実期＝夫婦2人暮らしの時期，⑦完結期＝配偶者を失った後の時期，というように成長・発達していく．

表1 家族発達理論を活用するうえでの限界

- 家族を統合的にとらえていることにより，一人ひとりの家族員は把握しづらい
- その家族が経験している特有な出来事や，それについての家族の認知を包括的にとらえるには限界がある
- 家族発達理論では，子どもをもつ画一的な家族像に焦点が当てられており，そのまま当てはめて考えていくには限界がある
- 発達課題の内容も家族による個別性が強くなっており，家族の固有な発達の見極めや，家族の課題も幅広くとらえていく必要がある

（中野綾美編，野島佐由美監：家族エンパワーメントをもたらす看護実践．p.106, へるす出版，2005より引用）

な特徴を時間の経過に沿って，ライフサイクルの段階ごとに論じたものである．家族には発達段階に応じた，それぞれの生活があり，新たな課題がある．ライフサイクルの各段階は，必然的に家族内に変化が起こり，家族員間に強い相互依存が存在するという前提に基づいている．

- 家族は，各発達段階特有の発達課題に取り組んでおり，家族に力がある場合は，家族が自らの力で発達課題を達成するが，家族の経験しているストレスや危機が家族の力を超えている場合は支援が必要となる[1]．

1. 乳がん患者の家族への活用

- 現在どのような発達課題をもっているかということを把握する．
- 状況的危機と発達的危機の両者が存在することを予測しながら，家族の危機体験を全体的に理解し，情緒的反応や身体的反応をアセスメントする（図1）．
- 家族が現実に適応できていくよう支援していく．
- 発達的危機*3は，各発達段階の移行期に生じやすい[2]といわれており，家族の発達段階を理解することは，問題の予測にも役立つ．
- 患者・家族のこれまでの発達課題への取り組み方，現在の発達課題への取り組み方をアセスメントし，家族が危機を乗り越えられるよう援助する．

乳がん患者の家族の病気体験と家族像の形成

- 家族への援助を展開するには，家族がどのように病気体験をしているかを家族の立場に立ち，家族側の視点から共感的に理解する必要がある．そして，発達段階，役割関係，家族のコミュニケーション，問題解決能力，対処行動，家族の資源といった視点から家族像を形成し，家族の強みと家族の課題を明らかにしていく（図2）．

1. 家族の乳がんのとらえ方

- 家族は，現状や乳がんの原因，予後，経過，治療法，療養行動などについて独自に解釈し，その解釈に基づき行動する．家族員おのおのの乳がんに対するとらえ方をありのままに受け止め，それに寄り添いながら支援していくことが求められる（表2）．

2. 家族の情緒的反応

- 愛する家族が乳がんに侵されたという事実は家族に深い悲しみと衝撃を与え，家族は治療への期待と不安，将来への負担など，さまざまな思いのなかで揺れ動く．
- 乳がんという病気によって引き起こされた負

＊2 家族発達理論：家族にも発達段階があり，発達段階に応じて乗り越えるべき課題があるという考え方．どの発達段階にも発達課題があり，移行期には必ず危機的な状況が生じる．家族にはそれぞれの発達課題があり，患者のためだけに日々が回っているわけではない．看護師は患者のケアをしながら，同時に家族が発達課題を克服できるよう援助しなければ，患者のためのケアが家族を苦しめることにもつながりかねない．家族の発達段階，発達課題という視点が重要である．

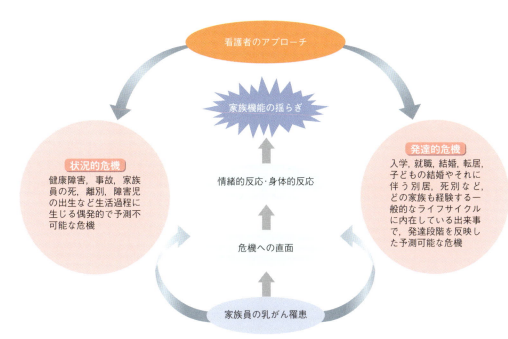

図1 乳がん患者の家族が直面する危機

図2 家族像の形成

家族像の形成
- 家族の日常生活
  ・家族の今の生活は？
- 家族の人間関係・情緒的関係
  ・家族の結びつきは？
- 家族の発達段階
  ・家族が抱えている発達課題は？
- 家族の適応力・問題解決能力
  ・問題に対して取り組む力，立ち向かう力は？

表2 家族の乳がんのとらえ方を理解するための視点

- 現状をどのようにとらえているのか
- 乳がんの原因をどのようにとらえているのか
- 予後や経過をどのようにとらえているのか
- 治療法をどのようにとらえているのか
- 療養行動をどのようにとらえているのか

担に加え，生活のなかのほかのストレッサーからの負担も体験する．ほかの家族員が同時に病気になることやほかの家族員の死，職業上の変化，経済的問題などもある．

- 家族のなかで家事，子どもの世話，ほかの家族員の役割などを再度分担するとき，個人の目的やニーズはひとまず保留されるので，家族関係が難しくなる[3]．
- 乳がん患者を母親にもつ子どもの体験としては，状況を十分に説明されないことや，今までの生活との違いによる戸惑い，自分だけ"かやの外"といった疎外感を感じる．
- 同様に，老親も情報量と患者とのかかわりで"かやの外"におかれやすく，疎外感や無力感を感じる[4]．

＊3 発達的危機：個人が発達課題を乗り越えるときに危機となるように，家族も各発達段階の移行期は適応と変化を求められ，家族に緊張と動揺をもたらす．この発達課題に取り組み，新しい段階に適応できるよう家族が取り組み，再組織化をすることで危機を脱し，安定した状態となる．家族の発達段階を考えることで予測が可能である．

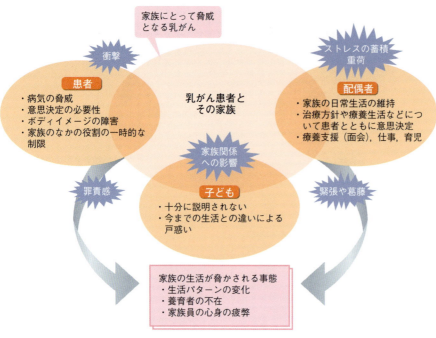

図3 乳がん患者とその家族の家族像

- 家族の病気体験を全体としてとらえていくことで，家族の全体像がみえてくる(図3)．

女性のライフサイクルと乳がんが患者・家族に及ぼす影響

1．若年者の乳がんの場合

- 患者は，女性としての将来を考え，病気のことを知られたくないと思って孤立したり，乳房を失ったことや胸の創，また治療によるストレスなどにより，大きな衝撃を受け，ボディイメージの障害や自己価値の低下を経験する．これまでに培ってきた価値観を見直す出来事でもある．
- 治療の影響で不妊になる可能性，将来子どもをもつための選択肢など，具体的な情報を求めている場合もある．子どもをもつことへの思いは，治療の経過や予後への見通し，身体的回復度，パートナーやその他の家族の認識など，さまざまな因子により変化しうる[5]．
- 娘が乳がんと診断されることは親にも極度のストレスを与える．娘の乳がん罹患を思い，無力感や自責の念に苛まれる．
- 娘が苦悩する姿を見て，親の無力感や自責の念はさらに強まる．
- 乳がん患者への援助を検討しつつ，家族の体験する苦悩への理解やほかの家族への影響ということも視野に入れながら援助を提供する．

2．妊娠・出産期の乳がんの場合

- 妊娠期の乳がんの発症数は増加しており，ライフスタイルの欧米化，出産年齢の高齢化に伴い，今後もさらに増加すると予想されている[6]．
- 妊娠期の乳がんは発見が遅れ，予後不良になる傾向がある[7]＊4．

- 乳がん治療後,「もう自分は子どもが産めないのではないか」と苦悩する女性や,性生活を再開することによって,乳がんが再発すると考えている女性も多く,そのことが配偶者との関係をぎこちなくさせてしまったり,親としての役割遂行への不安を感じさせたりすることもある.
- 治療前から,性生活のことも含めて適切な情報を提供し,将来の妊娠を視野に入れた治療法を考慮できるよう支援していくことが必要である.家族の状況に合わせて,継続的に情報提供できる体制を整える*5.
- 家族メンバーが新しい役割を学習するという発達課題を抱えている時期であるので,役割の獲得に向けての援助も重要である.
- 家族が子どもを中心とした関係になり,夫婦の交流が減少する傾向があることから,夫婦のコミュニケーションを促して,一緒に対処できるよう援助し,家族としての統合性を育んでいけるよう支援する.

3. 更年期の乳がんの場合

- 乳がんの罹患率がもっとも高く,女性が人生のなかでもっとも多彩な役割をもつ年代である*6.
- この時期に起こるライフイベントで,女性にとって負担度の高いものは,「子どもの健康問題」「家庭内トラブル」「多額の出費」「子どもの就学上の問題」であるという報告9)があり,さらにそこへ乳がんの罹患が重なることで,容易に危機的状況へと移行する.
- 親や配偶者への影響だけでなく,学童期,思春期,青年期などさまざまな発達段階にある子どもたちへの養育面での影響や,乳がんの母親をもつ子どもの心理的ストレスも大きい10) 11)*7.
- 教育費や住宅ローンなど出費が増える年代でもあり,そこに治療にかかる費用が重くのしかかる現実は,家族の生活を厳しいものにすると考えられる.ほかにも親の介護の問題や夫のリストラや転職など厳しい課題の多い年代である.
- 成人前の子どもを育てている初発乳がん患者が退院前に抱く希望のなかに,夫婦でお互いを思いやる気持ちを大切にしたい,今までの家族関係の問題点を改善し助け合って生活していきたい,共通の目標をもつことでより家族の関係を深めたい,などの内容を含むことが報告されている12).
- 家族に乳がんが与える影響を十分に検討しながら負担を軽減し,また問題に取り組むなかで家族の統合性を強化できるよう援助することが重要である.

4. 老年期の乳がんの場合

- 配偶者の喪失に適応することや,家族の絆を統合させたものにするという課題をもつ年代である.職業生活からも引退するため,新たな老後の生きがいを見出すことも必要になる.孫が誕生すれば祖父母としての新しい役割が加わる.
- この年代は,罹患をきっかけに心身機能の低下をきたすこともあり,家族が介護による負担を抱えることもある.
- 課題を夫婦で解決しようと奮闘するあまり,子ども世代が疎外感や無力感を抱き,家族関係が揺らぐ.
- 家族員それぞれがお互いの立場を理解して,

---

*4 妊娠期の乳がん:妊娠中は乳房肥大のためにがんの発見が遅れやすく,ある程度進行していることが多い6).そのため乳房部分切除術(乳房温存術)よりも乳房切除術(乳房全摘術)が多く行われる.妊娠中に乳がんが発見された場合には,妊娠3か月以降であれば,手術自体は妊娠に影響がなく,妊娠の継続が可能であると考えられている7).また一般的には,必要に応じ手術の後に放射線療法が行われるが,放射線の被曝は胎児に影響を与えるので妊娠中は禁忌である.同様に,化学療法も器官形成期である妊娠初期は投与できないが,中期以降では薬剤によって投与が可能である.

気持ちに気づけるよう家族関係を調整し，家族としての力が発揮できるようにすることが重要となる．

乳がん患者の家族へのサポート

- 家族の苦悩を理解し，感情表出を促し，表出された感情を受け止め，保証していく情緒的な支援を行う．また，家族間のコミュニケーションを円滑にして，お互いの努力や力を認識できるようはたらきかける．患者の治療経過に合わせて，家族の相談窓口を整備しておくことも重要となる．
- 家族が対処のレパートリー*8を拡大していけるようにはたらきかける．乳がんのさまざまな段階で，夫婦が一緒に対処できるように援助することが強さを溶け込ませることになるという報告[13]や，カップルのコミュニケーションを支援することの重要性[14)15)]も指摘されており，対処レパートリーを増やせるよう支援しながら，家族の関係を強化して，家族の凝集性を高めていくことが重要である[16)]．
- 家族の関心やニーズに合わせた情報を提供する．とくに，性や生殖に関する患者・家族の苦悩は顕在化しにくい[9)]といわれるが，家族のニーズに合わせて性や生殖の問題を相談できるようにしておく．パンフレットの活用やWebページの紹介などニーズに合わせて提供する．子どもに対する情報提供については，発達段階に応じた支援やアプローチが必要であり，それぞれの状況に応じた支援体制の整備が求められている[17)]．
- これらのはたらきかけは，家族の意思決定*9を支援する意味でも重要となる[18)]．

          ＊　＊　＊

- 女性のライフサイクルごとに乳がんが及ぼす影響と家族に必要なケアについて考えるためには，家族の発達という視点が重要である．家族がうまく家族の発達課題を達成していくためには，成長・発達に応じて常に変化していく家族員のニーズをお互いに敏感に感じとることが必要である．
- 家族内に生じる問題は，家族が発達している段階が異なるため，家族によりさまざまである．家族の発達段階をもとに家族を見ることで，その家族にとって，適時性の高い援助を行うためのアセスメントを可能にする（表3）．
- 家族の形態や機能は多様化しており，家族周期に応じた発達課題の内容も家族によって個別性が強まっていること，また標準的な発達段階を通らない，①結婚しない人，②子のない夫婦，③離婚した家族，④再婚した家族[19)]，などについても理解したうえで活用する必要がある．

＊5 乳がん患者の配偶者を対象とした研究[8)]で，半数以上が夫婦間コミュニケーションにおける困難を感じていることを明らかにしている．配偶者の年齢が若いこと，患者が抗がん薬治療をしている・再発しているなど身体の状態が悪いこと，配偶者ががんの罹患経験があることの3つの要因と夫婦間コミュニケーションにおける困難との間に関連があることを明らかにしており，配偶者への心理支援の必要性を考察している．

＊6 女性の更年期：閉経前後の約10年間（45～55歳）を指し，女性の身体と心がもっとも変化しやすい時期である．医学的には，「卵巣の機能が衰えはじめ，最終的にその機能が停止する時期」とされている．

＊7 子どもの心理的ストレス：母親が乳がんに罹患した現状に適応できていないことや病前から母子間に心理的葛藤があるほど，子どもの受ける心理的衝撃が強い[10)]ことや，青年期の子どもたちの情報ニードとサポートニードが十分に満たされていない[11)]ことが報告されている．乳がん患者に娘がいる場合，とくに心理的衝撃が強く，遺伝的リスクに関する正しい情報提供の重要性[11)]も指摘される．

表3　乳がんへの罹患時期による家族の苦悩と家族への援助

	家族の苦悩	家族への援助
若年期	・娘に対する自責感 ・何もしてやれないという無力感 ・治療法決定への迷い ・孤立感や疎外感 ・治療後の生活に関する心配（就職，結婚，妊娠・出産など） ・予後の心配	ニーズに基づく適切な情報提供：治療を選ぶときに妊娠・出産に及ぼす影響についても情報提供する．治療後に妊娠を希望するかどうかによって，将来の妊娠を視野に入れた治療法を考慮できるようにする（再建法に関する情報，実際にかかる治療費について，負担を軽減するための制度やサービスに関して，など） 家族を巻き込んだ意思決定：患者の自律性を尊重しながら，家族も意思決定に参加できるよう配慮する 家族内の意思疎通の活性化：家族内のコミュニケーションが活性化するようにかかわる
妊娠・出産期	・治療法決定への迷い ・孤立感や疎外感 ・これからの家族計画に関する迷い ・新しい役割を獲得する困難さ ・役割調整の困難：育児や家庭内での役割が増えることによる配偶者の負担 ・治療による経済的負担 ・治療後の生活に関する心配（仕事，育児，妊娠・出産など） ・予後の心配	ニーズに基づく適切な情報提供：治療を選ぶときに妊娠・出産に及ぼす影響についても情報提供する．治療後に妊娠を希望するかどうかによって，将来の妊娠を視野に入れた治療法を考慮できるようにする（再建法に関する情報，実際にかかる治療費について，負担を軽減するための制度やサービスに関して，など） 家族を巻き込んだ意思決定：患者の自律性を尊重しながら，家族も意思決定に参加できるよう配慮する 家族内の意思疎通の活性化：できるだけ配偶者と一緒に説明し，夫婦の交流が維持できるようにする 育児相談の機会の提供 教育的アプローチ（子育てについて，治療中の避妊について，健康な日常生活や対処のレパートリーなど） セクシュアリティへの援助
更年期	・治療法決定への迷い ・孤立感や疎外感 ・家族内の関係の変化：本人，子ども，夫，親（親の介護の問題，子どもの自立・巣立ち） ・役割調整の困難：育児や家庭内での役割が増えることによる配偶者の負担 ・治療による経済的負担 ・治療後の生活に関する心配（仕事，育児，介護など） ・予後の心配	ニーズに基づく適切な情報提供：治療法に関して，娘への遺伝的リスクに関して，実際にかかる治療費について，負担を軽減するための制度やサービスに関して，などについて情報提供する 家族を巻き込んだ意思決定：自分たちが参加している感覚がもてるようにする 家族内の意思疎通の活性化：できるだけ配偶者と一緒に説明し，夫婦の交流が維持できるようにする 子どもへの情報提供：子どもの発達段階に応じた説明方法の検討と子どもへのサポート体制の整備 教育的アプローチ（健康な日常生活や対処のレパートリー，娘への乳がんの早期発見方法など） セクシュアリティへの援助

＊8　家族の対処行動への支援：家族は，家族員が乳がんに罹患するという状況的危機をさまざまな対処行動を用いながら乗り越えようと取り組んでいる．家族が新たな対処方法を獲得したり，今まで活用している対処方法を強化したり拡大し，効果的な対処行動をとることができるよう支援する．大切なことは，家族が複数の対処方法をバランスよく多様に使えるように援助していくことである[16]．

＊9　家族の意思決定：家族の意思決定のためには，
①状況や課題を明らかにすることを支援する．
②意思決定の方向を見出すことを支援する．
③具体策を検討することを支援する．
④決定に向かえるように支援する．
⑤決定や合意を強化する．
という5つのステップがあり，家族の状況や家族のもつ力に合わせて，家族が意思決定できるように援助していくことが大事である[18]．

引用・参考文献
1) 中野綾美編，野嶋佐由美監：家族エンパワーメントをもたらす看護実践．p106，へるす出版，2005．
2) 渡辺裕子：家族を理解するための基礎理論（1）家族発達理論．コミュニティケア，1 (3)：75〜77，1999．
3) Pederson LM, et al.：The effects of breast cancer on the family. A review of the literature. Psychosoc Oncol, 6：95〜119, 1988.
4) 柳原清子：がん患者の家族に起きている現象と家族ケアのあり方．家族看護，6 (2)：6〜10, 2008．
5) 渡邊知映：がん治療後に子どもを持つということ．ターミナルケア，14 (5)：377〜381, 2004．
6) 笠井靖代ほか：妊娠中の乳房検診．産科と婦人科，72 (1)：22〜28, 2005．
7) 野口昌邦：乳がんテキスト―正しい知識と理解のために―．p.128〜129，南江堂，2003．
8) 古賀晴美ほか：女性がん患者の男性配偶者が感じる夫婦間コミュニケーションにおける困難　乳がん患者に関する検討．心身医学，54 (8)：786〜795, 2014．
9) 菅沼ひろ子ほか：更年期の女性が体験するライフイベントと心身不調の実態及びその関連．家族看護学研究，7 (1)：2〜8, 2001．
10) 佐伯俊成ほか：乳がん患者とその家族への精神面でのケア．臨牀看護，29 (7)：1051〜1057, 2003．
11) Kristjanson LJ, et al.：Information and support needs of adolescent children of women with breast cancer. Oncol Nurs Forum, 31 (1)：111〜119, 2004.
12) 茂木寿江ほか：子どもを持つ乳がん患者が抱く希望．The Kitakanto Med J, 60 (3)：235〜241, 2010.
13) Morgan PD, et al.：African American couples merging strengths to successfully cope with breast cancer. Oncol Nurs Forum, 32 (5)：979〜987, 2005.
14) 髙橋　都：乳がん治療と性生活―臨床現場における効果的な性相談のために―．臨牀看護，29 (7)：1018〜1023, 2003．
15) 藤富　豊ほか：乳癌患者夫婦への教育的介入への試み．緩和医療学，2 (2)：205〜210, 2000．
16) 野嶋佐由美監：家族エンパワーメントをもたらす看護実践．p.187〜191，へるす出版，2005．
17) 垣本看子：乳がん患者と子どものコミュニケーション．がん看護，17 (6)：656〜659, 2012．
18) 野嶋佐由美：家族の意思決定を支える看護のあり方．家族看護，1 (1)：28〜35, 2003．
19) 鈴木和子ほか：家族看護学―理論と実践　第3版．p.52，日本看護協会出版会，2006．

Chapter 5 乳がんケアと患者サポート

12 乳がんと妊娠

Key Point

- 妊娠期に乳がんと診断された場合，診断された時期によるが，患者とその家族は，まず妊娠を継続するかどうかの判断を迫られることとなる．
- 妊娠中絶は乳がんの予後を改善することはないが，妊娠を継続して児が出生した場合に児が健やかに成長するために，母体の予後や出生後の児の成育環境を考慮して，妊娠継続の有無を鑑みる必要がある．
- また，妊娠を継続する場合は，薬剤の児に影響する可能性を十分説明する必要があり，また，妊娠継続することによって，検査や治療が制限される可能性があることも説明する必要がある．
- また，妊孕性温存治療に関しては本人たちの希望に添えないことも多々ある．そのようなときには看護師は付き添い，そばにいて支えることが大切である．

妊娠期および授乳期の乳がん

1. 疫学

- 妊娠期・授乳期乳がんとは「妊娠中から出産1年以内あるいは授乳中に診断された乳がん」と定義され，3,000～10,000例に1例といわれ[1]，妊娠期に発症する悪性腫瘍疾患としてはもっとも多い．また，その頻度は出産年齢の高齢化により増加傾向にある．

2. 予後

- 妊娠期・授乳期乳がんは進行がんで発見される例が多く，5年および10年生存率は対照群と比較して予後不良と報告されていたが，最近はリンパ節転移，腫瘍径，年齢を考慮した多変量解析では予後に差がないとする報告が多い[2]．
- 妊娠を中絶することが乳がんの予後を改善することはない[3]．

3. 診断

- 妊娠期・授乳期の乳房は乳腺組織の増殖および間質の浮腫が起こるため，触診による診断能は高くない．
- 放射線を使用する検査（マンモグラフィなど）は妊娠週数によっては胎児への影響により施行できない．
- 造影剤を使用する検査やCT検査は絶対的禁忌ではないが，胎児への影響を考慮すると避けたほうがよいとされている．必要性を十分に考えて，行うかどうかを決めることが大切である．
- このため，病期診断が正確に行えない可能性

12 乳がんと妊娠

がある．このことは患者・家族に十分説明する必要がある．

妊娠中に比較的安全に施行できる検査

細胞診・コア針生検
- 確定診断のため必要である．妊娠・授乳期には乳腺の血液量が増加しているため，血腫などの合併症が増加する可能性がある．十分な圧迫が必要である．

超音波検査
- 乳房の病変診断と肝臓転移の有無を検査する．

造影剤を使用しないMRI検査
- 転移病変の有無を検査する．電磁波の胎児への影響ははっきりしていないため，妊娠18週以降で行うことを勧めている文献もある．

胸部X線検査（腹部遮蔽をする）
- 転移巣検査をする．

ラジオアイソトープ（RI）を用いたセンチネルリンパ節検査
- テクネシウムなどの放射性同位元素を使用する場合の胎児被曝量は最大4.3Gyと考えられ，妊娠中期以降では危険性は低い．色素法は胎児への影響を考慮し，使用しないほうがよいとされている．
- 参考として各種画像検査の胎児吸収線量を表1に示す．

4. 治療

手術
- 非妊娠・授乳期と手術術式の選択は変わらない．妊娠・授乳期乳がんに対する手術について，日本乳癌学会の診療ガイドラインでは，妊娠中期以降は比較的安全であることから，勧められている（推奨グレードB）．
- 妊娠中の全身麻酔の安全性に関しては，妊娠中に手術を受けても奇形率は増加しないが，妊娠前期（＝first trimester，妊娠13～14週ごろまで）・妊娠中期（＝second trimester，妊娠14～16～26週ごろまで）に手術を受けた場合，流産率が増加するとの報告がある[4]．
- 妊娠・授乳期の手術術式に関しては，非妊娠時・授乳期と同様に考えるべきだが，乳房温存療法を行う場合には，術後の放射線治療を行う必要があるため，放射線治療を出産後まで待てない場合には乳房切除術の適応になる．

化学療法
- first trimesterは器官形成期であり，催奇形性が問題となるため，抗がん薬は使用できない．そのため，乳がん治療の開始が遅くなる可能性がある．
- second trimester以降（少なくとも妊娠14週以降）は器官形成期を過ぎているため，奇形の頻度は正常妊娠と同様になるが，胎児発育不全例と早産例（乳がん治療のため医原性のものが多い）が増加するとの報告があり，それらのために児に合併症が起こる可能性がある[5]．

表1　各種画像検査の胎児吸収線量

検査項目	吸収線量（mGy）
マンモグラフィ	neglectable
胸部単純撮影	＜0.01
腹部単純撮影	2
腰椎単純撮影	1.7
注腸造影	8
上部消化管造影	1.5
頭部CT	0.005
胸部CT	0.06～0.3
腹部CT	2.5～8
骨シンチグラフィ	2

胎児奇形・精神発達遅延のしきい値は国際放射線防護委員会（ICRP）により100～200mGyとされている．

- 症例数が少ないことがあり，児の精神発達・生殖機能への影響，アントラサイクリン系薬の心筋への影響，2次性がん発生の可能性ははっきりしていない．
- 化学療法に伴う母児の骨髄抑制による，分娩時の敗血症や貧血などを避けるため，分娩前3〜4週間前には化学療法を中止する必要がある．そのため，乳がん治療の期間が制限される可能性がある．
- 分娩は乳がん治療に合わせるため，正期産近く（妊娠37週ごろ）になった時点で分娩にすることがある（乳がんの病状や治療状況により異なる）．そのため，分娩誘発や帝王切開術が必要になる可能性があり，母児への負担があることや，また児は早産になると長期的な影響が出る可能性がある[5]．

5. サポートにおける注意点

- 妊娠期に乳がんと診断された場合，診断された時期によるが，患者とその家族は，まず妊娠を継続するかどうかの判断を迫られることとなる．
- 妊娠中絶は乳がんの予後を改善することはないが，妊娠を継続して児が出生した場合に児が健やかに成長するために，母体の予後や出生後の児の成育環境を考慮して，妊娠継続の有無を鑑みる必要がある．
- 妊娠を継続する場合は，薬剤が児に影響する可能性を十分説明する必要がある．また，妊娠継続することによって，検査や治療が制限される可能性があることも説明する必要がある．

乳がんと妊孕性

- 近年，がん治療の進歩により，がん患者の生存率は向上し，乳がんの5年生存率は85％までに達している．そのため，がんサバイバーといわれる人たちの生活の質（QOL）に対する支援の内容にも焦点があてられるようになってきた．
- そのなかの1つである，がん治療による遅発性の合併症である妊孕性の消失についても目が向けられるようになってきた．
- ここでは，「乳がん治療による卵巣機能障害のメカニズム」「卵巣機能障害の予測」「卵巣機能障害への対処」「妊孕性温存治療」について述べる．

1. 乳がん治療による卵巣機能障害のメカニズム

- 卵巣機能障害は卵巣内に貯蔵されている卵子数の減少によって起こる．卵子は胎生期につくられ，出生後は年齢とともに減少していくのみであり，出生後に新たにつくられることはない．
- 化学療法ではがん細胞だけではなく卵巣の正常な細胞にも直接作用を及ぼし，卵胞の破壊・減少，卵巣血管内皮細胞の障害，卵巣組織の線維化を起こし，ひいては卵子数を減少させることにより，卵巣機能障害を起こす[6]．
- 高齢になると，ホルモン治療薬であるタモキシフェンも，機序ははっきりしていないが，卵巣機能障害を起こす．
- 卵巣機能障害を起こすと，女性らしさの消失，月経異常，骨量低下，不妊を引き起こす．女性らしさの消失・月経異常・骨量低下に関しては漢方薬などである程度の改善を認められるが，不妊については一度卵子が減少すると再度つくられることはないため，不可逆的となる．
- 将来挙児希望がある患者には，卵巣機能障害をきたす可能性のある化学療法やホルモン治

療を行う場合は，事前に十分に説明することが重要である．

2. 卵巣機能障害の予測

- 化学療法を受けたすべての患者が卵巣機能障害をきたすわけではない．
- 卵巣機能障害のリスク因子として，①抗がん薬の種類，②抗がん薬の使用期間・量，③治療開始前の卵巣機能（年齢，骨盤内手術歴，不妊治療の有無など）が挙げられる．
- 乳がん治療での key drug であるシクロホスファミドなどのアルキル化薬はもっとも卵巣毒性が強い（表2，3）[7) 8)]．また，化学療法薬の量が多く，高齢なほど障害が強く出る．
- 治療後の卵巣機能障害は，主に上述の3要素から治療前に予測することができる（図1）．

3. 卵巣機能障害への対処

- 化学療法薬・ホルモン剤による卵巣機能障害時に，閉経になっているようであれば，卵子は新たに産生されることはないため，妊娠の可能性はない．そのため，わが国では現時点では公には行われていない，卵子・受精卵提供が唯一の不妊治療になる．
- 無月経になっていない場合でも，月経3日目の FSH[*1] の値が 20mIU/mL 以上の場合は妊娠する可能性は低い．
- 卵巣機能障害が起こってからの治療はかぎられているため，乳がん治療後に挙児希望がある場合は，妊孕性を温存する対策をとる必要がある．

4. 妊孕性温存治療

- 乳がん治療による卵巣機能障害による妊孕性の消失への対策としては，受精卵保存がもっとも確立した方法である．
- 卵子・卵巣組織保存，性腺刺激ホルモン放出ホルモン（gonadotropin releasing hormone：GnRH）アゴニストによる卵巣保護については，現在のところ研究段階の方法である．

受精卵凍結保存

- 1983年にわが国で初めて体外受精による妊娠・出産が報告されて以降，高度生殖補助医療技術（assisted reproductive technology：ART）による不妊治療が急速に進歩，拡大してきた．2007年にはARTによる年間出生児数は17万4,000人となり，全出生の1%を超え，受精卵の凍結保存は，ほぼ確立した技術と考えられる．
- 受精卵凍結保存には次のような問題点がある．
  ①パートナーが必要である．
  ②採卵できる時期がかぎられている（＝排卵直前）．
  ③多くの受精卵を凍結するための排卵誘発に2〜6週間の時間がかかる．
  ④排卵誘発を行うことによりエストロゲンが上昇し，ホルモン感受性のある乳がんに悪影響を与える可能性がある．
- 乳がん患者への排卵誘発時にはレトロゾールなどを用いて，エストロゲンの上昇を最小限にする試みが行われているが，乳がんに対する長期予後はわかっていない．

[*1] FSH：卵胞刺激ホルモン（follicle stimulating hormone）．卵巣機能を評価するために用いられる．
*表2内のレジメン：MOPP療法（メクロレタミン，ビンクリスチン硫酸塩，プロカルバジン塩酸塩，プレドニゾロン），BEACOPP療法（ブレオマイシン，エトポシド，シクロホスファミド，ビンクリスチン硫酸塩，プロカルバジン塩酸塩，プレドニゾロン），AC療法（アドリアマイシン，シクロホスファミド），FOLFOX療法（フルオロウラシル，レボホリナートカルシウム，オキサリプラチン，ベバシズマブ），ABVD療法（ドキソルビシン塩酸塩，ブレオマイシン，ビンブラスチン硫酸塩，ダカルバジン），CHOP療法（シクロホスファミド，ドキソルビシン塩酸塩，ビンクリスチン硫酸塩，プレドニゾロン）

表2 化学療法および放射線療法の性腺毒性によるリスク分類（女性）

	治療内容	患者および投与量などの因子	使用対象疾患
高リスク（>70%）	アルキル化薬＋全身放射線照射		白血病への造血幹細胞移植の前処置, リンパ腫, 骨髄腫, ユーイング肉腫, 神経芽細胞腫, 絨毛がん
	アルキル化薬＋骨盤放射線照射		肉腫, 卵巣に対して照射
	シクロホスファミド総量	5g/m^2（>40歳） 7.5g/m^2（>20歳）	乳がん, 非ホジキンリンパ腫, 造血幹細胞移植の前処置
	プロカルバジン塩酸塩を含むレジメン	MOPP：>3サイクル BEACOPP：>6サイクル	ホジキンリンパ腫
	テモゾロミドまたはカルムスチンを含むレジメン＋全脳放射線照射		脳腫瘍
	全腹部あるいは骨盤放射線照射	>6Gy（成人女性） >10Gy（初経発来前） >15Gy（初経発来後）	ウィルムス腫瘍, 神経芽細胞腫, 肉腫, ホジキンリンパ腫, 卵巣に対して
	全身放射線照射		造血幹細胞移殖
	全脳放射線照射	>40Gy	脳腫瘍
中等度のリスク（30〜70%）	シクロホスファミド総量	5g/m^2（30〜40歳）	乳がんなど
	乳がんに対するAC療法	AC療法4コース＋パクリタキセル/ドセタキセル（<40歳）	乳がん
	FOLFOX 4コース		大腸がん
	シスプラチンを含む化学療法		子宮頸がん
	腹部あるいは骨盤放射線照射	10-15Gy（初経発来前） 5-10Gy（初経発来後）	ウィルムス腫瘍, 神経芽細胞腫, 脊髄腫瘍, 脳腫瘍, 急性リンパ性白血病, ホジキンリンパ腫再発
低リスク（<30%）	アルキル化薬以外の薬剤を含むレジメン	ABVD, CHOP, COPなど多剤併用療法	ホジキンリンパ腫, 非ホジキンリンパ腫, 白血病
	シクロホスファミドを含む乳がんに対するレジメン	CMF, CEF, CAF（<30歳）	乳がん
	アントラサイクリン系＋シタラビン		急性骨髄性白血病
とても低いもしくはリスクがない	ビンクリスチン硫酸塩を用いた多剤併用療法		白血病, リンパ腫, 乳がん, 肺がん
	放射線ヨウ素		甲状腺がん
不明	モノクローナル抗体（ベバシズマブ, セツキシマブ, トラスツズマブ）		大腸がん, 非小細胞がん, 頭頸部がん, 乳がん
	チロシンキナーゼ阻害薬（エルロチニブ塩酸塩, イマチニブメシル酸塩）		非小細胞肺がん, 膵臓がん, 慢性骨髄性白血病, 胃腸管間質腫瘍

(Loren AW, et al.：Fertility preservation for patients with cancer: American Society of Clinical Oncology clinical practice guideline update. J Clin Oncol, 31 (19)：2500〜2510, 2013 より引用)
※レジメンについては左ページ欄外を参照.

表3　乳がん患者の化学療法後の無月経の頻度

レジメン	治療後の無月経率（％）
CMF 6クール	20～75
CEF 6クール	50～60
AC 4クール	34
MF 6クール	9
FAC 6クール	51
TAC 6クール	61
AC 4クール→タキサン	15（40歳未満のデータ）

（Del Mastro L, et al.：Infertility and pregnancy after breast cancer: current knowledge and future perspectives. Cancer Treat Rev, 32（6）：417～422, 2006 より引用）

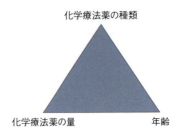

図1　化学療法による卵巣機能障害のリスク因子

卵子凍結保存

- パートナーがいない場合は卵子凍結保存が選択肢の1つとなる．
- 卵子凍結保存には「受精卵凍結保存」時の問題点の②～④以外に次のような問題がある．
  ①受精卵凍結保存に比較し，凍結卵子あたりの妊娠率が低い．
  ②凍結卵子での妊娠率が多くないため，出生した児の予後が明確でない．

卵巣組織凍結保存

- 腹腔内より片側卵巣を摘出し，細切して凍結保存を行い，乳がん治療後，妊娠を考慮した時期に融解して，手術により体内に移植する方法である．2004年にベルギーのDonnezらが初めて生児を獲得したことを報告した[9]．2016年10月の時点で少なくとも47人の児が出生している．
- 月経周期と関係なく凍結保存ができるため，早くに乳がん治療を始めたい場合にも行うことが可能である．がん治療後に融解した卵巣組織を対側の卵巣に移植すれば，自然妊娠も期待できる．
- 以下のような問題があるため，慎重に考慮しなくてはならない．
  ①近年開発された方法であるため，その治療成績も安全性も確立されていない．
  ②移植部位や自然排卵が難しく，自然妊娠が望めない場合は体外受精が必要になる．
  ③卵巣組織の採取と移植の際に手術が必要である．
  ④卵巣組織を移植する際に，すでに転移していたがんを一緒に移植してしまう可能性が否定できない．

GnRHアゴニストによる卵巣保護

- GnRHアゴニストを継続的に投与すると脳下垂体からのゴナドトロピン（FSH，LH[*2]）の分泌が抑制され，その結果卵巣内での卵胞の発育は停止する．成熟卵胞に比べて未熟卵胞のほうが化学療法による障害を受けにくいことから，GnRHアゴニストを使用することによって，卵胞成熟が抑制され，化学療法による卵巣の障害が最小限になるとする方法だが，詳しいメカニズムはわかっていない．
- 化学療法の1～2週間前から化学療法終了までGnRHアゴニストを投与する．

- 少数の前方視的研究では，GnRHアゴニストは化学療法による無月経や無排卵を予防する効果が報告されているが，妊娠率を含めてどれに対しても効果がなかったとする報告もある[10]．
- 40歳以上の患者では，GnRHアゴニストを投与することにより，投与終了後に30％に月経が回復しないという報告がある．現段階では卵巣保護目的のGnRHアゴニストの化学療法との併用は研究段階にあり，受精卵凍結保存・卵子保存にかわるものとはならない．

5．各種妊孕性温存治療に共通する問題点

- 妊孕性温存治療に関して述べたが，共通する問題点としては以下のものがあり，十分説明する必要がある．
  ①乳がんに罹患し，挙児希望に関して検討する年齢の患者はすでに妊娠するには高齢（30歳代後半〜40歳半ばまで）の患者が多い．そのため，妊孕性温存の方法を提示し，受精卵保存・卵子保存を試みても，治療前にすでに卵巣機能が低下しており，採卵できないことがしばしばある．
  ②方法（＝受精卵保存や卵子保存の際の排卵誘発薬の使用）や合併症（＝採卵による合併症，卵巣摘出時の手術の合併症，排卵誘発薬の合併症）によっては乳がん治療が数週間延期になる可能性がある．

6．サポートにおける注意点

- 乳がん治療を行うなかで，比較的まれな妊娠期・授乳期乳がんの治療時の問題点や妊孕性温存治療について述べてきたが，患者とその家族は乳がん治療に関してだけでも受け入れることや理解することが難しいうえに，さらに，妊娠を継続するか妊孕性温存の治療を行うかなど，今後の人生に大きく影響することに関して短期間で判断をしなくてはならなくなる．
- 妊孕性温存治療に関しては本人たちの希望に添えないことも多々ある．そのようなときには看護師は患者や家族に付き添い，そばにいて支えることが大切である．

引用・参考文献
1) Donegan WL：Cancer and pregnancy.CA Cancer J Clin，33（4）：194〜214，1983．
2) von Schoultz E, et al.：Influence of prior and subsequent pregnancy on breast cancer prognosis. J Clin Oncol，13（2）：430〜434，1995．
3) Clark RM, et al.：Breast cancer and pregnancy: the ultimate challenge. Clin Oncol（R Coll Radiol），1（1）：11〜18，1989．
4) Duncan PG, et al.：Fetal risk of anesthesia and surgery during pregnancy. Anesthesiology，64（6）：790〜794，1986．
5) Amant F, et al.：Breast cancer in pregnancy. Lancet，379（9815）：570〜579，2012．
6) Goodwin PJ, et al.：Risk of menopause during the first year after breast cancer diagnosis. J Clin Oncol，17（8）：2365〜2370，1999．
7) Loren AW, et al.：Fertility preservation for patients with cancer: American Society of Clinical Oncology clinical practice guideline update. J Clin Oncol，31（19）：2500〜2510，2013．
8) Del Mastro L, et al.：Infertility and pregnancy after breast cancer: current knowledge and future perspectives. Cancer Treat Rev，32（6）：417〜422，2006．
9) 京野廣一：卵巣凍結保存．産婦人科の実際，11：1953〜1961，2012．
10) Lambertini M, et al.：Ovarian Suppression With Triptorelin During Adjuvant Breast Cancer Chemotherapy and Long-term Ovarian Function, Pregnancies, and Disease-Free Survival: A Randomized Clinical Trial. JAMA，314（24）：2632〜2640，2015．

＊2 LH：黄体形成ホルモン（luteinizing hormone）．

Column

妊孕性に対する看護師としてのサポート

　生殖年齢にあたる時期に乳がんを患った場合，化学療法やホルモン療法というがん治療そのものが妊孕性に影響を及ぼす場合と，治療期間が5年，10年とかかることで妊孕性の低下をまねく可能性がある．そうなる前に乳がん治療後の妊孕性への影響や温存治療について相談できる専門外来や連携施設が少しずつ増えている．

　患者は乳がんの告知と同時に妊孕性の低下や喪失の可能性を目の当たりにし，精神的に不安定で危機的な状況のなか，専門外来を訪れていることになる．受診時に「乳がんといわれたばかりで頭が真っ白」「将来，子どもがほしいと話したら，こちらを急いで受診するよう勧められた」「抗がん薬の影響で閉経してしまうかもといわれた」といった声が多く聞かれる．看護師は患者がこのような心理状況であることに配慮してかかわる必要がある．

●受診の目的と状況を患者とともに整理する

　専門外来受診時に「がん治療後には子どもがほしい」「できることがあるのならやっておきたい」「後悔したくない」「自然の年齢の変化ならあきらめがつくが，妊娠・出産の可能性がなくなるのはつらい」といった切実な思いが多く聞かれる．

　患者は一人ひとり背景が異なり，がんの状態も年齢も職業も希望していることも異なるため，今までの経過および現状と今後の治療予定を確認しながら受診目的をともに整理する必要がある．「がん治療後の妊娠の確率を知りたい」「抗がん薬と妊娠の影響について知りたい」「自分で判断するための知識がほしい」といった具体的な情報や専門的な知識を求めている患者も多い．

　治療後には子どもをもちたいという思いの一方で「予後がわからないので子どもを産むことに迷いがある」「結婚を予定していたので戸惑っている」といった予後への不安や戸惑いも抱えており，患者の揺れる複雑な心境が垣間見える．

●妊孕性温存治療について考える

　妊孕性温存治療を選択する場合，患者が既婚の場合はもっとも確立した方法である受精卵凍結保存，未婚の場合は卵子凍結保存を選択することが多い．

　しかし，妊孕性温存治療は複雑かつ専門的で，月経周期に合わせて治療開始する必要があるなど制約もあり，乳がん治療との併診は時間的にも経済的にも精神的にも負担が大きい．そこに仕事や家庭，育児や介護などが重なれば患者の負担は測りしれない．

　専門医の話を聞き，「よく考えて決めたい，家族と相談したい」「妊娠率がこんなに低いとは思わなかった，驚いた」「がん治療との兼ね合いが難しい」「費用がかかるため，続けられるか心配である」「がん治療を中断することでがんの進行が心配である」「子どものことを話し合わずにきたが，話し合って決めたい」という気持ちが聞かれる．実際に想像していたよりも高くない妊娠率や，温存治療は自分だけでなく夫（パートナー）または家族を含めた話し合いの必要があるため，意見の不一致が起こることもあり，患者を一層悩ませる．

　一方で，受診した約半数の患者は妊孕性温存治療を行わずにがん治療に戻っている現状がある．診察後には「漠然としていたことが話を聞いてイメージできた」「聞いておくのと聞かないのとでは全然違った，詳しく聞けてよかった」「気持ちの整理がつく」「高齢なので難しいと思ってはいたが，説明で状況がよくわかった」と自身の状況をよく理解し，納得してがん治療を優先しているのである．

●経過や結果を一緒に受け止める

筆者が経験した実際のかかわりを紹介する．

患者は20代後半で乳がんと診断された未婚女性であった．パートナーはなく，両親と妹との4人暮らしをしていた．手術前に化学療法を行うことになり，妊孕性温存についての相談目的で紹介状を持参し，専門外来を初診した．

月経周期は順調で，とくに既往歴はない．年齢的にがん治療後に閉経するより月経が戻る可能性が高い，とがん担当医からは説明されていた．受診時に「もし子どもができない状態になったらと思うと心配」「卵子凍結は受精卵凍結にくらべて妊娠率がよくないと聞いている」「気休めでも何か自分でできることはしたという気持ちになれる」と将来の不妊の可能性や卵子凍結の妊娠率に対する不安とともに治療に対する期待もあるという複雑な心境であった．

患者に対して，排卵誘発剤の使い方には一定の限界があること，限られた時間のなかで行うため，タイミングが合わなかったり，うまく採卵できないこともあることを説明し，患者は理解したうえで卵子凍結保存を目的に採卵することを自己決定した．「たとえ数％の可能性でも閉経してしまったら，後で後悔する気がする」という強い思いが患者にはあった．しかし採卵当日の超音波検査で自然排卵後であることがわかり，採卵は叶わなかった．

期待通りの結果にならなかったが「排卵したのは仕方がない．やれるだけのことをやったので悔いはない」「よく話を聞いたうえで決めたこと．これからしっかり乳がんと向き合って治療したい」とやれることをやって悔いはないという達成感を患者は得ていた．そして前向きな気持ちでがん治療へ戻っていきたいという意思が確認できた．

看護師ができるサポート

がん治療前の妊孕性温存治療にはさまざまな難しさがあり，必ずしも期待通りの結果になるとはかぎらない．その場合でも「やれることはやった」「やっておいてよかった」と患者自身が前向きに受け止め，気持ちを切り替えてがん治療に専念できることが理想である．

可能な限り初診時から時間をかけて，個々の患者の気持ちや思い，不安や迷いを受け止めることで，治療の選択や意思決定を支えることができる．このような看護師のかかわりを通じて患者が必要としている情報が細やかに行き届き，十分に納得したうえで，妊孕性温存治療をする／しないという選択を行えた場合では患者の満足度は大きく異なってくるだろう．

Chapter 5　乳がんケアと患者サポート

13 乳がん患者のサイコオンコロジー

Key Point

- がん患者の 30 ～ 40％に適応障害やうつ病がみられる．
- ターミナル期になるとせん妄が加わるために，約 7 割のがん患者に精神症状が合併する．
- 支持的精神療法，問題解決技法，リラクセーション，認知療法，悪いこと・良いことリスト，などのスキルを身につけて，がん患者や家族の精神的ケアを行う．

サイコオンコロジーの定義

- サイコオンコロジーは，①がん患者や家族の情緒状態やそれに対する精神的ケア，②がんの発生・進展に影響を与える心理社会的因子，などを扱う新しい学問・臨床の領域であると定義されている[1]．つまり，サイコオンコロジーとは，がんと心の双方向性の関係性を扱う新しい領域ということになる．
- たとえば，前者では，がん患者の 30 ～ 40％に適応障害やうつ病がみられることが明らかにされてきた一方で，後者では，がん患者が集団精神療法に参加することによって余命期間が延長したり，再発率や死亡率が減少したことなどが報告されてきた〔ただし，現在では，必ずしも平均余命を延長させるわけではないが，少なくとも患者の生活の質（QOL）を高めることが確認されている〕．
- そのため，乳がん患者のサイコオンコロジーといった場合，乳がん患者の心理の見方から精神症状の評価や，それに対応することによって，患者や家族の QOL を高めることを意味している[2]．

乳がん患者に合併する精神疾患の評価

- がん患者は通常の場合でも，不安やうつがみられる．いわば「正常範囲の不安」や「正常範囲のうつ」であるが，がん患者だけでなく，通常，人は無意識的に，否認・抑圧などの心理的防衛機制を用いて，これらの正常範囲であっても不快な症状を感じないようにしている．それでも防衛できなくなった場合に，何らかの精神疾患を呈することになる．

1. 適応障害

- ある状況に反応して（通常は 3 か月以内に生ずる），想定を超える不安・焦燥感・うつなどがみられ，日常生活が損なわれたり，機能障害を起こすものである．

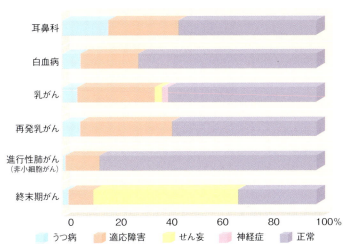

図1　がん患者の精神症状

2. うつ病

- 脳内の神経伝達物質であるセロトニン[*1]やノルアドレナリン[*2]などが減少したり，神経伝達における機能障害を起こし，意欲・感情・行動などの面で障害が起こるものである．うつ病は通常は，抗うつ薬でなければ治らない病態レベルと理解すべきである．

3. 不安障害

- 不安が強いために，行動や心理的障害をもたらす症状を総称して不安障害と呼ぶ．従来の「神経症」に該当する．精神症状として強い不安・焦燥感・恐怖感・緊張感が現れるほか，発汗・動悸・頻脈・胸痛・頭痛・下痢などの自律神経症状が現れる．
- もっとも典型的なものは，急に不安発作が始まり，いても立ってもいられなくなり，過呼吸発作が起こるもので，その発作を「パニック発作」と呼ぶ．それが主症状の疾患を不安障害のなかでも「パニック障害」と呼ぶ．

4. 不眠症

- 不眠は，上記のさまざまな精神疾患の症状のこともあるが，ほかの疾患でなくともこの症状だけがみられるものは「（神経性）不眠症」と呼ばれる．

5. せん妄

- せん妄は，軽度から中等度の意識障害に不安・恐怖感が加わり，幻覚・妄想を呈する病態で，不穏・興奮がみられる活動増加型（hyper-active delirium）と，傾眠がちととらえられることが多い活動減少型（hypo-active delirium）と，両者の混合型がみられる．
- 図1のように，ほかのがん患者と同様に，乳がん患者の場合も，30～40％の患者に精神疾患が合併することがわかる．ターミナル期になるとせん妄が加わるために，約7割のがん患者に精神症状が合併することが知られている．ただし，精神疾患合併率は入院患者の場合であり，外来患者の場合には半分程度になる．

[*1] セロトニン：別名5-ヒドロキシトリプタミン（5-hydroxytryptamine）．ヒトでは主に生体リズム，神経内分泌，睡眠，体温調節などに関与する．
[*2] ノルアドレナリン：交感神経末端，中枢神経系などに広く分布し，興奮を伝達する．

乳がん患者に合併する精神疾患の治療

1. 支持的精神療法

- いずれの病態にも，まずは支持的精神療法が望まれる．「大丈夫ですよ」「安心してください」「がんばりましょう，私たちも一緒です」のような言い方が，この支持的精神療法に含められる．
- 不安・うつだけでなく，不眠がちな患者や，せん妄の予防のためにも効果がある．

2. 問題解決技法

- 何か悩んでいたり困っている患者に対して，具体的な解決策を与えずに，今後も同様な問題に遭遇したときに役立つように，「それはどのようにしたら解決するか一緒に考えてみましょう」とか，「そのような問題は，役所の〇〇課に相談にいくといい」「病院内では医療連携室が相談に乗ってくれる」と助言するような場合である．
- 今の時代なら，パソコンの前に座り，検索サイトを教えて，具体的な検索の方法を教えるのも，この問題解決技法である．
- ここでは，もう少し踏み込んだ問題解決技法を紹介する[3)4)]．まず図2のようなものを用意し，ここに，看護師が患者と話し合いながら書き込んでいくものである．
- まず，当面の問題を提起する．看護師からでもいいし，患者からでも，話し合いの結果からでもいい．
- たとえば，「がんになってから外出することが減った」ことを問題にして，この解決方法を一緒に考えていくことにする．
- まず，「目標」を立てる必要がある．これはもちろん，患者との協働作業である．
- 話し合いの末に，「今月末までには，週3回は外出できるようになる」という目標を立てたとする．このときの目標の立て方が重要である．英語の頭文字をとって「SMARTな目標」をつくらなければならない．
- SMARTとはSpecific（明確で），Measurable（数えられて），Achievable（達成可能）であり，Relevant（問題と関連）していて，Timed（時間枠が明らか）な目標を立てなければならない．
- 可能性のある解決方法を患者に列挙してもらう．たとえば，「週3回のうち1回は姉の家に行くこと」が挙げられたとする．看護師もこの方法に可能性があると思ったら，そこに書き込み，その方法の良い点と悪い点を挙げてもらう．たとえば良い点は「姉はいつもサポートしてくれる」ことであり，悪い点は「姪や甥に会うだろうから，病気のことをどのように伝えるか迷う」などである．そして，このような可能性のある方法を5つくらい一緒に考えて列挙してみる．
- 最後に，患者に優先順序をつけてもらい，さっそく行動に移してもらう．
- 1か月後ぐらいにフォローアップして，方法を修正していく，といった技法である．

3. リラクセーション

- リラクセーションは不安や不眠に対して看護師ができるもっとも効果的な介入である．以下のように連続的に行えるように練習しておくとよい．

腹式呼吸

- 意識すると胸式呼吸になってしまうが，この腹式呼吸がマスターできると，不安発作などのときにも有効なリラクセーション法になる．
- 息を吐くところから始めるのがコツである．「息をゆっくり吐いてみましょう，そうです，

問題解決ワークシート

お名前（　　　　　　　　）　記入日（　　　年　　月　　日）

問題＿＿＿＿＿＿＿＿＿＿＿＿＿＿＿＿＿＿＿＿＿＿＿＿＿＿＿＿＿＿＿＿＿＿

目標＿＿＿＿＿＿＿＿＿＿＿＿＿＿＿＿＿＿＿＿＿＿＿＿＿＿＿＿＿＿＿＿＿＿

SMART な目標であるべき
- Specific 明確（娘と月1回出かけるは明確，幸せになりたいは不明確）
- Measurable 測定可能（3つの申請用紙を取り寄せるは測定可能，仕事を探すは測定不可能）
- Achievable 達成可能（月に2万円貯金するは達成可能，懸賞で当てるは達成不可能）
- Relevant 問題と関連（問題と直接関係しているべき）
- Timed 時間の枠組みがきちんと決められている（1週間後まで，1か月後まで，など）

可能性のある解決方法

① ＿＿＿＿＿＿＿＿＿＿＿＿＿＿＿＿＿＿＿＿＿＿＿＿＿＿＿＿＿＿＿＿＿＿

　良い点＿＿＿＿＿＿＿＿＿＿＿＿＿＿＿＿　悪い点＿＿＿＿＿＿＿＿＿＿＿＿＿＿

② ＿＿＿＿＿＿＿＿＿＿＿＿＿＿＿＿＿＿＿＿＿＿＿＿＿＿＿＿＿＿＿＿＿＿

　良い点＿＿＿＿＿＿＿＿＿＿＿＿＿＿＿＿　悪い点＿＿＿＿＿＿＿＿＿＿＿＿＿＿

③ ＿＿＿＿＿＿＿＿＿＿＿＿＿＿＿＿＿＿＿＿＿＿＿＿＿＿＿＿＿＿＿＿＿＿

　良い点＿＿＿＿＿＿＿＿＿＿＿＿＿＿＿＿　悪い点＿＿＿＿＿＿＿＿＿＿＿＿＿＿

解決方法の選択　上記の　①　②　③

解決方法を達成するためのステップ（宿題）

(1) ＿＿＿＿＿＿＿＿＿＿＿＿＿＿＿＿＿＿＿＿＿＿＿＿＿＿＿＿＿＿＿＿＿

(2) ＿＿＿＿＿＿＿＿＿＿＿＿＿＿＿＿＿＿＿＿＿＿＿＿＿＿＿＿＿＿＿＿＿

(3) ＿＿＿＿＿＿＿＿＿＿＿＿＿＿＿＿＿＿＿＿＿＿＿＿＿＿＿＿＿＿＿＿＿

(4) ＿＿＿＿＿＿＿＿＿＿＿＿＿＿＿＿＿＿＿＿＿＿＿＿＿＿＿＿＿＿＿＿＿

図2　問題解決ワークシート

ゆっくり吐いて……今度はお腹が膨らんでいくようにゆっくり息を吸ってみましょう．はい，今度はゆっくり吐いていきましょう……お腹がへこむように息を吐いていきます……」

漸進性筋弛緩法

- 身体を各部分に分けて，いったん力を入れて一気に脱力するように，以下のように指示する．「では足全体に力を入れてみて……今度は息を吐きながら一気に力を抜きましょう……次は，お尻の周りの筋肉にも力を入れて……そして一気に力を抜いてみましょう（以下，略）」

簡易型自律訓練法

- シュルツの自律訓練法の簡易版である．「頭のなかで，何度も何度も繰り返してみて下さい，『両手がだんだん温かくなる……両手がだんだん温かくなる……』」と指導するだけで，ほとんどの患者はマスターできる．自律神経も実はコントロールが可能なのである．

イメージ療法

- さまざまなイメージを抱かせる方法があるが，患者にとってもっとも心地よいのは，「これまで行った旅行先で，のんびりとくつろいでいるところを想像してみましょう．その際に，五感をできるだけ使って，どんなものが見えて，どんな音や声が聞こえてきて，どんな匂いがしてきて，頬を撫でていく風はどんな感じなのか，具体的に感じてみましょう．2分間くらい続けてみます，では始めてみましょう」のような誘導である．

4. 認知療法

- われわれは現実に生じた事柄に対しては，まず過去の経験や知識に基づいて，勝手な考えを抱くものである．がん患者でも同様で，たとえば，日本人の経験や知識のなかでは，病名を告知された際には，がん患者だけでなく同席した家族までも，「がん＝死」という考えが自然にわき上がってしまうようである．その結果として，「ショック！もうだめ，もう死んだほうがいい」と思い（言い），パニックになったり抑うつ的になったりするものである．

- この「がん＝死」という考えのように，自動的にわき上がる考えのことを「自動思考」といい，この自動思考を明らかにして，その修正をしていくのを認知療法という．

- 落ち着いて考えても，がん患者やその家族には，「最近，近所の人が乳がんで死んだ」「親戚でも乳がんで死んだ人がいる」「日本ではがんで死ぬのがいちばん多い」のように，自分自身に客観的には当てはまらないようなことを，勝手に考え，勝手に落ち込んでいる患者が多い．

- 認知療法の際に，もっとも単純な方法は，「『がん＝死』という考えは本当でしょうか？」と問いかけ，一緒に考えてみて，たとえば「今の日本では，2人に1人以上（50数％）が一生で1回はがんにかかり，10人に3人（30％）ががんで死ぬことがわかっています．では，残りの20数％のがん患者は何で亡くなっているのでしょうか？」と進み，「がんになったとしても半分くらいのケースでは治るか経過をおっているあいだに，事故や別の病気で亡くなる」「がんは糖尿病や高血圧などと同じ慢性疾患である」というような合理的な考え方に導いていく．これで患者が安心することができれば，それは認知の修正に成功したことを意味する．

- 別の例を挙げれば，何でもネガティブに考え

がちな患者はいるものである．そのような患者に対して，たとえば「あなたと同じように，今のこの事実を，ネガティブに受け止める人がいたとしたら，どのようにアドバイスしますか？」と客観視させる練習をしたり，「別の受け止め方としては，どのような可能性がありますか？」と指示して，例を挙げてもらい，受け止め方は多様であることを体得させるという認知療法もある．

5．悪かったこと・良かったことリスト

- とくに治療関係が進んだときに使える「悪かったこと・良かったことリスト」について説明する．
- 図3 のような表を作成して患者に渡し，左側の欄に，がんになって ①悪かったこと，②失ったこと，③失ったものについて頭に浮かぶままに書いてもらう．
- 患者は，たとえば，「仕事に行けなくなった，経済的に不安になった，乳房を失った，ホルモン療法を始めてから女性ではなくなったみたいな感じになっている，温泉に行けなくなった，おしゃれに関心がなくなった」などと箇条書きにしていく．
- 最初はかなりの速度で書き込んでいくが，だんだん考え込む時間が長くなっていくものである．そのあたりで次に右側の欄に，がんになって①良かったこと，②得たこと，③得たものを書いてもらう．
- 患者は，たとえば，「休息がとれるようになった，これまで働きすぎていた，健康の価値がよくわかった，家族の大切さがわかった，友人でも大切な友人がわかってきた，空気のおいしさがわかった，家族の食事にも気を遣うようになった」などと箇条書きにしていく．
- 医療者も患者も驚くかもしれないが，意外にも「良かったこと，得たこと」は，「悪かったこと，失ったこと」と同じくらいか，むしろ，それを上回るようになることが多い．そのときに「がんは，それまでの生活を続けていくことに対する警告だったかもしれませんね」「がんになった最初のころを覚えていますか？あのときは，ただただ泣いていたんですよ．時間が経って，がんに対する考え方も変わってきたんですね」というような解釈をしていく．患者は，自分の認知が変わってきたことを，しみじみと喜ぶようである．

＊

- 乳がん患者の心のケアといった場合，とくに，傾聴だけが強調されることが多かった．しかも，「ゆっくりと」患者の話を聴くことの重要性がこれまでは強調されてきた．しかし，当然のことではあるが，心のケアは時間ではなく，「適切性」だ．
- さらに，依存・退行させるのではなく，患者に自立性・自律性を維持してもらうことも大切なため，本稿では問題解決技法・リラクセーション・認知療法・悪かったこと／良かったことリストなどを紹介した．
- 自立性・自律性を維持した患者に寄り添っていくことが，心のケアの基本なのである．

引用・参考文献
1) 宮川　清ほか編：がん治療・ケア実践ガイド．p.114〜136, 照林社, 2009.
2) 園尾博司監：これからの乳癌診療 2010-2011. p.154〜158, 金原出版, 2010.
3) Mynors-Wallis L：不安と抑うつに対する問題解決療法. 明智龍男ほか訳, 金剛出版, 2009.
4) がん患者に対する問題解決療法―実施マニュアル．（平成19〜21年度厚生労働科学研究費補助金がん臨床研究事業「がん患者に対するリエゾン的介入や認知行動療法的アプローチ等の精神医学的な介入の有効性に関する研究」研究代表者：明智龍男）

13 乳がん患者のサイコオンコロジー

悪かったこと・良かったことリスト

お名前（　　　　　　　）　　　記入年月日　　年　　月　　日

1，まず，左側の，がんになって悪かったことのリストをいくつでも箇条書きにしてください．
2，次に，右側の，がんになって良かったことのリストをいくつでも箇条書きにしてください．
3，何個ずつありましたか？

がんになって①悪かったこと 　　　　　②失ったこと 　　　　　③失ったもの	がんになって①良かったこと 　　　　　②得たこと 　　　　　③得たもの
・	・
・	・
・	・
・	・
・	・
・	・
・	・
・	・
・	・
・	・
・	・

図3　悪かったこと・良かったことリスト

Chapter 5 乳がんケアと患者サポート

14 乳がん患者の就労支援

Key Point

- 働く乳がん患者が治療中や治療後に満足度の高い就労生活を送ることは，本人の心身健康に大きく役立つ．
- 治療スタッフは就労支援に貢献することができる．精密検査や診断時に就労有無を確認し，早まった退職を防ぐことが重要である．

就労支援はなぜ必要か

- 乳がんの5年生存率は92.7%に達し[1]，「長くつき合う慢性病」に変化している．病状や治療内容にもよるが，乳がん患者の多くは長期的に活発な社会生活を送ることが可能である．
- しかし一般市民は，いまだにがんに対して「死に直結するまれな病」というイメージを抱いている[2]．乳がん患者の5年生存率については，40〜80%程度と見積もる回答者が多く，医学的事実とのあいだにズレがみられる．
- 就労は，収入の源であることはもちろんのこと，多くの人にとって生きがいや生活の満足度，あるいは自分のアイデンティティにつながるものでもある[3,4]．また，がんの発病は患者本人だけでなく看病する家族の就労にも大きな影響を及ぼす[5]．
- 2016年には厚生労働省から「事業場における治療と職業生活の両立支援のためのガイドライン」[6]が公開され，労働者（患者）の同意にもとづき，職場での配慮に向けて主治医と事業場が医療情報を共有することの重要性が指摘された．また，同年の改正がん対策基本法[7]においても，事業主の努力義務としてがん患者の雇用継続等に配慮することが盛り込まれた．
- これらの政策にもとづき，乳がん治療の臨床現場でも医療者による就労支援の検討が必要となっている．

乳がん患者が直面する就労問題

- 国内の乳がん患者の調査[8]では，診断時に就労していた患者の約30%が退職し，約半数の個人所得が減少していた．特に，派遣・パートタイム労働者は正規雇用者より有意に退職しやすいことが明らかになっている．
- 表1は，乳がん以外のがん種も含めたわが国のがん患者が直面した「診断後の就労問題」について，厚生労働省研究班調査[9]の自由記

14 乳がん患者の就労支援

表1 患者本人が直面する就労問題

1. 経済的な困難
- 医療費：直接経費に加えて，交通費や補整用具代などの間接経費
- 若年層は生命保険未加入
- 一人親家庭，中小企業勤務者，自営業者の状況はとくに厳しい

2. 職場側の対応不足やコミュニケーションの問題
- 整備されている支援制度が本人に伝わっていない
- 病名や治療内容に関する個人情報が守られない
- 健康への配慮が不十分（産業医指示の無視，分煙不実施など）
- 職場関係者の症状の理解不足（倦怠感，集中力低下などが怠慢とみなされる）
- 治療計画や今後の見通しを，職場の誰に，どこまで話すか，難しい
- 職場関係者が「がん＝避けられない死」というイメージをもっている

3. 医療施設や医療者の問題
- 診療時間が平日昼間に限定される
- 遠距離通院のため仕事ができない
- 医療者が多忙で相談できない

4. 再就職時の問題
- 面接で既往歴を聞かれる
- 履歴書に既往歴欄がある
- 健康診断書を提出させられる
- 採用時健診が正式採用前に実施される

5. 本人の心理的問題
- 異動によるやりがい喪失，就労意欲の低下
- 仕事を肩代わりする同僚への肩身の狭さ
- 同僚から取り残される焦燥感
- 気力の低下，抑うつ，適応障害

6. 本人の身体的問題（治療の副作用）
- 痛み，全身倦怠感，頻尿・頻便，口内炎，味覚異常，外見的変化（脱毛・顔色変化など），集中力の低下，嗄声，手足のしびれ，筋力低下など

7. その他
- 相談窓口がわからない
- 医療費や仕事上のアドバイスに関する資料がほしい

（厚生労働省「働くがん患者と家族に向けた包括的就業支援システムの構築に関する研究」班：「治療と就労の両立に関するアンケート調査」結果報告書, 2012 http://www.cancer-work.jp/wp-content/uploads/2012/08/investigation_report2012.pdf より抜粋して引用）

表2　がん患者と家族の就労問題に影響する諸要因

要因	具体的内容
1. 医学的要因	がん種，進行度，治療内容，診断からの経過期間など
2. 個人属性要因	年齢，性別，学歴，収入，人種的背景，婚姻状況，社会的地位など
3. 健康状態にかかわる要因	身体的問題（疼痛，疲労感，外見の変化など） 認知的問題（集中力や論理的思考の機能など）
4. 心理社会的要因	抑うつや不安の程度，本人の社会的スキル，得られるソーシャルサポートなど
5. 本人の働く意欲にかかわる要因	働く意思，職務満足度，労働の意味など
6. 職場要因	職種，仕事への要求度や責任の程度，支持的な雰囲気かどうか，時短勤務などの配慮の有無，上司や同僚との人間関係など
7. 就労関係の支援サービスにかかわる要因	就労に関するカウンセリング，就労トレーニング，職探しサービスなど

(Mehert A：Employment and work-related issues in cancer survivors. Crit Rev Oncol/Hematol, 77：109～130, 2011 をもとに筆者作成)

述を問題内容別に整理したものの抜粋である．診断を受けた本人は，単に経済的な問題だけでなく，職場関係者や医療者とのコミュニケーションの不備，さらに心身の不調などの問題に直面することが少なくない．

働きやすさを左右する影響要因

- 患者本人と家族が直面する問題はさまざまな要因に左右される．がん患者の就労について2000～2009年までに出版された64本の英文論文のレビュー[10]の結果を表2に示す．
- 医学的要因に加えて，発病時の年齢や社会的地位，病気や治療による身体的・認知的問題，本人の人生にとっての仕事の優先順位や就労意欲，周囲から得られる支援の質と量などによって，働きやすさは大きく左右される．
- さらに職場要因として，職種や職位，自分の仕事の代理ができるスタッフの有無，互いに助け合う職場文化があるかどうか，時短勤務など支援制度の整備状況，上司や同僚との人間関係なども働きやすさに影響する．
- これらの要因は複合的にかかわるため，たとえ同じ種類，同じ進行度のがんに罹患したとしても就労状況は大きく異なる．また，発病からの時間経過によって問題の内容も変化していく．治療スタッフは，個々の就労者のその時点の状況に応じた個別性の高い配慮を検討する必要がある．

医療従事者ができる就労支援とは

- がん患者の就労の悩みは個別性が高い．また，就労者としての本人を取り巻く登場人物とし

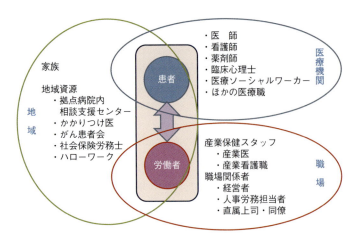

図1 働くがん患者を取り巻く関係者（登場人物）
（高橋 都ほか：がん患者の就労に向けた期待―治療担当スタッフに期待すること．緩和ケア，22（Suppl）：156〜160，2012 より改変）

て，医療者以外にもさまざまな立場の者が関与する（図1）[11]＊1．就労支援に向けては，これらの登場人物，とくに医療従事者と職場関係者が正確な情報を過不足なく共有することが不可欠である．

- その際，「患者」であり「労働者」でもある本人を中心として，本人の意思を尊重した調整や連携を行うことが最重要ポイントである．職場関係者と患者の医療情報を共有する際は，共有について患者の同意を得ることが前提となる．
- 医療従事者は就労の専門職ではないため，患者の就労支援に消極的になりがちである．しかし，治療スケジュールや起こり得る副作用等をわかりやすく説明することが大きな就労支援になる．
- 医療者が活用できる資材も公開されている．「がんと仕事のQ&A　第2版」（図2）[12]＊2には患者や家族に向けた具体的な両立アドバイスと体験談が収載されている．厚生労働省研究班作成のがん治療スタッフ向けの両立支援ガイドブックも公開されており（図3）[13]＊3，就労の基礎知識や職場との情報共有における具体的ヒントが収載されている．
- 近年，がん診療連携拠点病院のがん相談支援センターに院外の就労専門家が導入されるケースが増えている．社会保険労務士による就労相談や，ハローワーク就労支援ナビゲーターによる職探しサービスが整備されつつある．がん相談支援センターはその病院を受診していない患者も利用できるため，近隣の拠点病院で利用可能なサービスを把握しておくとよい．
- 医療従事者による支援のポイントを表3に示す．医療従事者に期待されるアクションは，精密検査時から確定診断時までと，治療プロセス全体を通じたものに大別される[14]．

1. 精密検査時〜確定診断時

- 患者の就労状況を把握する：患者が働いてい

＊1 常時50名以上の従業員が働く職場は嘱託（非常勤）の産業医を，1,000名以上が働く職場は専属（常勤）の産業医を選任する義務がある．職場の産業医や産業看護職は患者の就労内容や職場環境を熟知しており，職場復帰に向けて有力な支援源となる．

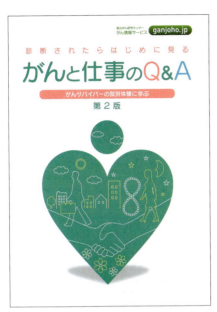

図2 「がんと仕事のQ&A 第2版」
国立がん研究センターがん情報サービス:「がんと仕事のQ&A 第2版」

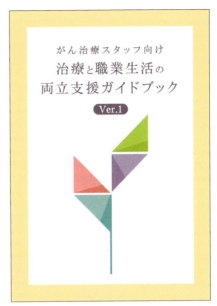

図3 がん治療スタッフ向けガイドブック
厚生労働省「働くがん患者の職場復帰支援に関する研究」研究班:「がん治療スタッフ向け 治療と職業生活の両立支援ガイドブック」

るかどうかを確認する．この時点では，就労の有無，仕事の内容，雇用形態（正規／非正規）程度で良い．
- 就労継続を励ます（早まった退職の防止）：患者は「がんになったら働けない」と思い込んでいることもある．通常，労働者としての権利や会社の支援制度を確認する時間は十分あるので，早まって退職を決断しないよう伝える．
- 院内の相談窓口の場所を伝える：就労関連の情報や支援が得られる院内の相談窓口の場所を患者や家族に知らせておく．

2. 治療プロセス全体を通じて
- 病状，治療計画，予想される副作用などをわかりやすく説明する：病状や治療計画などに関する本人や家族の理解が進めば，職場に向けた状況説明力が高まる．
- 医療情報や治療計画はできるだけ文書にして渡す：患者と家族が説明を復習できる．
- 患者と良好なコミュニケーションを保つ：患者と家族が質問しやすくなり，理解の促進に役立つ．
- 可能な範囲で，仕事と両立しやすい治療スケジュールを組む：できる範囲で患者の希望に沿った受診予約を調整できれば，就労継続に役立つとともに，治療スタッフが患者の就労面にも配慮しているというメッセージにもなる．
- 必要に応じて，職場関係者や産業医／産業看

---

*2 がんと仕事のQ&A 第2版：国立がん研究センター「がん情報サービス」から全文閲覧・ダウンロード可能．
*3 がん治療スタッフ向けガイドブック：厚生労働省「働くがん患者の職場復帰支援に関する研究」研究班のホームページ「各種支援ツール」からダウンロード可能．http://cancer-work.ncc.go.jp/（2017年4月19日閲覧）

表3 治療スタッフによる就労支援のポイント

1. 精密検査～確定診断時
   - 患者の就労状況を把握する
   - 就労継続を励ます（早まった退職の防止）
   - 院内の相談窓口の場所を教える（就労・医療費補助情報の入手）
2. 治療プロセス全体を通じて
   - 病状，治療計画，予想される副作用などをわかりやすく説明する
   - 医療情報や治療計画はできるだけ文書にして渡す
   - 患者と良好なコミュニケーションを保つ（質問しやすい雰囲気をつくる）
   - 可能な範囲で，仕事と両立しやすい治療スケジュールを組む
   - 必要に応じて，職場関係者や産業医／産業看護職から連絡してもらってよいことを伝える

（高橋　都：がん治療と就労の調和―主治医に期待されるアクション．日本職業・災害医学会会誌，63(6)：351～356，2015 を一部改変）

護職から連絡してもらってよいことを伝える：本人の同意にもとづいた情報共有は，職場での具体的な配慮を検討する際に役立つ．

引用・参考文献
1) 公益財団法人がん研究振興財団：「がん診療連携拠点病院における5年生存率（2008年診断例）」．がんの統計2016年版，2016.
2) Takahashi M, et al.：Discrepancies between public perceptions and epidemiological facts regarding cancer prognosis and incidence in Japan：An internet survey. Jpn J Clin Oncol, 42 (10)：919～926, 2012.
3) Feuerstein M：Work and cancer survivors. Springer, 2010.
4) Peteet JR：Cancer and the meaning of work. Gen Hosp Psychiatry, 22 (3)：200～205, 2000.
5) Grunfeld E, et al.：Family caregiver burden：results of a longitudinal study of breast cancer patients and their principal caregivers. CMAJ, 170 (12)：1795～1801, 2004.
6) 厚生労働省：「事業場における治療と職業生活の両立支援のためのガイドライン」
   http://www.mhlw.go.jp/stf/houdou/0000113365.html （2017年4月19日閲覧）
7) がん対策基本法：http://law.e-gov.go.jp/htmldata/H18/H18HO098.html （2017年4月19日閲覧）
8) Saito N, et al.：The impact of breast cancer on employment among Japanese women. Journal of occupational health, 56 (1)：49～55, 2014.
9) 厚生労働省「働くがん患者と家族に向けた包括的就業支援システムの構築に関する研究」班：「治療と就労の両立に関するアンケート調査」結果報告書．2012.
   http://www.cancer-work.jp/wp-content/uploads/2012/08/investigation_report2012.pdf （2017年4月19日閲覧）
10) Mehnert A：Employment and work-related issues in cancer survivors. Crit Rev Oncol/Hematol, 77 (2)：109～130, 2011.
11) 高橋　都ほか：がん患者の就労に向けた期待―治療担当スタッフに期待すること．緩和ケア，22 (Suppl)：156～160, 2012.
12) 国立がん研究センターがん情報サービス：「がんと仕事のQ&A 第2版」
    http://ganjoho.jp/public/support/work/qa/ （2017年4月19日閲覧）
13) 厚生労働省「働くがん患者の職場復帰支援に関する研究」研究班：「がん治療スタッフ向け 治療と職業生活の両立支援ガイドブック」
    http://cancer-work.ncc.go.jp/tool/ （2017年4月19日閲覧）
14) 高橋　都：がん治療と就労の調和―主治医に期待されるアクション．日本職業・災害医学会会誌，63 (6)：351～356, 2015.

Chapter 5 乳がんケアと患者サポート

15 皮膚潰瘍のある乳がん患者のケア

Key Point

- 皮膚潰瘍のある乳がん患者は，外科療法と薬物療法，放射線療法を組み合わせた集学的治療に創傷治療を組み合わせた治療が行われる．看護には，集学的治療に対する症状マネジメントや皮膚潰瘍に対するセルフケア支援が求められる．
- 皮膚潰瘍は目に見える苦痛だけでなく，日常生活の制限も伴い，患者のQOL低下につながる．看護師は，皮膚潰瘍だけをアセスメントするのではなく，全人的なアセスメントとケアが大切になる．
- 家族も身体的・精神的・社会的苦悩がある．創傷治療などの医療処置を家族に頼らざるをえない場合がある．家族の病気体験を理解し，家族看護を実践することが必要である．

乳がんの皮膚潰瘍とは

- 乳がんの皮膚潰瘍は，初診時に皮膚転移や浸潤がある場合と，初期治療終了後に温存した乳房，胸壁，腋窩リンパ節に局所再発して潰瘍を形成する場合がある．
- 局所進行乳がんとは，初診の時点で腫瘍の大きさが5cmを超えるもの，腫瘍の大きさに関係なく胸壁あるいは皮膚浸潤を示す腫瘍，そして腋窩リンパ節腫脹がみられるStage ⅢA～ⅢCの乳がんである．初診時に遠隔転移があり，さらに皮膚転移や浸潤を伴う場合は，Stage Ⅳの乳がんである．
- 治療は，乳がんの集学的治療と創傷治療が必要になる．局所進行乳がんの場合，外科治療の前に薬物治療を行うことがガイドラインでは推奨されている．初期治療終了後の局所再発や遠隔転移を伴う場合，治療の中心は薬物治療だが，生活の質（QOL）改善目的で外科治療を行うこともある．
- 皮膚潰瘍は，直接生命を脅かすことは少ないが，疼痛，滲出液，臭気，局所感染，出血などの症状やケアに伴う苦痛が患者のQOL低下につながる（図1）．

皮膚潰瘍の進み方と患者・家族の体験

- がん患者の最大10％，転移を認める患者の5％に皮膚の悪性病変を認めうるが，そのうち乳がんは70.7％を占める[1]．皮膚潰瘍の進み方を図2に示す．
- 初診時に皮膚潰瘍を伴う患者は，しこりに気づいていながらも受診するタイミングを逃した患者が多い．たとえば，認知症の夫を一人残して入院できないなど介護のため，また子

15 皮膚潰瘍のある乳がん患者のケア

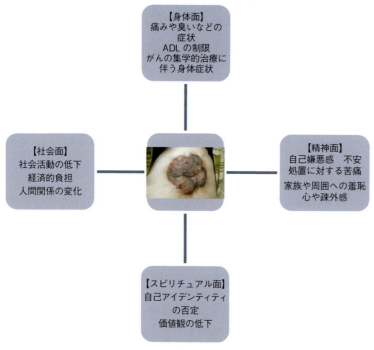

図1　QOLへの影響

どもの世話，家事，仕事などの生活に追われたためなどである．
- 乳がんに気づきながらも真実を告げられる不安，がん治療に対する恐怖，病院に対する不信感など，何らかの受診したくない理由があり受診しなかった患者もいる．
- どんな理由であれ，患者は「乳がんではないか」という気持ちをもって過ごしている．そして自壊したあとは「誰にも相談できない」という気持ちが高まり，孤独感を抱いている．
- 家族は，「どうして相談してくれなかったのか」「まったく気づかなかった」と患者の病気に気づかなかった自分を責めるなど，家族の一員としての疎外感を抱いている場合がある．同時に，「今後どうすればいいか，患者に何ができるか」と，役割機能や生活パターンの変化への負担感，緊張や葛藤がある．看護師は，家族に対する支援も大切である．

- 一方で，初期治療終了後に局所再発して皮膚潰瘍が現れた患者は，「頑張って治療を受けたが治療の意味はなかったのか」と，乳がんの治療に対して否定的な感情を抱きやすい．また，再び治療を受けることに消極的な患者もいる．

治療開始前の看護の役割

- 初めて乳がんと診断を受けた患者に，術前化学療法の説明をすると，「手術ができないほど悪い状況ですか」などの訴えがある．看護師は，患者の気持ちの安定を図るとともに，疾患や治療の理解を促す支援が必要である．
- 初期治療終了後に皮膚潰瘍が現れた患者には，気持ちを表出する場をつくる．看護師は

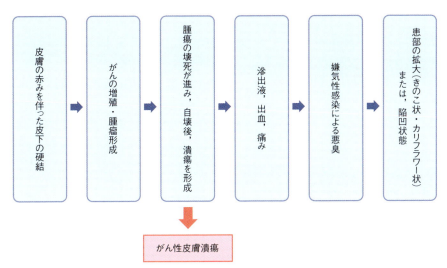

図2 皮膚潰瘍の進み方
(渡部一宏:がん性皮膚潰瘍とそのケア対策―がん性皮膚潰瘍臭対策を中心に―. p.17, 医薬ジャーナル社, 2016より引用)

患者の揺れ動く気持ち,体験に理解を示し,患者が新たな気持ちで治療に取り組めるよう支援する.
- 看護師が,皮膚潰瘍に至る経過,患者の病態(遠隔転移の有無など),治療の目的と内容を把握しておくことは重要である.化学療法の場合,骨髄抑制が原因で一時的に局所の滲出液,臭気や痛みが増強する.また,発熱や倦怠感の全身症状が強くなる場合がある.看護師には,がん集学的治療と創傷治療に対する症状マネジメントやセルフケア支援が求められる.
- 患者の多くは社会的役割を担っている.看護師は,乳がん治療を受けるための生活環境の調整や準備を促すよう支援する必要がある.

全人的なアセスメントとケア

- 患者が今どのような状況にあり,どのような苦痛を体験しているか,患者が望んでいることは何か,皮膚潰瘍だけをアセスメントするのではなく,全人的なアセスメントがとても大切である.
- 潰瘍の大きさ,疼痛,出血,滲出液,臭気(がん性皮膚潰瘍臭),周囲の皮膚の状態,さらに患側上肢のリンパ浮腫の有無を評価し,皮膚潰瘍が与える身体的な苦痛は何であるかを把握する.
- 病状や皮膚潰瘍,治療に対する患者の思いや受け止め方,理解の内容,経済的問題の有無だけでなく,患者と家族の希望や意思を確認し,家族のことを含めた心理社会的状況のアセスメントとケアが必要である.
- 看護師は,患者が受診できなかった理由,受診が遅れてしまった理由を確認する必要がある.そのとき,今までの経過を責めたり批判はせず,話に耳を傾けるようにする.患者の思いや気持ちを受け止めることがとても大切なケアである.
- 人はストレスフルな状況に直面した時,そのストレスを乗り越える力をもっている.しかし,皮膚潰瘍のある患者は,一時的にその力

が低下している状態であり，看護師のサポーティブな対応が患者の救いにつながる．時には，見守る，待つという支援を行い，患者の治療を乗り越える力を引き出し，支持することが大切である．

皮膚潰瘍のマネジメントとスキンケア

- アセスメントの視点は，皮膚潰瘍の大きさ，疼痛，出血，滲出液，臭気，周囲の皮膚の状態である．
- ケアの基本は，皮膚潰瘍をもつ患者にとってもっとも苦痛な症状を緩和することである．疼痛緩和，出血予防，滲出液のコントロールと臭気対策，そして周囲の皮膚の保護である．
- 皮膚潰瘍の管理に使用するスキンケア用品は保険適用外のものがある．保険適用であっても，保険適用期間（3週間限度）をすぎると自己負担となるため経済的負担につながる[*1]．ケアの方法は患者の経済面を考慮し，手際よく短時間に行うことがポイントである．
- スキンケアは以下のように愛護的に行う．
  ① ドレッシング材を剥離する時は，生理食塩水や微温湯で湿らせ，ゆっくり愛護的に剥がす．
  ② 皮膚潰瘍部と周囲の皮膚は，石けんによる泡洗浄，あるいは拭き取り式の洗浄剤で，やさしく洗浄する．泡を乗せるだけで汚れは包まれて浮き上がるので，ごしごし擦らない．
  ③ 洗浄剤が残らないように生理食塩水や微温湯で洗い流す．
  ④ 洗浄後は，柔らかい素材の不織布などで水分を軽く抑え拭きする．
  ⑤ 皮膚潰瘍に応じた外用薬や非固着性ドレッシング材を使用する．
  ⑥ 皮膚潰瘍の周囲の皮膚トラブルを予防するために，白色ワセリンなど皮膚被膜剤を使用する．

疼痛のケア

- 痛みは主観的なものであるため，個人によって異なる．
- 患者は痛くないケアを希望しているため，ドレッシング材の剥がし方，洗浄の方法，ドレッシング材の選択を検討し，疼痛が最小限ですむ処置の方法を選択する．

1. アセスメント項目
- 患者が体験している疼痛と日常生活への影響を把握する．
- 痛みの部位，強さ，性質，原因などを把握する（創面，創縁，皮膚潰瘍周囲のどこが痛むか，一時的な痛みか持続的な痛みか）．
- 疼痛の誘発因子をアセスメントする（処置に伴う痛み，炎症や感染による痛み，がんの浸潤，周囲のスキントラブル，予期的な痛みなど）．
- 現在行っている薬物治療の効果を把握する．

2. 疼痛緩和
- 疼痛の原因に対する治療を行う[*2]．
- 処置前に鎮痛処置を行い，愛護的なケアを心

[*1] 保険適用期間：創傷被覆材は，処方箋で保険適用可能である．ただし，医療機関で保険請求できる期間は，2週間を標準として，必要と認められる場合については3週間を限度として算定できる．

がける.
- 気分転換やリラクセーションを促す.

出血のケア

- 腫瘍組織は，血管が豊富でありながら，非常に脆くなっているので外的刺激などで容易に出血する．たとえば，乾燥したドレッシング材や網目の粗いガーゼを剥がすとき，強い水圧で洗浄したときなどには出血しやすくなる．
- ていねいな操作を行い，直接皮膚潰瘍部を被覆するドレッシング材として非固着性の材料を使用することが大切である．

1. アセスメント項目
- 出血に伴う患者の不安や苦痛を把握する．
- 出血の部位や量，持続時間，どのようなときに出血しやすいかを把握する．
- 貧血の有無などの検査値を把握する．

2. 出血予防と出血時のケア
- ドレッシング材交換時は以下の点に留意して出血を予防する．
  - ドレッシング材の乾燥や粘着を避ける．
  - ドレッシング材は必ず浸潤した状態で剥がす．
  - 皮膚潰瘍部の浸潤環境を保持する．
- 出血時は非固着性のドレッシング材やアルギン酸塩ドレッシング材，吸収ゼラチンを貼付する（図3）．
- 出血のコントロールが困難な場合は，モーズペーストを使用する（図4）[*3].

滲出液のケア

- 滲出液には，水分だけでなくタンパク質や微量元素なども含まれている．
- 滲出液の多い患者からは，「動くと漏れるので家では何もできない」「外出できない」「夜も2〜3時間ごとにパッドを交換しなければならないので，休めない」といった声を聞く．厚く重ねられたドレッシング材は，ボディイメージの変化にもつながり，外出への不安や衣類の汚染など，日常生活に支障をきたす．
- 処置の交換回数が増すだけで，患者のストレスは増強する．滲出液をコントロールすることで，下着や衣類の汚染の心配がなくなり，患者は安心して日常生活を送ることができる．

1. アセスメント項目
- 滲出液の量と性状を把握する．
- 脱水や電解質アンバランス，低栄養の有無を把握する．
- 滲出液による皮膚潰瘍周囲の皮膚の状態を把握する．
- 滲出液に伴う患者の苦痛や不安，日常生活への影響を把握する．

2. 滲出液のコントロール
- 滲出液の量に応じて，ドレッシング材や外用薬を選択する．
- 量が少ない場合は，デュオアクティブ®，コ

[*2] 主な疼痛の原因に対する治療
- 創傷の炎症→抗炎症薬，抗菌薬
- 滲出液による刺激→高吸収性ドレッシング材
- ドレッシング材の刺激→柔らかい素材に変更
- がんの浸潤→NSAIDs＋オピオイド

非固着性ドレッシング材

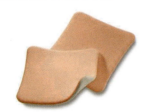
ハイドロサイト◇AD プラス
(写真提供：スミス・アンド・ネフュー株式会社)

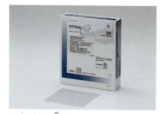
アクアセル®Ag
(写真提供：コンバテック ジャパン株式会社)

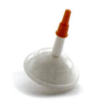
イントラサイトジェルシステム
(写真提供：スミス・アンド・ネフュー株式会社)

アルギン酸塩ドレッシング材

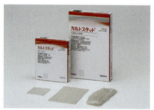
カルトスタット®
(写真提供：コンバテック ジャパン株式会社)

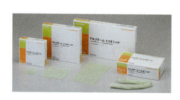
アルゴダーム トリオニック
(写真提供：スミス・アンド・ネフュー株式会社)

吸収ゼラチン

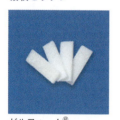
ゼルフォーム®
(写真提供：ファイザー株式会社)

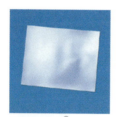
ゼルフィルム®
(写真提供：ファイザー株式会社)

図3　出血時に用いるドレッシング材の例

ムフィール®などのハイドロゲル，ゲーベンクリームを使用する．
- 量が多い場合は，ハイドロファイバー（アクアセル®）アルギン酸塩被覆材（カルトスタット®，ソーブサン），ハイドロポリマー（ティエール™）などのドレッシング材を使用する．外用薬には，カデックス®軟膏を使用する．
- 白色ワセリン，セキューラ®DC，セキューラ®PO，リモイス®コートなどを用いて皮膚潰瘍周囲の皮膚の保護が大切になる．
- 滲出液のコントロールが困難な場合は，モーズペーストを選択する（図4）*4．

---

*3 モーズペースト：モーズペーストは，出血，滲出液，臭気を抑制する効果があり，がん患者のQOL改善のため症状の緩和を目的として使用される．原料の塩化亜鉛は「試薬」であり，医薬品として使用することは認められていない．院内で調剤するときは，院内倫理委員会にて承認を得ることが必要である．また，患者には説明文書を用いて十分に説明し，同意を得ておく．なお，本製剤の保険請求は認められていない．

モーズペーストの処方例
- 塩化亜鉛　50g
- 亜鉛華デンプン　25g
- グリセリン　20mL
- 精製水　25mL
- キシロカイン®ゼリー　適量

モーズペーストの使用方法と留意点

① 処置方法について患者に説明し，同意を得る
② 周囲の健常な皮膚の皮膚炎を予防する
　周囲の皮膚に油性軟膏（白色ワセリンなど）を塗布する
　ラップで周囲の皮膚を保護する
③ モーズペーストを腫瘍に塗布する
④ ガーゼで全体を覆う
⑤ 作用時間終了後，ガーゼで軟膏を取り除く
- 10～20分の作用時間で出血と滲出液は改善する
- 約1mmの軟膏の厚さを腫瘍組織に塗布すると48時間で組織表面から約5mmの深さまで浸透する
⑥ 腫瘍部分はガーゼなどで保護する

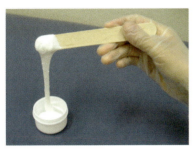

図4　モーズペースト
（吉野公二：進行癌に対するモーズ軟膏療法，臨床皮膚科63（5），121～124，2009，竹森康子ほか：低濃度モーズ軟膏を使用した原発性および転移性皮膚悪性腫瘍の3例．日本病院薬剤師会雑誌46（6）：783～786，2010を参考に筆者作成）

臭い（がん性皮膚潰瘍臭）のケア

- 臭いの原因は，嫌気性菌の感染ならびに病巣組織の壊死や代謝産物の腐敗が関与している．臭いは羞恥心やボディイメージの変化，活動性の低下，周囲とのコミュニケーション障害などさまざまな影響を及ぼし，QOLを低下させる．

1. アセスメント項目

- 臭いの発生源を把握する．
- 潰瘍の状況を把握する（痛みの有無，出血の有無，滲出液の状況，性状と量）．これらの状況から，ケアを行う薬剤や物品を選択していく．
- 行われているケアと環境を把握する．
- 周囲の皮膚の状態も観察する（流れ出る滲出液や，使用している軟膏などでかぶれている場合がある）．
- 臭いが患者と周囲へ与えている影響について把握する．

2. 臭い対策のケア

洗浄

- 患部の清潔保持のために，十分な洗浄を行うことが重要である．
- 石けん（弱酸性）をよく泡立て，泡でやさしく洗浄し，石けん成分は十分に洗い流す．その際，機械的刺激で出血させないように注意する．
- タオルや乾ガーゼを優しく押し当て，水分を拭き取る．

感染予防

- 感染をコントロールするために，薬剤〈メトロニダゾールゲル（ロゼックス®ゲル*5）〉

---

*4 高吸収・非固着性ドレッシング材の使用：アクアセル®は周囲の皮膚保護につながる．ハイドロサイト◇を選択する場合は，自壊創周囲の皮膚にワセリンを塗布し，皮膚の保護を図る．コントロール困難な場合は，モーズペースト（図4）を選択する．

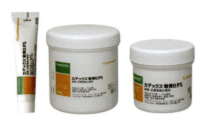

図5　カデックス◇軟膏
（写真提供：スミス・アンド・ネフュー株式会社）

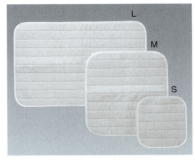

図6　オドレスシート®
（写真提供：アルケア株式会社）

を使用する．

消臭

- 処置前後の消臭スプレーや換気，空気清浄機の設置，活性炭入りのオドレスシート®（図6）を使用する．

ケアのポイント

- 患部の大きさにあったガーゼを選択し，少し厚めにロゼックス®ゲルをのせ，ヘラでのばす（シャワー前に準備しておくとよい）．
- 準備しておいたガーゼを患部に貼付する．ゲルの量が少なすぎるとガーゼと患部が固着しやすいので，注意が必要である．
- ガーゼ交換を行うとき，ガーゼが患部に固着していることがあるので，シャワーや霧吹きなどで十分にガーゼを濡らしてから，ゆっくり剥がす．
- 滲出液が多い場合，漏れを防ぐために，紙おむつや尿とりパッドをガーゼの上から使用するとよい．
- 滲出液が少ない場合や，ガーゼからロゼックス®ゲルや滲出液が染み出して困るときの対策として，親水軟膏重層法がある．親水軟膏重層法とは，まずガーゼに目地が隠れる程度の親水軟膏をヘラでのばす．その上からロゼックス®ゲルを重ね塗りする（図7）．この方法で患部への固着やゲルや滲出液の染み出しを防ぐことができる．

皮膚潰瘍周囲の皮膚のケア

- スキントラブルを早期から予測し，予防策を考え実践することが大切である．

1．アセスメント項目

- リスクをアセスメントする（年齢，糖尿病などの合併症，ステロイドなどの服用薬剤，栄養状態，貧血，脱水など）．
- スキントラブルの状態を観察する（皮膚潰瘍周囲の色調変化，熱感，痛み，腫脹や硬結など）．
- スキントラブルに伴う症状を観察する（痛みや瘙痒感など）．

＊5　臭いへの対策：ロゼックス®ゲルによる消臭作用は，抗菌作用と滲出液の吸湿作用が減少することで効果を発揮する．カデックス◇軟膏は，臭気の原因と考えられる細菌コロニーを排除することで臭いを軽減する（図5）．

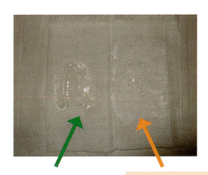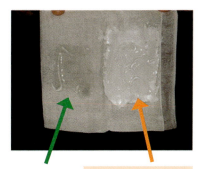

左：ロゼックス®ゲル単剤を塗布

右：親水軟膏を薄く塗り，その上にロゼックス®ゲルを塗布

ガーゼを垂直に持ち上げる

左：ゲルが徐々にガーゼに滲み出し，表面のゲルが垂れ流れはじめる

右：ゲルがガーゼに滲み出さず，表面のゲルが垂れずに留まる

図7　親水軟膏重層法

渡部一宏先生（昭和薬科大学）：第23回日本乳癌学会学術総会（2015）にて発表．CareNet.com（http://www.carenet.com/series/trend/cg001195_012.html）に掲載

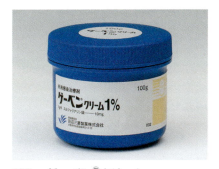

図8　ゲーベン®クリーム
（写真提供：田辺三菱製薬株式会社）

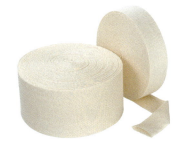

図9　ストッキネット
（写真提供：アルケア株式会社）

2. 皮膚潰瘍周囲のケア

- スキンケアを行い，皮膚の清潔と保湿を保つ（ドライスキンと浸軟の回避）．
- 白色ワセリン，セキューラ®DC，セキューラ®PO，リモイス®コートなどを用いて皮膚を保護する．
- 抗菌薬を塗布する（図8）．
- テープなどの外的刺激を避ける（胸帯やストッキネットなどの活用，図9）．

引用・参考文献
1) Seaman S：Management of malignant fungating wounds in advanced cancer. Semin Oncol Nurs, 22(3)：185～193, 2006.
2) 松原康美：がん患者の創傷管理　症状緩和ケアの実践．照林社, 2007.
3) 吉野公二：進行癌に対するモーズ軟膏療法．臨床皮膚科, 63(5), p.121～124, 2009.
4) 竹森康子ほか：低濃度モーズ軟膏を使用した原発性および転移性皮膚悪性腫瘍の3例．日本病院薬剤師会雑誌, 46(6)：783～786, 2010.
5) 嶺岸秀子ほか：がん看護の実践-2 乳がん患者への看護ケア．医歯薬出版, p.160～165, 2008.
6) 医薬品情報21ホームページ
http://www.drugsinfo.jp/2012/10/03-223000
7) 中村清吾監，渡部一宏編：がん性皮膚潰瘍とそのケア対策―がん性皮膚潰瘍臭対策を中心に―．医薬ジャーナル社, 2016.

再発予防の見地から実際の患者への対応

手術後，治療後にどのような生活を送れば乳がんの再発を防ぐことができるかということは，患者にとって大きな関心事であり，患者からの質問を受けることが少なくない．

そこで，ここでは乳がんの再発や死亡といった予後に関連する生活習慣について，エビデンスを整理していく．

● 利用可能なエビデンス（科学的根拠）

食事や栄養素，身体活動など生活環境因子を中心とする要因と，がんの発症や再発・死亡との関連についてシステマティックレビューを行い，広く世界中で活用されているものに，World Cancer Research Fund / American Institute for Cancer Research（WCRF/AICR，世界がん研究基金／アメリカがん研究機構）の，食事，栄養，身体活動に関するレビューがある．その報告書である"Food, nutrition, physical activity, and the prevention of cancer：a global perspective"[1]は1997年に初版が発表されて以降，順次エビデンスのアップデートも行われており，2007年には第2版，2010年には乳がんについてのアップデートが公開された．また，International Agency for Research on Cancer（IARC，国際がん研究機関）の"IARC Monographs to the Evaluation of Carcinogenic Risks on Humans"シリーズ[2]では，発がん物質の評価を行っている．

日本人に関しては，国立研究開発法人国立がん研究センター予防研究グループを中心とする研究班の活動により，がんの発症のみであるが，生活環境要因とがんとの関連について，日本人を対象とした疫学研究のレビューが行われている[3]．

もうひとつの日本で行われているレビューとして，日本乳癌学会による「科学的根拠に基づく乳癌診療ガイドライン② 疫学・診断編」[4]がある．これは，乳癌学会の診療ガイドライン作成小委員会（疫学・予防）により，システマティックレビューの手法に則って作成されたものであり，このガイドラインでも前述のWCRF/AICRやIARC，国立がん研究センターを中心とする研究班のレビューを二次情報として用いている．ここでは，乳がんの発症と再発・死亡の両方についてレビューを行っている．

● 乳がんの発症と生活習慣要因

上記4つのレビューをもとに，予防に用いることができる変更可能（modifiable）な要因についてまとめたものを表1に示す．

乳がん発症のリスクを高める生活習慣要因として，肥満（閉経後，日本人では閉経前も），喫煙，アルコール摂取が挙げられる．乳がん発症リスクを低下させる要因としては，身体活動，大豆・大豆製品（日本人）が挙げられている．サプリメントや健康食品については，乳がんの発症リスクが低くなる可能性はないと結論づけられており，WCRF/AICRの報告書でも，「がんの予防目的にサプリメントを摂取することは勧められない」と記載されている．

● 乳がんの再発・死亡と生活習慣要因

乳がんの発症と生活習慣との関係が多くの研究によって示されているため，乳がんの再発・死亡といった予後についても，生活習慣により改善できるのではないかと期待されている．

しかし，乳がんの再発や死亡といった予後と生活習慣との関連については，エビデンスレベルの高い研究が日本のみならず世界的にも不足している．先述のWCRF/AICRの2007年版の報告でも，生活習慣とがんの再発・死亡については，「研究が

表1　乳がんの発症と主たる生活習慣要因に関する評価のまとめ

	国際的評価[1)5)]		国立がん研究センター予防研究グループによる[3)]		乳癌診療ガイドライン[4)]	
	閉経前	閉経後	閉経前	閉経後	閉経前	閉経後
Unmodifiable risk factor（予防に用いることのできないリスクファクター）						
授乳	確実（↓）	確実（↓）	可能性あり（↓）		確実（↓）	
成人期の高身長	ほぼ確実（↑）	確実（↑）	―		確実（↑）	
出生時体重が重い	ほぼ確実（↑）	証拠不十分	―		ほぼ確実（↑）	
Modifiable risk factor（予防に用いることのできるリスクファクター）						
体型・身体活動						
肥満	ほぼ確実（↓）	確実（↑）	可能性あり（↑）	確実（↑）	可能性あり（↑）	確実（↑）
腹部肥満	―	ほぼ確実（↑）	―		―	
成人になってからの体重増加	証拠不十分	ほぼ確実（↑）	―		―	
身体活動	可能性あり（↓）	ほぼ確実（↓）	可能性あり（↓）		証拠不十分	ほぼ確実（↓）
喫煙						
喫煙	可能性あり（↑）		可能性あり（↑）		ほぼ確実（↑）	
受動喫煙	証拠不十分		証拠不十分		可能性あり（↑）	
飲酒						
アルコール	確実（↑）	確実（↑）	証拠不十分		ほぼ確実（↑）	
食品						
野菜	証拠不十分	証拠不十分	証拠不十分		―	
果物	証拠不十分	証拠不十分	証拠不十分		―	
大豆・大豆製品	証拠不十分	証拠不十分	可能性あり（↓）		可能性あり（↓）	
牛乳・乳製品	証拠不十分	証拠不十分	証拠不十分		可能性あり（↓）	
肉類	証拠不十分	証拠不十分	証拠不十分		―	
魚類	証拠不十分	証拠不十分	証拠不十分		―	
穀類	証拠不十分	証拠不十分	証拠不十分		―	
茶	証拠不十分	証拠不十分	証拠不十分		証拠不十分	
食パターン	証拠不十分	証拠不十分	証拠不十分		―	
栄養素						
ビタミン	証拠不十分	証拠不十分	証拠不十分		―	
食物繊維	証拠不十分	証拠不十分	―		―	
総脂肪	証拠不十分	可能性あり（↑）	証拠不十分		証拠不十分	
イソフラボン	証拠不十分	証拠不十分	可能性あり（↓）		可能性あり（↓）	
葉酸	証拠不十分	証拠不十分	証拠不十分		―	
カロテノイド	証拠不十分	証拠不十分	証拠不十分		―	

出典
1) World Cancer Research Fund / American Institute for Cancer Research：Food, nutrition, physical activity, and the prevention of cancer: a global perspective. Breast Cancer 2010 Report.
3) 国立研究開発法人国立がん研究センター社会と健康研究センター予防研究グループ：科学的根拠に基づく発がん性・がん予防効果の評価とがん予防ガイドライン提言に関する研究. http://epi.ncc.go.jp/can_prev/（Accessed September 28, 2016）
4) 日本乳癌学会編：科学的根拠に基づく乳癌診療ガイドライン　②疫学・診断編　2015年版. 金原出版, 2015.
5) International Agency for Research on Cancer：IARC Monographs on the Evaluation of Carcinogenic Risks to Humans. Volume 100E: Personal habits and indoor combustions. 2012.（喫煙・受動喫煙のみ）

注1）　（↑）:リスクを増加させる、（↓）:リスクを減少させる
注2）　確実:Convincing, ほぼ確実:Probable, 可能性あり:Limited-suggestive, 証拠不十分:Limited-no conclusion

表2 乳がんの再発・死亡と主たる生活習慣要因との関連

	世界の評価			日本の評価
	WCRF／AICRによる（診断前のライフスタイル）[7]	WCRF／AICRによる（診断後12か月未満のライフスタイル）[7]	WCRF／AICRによる（診断後12か月以降のライフスタイル）[7]	乳癌診療ガイドライン[4]
診断時の肥満	全死亡・乳がん死亡（閉経後のみ）・二次がん：可能性あり（↑）	―	―	再発・乳がん死亡：確実（↑）
診断後の肥満・体重増加	―	全死亡・乳がん死亡（閉経後のみ）・二次がん：可能性あり（↑）	全死亡：可能性あり（↑）	乳がん死亡：ほぼ確実（↑）
身体活動	全死亡・乳がん死亡：可能性あり（↓）	データ不十分	全死亡：可能性あり（↓）	全死亡：ほぼ確実（↓）
喫煙	―	―	―	全死亡・乳がん死亡：可能性あり（↑）
食物繊維	全死亡：可能性あり（↓）	データ不十分	全死亡：可能性あり（↓）	―
アルコール	データ不十分	データ不十分	データ不十分	データ不十分
野菜・果物	データ不十分	データ不十分	データ不十分	―
大豆製品・イソフラボン	データ不十分	データ不十分	全死亡：可能性あり（↓）	再発：可能性あり（↓）
乳製品	―	―	―	データ不十分
飽和脂肪酸	全死亡：可能性あり（↑）	データ不十分	データ不十分	―
総脂肪（脂肪摂取）	全死亡：可能性あり（↑）	データ不十分	データ不十分	データ不十分

出典
4）日本乳癌学会編：科学的根拠に基づく乳癌診療ガイドライン ②疫学・診断編 2015年版をもとに作成
7）World Cancer Research Fund International：Diet, nutrition, physical activity and Breast Cancer Survivors 2014をもとに作成
WCRF／AIRCでは、再発、長期的副作用、QOLについてはエンドポイントとしての測定が難しく正確な医療記録が必要になるため、評価を行っていない

注1）（↑）：リスクを増加させる、（↓）：リスクを減少させる
注2）確実：Convincing, ほぼ確実：Probable, 可能性あり：Limited-suggestive, データ不十分：Limited-no conclusion

行われ始めているが、エビデンスの判定に十分な結果は得られていない」と結論づけられており、がん患者への再発・死亡の予防のための推奨として、「がんサバイバーはがん予防のための推奨に従う」とのみ記載されていた。2014年に発表されたアップデートにおいて、患者を対象とする疫学研究がもっとも進んでいる乳がんについて、初めて生活習慣と乳がんの再発・死亡・二次がんに関するレビュー結果が報告された。日本での評価としては、先述の乳癌診療ガイドラインにレビュー結果のまとめが報告されている。

表2に主たる要因についてこれらのレビュー結果をまとめたものを示す。

これらの結果から、乳がんの再発や死亡、全死亡リスクを高める可能性がある要因として、診断前の肥満や診断後の肥満・体重増加、喫煙、飽和脂肪酸摂取、脂肪摂取が挙げられる。乳がん死亡や全死亡リスクを低下させる可能性がある要因としては、診断前および診断後の身体活動、食物繊維摂取、大豆・イソフラボン摂取が挙げられる。サプリメントや健康食品については、予後の改善につながるというレビュー結果は得られていない。

乳がんの再発・死亡と生活習慣については少しずつ明らかになってきているものの、WCRF/AICRの2014年アップデートのまとめとして、「エビデンスは増えてきているものの、研究デザインや実施上の制限により、（中略）確かな結論を出すことが不可能であると判断した」と結論づけられており、現

段階で乳がん患者の予後改善のための明確な推奨は行われていない．

現在，アメリカ，イギリス，中国などで乳がん患者を対象とする大規模な疫学研究が開始されており，日本においても筆者らを中心に約6,000名の乳がん患者を対象とする乳がん患者コホートを実施している（希望の虹プロジェクト[6]）．これらの結果により，乳がんの再発防止に有用なエビデンスが創出されることが期待される．

●乳がん患者へのアドバイス

これまでみてきたとおり，乳がんの再発・死亡と生活習慣との関係については，残念ながら現段階ではエビデンスが不十分であり，積極的に勧められることはほとんどない．しかし，日常診療のなかでは，十分なエビデンスが蓄積されるまでただ待っていることはできない．少なくとも，乳がん患者においては治療を受けていない乳房の乳がんリスクが高いことが考えられるため，乳がん発症リスクを低下させる生活習慣を心がける必要がある．

ここでは，利用可能なエビデンスのなかで，比較的信頼性が高く，乳がん発症リスクや他のがんの発症リスク，他の疾患への影響，QOLの向上，健康維持なども含めたリスクベネフィットを考慮したうえで，現在行えるアドバイスについて示す．

・適切なカロリー摂取と適度な身体活動量の維持により，肥満を避ける

乳がんの再発や死亡，全死亡リスクを高める可能性が高く，また治療を受けていない乳房の乳がん発症リスクや他のがん，他の疾患リスクの上昇という観点からも，肥満を避けることが重要である．すでに肥満の患者においては，体重のコントロールを行うことが勧められる．

・日常生活において，適度な身体活動量の維持を心がける

乳がん死亡や全死亡リスクを低下させる可能性に加え，他のがんや疾患の予防，QOL向上や健康維持の観点からも，適度な身体活動量を維持することが望まれる．無理に強度の高い運動をしなくてもよいので，立つ時間や歩く時間を増やすなどできることから行い，日常生活を活発に過ごすことを心がけるとよい．

・現在喫煙している患者には，禁煙を強く勧め，禁煙サポートを行う

喫煙は乳がん死亡，全死亡のリスクを高める可能性があることに加え，肺がんなど他のがんの大きなリスクであることはすでに明らかであることや，他の疾患の予防という観点からも，喫煙はすべきでないし，受動喫煙についても避けるようにすべきである．

・お酒は飲まないか，控えめにする

アルコール摂取と乳がんの再発や死亡についてはエビデンスが十分ではないが，乳がん発症リスクを高めることや，他の疾患の予防の観点から，多量飲酒を避け，飲酒は行わないか行う場合でも量や回数を控えめにすべきである．

・乳製品や飽和脂肪酸，脂肪の摂取を過度に制限する必要はないが，肥満を避けるために適量の摂取とし，総カロリーをとりすぎないようにする

乳製品や飽和脂肪酸，脂肪摂取の乳がん再発や死亡に関するエビデンスは十分ではないため，過度に制限する必要はない．ただし，それらの大量摂取は肥満をまねくおそれがあるため，総カロリーをとりすぎないよう注意し，肥満を避けるようにする．

・大豆食品の摂取は乳がんの再発や死亡リスクを低下させる可能性があるが，サプリメントや健康食品によるイソフラボンの多量摂取は行わず，通常の大豆食品から摂取する

大豆食品やイソフラボンの摂取により乳がんの発症や再発，全死亡リスクを低下させる可能性が示されている．しかし，乳がんの発症や再発リスクを低下させる目的でサプリメントや健康食品の形でイソフラボンを多量摂取することの効果は認められておらず，安全性も証明されていない．そのため，サプリメントや健康食品による多量摂取は行わず，

通常の大豆食品からの摂取を心がける．

・乳がんの発症や再発・死亡リスク軽減を目的とするサプリメントや健康食品の摂取は勧められない

　サプリメントや健康食品の形での多量摂取による乳がんの発症や再発・死亡リスク低下に関するエビデンスは不十分であり，効果は不明である．それらの安全性は証明されておらず，なかには副作用が生じたり，治療に影響を与える可能性もあるため，多量摂取は行わず，栄養の摂取は通常の食品から行うよう心がけるべきである．患者が個人の判断でサプリメントや健康食品の摂取を行う場合には，無理に止める必要はないが，商品名や製造会社名などを尋ねて診療記録に記載し，スタッフ間で共有する．

・その他の相補代替療法については，予後改善の科学的根拠は十分ではないため強く推奨できるものはないが，必要としている患者の声に耳を傾けることは重要である

　サプリメントや健康食品のほか，相補代替療法にはヨガや瞑想を含むマインドフルネスに基づくストレス軽減法やイメージ療法，サポートグループなども含まれる．これらの心理的な効果は一部に認められているが，乳がんの再発・死亡リスクの低下に関する十分なエビデンスは存在しない．しかし，再発への不安やストレス，抑うつなどを抱える患者にとって重要な意味をもつ場合が少なくないため，患者の思いに耳を傾けニーズを把握し，必要に応じて医師や臨床心理士，その他のスタッフなどにつなぐことが重要である．

引用文献
1) World Cancer Research Fund / American Institute for Cancer Research. Food, nutrition, physical activity and the prevention of cancer：a global perspective. First expert report（1997），Second expert report（2007）．Breast Cancer 2010 Report（2010）．
   ・First expert report：Nutrition, 15(6)：523～526, 1999.
   ・Second expert report：Proc Nutr Soc, 67(3)：253～256, 2008.
   ・Breast Cancer 2010 Report：http://www.aicr.org/continuous-update-project/reports/Breast-Cancer-2010-Report.pdf（2017年6月1日閲覧）
2) IARC Working Group on the Evaluation of Carcinogenic Risks to Humans：Tobacco smoke and involuntary smoking. IARC Monogr Eval Carcinog Risks Hum, 83：78, 2004.
3) 国立研究開発法人国立がん研究センター社会と健康研究センター予防研究グループ：科学的根拠に基づく発がん性・がん予防効果の評価とがん予防ガイドライン提言に関する研究
http://epi.ncc.go.jp/can_prev/（2017年6月1日閲覧）
4) 日本乳癌学会：科学的根拠に基づく乳癌診療ガイドライン② 疫学・診断編　2015年版．金原出版，2015．
5) International Agency for Research on Cancer. IARC Monographs on the Evaluation of Carcinogenic Risks on Humans. Volume 100E：Personal habits and indoor combustions. 2012.
http://monographs.iarc.fr/ENG/Monographs/vol100E/mono100E.pdf（2017年6月1日閲覧）
6) Mizota Y, et al.：Rainbow of KIBOU(ROK)study：a Breast Cancer Survivor Cohort in Japan. Breast Cancer, 2017 [Epub ahead of print].
7) World Cancer Research Fund International. Diet, nutrition, physical activity and Breast Cancer Survivors 2014
http://www.wcrf.org/sites/default/files/Breast-Cancer-Survivors-2014-Report.pdf（2017年6月1日閲覧）

Chapter 5 乳がんケアと患者サポート

16 再発・転移乳がん患者のケア

Key Point

- 再発・転移を告げられた患者の心理を理解し，必要に応じたケアを提供することは乳がん看護に携わる看護師の重要な役割である．
- 再発・転移乳がん患者は，長期にわたり治療を継続しながら外来で過ごすことが多い．そのため，治療による副作用症状や出現しやすい時期，それに対する対処法を知り，セルフケアを行いながら安心して生活できるよう支援する必要がある．
- 再発・転移乳がん患者が抱える問題は個別性が大きく，経過や病状によって変化していく．再発・転移乳がん患者が希望をもち，普段どおりの生活を続けながらその人らしく生きていくためのケアを提供することが重要である．

- 初期治療終了後も患者は再発・転移の脅威に脅かされながら生活している．初期治療の際は，治癒をめざした治療が行われるが，再発・転移治療では症状緩和と生活の質（QOL）の改善または維持をめざす．
- 再発・転移を告げられた患者の心理を理解し，必要に応じたケアを提供することは，乳がん看護に携わる看護師の重要な役割である．

再発・転移乳がん患者の状況

- 手術後2〜3年の早期に再発することもあるが，10年以上経過してから再発することもあり（晩期再発），注意が必要である．また，再発の時期は，進行度や乳がんの性質（バイオマーカー）によって大きく異なる．
- 再発後（遠隔転移）の生存期間は平均2〜3年，5年生存率は10〜20％，10年生存率は3〜7％である．
- 治療の進歩により，再発後10年以上治療を継続している患者がいる．また，まれではあるが治癒する場合もある．
- 初期治療後の定期検査では，マンモグラフィは反対側の乳がんの早期発見に役立つことがわかっている．しかし，血液検査（腫瘍マーカーを含む）や種々の画像検査を受けて再発を早期に発見し治療を開始しても，症状が出現してから治療を開始しても，その後の生存期間に変わりがないことがさまざまな研究で明らかになっている[1]．

再発・転移乳がん患者の特徴

- 再発や転移の診断を受けた患者は，初めて乳

表1　再発の種類

NCCN ガイドライン		乳癌取扱い規約	再発部位
局所再発	温存療法後	温存乳房再発	同側乳房内再発
	乳房切除後	局所（患側胸壁）再発	同側の皮膚を含む胸壁への再発
領域再発		所属リンパ節再発	同側の腋窩リンパ節，鎖骨上リンパ節，胸骨傍リンパ節への再発
全身転移		遠隔再発（遠隔転移）	上記以外の部位への転移再発

（日本乳癌学会編：科学的根拠に基づく乳癌診療ガイドライン① 治療編　2015年版. p.269, 金原出版, 2015 より引用）

がんと診断されたときに比べて「死」について意識することが多く，非常に衝撃が強い．
- 再発乳がん患者の42％が精神科医による治療を必要とする適応障害あるいはうつ病と診断されている[2]．
- 子どもの進学や就職に関連する問題，親の病気や介護に関連する問題，仕事の継続に関連する問題などを抱えている患者が多い．
- 治療方法や支持療法の進歩により，がんと共存する期間が長期化してきている．その反面，治療による有害事象である末梢神経障害など，対応策が確立されていない症状を抱えながら過ごす患者がいる．
- 再発・転移治療に効果があるといわれている薬剤が増えているために，長期にわたる治療による経済的負担が大きい．また，「いつまで治療を続けるのか」「どの治療を受けるのか」という患者の意思決定が必要になる．
- 初期治療で受けたボディイメージの変容など外的変化を抱えているのに加えて，再発・転移によるさまざまな症状を抱えている．しかし，消化器がんなどのように「食べられない」などといった他者からも顕著に理解できる症状が少ないことから，その苦痛は理解されにくい傾向にある．
- 家族もまた，患者の再発・転移による身体的・心理的・社会的苦痛を抱えながら生活している．

再発の種類

- 乳がん再発の種類はガイドラインや取扱い規約によって分類[3]が若干異なるが，いずれにしても治療計画を決定するにあたり重要な要素となるため，看護師は再発の種類について理解しておく必要がある（表1）．
- 「局所再発」とは，乳房部分切除術（乳房温存術）後の乳房内への再発や，乳房切除術（乳房全摘術）後の皮膚および胸壁への再発をいう（図1）．
- 「領域再発」とは，手術した側の腋窩リンパ節や鎖骨上リンパ節および胸骨傍リンパ節への単独の再発をいう（図2）．
- 「遠隔転移」とは，初期治療終了後に乳がんが骨，脳，肺，肝臓などの臓器に転移することをいう（図3）．

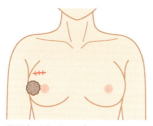
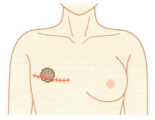

乳房部分切除術（乳房温存術）後の乳房内に再発すること

乳房切除術（乳房全摘術）後の皮膚および胸壁に再発すること

図1　局所再発

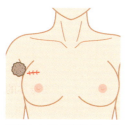
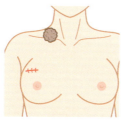
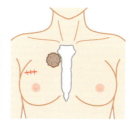

手術した側の腋窩リンパ節に単独再発すること

手術した側の鎖骨上リンパ節に単独再発すること

胸骨傍リンパ節に単独再発すること

図2　領域再発

局所再発や領域再発と診断された乳がん患者のケア

1. 必要な情報

- 局所再発や領域再発と診断された乳がん患者のケアでは，以下の情報が重要となる．
  - これまでの経過（初期治療の内容，病理結果，再発までの期間，再発部位など）．
  - 医師からの説明内容と今後の治療計画．
  - 病状と治療に対する受け止めと理解，不安．
  - 初期治療時の術式選択をどのように行ったか，術式選択の理由，乳房に対する価値．
  - セルフケア能力．
  - これまでの病気や初期治療に対する取り組み方や思い．
  - 今後の治療に対する希望，優先したいこと．
  - 日常生活の状況（仕事，家族背景，趣味など）．
  - 家族の病状と治療に対する受け止めと理解，不安．

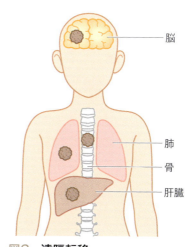

図3　遠隔転移

2. アセスメントのポイント

- 局所再発や領域再発と診断された乳がん患者では，以下の点を中心に情報を収集し，アセスメントを行う．
  - 患者および家族は医師から説明された病状や治療について，どのように受け止めているか．また，正しく理解しているか．
  - 初期治療を受けたことをどのように受け止めているか．
  - ボディイメージの変化をどのように受け止めているか．
  - 今後の生活についてどのように考えているか．
  - 治療を受けることによって，患者の生活にどのような変化が生じるか．

遠隔転移と診断された乳がん患者のケア

1. 必要な情報

- 遠隔転移と診断された乳がん患者のケアでは，以下の情報が重要となる．
  - これまでの経過（初期治療の内容，病理結果，転移までの期間，転移部位など）．
  - 医師からの説明内容と今後の治療計画（使用薬剤と予測される副作用など）．
  - 緩和医療，緩和ケア．
  - 病状と治療に対する受け止めと理解，不安．
  - 身体症状の程度および身体症状による日常生活への影響．
  - セルフケア能力．
  - これまでの病気や初期治療に対する取り組み方や思い．
  - 今後の治療に対する希望，優先したいこと．
  - 日常生活の状況（仕事，家族背景，趣味など）．
  - 家族の病状と治療に対する受け止めと理解，不安．

2. アセスメントのポイント

- 遠隔転移と診断された乳がん患者では，以下の点を中心に情報を収集し，アセスメントを行う．
  - 転移による病勢の程度，どのような身体症状があるか．
  - 予定されている治療によって，身体症状がどの程度緩和できる見込みか．
  - 患者および家族は，医師から説明された病状と治療についてどのように受け止めているか．また，正しく理解しているか．
  - 身体症状による日常生活への影響の程度．
  - 治療を選択するにあたり優先したいこと，生きていくうえで大切にしていることは何か．
  - 今後の見通しについて，どの程度知りたいと考えているのか．
  - これまでに近い生活やセルフケアを維持するために必要なサポートは何か．
  - 今後，生活にどのような変化が生じるか．

再発・転移乳がん患者のニーズ

- 再発・転移乳がん患者の治療・療養環境は，初発乳がん患者に比べてきわめて過酷であると考えられる．再発・転移乳がん患者のニーズを知ることが必要である（表2）．

再発・転移乳がん患者へのケアのポイント

- 乳がん治療が外来へ移行してきており，再発・

表2 再発乳がん患者のがんとともに生きることに関するニーズ

- 再発・転移を早く見つける方法を知りたい
- 身体に不調や大きな変化があったときの対処法を知りたい
- 治療の後遺症や副作用とその予防・対処方法を知りたい
- ホルモン療法について知りたい
- 化学療法について知りたい
- 治療法の選択について知りたい
- 術後の検査・治療の進め方について知りたい
- 心身をリラックスさせる方法について知りたい
- 医師や看護師が主催する患者と家族が集まって短い講義を聞いたり気持ちを話し合うプログラムに参加したい
- 医師や看護師による講習会に参加したい
- 利用できるサービスや社会制度について知りたい

(柴田純子ほか:再発乳がん患者のがんと共に生きることに関するニーズ.千葉大学看護学部紀要,27:49~53,2005より改変)

転移の際の告知や治療の大半は外来で行われている.看護師は再発・転移告知後の患者の話を聴く場を設けて,患者・家族の理解の程度や思いを確認するとともに,長期にわたる再発・転移治療を受ける患者を支える必要がある.

- 以下に再発・転移乳がん患者へのケアのポイントを示す.

1. 再発・転移を告知する際のケア

- 患者は再発・転移の疑いがあることを医師から告げられ精密検査を受けているため,すでに悪い知らせを聞くのではないかと恐怖心が高まっている.
- 「本当に転移(再発)か」と疑念を抱いたり,混乱したりする場合がある.また,「死」への不安や恐怖が高まることがあるため,気持ちが落ち着くまでそばに寄り添い,安全の確保に努める.
- 再発・転移の告知に伴う心理反応には,支持的精神療法に基づいて対応する(表3).
- 患者の想いをよく聴く.患者の感情表出を促進する技法としてNURSE*1がある[5].
- 看護師が相談にのること,多職種で支援していくことを伝える.患者がこれまでの経過を振り返って悲観的になったり,自分を責めたりすることがある.また,「どうせ治療しても治らない」と将来に対して絶望的になることがある.そのような患者の気持ちに理解を示し,いつでも相談できる存在として認識してもらえるようにかかわる.さらに,相談窓口やアクセスの方法を具体的に伝えることが大切である.
- 専門家の介入が必要な気持ちのつらさかどうかを評価する.

2. 治療選択への意思決定支援

- 再発・転移の衝撃を乗り越え治療選択を行うのは患者であるが,そこに寄り添い見守りながら支援することが重要である.
- 医師から説明された病状や治療計画について正しく理解しているか確認する.
- 患者の価値観や希望を尊重した治療選択を支援する.
- 治療選択に必要な情報を提供する.進行する病状の厳しい現実のなかにあっても,欲しい情報が確かに提供されていると患者本人が感じられることが重要である[6].

---

*1 NURSE:感情表出を促進する技法.
N:命名(naming);患者が自分の感情に注目し,自分の感情に気づくことを促すために,感情に命名する.
U:理解(understanding);患者の抱えている感情反応は理解可能であることを伝えることで,その感情は正当化され,受け入れられる妥当なものと伝えることになる.
R:尊敬(respecting);患者の気持ちを承認し尊敬の念を伝えることは,共感を示す重要なステップである.
S:支持(supporting);できるだけの援助をすることを患者に示す.
E:探索(exploring);焦点化した質問を行ったり,感情の表出を促すことは,患者へのより深い共感的理解につながる.

表3 支持的精神療法の例

傾聴	患者のいうことをプライバシーが守られるような場所で落ち着いて聴くこと
受容	話をしたあとで，話を聞いてくれた人に批判されずに受け入れられたという感覚を体験すること
保証	「大丈夫ですよ」「間違っていませんよ」などを伝え，患者が安心するようなアプローチをすること
共感	患者の感情を理解したことを，患者へ言葉で伝えること
説明	病気や治療について，患者にわかりやすく伝えること

3. 症状マネジメント

- 以下の点に注意して，症状の緩和に努める．
  - 潜在的な症状を見極め，早期に介入を開始する．
  - 客観的データと患者が訴える症状は必ずしも一致しないことがあるため，患者の訴えを丁寧に聴く．
  - 治療に伴って生じる症状について，あらかじめ予測できるものは症状と対処法について伝えておく．
  - 疼痛，呼吸困難などの主観的な身体症状について丁寧に聴く．
  - 多職種で協働して症状緩和を図る．
  - 受診が必要な症状を具体的に説明し，受診方法や連絡先を伝える．
  - 患者の生活状況に応じたセルフケアを患者とともに考える．

4. 長期にわたり治療を継続する患者に対する生活調整のための支援

- 緩和ケアチームなどの多職種と連携する．
- これまでと変わらない生活と自分らしさを維持できるような支援を行う．

- サポートグループ，患者会などを紹介する．サポートグループは，患者同士が語り合うことで不安や悲しみ，怒りを和らげることを目的とし，再発・転移乳がん患者にとって有用なサポートの1つである．患者が選択できる資源の1つとして，サポートグループの開催・情報提供が必要である．
- 利用可能なサービスや社会資源の紹介を行う．

再発・転移乳がん患者の家族に対するケア

1. 患者と家族の関係性についてのアセスメント

- 病気のことを誰にどの程度話しているのかを患者に確認する．
- キーパーソンは誰かを把握する．
- 家族のサポートの有無と程度について情報を得る．

2. 家族への情緒的支援

- 外来・病棟で家族を見かけたら，積極的に話しかける．
- 患者の前ではつらい気持ちを表出できずに我慢している家族がいるため，家族の感情表出の場をつくることを考慮する．

3. 適切な情報提供

- 病気や治療について確実に情報を提供する．
- 家族が病気や治療，今後の見通しについてどのように考え，理解しているのかを把握する．

4. 家族を巻き込んだ意思決定支援

- 再発・転移の病状説明や治療法決定の場に家族にも同席してもらう．

- 乳がん再発・転移後は，治療が奏効し長期間外来通院が可能な患者が多い．外来受診時は一人で来院する患者がいるため，家族への病状説明は患者を介して行われていることがある．病気の進行時には「これほど病気が進んでいると思わなかった」「もっと早くに病状が進行していることを教えてもらいたかった」などと話す家族がいる．病状の変化や使用薬剤の変更などを説明する際には，患者の承諾を得て，可能な限り家族が同席できるように調整し，家族の理解や協力が得られるようにする．

5. 患者ケアに対する家族の教育と保障

- 家族が患者をどのように看たいと考えているのか確認する．
- 患者が介護の必要な状態で在宅療養を望む場合，必要なケアの方法を指導する．
- 在宅療養中の場合，出現する可能性のある症状を伝え，ある程度見通しがもてるようにする．
- 緊急時の対応について医療者と家族で共有する．
- 家族の介護の方法やその結果を尊重しながら，よりよい方法についてともに考える．

6. 相談窓口の明確化

- 患者の家族はつらい気持ちを抱えていても，医療者に相談するべきことではないと考えていることがある．そのため，看護師から積極的に家族へ声をかけ，相談できる存在として看護師を認識してもらえるようにかかわるとともに，相談窓口を紹介することが必要である．

オンコロジーエマージェンシー

- オンコロジーエマージェンシーとは，がんに関連した，あるいはがんの治療によって致命的な急激に引き起こされる事象をいい，再発・転移乳がんにみられる事象としては，頭蓋内圧亢進や脊髄圧迫症候群，高カルシウム血症，上大静脈症候群などがある．
- オンコロジーエマージェンシーは，早期発見・早期治療が重要であり，それによってQOLの向上および生存期間の延長に寄与する．
- 再発・転移乳がん患者のケアに携わる看護師には，緊急の対応が必要で致命的となりうる事象が起こりうることを念頭におき，パフォーマンスステータス（performance status：PS），バイタルサイン測定はもちろん，神経症状や精神症状，消化器症状などの観察とアセスメント能力が求められる．
- 代表的なオンコロジーエマージェンシーの病態と症状を表4に示す．

アドバンス・ケア・プランニング

- アドバンス・ケア・プランニング（advance care planning：ACP）とは，今後の治療や療養について患者・家族と医療者があらかじめ話し合う自発的なプロセスをいう[6]．
- ACPの話し合いには，①患者本人の気がかりや意向，②患者の価値観や目標，③病状や予後の理解，④治療や療養に関する意向や選好とその提供体制が含まれる．
- 諸外国ではACPの包括的な実践プログラムやガイドラインが作成され，さまざまな取り組みが行われているが，わが国ではまだシス

表4 代表的なオンコロジーエマージェンシーの病態と症状

	病態	症状
脊髄圧迫症状	骨転移病変が脊髄を圧迫することで起こる	疼痛，神経障害，障害部位以下の筋力低下など
頭蓋内圧亢進症状	脳腫瘍やがん性髄膜炎などで脳圧が亢進した状態	頭痛，悪心，嘔吐，意識障害など
上大静脈症候群	上大静脈血流の途絶，頭部や頸部からの静脈還流障害	呼吸困難，咳嗽，チアノーゼなど
心タンポナーデ	心臓外への血行性，リンパ行性播種や腫瘍の直接浸潤によるがん性心膜炎が原因で起こる	呼吸困難，起坐呼吸，心拍出量減少に伴う発汗，末梢冷感
気道狭窄	中枢気道周囲の腫瘍増殖により気道が圧迫されて起こる	咳嗽，呼吸困難など
高カルシウム血症	骨転移による骨破壊に伴うカルシウムの溶出が原因で起こる	意識障害，脱水所見，口渇，多尿など

テムとして定着していない．しかし，徐々にその概念は浸透しつつある．
- ACP開始のタイミングとしては，医師から再発・転移を告げられたとき，治療法を変更するとき，入院時などがよい機会となる．
- すべての患者・家族がACPを理解しているとはいえないため，看護師はACPを開始するタイミングを見極め，話し合う環境を整えるとともに，患者・家族の意向を引き出すコミュニケーションスキルの向上に努める必要がある．

再発・転移部位別の看護のポイント

- 乳がんが再発・転移をする部位は，骨，肺，肝臓，脳，皮膚などがある．再発・転移部位別の症状とケアのポイントを表5に示す．

*　　　*　　　*

- 再発・転移の診断を受けた初期の段階の患者は，衝撃を乗り越え，初発治療のときのように前向きに取り組む姿勢へ変化することが多い．しかし，治療効果が認められなくなり症状緩和に焦点があてられるようになると，生活や役割変更とともに死への準備が必要になってくる．
- 再発・転移乳がん患者が抱える問題は個別性が大きく，経過や病状によって変化していく．再発・転移乳がん患者が希望をもち，普段どおりの生活を続けながら，その人らしく生きていくためのケアを提供することが重要である．

引用・参考文献
1) 日本乳癌学会編：科学的根拠に基づく乳癌診療ガイドライン② 疫学・診断編 2015年版．p.157～163，金原出版，2015．
2) Okamura M, et al.：Psychiatric disorders following first breast cancer recurrence：Prevalence, associated factors and relationship to quality of life. Jpn J Clin

表5 再発・転移部位別の主な症状とケアのポイント

部位	主な症状	ケアのポイント
骨	疼痛，骨折，しびれ，麻痺，高カルシウム血症など	・疼痛コントロール ・骨折予防のセルフケア支援 ・日常生活の制限によるストレス軽減のためのケア ・福祉用具の活用など
肺	咳嗽，呼吸困難感，胸水貯留，がん性リンパ管症など	・呼吸法の指導 ・口腔ケア ・安楽な体位や環境の整備 ・在宅酸素療法の準備など
肝臓	腹部膨満感，便秘，黄疸，疼痛（内臓痛），腹水貯留など	・排便コントロール ・瘙痒感に対するケア ・食事療法 ・疼痛コントロール ・浮腫に対するケアなど
脳	頭蓋内圧亢進症状，痙攣，麻痺，意識障害，神経症状など	・安全対策（転倒・転落防止） ・リハビリテーション看護 ・在宅で療養するための準備など
皮膚	皮膚の発赤，潰瘍，自壊，出血，疼痛，感染，悪臭など	・疼痛コントロール ・出血コントロール ・感染予防 ・臭いに対するケア ・洗浄・軟膏処置などのセルフケア指導 ・ボディイメージの変容に対するケアなど

Oncol. 35（6）：302～309，2005.
3) 日本乳癌学会編：科学的根拠に基づく乳癌診療ガイドライン① 治療編 2015年版．p.269，金原出版，2015.
4) 上田伊佐子ほか：再発・転移のある乳がん患者のコーピング方略と心理的適応．日本看護科学会誌，31（2）：42～51，2011.
5) 梅澤志乃：わるい知らせが伝えられる際の看護師の役割．がん看護，15（1）：27～30，2010.
6) 二井矢ひとみ：アドバンス・ケア・プランニング～患者の意向を尊重したケアの実践～．がん看護，18（1）：23～26，2013.
7) 柴田純子ほか：再発乳がん患者のがんと共に生きることに関するニーズ．千葉大学看護学部紀要，27：49～53，2005.
8) 射場典子ほか監：乳がん患者へのトータルアプローチ．p.248～254，ピラールプレス，2005.
9) 阿部恭子編：ブレストケアナース 役割と実践．p.92～104，日総研出版，2006.
10) 大橋 光ほか：日本における再発乳がん患者に関する研究の現状．熊本大学医学部保健学科紀要，8：85～91，2012.

Chapter 5 乳がんケアと患者サポート

17 在宅療養のサポートと緩和ケア

Key Point

- がん患者に対しては，がんと診断されたときから，身体のつらさだけでなく，心のつらさや，就労や経済的負担，家庭内での役割遂行といった社会的問題などに対してもすみやかにサポートする体制が求められている．
- 終末期にあるがん患者の療養場所としては，一般病棟，緩和ケア専門病棟，在宅などがある．患者や家族の思いを確認し，また少し先のがんの軌跡を想定しながら，意思決定できるようサポートすることが重要である．

- 緩和ケアとは，「生命を脅かす疾患による問題に直面している患者とその家族に対して，痛みやその他の身体的問題，心理社会的問題，スピリチュアルな問題を早期に発見し，的確なアセスメントと対処（治療・処置）を行うことによって，苦しみを予防し，和らげることで，クオリティ・オブ・ライフを改善するアプローチ」と定義されている[1]．
- 2012年にがん対策推進基本計画が見直された際に，重点課題の1つである「治療の初期段階からの緩和ケアの推進」は，「がんと診断されたときからの緩和ケアの推進」に改訂された．つまり，がんがわかったときから，身体のつらさだけでなく，不安や抑うつなど心のつらさ，就労や経済的負担，家庭内の役割遂行の困難さといった社会的な問題など，さまざまながん患者・家族が抱える悩みに対し，すみやかにサポートする体制が求められている．
- さらに，在院日数の短縮化と高齢化社会の加速に伴い，療養の主軸が病院から地域医療へと広がりつつある．入院医療機関は，在宅緩和ケアを提供できる診療所と連携し，がん患者・家族の意向に応じた在宅医療への移行を切れ目なく提供する体制を構築し，さらに，患者の状態が変化したときの後方支援体制の整備も求められている．
- すべてのがん患者・家族が，どこにいても基本的な緩和ケアを受けられ，その人らしい普通の生活が送れるように支援されることが，現在の緩和ケアにおける課題である．

わが国における緩和ケア提供体制の歩み

- 1990年に診療報酬に「緩和ケア病棟入院料」が新設され，緩和ケアの専門病棟が誕生した．厚生労働省の施設基準を満たす専門病棟の登録は，2016年11月時点で377ある．
- がんによる死亡は，2014年のデータで年間約36万人に上る[2]．また，2012年における

- 全死亡場所の約8割は一般病棟という報告がある[3]．より多くのがん患者・家族が緩和ケアを受けられる体制づくり推進に向け，緩和ケアチーム（palliative care team：PCT）の充足が求められてきた．
- PCTとは，がん患者・家族が抱える身体的・心理社会的苦痛の緩和に対する直接的なケアと，プライマリーチームの医師，看護師をサポートするコンサルテーション型のチームを指す．多側面のアセスメントと多職種による支援により，がん患者・家族の抱える問題の全体像が明らかとなり，より個別性に沿ったアプローチが行いやすいと考えられている．
- 2007年のがん対策基本法制定により，すべてのがん診療連携拠点病院にPCTの設置が義務づけられ，2017年6月の時点で434のがん診療連携拠点病院が整備されている．PCTに対する診療報酬加算は2002年から算定できるようになっているものの，人員配置の条件を満たすことが厳しく，チーム加算を算定していないPCTも含めると多くの施設において活動が行われている．
- 2012年の診療報酬改定では，外来緩和ケア管理料が新設された．さらに，同年開催の「緩和ケア推進検討会」においては，緩和ケアの現状を踏まえた方策の検討が行われ，2013年度から都道府県がん診療連携拠点病院における「緩和ケアセンター」の設置が義務づけられている．緩和ケアセンター設置の目的は，組織基盤の強化と地域における緩和ケアの連携拠点機能の強化である．これらの方策により，どこにいても安心して緩和ケアが受けられる体制づくりが進むことが期待されている．

乳がん患者の特徴と緩和ケア

- がんと診断されたときから開始される緩和ケアが広がり，がん治療の副作用に対する支持療法や専門・認定看護師による看護外来が提供される取り組みが広がりつつある．しかし，多くの乳がん患者とその家族が具体的に「緩和ケア」という言葉を意識するようになるのは，抗がん治療でがんの進行をくい止めることが難しくなりつつある時期，あるいは病状進行に伴う症状による生活への影響が出始めた時期である．
- 一般的に，終末期にある乳がん患者の平均年齢は50代後半から60代前半で，他のがん腫に比べ10歳ほど若い傾向にあるといわれている[4]．この年代は本人や配偶者が仕事をしており，家族内でも親の介護や子育て，孫の世話など，多様かつ重要な役割を担っている．つまり本人の病状変化によって，社会的な役割に変化が起こると，家族内全体にかかわる問題が起こりやすいといえる．
- その一方で，乳がんの治療経過はおおむね長く，変化が緩やかであることが多いという特徴がある．したがって，改めて療養の場や今後の過ごし方を考えるタイミングをつかみにくい傾向がある．
- がんに対する化学療法は外来を中心として行われるようになり，一人で定期的に病院に通いながら治療に取り組む乳がん患者も少なくない．がんに伴う症状が強くなり，自力での通院に困難をきたすようになって，初めて家族が病院に姿を現した場合には，家族の病状認識が現状の変化に追いつかず，悲嘆感情が前面に出てしまうこともある．この場合，目の前の厳しい現状となかなか向き合えないために，これからどこでどのように過ごすかと

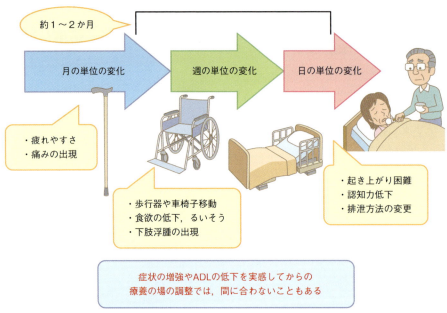

図1　がんの進行とADLの推移

いう話まで話題が進まないこともある．

療養場所の移行を支えるプロセス

1．がん患者・家族に対する理解

- 具体的に療養場所について話し合う前に，まずはがん患者・家族の病状理解の確認とともに，これからの過ごし方に対する意向を話し合うことが大切である．
- 患者本人がどのように生きたいと思っているのか，大切にしていることは何か，家族はどう思っているのか，さらに病気がどういう状態にあってどのくらい時間があると見積もっているのかといった想いを前提とし，その人らしい過ごし方とは何かを一緒に考えていく．
- 話し合うタイミングの一例として，化学療法レジメンの変更時，入院時，胸水貯留や脳転移など新たに生活に影響を及ぼすことが予測される転移が認められたとき，体調が落ち着いてじっくり話ができる余力のあるとき，患者や家族が質問してきたときが挙げられる．
- がんの進行と日常生活動作（ADL）の推移を図1に示す．病状が進行し，変化の速さが月の単位から週の単位，日の単位と変化するにつれADLは低下するが，目に見える変化は最後の1～2か月に目立って起こってくることが多い．
- 療養の場を考えるうえでの難しさは，これらの変化を本人や家族が実感し始めてからでは，調整が間に合わないことにある．つまり，少し先のがんの軌跡を想定しながら，意思決定に付き合い，徐々に療養移行の調整を図っていくことが望ましい．
- 療養場所について話し合う際に，それぞれの場における特徴を情報提供できると，より個人の希望に近い療養先を選ぶ参考になることもある（表1）．外来と病棟それぞれにおける

表1 療養場所別にみた緩和ケア体制における特徴の一例

	一般病棟	緩和ケア専門病棟	在宅
良い点	・いわゆる治療で通院している病院が多いが，慣れた顔ぶれの医療者がいる ・元気になって退院していく人のなかに身を置くことで，治療再開の可能性が感じられる	・療養のための設備が充実しており，面会が緩やかで家族と過ごしやすい環境にある ・症状緩和が主体となるので，終末期に起こる症状に柔軟な対応がしやすい	・安心できる環境であり，痛みやせん妄が目立ちにくいことが多い ・家族やペットなど，大切な存在と一緒に過ごすことができる ・入浴時間一つをとっても自分のペースを守って生活しやすい
難しい点	・医療者が検査や処置で忙しく，ゆっくり向き合う時間がとりにくい ・面会時間など家族と過ごすうえでの時間や場所に制約がある	・事前の登録が必要で，移りたい時にすぐに入れるとはかぎらない ・がんに対する積極的な治療は行われず，本人が病状をある程度理解していることが条件になる	・社会資源を活用しても，家族が引き受けるケアや判断の比重がどうしても大きくなる ・居住地域によっては，モルヒネ塩酸塩の持続皮下注射などの医療処置が必要な場合に対応できる医療者を探しにくいこともある

意向確認のポイントは以下である．

外来

● 病状変化の兆しが自覚症状や血液・画像データに現れてきた際は，診察の前や後に声をかけ，現在の生活状況や症状，困っていることがないかを確認する．
● いつも一人で通院し，家族と病状を共有する機会がない場合は，事前に医師と打ち合わせ，次の外来に家族と来院するよう依頼する．そして医師からの病状説明後，意図的に両者と話し合う機会をつくり，意向を確認する．
● 患者が，「まだ一人で大丈夫」という場合でも，次の外来までに病状変化が予測される場合は，「私が心配である」という思いをI（アイ）メッセージで伝え，体調が変化したときに相談できる窓口を明確にしておく．次の外来でも再度声をかけてみる．

病棟

● 担当看護師または病状説明に同席した看護師が，意図的に療養場所の意向を話し合う機会をもち，記録に残して共有する．
● 一人の看護師がじっくり話す機会をもつことが難しい場合もあるが，ケアの合間や検温の機会に少しずつ情報を得ながら，生活の全体像をつかんでおく．
● 得た情報はできるだけ記録に残し，チームで協力して足りない情報を補い合い，チームカンファレンスによって今後の支援の方向性と情報共有を早めに行うことが大切となる．

2. 在宅療養への移行支援のプロセス

情報収集

● まずは，療養の場の調整が必要かどうかを以下の観点で確認する．
・食事の準備，入浴介助が必要か，洗面や更衣は自力で行えるか，排泄や移動が自立しているか．自立していない場合，どのような方法が考えられるか．
・家族構成や関係性，介護者のサポート（介

護力）があるか（介護者や家族の健康状態，家族内にほかに介護が必要な人がいるかどうかを含む）．
- 居住スペースの広さ，寝室の位置やトイレまでの距離，玄関や居室内の段差などの住宅環境はどうか，建物にエレベーターがあるか，入浴や身の回りの介助者は誰か．

アセスメント

- 次に，今後の病状の進行を予測し，療養の場の調整が必要になりそうかどうかを分析する．調整が必要になりそうな医療上の課題の一例を以下に示す．
  - 乳がんが再発・進行し，症状が持続している．
  - ADLが低下してきており，近いうちにさらに変化することが予測される．
  - 遠方から通院しており，移動手段が限られる．
  - 一人暮らしまたは介護者が高齢である，家族が日中不在になると困ることがある．
  - 短期間での再入院を繰り返している．
  - モルヒネ塩酸塩の持続注射や自壊創のケアのような医療管理や処置が必要である．

情報提供

- 在宅支援のニーズがある場合は，人的・社会的な資源を紹介する．
- いずれの場合も，まずは患者・家族の迷いや気がかりがどこにあるのかを確認し，混乱をまねかないように，希望や質問に応じた情報提供を行うことが重要である．

介護保険

- 介護保険によるサービスの一例を表2に示す．
- 介護保険の申請は市町村の窓口であること，どのようなときに利用が可能かを伝える．

表2　介護保険によるサービスの一例

- 福祉用具貸与：車椅子や杖など
- 特定福祉用具販売：尿器の購入など
- 住宅改修費支給：段差の解消など
- 身体援助：清潔ケア，服薬援助など
- 家事援助：食事の支度や洗濯など
- 訪問入浴：移動入浴車での支援

※同居の家族がいると対象外となるものや要介護の場合のみ利用可能なものもある

- 40歳以上であれば65歳未満でも特定疾患（がん末期）として利用が可能だが，ここでいう"末期"とは手術で完全にとりきる以外のすべての患者を含む幅広い意味であることを伝えておく．
- 40歳未満の患者の場合は介護保険は利用できないが，車椅子やベッドのみのレンタルについては数百円から数千円で可能な場合もある．

訪問診療，看護

- 情報提供のポイントを以下に示す．
  - 自壊創のケアや体調管理など，治療中でも早期から支援してもらうことが可能である．
  - 自宅近くにある訪問看護ステーションの紹介はするが，患者・家族が訪問看護師と実際に会って直接契約を行い，訪問頻度や時間帯を相談する．
  - 患者・家族は，訪問診療や看護が実際に家に来て何をしてくれるかイメージしにくい．そのため，病院の看護師は，在宅医療で受けられる診療やケアがイメージできるような伝え方を身につけておき，患者・家族へ在宅医療の必要性の気づきを促す．
  - 一例として，筆者は「まだ早いと感じるかもしれませんが，体調のよいときに顔なじみになっておくと，本当に困ったときに相談しやすいですよ」「ご自宅で相談できる

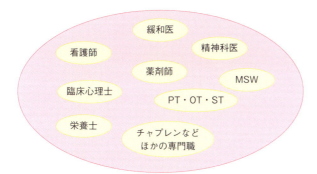

図2 緩和ケアチームの構成メンバー
MSW：医療ソーシャルワーカー，PT：理学療法士，OT：作業療法士，ST：言語聴覚士，チャプレン：教会・寺院に属さずに施設や組織で働く聖職者

相手がいてくれると，ご家族が安心かもしれませんね」といった表現で伝えることがある．

療養の場の拡大に向けたケアの検討

- 終末期にある乳がん患者は，呼吸困難がほかのがん腫に比べて多くみられるといわれる[4]．そのため，たとえば胸水が貯留し臥床できない場合は，電動ベッドのレンタルや在宅酸素の設置で，呼吸困難を緩和する環境を整える．また，自壊創のケアが大変で介護負担が大きい場合は，モーズペーストでケア範囲と滲出液の軽減を図る．このような介入によりケアの頻度を減らせるかもしれない．
- 在宅療養を実現するには，少しでも患者・家族の負担を減らせるような工夫が重要である．

多職種によるチーム医療

1. PCTの活動

- PCTの構成メンバーを図2に示す．それぞれの施設の医療体制によって職種の構成は異なるが，2010年度のがん診療連携拠点病院の指定要件には「身体症状の緩和に携わる医師，精神症状の緩和ケアに携わる医師，専従（業務の8割以上）の緩和ケアを専門とする看護師」を構成員とし，さらに薬剤師や医療心理に携わる者の配置が望ましいとされている．

2. 患者，家族を中心とした支援

症状のマネジメント

疼痛へのアプローチ

- 全国のPCTへの依頼内容でも疼痛に関する依頼が7割近くを占める[5]．近年オピオイドといわれる医療用の麻薬製剤は，さまざまな投与経路から活用できるようになった．内服が困難な場合には，フェンタニルの貼付薬やモルヒネ塩酸塩の坐剤，注射液を持続的に皮下から注射するなどの選択がある．
- 痛みの原因に応じて鎮痛補助薬などの薬剤選択や投与量の調整を行うことで，効果的に症状がマネジメントできることもある．
- これらのアセスメントを緩和ケアの専門医や緩和ケアの知識を有する専従看護師が行い，プライマリーチームである主治医や部署の看

護師と共有する．

- 患者自身がオピオイドに抵抗感があり，痛みに応じたレスキュー製剤の活用がうまく行えていない場合には，薬剤に対する誤解や不安が軽減できるように，薬剤師による服薬指導が有効な場合がある．
- 身体症状に付随する気持ちの落ち込みや不眠といった精神症状が生じている場合には，痛みに対する閾値が低下し，より強く痛みを感じやすい．精神科医が必要に応じて抗不安薬や睡眠薬などを処方するといった心のつらさを和らげる対処も重要となる．
- 骨転移によって体動時に痛みが増強するような場合には，リハビリテーションの専門スタッフに移動時の補助具の活用や身体の使い方のコツを相談することも有効である．
- このように多職種チームの利点を活かした症状マネジメントは，専門家の特性を活かしたチームアプローチであり，より柔軟で多様なニーズに対応しやすい．

家族ケア

- 再発乳がん患者の配偶者に対する調査から得られた示唆では，夫の気持ちは，自分への関心から相手への関心へと向かうようになることが明らかであり，夫の思いを受容するために十分な時間をとった面接が有効であると述べられている[6]．
- 家族が，自身の抱えるつらさを医療者に話してよいと知らずに抱えこんだり，また一番の気がかりが経済的な問題という場合もある．
- 家族員それぞれの様子に注目し，心理社会的な悩みが大きいと感じられるときには，臨床心理士や医療ソーシャルワーカーなどの専門家と協働することで，家族の抱えるつらさの解決の糸口が見つかり，患者のケアに気持ちを向けやすくなることもある．

3. スタッフに対する支援

患者─医療者間のコミュニケーションの支援

- 近年の，入院の機会や在院日数の減少によって，病棟スタッフは再発乳がん患者と関係を築く前に，緊迫した状況下で症状の進行にまつわる意思決定支援や症状マネジメントを求められることもある．
- 皮膚転移による潰瘍の悪化，腋窩リンパ節転移による上肢のリンパ浮腫，脳転移によるADLの低下といった，改善をめざすことが難しい症状に対して，どのようにケアを選択し，客観的かつ専門的な視点から検討できるかをスタッフとともに検討することで，スタッフの無力感の軽減につながることがある．
- 怒りや悲しみなど，感情を強く表現する家族への対応では，スタッフが疲弊感を覚える場合もあるだろう．PCTのメンバーは，患者家族と医療者の意見を聴き，医療者間での対応を統一できるところを話し合う．また，医療者に対して誤解が生じている場合には，患者，家族と面談して第三者の立場から問題を整理し，コミュニケーションが円滑となるよう働きかける役割も担っている．

ケアの目標設定

- 複雑な医療場面のなかで，何を優先するべきかがみえず倫理的なジレンマが生じる場合がある．また在宅調整において，患者や家族の意思決定が進まないこともある．
- そのような場合に，プライマリーチームで行われるカンファレンスに参加し，PCTの視点から客観的に意見を伝えたり，チームの話し合いが促進されるよう，意図的に質問を投げかけてチームダイナミクスをはたらかせる，いわゆるファシリテーターの役割を果た

すこともある．そのうえで，患者を中心とした具体的なケアの目標とそのプロセスをプライマリーチームと共有している．

- 勤務の都合上メンバーが替わり，情報伝達が難しい場合でも，日々のケアをその日のメンバーとPCTが共有して継続した支援を行いやすいという強みを備えている．この場合は，日頃からプライマリーチームとPCTが顔なじみで相談しあえる関係性を構築しておくことが重要である．

定期カンファレンス

- 週1回以上の多職種でのカンファレンスを開催し，支援している患者の情報共有やPCTの方針の検討を行っている．
- 包括的なアセスメントの結果は，病棟ラウンドで部署のスタッフに共有され，その後のケアの結果が再びカンファレンスにフィードバックされる．そのような情報共有を通じて，有機的な連携を図ることが大切である．

勉強会の開催

- すべての医療者が基本的な緩和ケアの知識を得ることによって，PCTがかかわる前に，より患者の苦痛を最小限とした症状のマネジメントが図れるようになる．そこで，新たな情報やさまざまな職種が所属する利点を活かした緩和ケアに関する勉強会が開催されている．

＊　＊　＊

- 乳がん患者の療養場所の移行と緩和ケアにおける支援では，患者ががんと出会ってからたどってきた経過に耳を傾け，現在の状況で大切にしたいことに温かい関心を寄せて語りを掘り下げ，がんの軌跡の節目ごとに丁寧に患者の話を傾聴するパートナーシップが何より大切と考えている．
- 患者がその人らしく残された時間を過ごすうえで，人的・社会的資源をうまく活用できると，豊かで個別性に応じた支援体制を実現しやすい．そのためには，身近な存在である医療者，とくに看護師が資源の存在を知り，柔軟にコーディネーターの役割を担うことが重要である．

引用・参考文献
1) 特定非営利活動法人日本ホスピス緩和ケア協会：WHO（世界保健機関）の緩和ケアの定義（2002年）http://www.hpcj.org/what/definition.html（2016年10月14日閲覧）
2) 国立がん研究センター　がん情報サービス：最新がん統計　http://ganjoho.jp/reg_stat/statistics/stat/summary.html（2016年10月14日閲覧）
3) 佐藤一樹：退院支援と在宅ケアの現状．Nursing Today, 29（3）：8〜14, 2014.
4) 三木仁司ほか：終末期乳がん症例の臨床的特徴とホスピス・緩和ケアへの移行について．緩和ケア, 20（4）, 423〜427, 2010.
5) 冨安志郎ほか：日本緩和医療学会の緩和ケアチーム登録結果報告．ホスピス緩和ケア白書2012〈（公財）日本ホスピス・緩和ケア研究振興財団「ホスピス緩和ケア白書」編集委員会編〉, p.8, 2012.
6) 実藤基子：死を迎えた再発乳がん患者の配偶者（夫）の思いと希望─臨床看護現場での面接内容からの分析．死の臨床, 32（1）, 123〜129, 2009.

Chapter 5 乳がんケアと患者サポート

18 子どもをもつ患者のサポート

Key Point

- がん診療におけるトータルケアが重要視されるようになった現在，子どもを視野に入れた支援は欠かせない．
- 若年がんの多くを占める乳がん診療におけるチャイルドサポートの視点は，今後ますます必要性が増してくるはずであるから，まずは，子育て中の患者であるかどうかを気にかけ，話を聞き，状況を知ることを心がけてみることから始めてみるとよい．
- 母親ががん患者であるというストレス下にある子どもたちにとって，事実を伝えることよりも，子どもが家族の一員として母親の治療にかかわっている実感がもてることが大切である．
- 各施設には，子どものサポートに貢献できるさまざまな職種が存在するが，看護師，医師も含め，誰が適切ということはなく，親であり患者であることの労を労う会話を心がけることで，誰にでも始められる．

がん患者とその子ども

- 2006年，アメリカ国立がん研究所（National Cancer Institute：NCI）は，がん患者の24％が子育て中であることを報告している[1]．国立がん研究センターによると，18歳未満の子どもがいるがん患者は年間56,000名であり，母親ががん患者の場合，平均年齢は43歳で乳がんが40％，子宮がんが次いで10％と報告されている[2]．
- 近年は，仕事と育児を両立させながら，家庭での役割を果たしている女性が多く，さらにがん患者としての不安やストレスに直面することになると，家族機能に混乱をもたらす事態となる．
- 子育て中のがん患者の悩みは，子どもにとってよい親であり続けること，子どもへの告知，家族のなかでの役割を継続すること，との報告[2]が示すように，子どもの存在は，親にとって自身の生活を考えるうえでたいへん重要である．
- がん診療におけるトータルケアが重要視されるようになった現在，子どもを視野に入れた支援は欠かせないといえる．
- 子育て世代のがん患者とその子どもの調査は，国内外ともに乳がん患者を対象にしたものが多い．これらの知見をふまえて，ここでは，乳がん患者が子育て中の親であった場合のサポートを小児科医の視点から述べる．

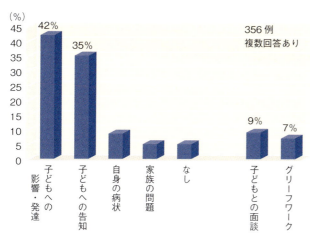

図1　初回乳がん患者からの相談内容

乳がん患者の親の心

- 母親・子どもの双方にとって，出産・出生後，母子が成長する過程での絆の象徴でもある乳房が命にかかわる病に侵されるというストレスは，他臓器のがんに比べて非常に特殊である．

1．親としてのがんの受け止め

- 聖路加国際病院で子育て中の乳がん患者からのチャイルドサポートチームへの相談内容は，2008年8月～2011年11月の356例中，子どもへの影響（42％），子どもへの告知（35％）が上位を占めた[3]（複数相談あり，図1）．
- 育児に直接かかわる時間が長い母親が，乳がんに罹患するということは，子どもの生活にさまざまな影響を与えることになる．入院・通院中の子どもの預け先の懸念，そこに子どもが適応してくれるか否か，自宅療法中も今まで通りに子どもの相手ができるだろうか，毎日の入浴をどうするかなど，日々の生活の多くの場面に工夫と協力が必要になる．
- チャイルドサポートチームに対面しながらも，自身の病状の受け入れや家族の問題の相談が5～8％ある．自身の病状・予後の心配・受け入れの困難さを語り，子どものことはもちろん心配だが今は自分自身を立て直さなければ何もできない，子どものことは気がかりであっても対応できない，という差し迫った様子の患者も存在する．
- このような時期の患者に出会った際には，筆者はまず，本人自身についての心理社会的なサポートを必要としていることを成人医療チームに連絡する．そして，必要なときにはいつでもチャイルドサポートを利用できるというアクセスの方法を伝え，あまり多くの課題を示して母親が疲弊しないように，周囲にサポーターはたくさんいることを伝えるにとどめるように心がけている．

2．子どもへの告知

- がん患者の親をもつ子どもをサポートグループに参加させた乳がん患者の自由な語りから，子どもに関する内容に注目すると，子どもに伝えること，子どもの様子，子どもへの思い，自分と子どもとの関係の4項目が抽出

18 子どもをもつ患者のサポート

されている[4]．

- その内容は，親の病気を伝えるまで子どもに質問させない壁をつくっていた反省，思った以上に子どもは力をもっていることへの気づき，子どもの成長に対する喜び，子どもからの気遣いへの感謝，伝えたことで子どもに恐怖を与えてしまったかもしれないという後悔，親として余裕をもって子どもを導きたいとの想いなど，多くが語られていた．
- 子どもに親の病気を伝えるか否かは，がん患者の大きな悩みである．乳がん患者24名へのインタビューからは，子どもへの伝え方を左右する因子として，子育て観，診断前の家族コミュニケーション，母親自身のがんイメージ，母親自身の精神状態，子どもへの悪影響の懸念，周囲の反応，の6つが影響する要因として挙げられていた[5]．
- がん患者へのアンケート調査[6]では，156名の回答のうち96％が説明したほうがよいと答え，85％はすでに説明をしていた．そのうち約3/4は初発治療時までに説明しており，うち95％は説明してよかったと肯定的な回答であった．
- アンケート協力者は，情報源が豊富で，伝えることに積極的な特殊な集団となっている可能性が考えられるが，非常に貴重な患者の生の声である．伝える背景についての記述からは，子どもに関する親の価値観，伝えるための状況が整っていること，伝える明確な目的，伝えるきっかけ，の4つが因子として抽出された[7]．

*

- 子育て中の乳がん患者は，自分自身の病状を自分なりに理解し，受け止める過程で情緒的に不安定になりながら，子どものことを常に気がかりに思っている．自分の病状が子どもに与える影響を懸念し，子どもにとっての日常をできるだけ維持しようと奮闘する．その際，親の病状を伝える意味に気づき，周囲のサポート体制があれば子どもに伝えたいと考えている患者は多いようである．

がん患者の親をもつ子どもの心

1. 海外の報告

- Tavaresらは，乳がん患者とその子どもの関係性におけるシステマティックレビューを行った[8]．乳がんの診断は親の役割と育児に影響を及ぼすことを示した．
- Osbornは，がん患者とその子どもに関する10の調査報告（1994〜2005年）をレビューし[9]，がん患者を親にもった子どもはおおむね心理・社会的な問題はないものの，わずかに内向性の問題をもつリスクが高い，とまとめている．
- 乳がん患者を親にもつ子どもを対象群，そのクラスメイトを比較群にした調査では，男児のほうが集団に存在するうえでの感受性が高く，孤立しやすいとの報告[10]や，両親がつらいと感じている場合にその子どもは内向性が高い行動をとるとの報告[11]もある．
- 母親が乳がん患者であることのストレス反応は男児の33％よりも，女児で45％と高いという報告[11]や，男児21％，女児35％という報告[12]もある．
- 家族の凝集性の低さは子どもの外向性を，母親の抑うつ状態は子どもの内向性を助長しているとの報告[11]や，オープンコミュニケーションであること[9]，親子関係[11]，夫・父親としての在り方[13]なども，関連因子として挙げられている．一人親家庭，兄弟の数が少ない，第1子，学童期の子どもたちは，有

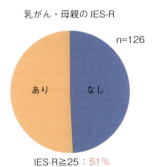
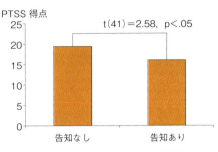

図2 乳がん患者とその子どもの心的外傷後ストレス症状の頻度

IES-R:impact of event scale revised（出来事インパクト尺度），PTSD-RI:posttraumatic stress disorder reaction index（心的外傷後ストレス障害反応目録）

（図2, 3は小澤美和ほか：厚生労働科学研究費補助金　がん臨床研究事業「働き盛りや子育て世代のがん患者やがん経験者，小児がんの患者を持つ家族の支援の在り方についての研究」平成20-22年度　総括研究報告書．p.13～21, 2010より引用）

図3　子どものPTSSと告知の関係

意に情緒・行動の問題が生じやすいという[14]．
- 母親のがんに関する統計学的因子，たとえば診断されてからの期間，治療内容は，子どもの心理状態とは明らかな関係は認められていない[9]．しかし，再発がんの母親をもつ女児のほうが初発のがん患者である母親をもつ女児よりもストレス反応を示していた[12]という．

2. 日本の現状

- 思春期に母親が乳がんに罹患した経験のある20代女性3人のインタビューの報告[5]がある．「"乳がん"と知らされて，その深刻さは理解できた（10歳当時）」「母の生死がもっとも気になった」「母の闘病が自分の日常に具体的にどのように影響するか気になった」「発病後の母の心情の変化を十分察知している」「病名・病状の伝え方は，年齢によって受け止め方が異なるだろうが，わかっていることを率直に伝えてもらったほうが対応しやすい」「友人やネットからの情報が身近にある．だからこそ正しい情報を教えて欲しい」と話している．
- がん臨床研究事業において，乳がん患者の親子を対象に行ったアンケート調査[15]において，母親が重い病気になったことをトラウマ体験とした場合の心的外傷後ストレス症状（posttraumatic stress symptoms：PTSS）は，乳がん患者である母親が51％（カットオフ値以上），子どもは52％（中等症以上）と，母親と同頻度に子どももPTSSを呈している（図2）．また，母親の病気の説明を受けた子どものほうが有意にPTSSは低い傾向（図3）であった[15]．
- 子どもたちは，自分が患者でないにもかかわらず，患者同様の頻度でストレス症状を呈しているというこの結果は，子どもたちへの支援の必要性を改めて考えさせられるものである．
- 92名へのかかわりを後ろ向きに検討した報告では，自己中心的な幼児期から徐々に脱却した学童期，さらに過程的・合理的な判断ができる思春期と，各発達段階に特有の理解や葛藤があったことを述べている[16]．

3. 親の治療に子どもが参加する意義

- 子どもが成長する基盤は家族である．その一

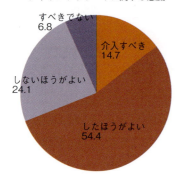
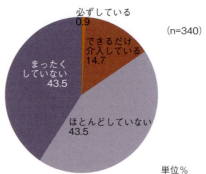

図4　日本乳癌学会乳腺専門医と乳がん看護認定看護師のチャイルドサポートの意識調査
(Takei Y, et al.: Clinician's perspectives on support for children with a parent who is diagnosed with breast cancer. Breast Cancer, 21 (4): 463〜471, 2014 より引用)

員である親の重篤な病は，子どもにとっての一大事である．家族の中の変化にはいち早く気づく子どもが事実から遠ざけられると，子どもは不安になり，家族の中で孤立する．この状態が続くと，親子の信頼関係が危うくなり，成長にもゆがみを生じかねない．
- どんなに小さな子どもでも，大切な自分の親のために家族の一員として何かしたいと思っている．だからこそ，母親の状態や子どもにとっての生活変化などを，理解できる言葉で，必要なだけ伝えることは大切と言える．

医療者の心

- 2010年に，日本乳癌学会乳腺専門医と乳がん看護認定看護師を対象に，チャイルドサポートに関する意識調査を行った[14]．約7割が子どもに関する介入をしたほうがよいと感じながらも，8割以上が実践できていない，という結果（図4）であった[17]．実際介入した医療者のうち，約5割がよい経験をしている一方で，困難も約3割で経験していた．

- 介入しないほうがよい理由と，介入したいができない理由は重複している．子どもに関する知識・人材・時間がないなどのサポート体制の課題，介入後の子どもの様子を知る機会がないこと，家族の希望がないことなどが挙げられていた．

- 疾患の性質上，治療やその後のフォローアップも長期に及ぶ乳がんの，多忙な診療現場において，未知なる存在であろう子どもの対応には，慎重にならざるをえないといえる．しかし，若年がんの多くを占める乳がん診療におけるチャイルドサポートの視点は，今後ますます必要性が増してくるはずであるから，まずは，子育て中の患者であるかどうかを気にかけ，話を聴き，状況を知ることを心がけてみることから始めてみるとよいだろう．

- 患者は，子どものことを気にかけてもらえるだけでも，とても安堵するはずである．

- 次に，比較的子どもに精通した職種を挙げる．誰が，どのようなことをできるのかを知り，各職種と連携をとれるネットワークができるとよい．

誰が，どんなサポートを行えるか

- 各施設には，さまざまな職種が存在するので，誰が適切で，誰は不適切ということはない．
- 乳がん患者の日々の苦労をよく知っている看護師が，時間の許すかぎり子どもに関する話を傾聴し，労を労うことは，大きな支えになるはずである．
- 臨床心理士は子どもの精神発達を必ず学んでいるので，母親の相談だけでなく子どもの直接の対応もでき，ずいぶん力になってくれるだろう．
- 精神保健福祉士やソーシャルワーカーも時には子どもに関する対応をしてくれたり，直接はできなくとも，子どものことを相談したり，子どもの預け先となる社会資源を紹介してくれたりする．
- メンタルヘルスを担当している小児科医がいれば，親子の対応も可能であろう．
- 成人診療領域には数少ないながらも存在するチャイルド・ライフ・スペシャリストやホスピタル・プレイ・スペシャリストたちがいる．さまざまな困難に直面した子どもたちが家族の一員であることを意識しながら，子ども視点で親子に寄り添う方法を学んできた職種であり，これに準ずる職種をわが国でも養成するプログラムが進められている．

1．チャイルドサポート

- がん患者とその子どもへの支援として，以下のことが一つでも実践できるとよい．

子どもに関する親の相談相手

- 相談内容に答えるというよりも，子どもの特性に関する情報提供を行い，その家族にあった答えをともに考える支援がよい．治療・検査にかかわる子どもからの質問への答えを考えるなど．
- チャイルドサポートの多くの時間は，患者の話の傾聴と情報提供に費やされることが多い．つまり，直接子どもに会えなくとも，チャイルドサポートは実践可能なのである．

医療現場における子どもの心の準備

- 病院見学ツアーなどを行い，治療機器や場所を見ることで，母親が受けている医療への子どもの不安を軽減する．病状が重篤な場合に見舞いにくる子どもへ母親の様子や周囲に置いてある機械の説明を前もって行い，状況を理解する心の準備を手伝うなど．

子どもとの面談

- 感情表出を促し，ストレス症状の軽減を図ることに配慮しながら，会話したり遊んで過ごす．

患者である親への面会場面での過ごし方の援助

- 母親の体調によっては，子どもの要求に付き合えない場合も多いので，状態に合わせて母子で可能な作業を提案する．年少児は病室に長い時間いることが困難なので部屋の出入りの自由は尊重しながらも，母親に会う機会も自由に選択できるように提案するなど．

患者とその子どもにやさしい環境づくりの提案

- 子ども視点でなじみやすく，医療に支障のない範囲での部屋のデコレーション（子どもの作品など）を提案するなど．

患者・家族に関する情報収集と他職種との情報共有

- 子どもに関する相談のなかに，患者本人・家族の問題が語られることが多いので，医療

チーム内の適切な職種と情報を共有することを心がける.

チャイルドサポートのための資源

- 乳がんにかぎらず，がん患者を親にもつ子どものサポートプログラム（Children's Lives Include Moments of Bravery：CLIMB®）[18]が，アメリカの50以上の施設で実践中であり，わが国でもNPO法人・Hope Treeが年に1回，ファシリテーター養成講座を開催している．メンタルヘルスの増進という原則に基づいたサポートグループである．子どものもっている力を引き出し，親の病気に関連するストレスに対処するための能力を高めることを目的にしている．
- 子ども支援に有用な冊子もあるので紹介する．子どもが乳がんで治療中の母親とともに母親の状態を知るための小冊子『お母さん どうしたの？』（アストラゼネカ），子どもの疑問に答えるような構成の『わたしだって知りたい！』『がんはどんな病気？』（ノバルティスファーマ）が無料配布（ホームページからダウンロード可）されている．
- 『サポートブック』（PHP出版）[19]は，子どもの出生から今日までを振り返って，言葉を書き込みながら親子の絆を確認することができるワークブックである．また，『おかあさん だいじょうぶ？』（小学館）[20]は，乳がん患者であり，妻である母親とその子どものために作成した絵本である．これは，病気になった母親の変化を心配しながら日々を送る子どもが，家族の一員として両親から対応されるなか，親子それぞれがお互いに支え合いながら家族として存在できる絆をもう一度確認していく家族の物語となっている．
- その他の情報源として，がんになった親とその子どもたちのためのホームページ（「Hope Tree～パパやママががんになったら～」http://www.hope-tree.jp）がある．子どもたちがどんなことを感じ，何を知りたいと思っているのか，子どもたちのためにできることを考えるために有用な資料を載せている．

　　　　＊　　　＊　　　＊

- 女性特有の乳がんの診療においては，本書に取り上げられているような多岐にわたるデリケートな配慮を必要とされる．その多忙な診療のなか，子育て中の患者の声に耳を傾け，チャイルドサポートのための知識や多職種との連携体制を必要と感じてくださる乳がん臨床に携わるスタッフが，さらに広がることを期待したい．

引用・参考文献

1) Ries LAG, et al.：SEER Cancer Statistics Review, 1975-2003. National Cancer Institute, Bethesda, MD, 2006.
2) Inoue I, et al.：A national profile of the impact of parental cancer on their children in Japan. Cancer Epidemiol, 39（6）：838～841, 2015.
3) 三浦絵莉子ほか：乳がん患者とその子どもへのサポートを考える．日本乳癌学会学術総会プログラム・抄録集 Vol.20, p.521, 2012.
4) 小林真理子ほか：がんを持つ親の子どもへのサポートグループに関する研究．日本緩和医療学会学術大会講演抄録 Vol.16, p.424, 2011.
5) 高山智子ほか：患者・家族・国民の視点に立った適切ながん情報提供サービスのあり方に関する研究 平成20年度総括研究報告書［がん治療を受ける親とその子どもが経験する困難と支援ニーズに関する研究―親用・子ども用支援リソースの開発にむけて―］. p.22～39, 2009.
6) 大沢かおりほか：がんになった患者の子どもへの病気説明に関する実態調査―その1 患者へのアンケート・量的分析―．日本緩和医療学会学術大会講演抄録 Vol.16, p.488, 2011.
7) 村瀬有紀子ほか：がんになった患者の子どもへの病気説明に関する実態調査―その2 がん患者が子供に病気を説明する背景―．日本緩和医療学会学術大会講演抄録 Vol.16,

p.448, 2011.
8) Tavares R, et al.：Mothers with breast cancer：A mixed-method systematic review on the impact on the parent-child relationship. Psycho-Oncology, 31 May 2017 doi: 10.1002/pon.4451.
9) Osborn T：The psychosocial impact of parental cancer on children and adolescents：a systematic review. Psycho-Oncology, 16 (2)：101〜126, 2007.
10) Vannatta K, et al.：Impact of maternal breast cancer on the peer interactions of children at school. Psycho-Oncology, 17 (3)：252〜259, 2008.
11) Vannatta K, et al.：Association of child adjustment with parent and family functioning：Comparison of families of women with and without breast cancer. J Dev Behav Pediatr, 31 (1)：9〜16, 2010.
12) Huizinga GA, et al.：Stress response symptoms in adolescent and young adult children of parents diagnosed with cancer. Eur J Cancer, 41 (2)：288〜295, 2005.
13) Forrest G, et al.：Breast cancer in young families：a qualitative interview study of fathers and their role and communication with their children following the diagnosis of maternal breast cancer. Psycho-Oncology, 18 (1)：96〜103, 2009.
14) Visser A, et al.：Parental Cancer. Characteristics of parents as predictors for child functioning. Cancer, 106 (5)：1178〜1187, 2006.
15) 小澤美和ほか：厚生労働科学研究費補助金　がん臨床研究事業　『働き盛りや子育て世代のがん患者やがん経験者，小児がんの患者を持つ家族の支援の在り方についての研究』平成20-22年度　総括研究報告書. p.13〜21, 2010.
16) 大曲睦恵ほか：成人がん患者の子どもへの支援の中で表出された言語的・非言語的表現内容の検討. 日本小児科学会雑誌, 116：866〜873, 2012.
17) Takei Y, et al.：Clinician's perspectives on support for children with a parent who is diagnosed with breast cancer. Breast Cancer, 21 (4)：463〜471, 2014.
18) 小澤美和ほか：厚生労働科学研究費補助金　がん臨床研究事業　『がん診療におけるチャイルドサポート』平成23年度　総括研究報告書. p.23〜28, 2012.
19) サポートブック作成プロジェクトチーム編，accototo ふくだとしお＋あきこ：サポートブック. PHP研究所, 2009.
20) 黒井　健．乳癌の親とその子どものためのプロジェクト：おかあさん だいじょうぶ？小学館, 2010.

Column

がんサバイバーシップと
患者目線のACP

　筆者の場合，働く世代を中心とした患者支援活動を行っているため，相談者も30～50代のがん患者が中心になる．この年代は，家庭のなかでも，社会のなかでも中心的存在であるばかりでなく，親の介護なども抱えているケースもある．そこでのアドバンス・ケア・プランニング（Advance Care Planning：ACP）は，医学的・精神的な意味でのACPだけではなく，患者の暮らしや想いに対するACPも含めてほしいと思う（ACPの詳細についてはp.303を参照）．

● 自宅でのQOL，基盤を整えるためのACP

　治癒困難な状態になった際，自宅での生活を支援してくれるのが介護保険制度であり，40歳以上で保険料を負担していれば利用できる．がんは，介護保険において特定疾病の1つとして認められているが，その名称は「がん末期」となっている．患者が認めたくない，医療者も言い出しにくい言葉だ．

　この言葉の障壁のために，介護保険の利用率は非常に低い（図1）．自宅での生活のしづらさ（トイレ，ベッドなど）や外出機会の喪失，食事や清拭など，介護の担い手が少ない現代社会では，介護保険サービスの利用は必須である．ACPは病状告知だけではない．生活の質（QOL）を上げるために，①緩和ケア治療の併用を助言すること，②制度や生活を支援する情報を提供すること，もACPの一環である．

● 家族と病状を共有するためのACP

　核家族化が進んだわが国では，親子であっても互いの生活の実像がみえにくい状況にある．働く世代の患者は，家族も「働く世代」であり，忙しい日々の生活を送っている．そのため，患者の心に「余計な心配をかけさせたくない」という思いが湧く．何も連絡がない家族は「体調がよいのであろう」という心理へ働く．こうした思いのすれ違いは，病状を知ったときにはすでに手遅れの状態，家族の感情がついていけない状態をまねく．

　家族は治療に参加することはできなくても，それまでの生活者としての「役割」がある．親には親の，妹には妹の「役割」があり，その役割を果たすことが重要だ．患者の優しさや思いやりが，家族の後悔につながることを伝え，患者も家族も参加するのがACPである．

● Do no harmのためのACP

　介護をするなかでつらかったことに「みていてつらかった」「話し合いができなかった」「付き添う時間が限定された」などがある（図2）．治療は患者の希望であるが，時としてそれはハーム（harm）になりうる．

　遺族調査[*1]では，対象の患者の65%が亡くなる1か月前まで抗がん薬などの積極的な治療を行っていた．体力や身体機能が低下しているなかでの積極的治療は，家族にとっては「みていてつらい」ものであろう．

　医療の原則の1つに，「Do no harm（害を与えな

[*1] がん遺族200人の声「人生の最終段階における緩和ケア調査2016」による調査
・調査主体：特定非営利活動法人HOPEプロジェクト
・調査方法：WEBアンケートを用いた疾病パネルへの調査（全国）
・調査実施期間：2015年11月25～30日
・対象者：主たる介護者，主たる介護者に準ずる立場で，10年以内にがんの看取りを経験した遺族

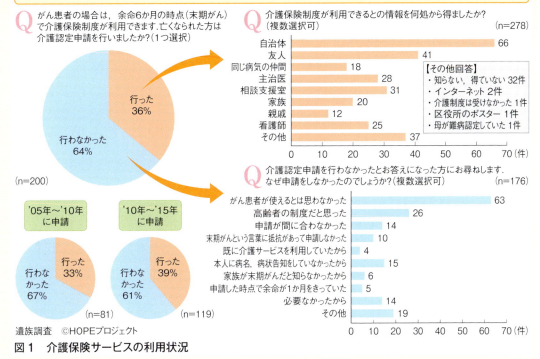

図1 介護保険サービスの利用状況

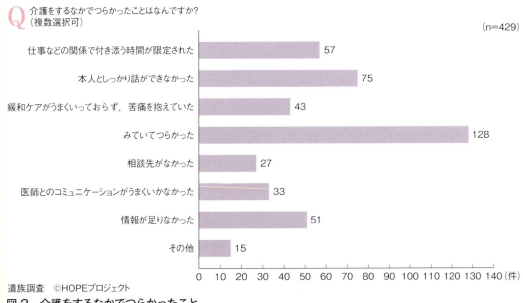

図2 介護をするなかでつらかったこと

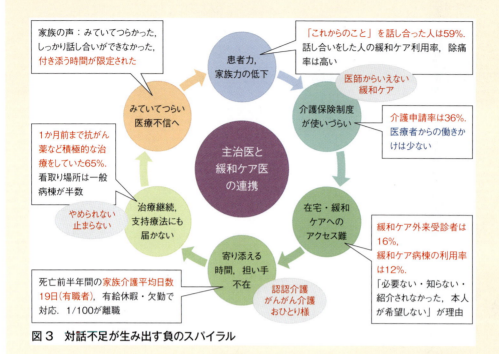

図3 対話不足が生み出す負のスパイラル

い）」がある．患者や家族の「治してほしい，治療を続けてほしい」という期待に応えることが，本当の優しさなのか？「ACPマインド」として，医療者は再考してほしい．

●さいごに

人生の最終段階における「すれ違い」はどこから来るのかを考えたとき，ACP，すなわち「対話」の必要性が浮かび上がってくる（図3）．これからの生活の希望や「そのとき」について，家族を含めた話し合いを行うことで，介護保険サービスや疼痛コントロールの利用につながるほか，家族も介護休暇制度の利用が可能になる．限られた大切な時間を，家族が全力で寄り添える環境づくりは，患者が亡くなった後の「家族の生」にもつながる．

サバイバーシップの本質は，家族を含めた「生きる質」である．グリーフケアは遺族だけのケアではない．患者が参加してこそのグリーフケアを行えるのが「がん」である．「対話を促す」ACPへの期待は大きい．

Resource

乳がんケアの
スキルアップに
必要な知識

Resource 乳がんケアのスキルアップに必要な知識

01 臨床試験と看護師のかかわり

なぜ臨床試験が必要なのか

- 臨床試験とは，患者を対象とした介入研究であり，新しい治療や診断法，ケアなどの有効性や安全性を評価する目的で実施される研究[1]のことである．新薬の製造・承認を目的に行われる治験も臨床試験に含まれる．
- 治療やケアなどの効果は，「とりあえず患者にやってみて，効果があったからその方法は有効だ」とする非科学的な方法ではなく，ランダム化した2つのグループを前向きに比較していく（ランダム化比較試験）というような科学的原則のもとで臨床試験を行い，正しい結果を得たうえで結論づける必要がある[1]．治療やケアなどの効果を正しく評価するために，臨床試験は不可欠なのである．

臨床試験に看護師がかかわる必要性

- 新しいがん治療を開発するための臨床試験では，いうまでもなくがん患者が対象となる．患者にとって臨床試験に参加することは，リスクベネフィットの不確実性が一般診療に比べて大きい治療を受けることを意味する．
- 標準治療か試験治療かのどちらかにランダムに割りつけられる試験において，標準治療群に割りつけられた場合のリスクベネフィットは一般診療と同等かもしれないが，試験治療群に割りつけられた場合のリスクベネフィットは，一般診療の場合よりも不確実性が高い．また，新薬の早期開発段階の臨床試験では特に，未知の薬物有害反応が生じる可能性も考慮が必要である．
- 臨床試験に参加する患者は，期待する治療効果が得られない可能性や重い副作用が発現する可能性に関する不安を抱きやすい．しかし，患者が看護師に不安を訴えたときに「あなたが受けているのは臨床試験なので，私たちにはわかりません．そういったことは医師に聞いてください」と言われた[2]というエピソードから，看護師が臨床試験に参加する患者の看護ニーズに応えていない状況がみえてくる．

臨床試験における看護師の役割

- 臨床試験という不確実性の高い治療を受ける患者に対する看護の目標は，①臨床試験に参加する患者の権利や安全を守ること，②臨床試験に参加したことによる患者（被験者；臨

表1　臨床試験における看護師の役割の例

- スクリーニング期間中の身体症状と心理社会的状態のアセスメント
- 臨床試験への参加についての意思決定支援
- 試験薬の投与管理
- 患者の自他覚症状のアセスメント
- 症状コントロール方法についての患者教育
- 発現した有害事象に対する対応
- 臨床試験中止・終了時の心理的支援，継続看護

(新美三由紀ほか：ナースのための臨床試験入門. p.126～147, 医学書院, 2010より抜粋して引用)

床試験に参加する人）の生活の質（QOL）が低下しないこと，③「将来の患者さんのために」と参加してくださった患者の願いに応えるために，臨床試験としても結果を出せること，と筆者は考えている．

- これらの目標を達成するためには，多職種によるチームアプローチが不可欠であり，看護師は被験者へのケア提供から，臨床試験のコーディネーション，研究者としての研究のデザインづくりや実施に至るまであらゆるレベルで臨床研究の実施に関与し，大きな役割を有している[3]．臨床研究コーディネーター（Clinical Research Coordinator：CRC）は臨床試験にかかわる関係職種の調整者としての中心的役割を，病棟や外来で臨床試験に参加する患者とかかわる看護師は被験者ケアにおける中心的役割を果たす(表1)．

- 臨床試験における看護は，アメリカではClinical Research Nursingと呼称され，2016年にアメリカ看護協会によって専門的実践分野として認証されている[4]．病棟や外来で臨床試験に参加する患者と関わる看護師は，臨床試験に参加する患者に対する看護の主たる担い手である[5]．

- たとえば，前述①の看護の目標に関連深い状況として，臨床試験の参加についてのインフォームドコンセントを挙げることができる．患者は医師から臨床試験の情報を提供され，参加するか否かの意思決定を求められるが，患者の臨床試験についての理解度は高くないこと[6]や，抗がん薬第Ⅰ相試験（新しい抗がん薬がヒトに初めて投与される段階の臨床試験）への参加についての患者の意思決定は，最期までどう生き抜くかを探索するプロセスであること[7]が明らかにされている．

- 看護師には，患者が臨床試験の内容を十分に理解し，自らの生活に照らし合わせたうえでリスクベネフィットを検討し，悔いのない意思決定ができるよう支援する役割がある．

- 前述①の目標に含まれる患者の安全や，②の目標である患者のQOL，そして③の目標である臨床試験としての結果という点では，症状マネジメントを挙げることができる．

- 臨床試験に参加した患者に予期しない副作用が発現する可能性は，一般診療として治療を受ける場合よりも高いため，副作用症状の適切なマネジメントが重要である．

- 副作用の予防，早期発見や症状緩和のためのケアは，患者とかかわる機会が多い看護師がもっとも有効に機能できる立場にあり，この成否により臨床試験に参加した患者の安全やQOLが左右される．

- 患者の安全とQOLを確保することは，臨床試験としての治療を継続する患者が増えるこ

とにつながり，臨床試験の結果にも影響を与える．

これから看護師が取り組むべきこと

- 前述のように臨床試験に参加する患者の権利や安全を確保し，QOLを低下させないこと，そして将来の患者さんのために臨床試験としての結果を出していくために，看護師が果たすべき役割は大きい．
- 臨床研究・治験活性化5か年計画2012[8]のなかでも，被験者の人権や安全を守る役割を担える医療人の育成が求められており，看護師はこの役割を中心的に担う職種である．
- 「看護師は臨床試験にかかわっていない」[2]という患者からの声が二度と聞かれてはならない．臨床試験についての基礎的知識を習得し看護を実践していくこと，そして臨床試験看護の実践知を蓄積し発展させていくことが急務である．

引用・参考文献
1) 新美三由紀：臨床試験の目的と科学的原則，ナースのための臨床試験入門．p.11〜17，医学書院，2010.
2) 片木美穂：患者が臨床試験と看護師に望むこと，ナースのための臨床試験入門．p.vii〜ix，医学書院，2010.
3) Schmotzer GL, et al.: The Research Team, Manual for Clinical Trials Nursing 3rd ed,. Oncology Nursing Society, p.77〜87, 2016.
4) International Association of Clinical Research Nurses（IACNN）；IACRN Breaking news!, PITTSBURGH, PA, August 8, 2016. http://iacrn.memberlodge.org/resources/Documents/Press%20Release_FINAL.pdf（2016年9月19日閲覧）
5) Jenkins J, et al.: Implementation of Clinical Trials, Cancer Nursing：a comprehensive textbook, WB Saunders, 1996.
6) Biedrzycki BA：Research information knowledge, perceived adequacy, and understanding in cancer clinical trial participants. Oncology Nursing Forum, 38（4）：E291〜E296, 2011.
7) Kohara I, et al.：Searching for a way to live to the end; Decision-making process in patients considering participation in cancer phase I clinical trial, Oncology Nursing Forum, 37（2）：E124〜E132, 2010.
8) 文部科学省・厚生労働省：臨床研究・治験活性化5か年計画2012，平成24年3月30日，2012.

Resource 乳がんケアのスキルアップに必要な知識

02-01 統計データの見方 ―着目すべき論文のポイント―

はじめに

- 治療の有効性・安全性は臨床試験によって科学的に評価され，論文という形式で世界に公表される．統計データを読み取ることができれば，目の前の患者が受けている治療のリスク・ベネフィットを正しく認識でき，ケアの質の向上が期待される．
- 本稿は，統計データを解釈する際に着目すべきポイントについて示し，その後，実際の臨床試験を題材に統計データの見方について概説する．また，統計用語について注釈にて解説する．

統計データの見方 ―基礎編―

- 統計データは，論文という形式で世界に公表される．論文中には，臨床試験[*1]の目的や方法・結果・結論が示される．統計データを読み取る際に着目すべきポイントについて概説する．

1. 目的

- 統計データの正しい解釈には，試験の「目的」の理解が欠かせない．仮説を作ることを目的とした探索的試験と，既存の仮説に確定的な結論を得ることを目的とした検証的試験では，試験の「目的」は異なる．
- 第Ⅲ相臨床試験では新治療に関する有効性や安全性の検証が行われる．最も関心のある結果（主要エンドポイント）が設定され，その結果から確定的な結論を得ることが，試験の「目的」である．
- また，試験の「目的」の妥当性についても検討が必要である．試験の成果として期待されることが，社会的・医学的意義に乏しければ，たとえ試験が成功しようとも，得られる統計データの価値は低くなる．

2. 方法

- 臨床試験が行われる過程では，さまざまなバイアス[*2]が存在し，統計データの解釈に影響を及ぼす．試験開始後にバイアスを十分に制御することは困難である．それぞれの試験において，バイアスがどの程度制御されてい

[*1] 臨床試験：人を対象として薬剤の有効性と安全性を調べる試験である．新薬開発は，基礎研究→非臨床開発→臨床開発（臨床試験）→申請承認→市販後調査というステップを踏むが，臨床試験には第Ⅰ相～第Ⅲ相の3段階がある．第Ⅰ相試験では，少人数を対象に安全性・臨床薬理の評価が行われる．第Ⅱ相試験では，有効性と安全性の評価が行われる．第Ⅲ相試験では，新治療と標準治療が比較され，有効性や安全性の検証が行われる．

[*2] バイアス：バイアスとは，「得られた推定値が真の値から系統的にずれていること」を意味する．バイアスは，対象の選択から結果の報告に至るまで，臨床試験のあらゆるプロセスで生じうる．臨床試験において着目すべきバイアスには，選択バイアス・パフォーマンスバイアス・脱落バイアス・検出バイアス・報告バイアスなどがある．

02-01 統計データの見方 ―着目すべき論文のポイント―

> **統計データの見方 – 着眼点 –**
> ① 目的
> ② 方法：
>   a. 研究実施期間
>   b. 対象
>   c. 割付
>   d. 介入
>   e. エンドポイント
>   f. 測定／評価
>   g. 統計解析
> ③ 結果：
>   a. 患者背景
>   b. エンドポイント
>   c. サブグループ解析
>   d. 有害事象
> ④ 結論

るかについては，臨床試験の「方法」の理解が欠かせない．

- 臨床試験の「方法」には (a) 研究実施期間，(b) 対象，(c) 割付，(d) 介入，(e) エンドポイント，(f) 測定／評価法，(g) 統計解析，などが含まれる．それぞれの項目で着目すべき点について下記に示す．

a. 研究実施期間

- 患者登録期間が長期となればサンプルサイズは担保されやすくなるが，開発費が増大する．
- また，サンプルサイズは登録患者数ではなく期待イベント数によるため，設定された追跡期間の妥当性について検討する必要がある．

b. 対象

- 試験の対象となる目的母集団は，適格基準に基づいて決定される．適格基準には，疾患の状態・前治療・患者の状態などが含まれ，研究目的にあわせて設定される．
- 結果がポジティブであった場合には，試験対象となった患者集団に対するエビデンスが得られる．適格基準が狭すぎると，症例集積が困難かつ，一般化可能性[*3]は低くなる．

c. 割付

- 2つの治療効果を比較する際に，患者背景にバラつきがあった場合，得られた結果が薬剤の違いによるものか，患者背景のバラつきによるものか判断が困難となる．比較可能性[*4]を保つために，患者背景をできるかぎり均等にそろえる必要がある．そのために，ランダム化やプラセボ，層別化因子が用いられる．
- 層別化因子とは，エンドポイントに影響を与える可能性が既知である背景因子であり，あらかじめ規定した背景因子について，両群でバラつきが生じないように割り付ける．既知の因子であれば，層別化によりバラつきを回避できるが，未知の因子については層別化が困難である．そこでランダムに2つの治療に割り付けるランダム化が行われる．ランダム化により，未知の因子も含めて平均的に割り付けることが可能となる．
- また，情報バイアス（被検者や研究者の先入観による評価の歪み）を回避する方法として，二重盲検法[*5]があり，プラセボが使用される．

d. 介入

- 対象患者への治療や検査は「介入」である．試験治療の有効性は，比較対象とされる対照群（標準治療）との比較により評価される．
- 第Ⅲ相試験では，新治療が新たな標準治療となりうるかを検証することが目的のため，比

[*3] 一般化可能性：臨床試験で得られた結果を，目的母集団へ信頼をもって外挿することのできる度合いである．
[*4] 比較可能性：臨床試験において群間比較が行われる際の，比較の妥当性である．背景因子にバラつきが生じれば比較可能性は低下する．比較可能性を保つために，ランダム化や二重盲検が行われる．
[*5] 二重盲検法：2つの薬剤の治療効果を比較する際に，どちらの治療が割り当てられたかについて，医師，被験者どちらにもわからないようにする方法である．一方で，被験者のみが治療薬の中身を知らされない方法は，単盲検法である．

較対象は標準治療でなければならない．対照群としての妥当性に関する検討が重要である．日常診療で同様の治療が行えるよう，治療の詳細（用法・用量・支持療法・治療変更基準など）についても記載される．

e．エンドポイント

- 治療の効果や安全性を比較するうえで，物差しとなる指標が必要となる．それがエンドポイントである．通常，試験の主たるエンドポイントや副次的なエンドポイントには，全生存期間，無増悪生存期間，腫瘍縮小効果，毒性が用いられる．試験の主要エンドポイントに基づいてサンプルサイズや統計的なエラー率（αエラー，βエラーなど）が設定される*6．

f．測定／評価

- 臨床試験の精度*7 が保たれるよう，エンドポイントの定義や，測定・評価方法が施設間で統一される．
- 一般的に腫瘍の奏効については固形がんの治療効果判定のための新ガイドライン（Response evaluation criteria in solid tumors：RECIST）[1]，有害事象についてはアメリカ国立がん研究所有害事象共通用語基準（Common terminology criteria for adverse events：NCI-CTCAE）[2] などが用いられる．また，施設間のバラつきを軽減する目的で，研究者評価ではなく独立判定機関による評価が実施される場合がある．

g．統計解析

- まずは，次の4つを押さえる．

- 解析対象
- エンドポイントとその統計手法
- サンプルサイズの計算
- 中間解析の有無とその統計手法

解析対象

- 「ランダム化された全患者を，割り付けの結果通りに解析すべき」，これは「intent-to-treat（ITT）」の原則と呼ばれ，選択バイアスを除去する唯一の解析方法である．特定の患者を除外して解析が行われている場合には，結果の推定にバイアスがかかる可能性がある．
- ランダム化割り付けが行われるかぎり，治療群ごとの患者集団で，治療前の患者背景が偏ることはなく，おおよそ比較可能性が保たれる．そのため，患者を系統的に試験から除くと，比較可能性が保たれなくなる．

エンドポイントとその統計手法

- エンドポイントの群間比較に用いられる統計学的手法について，その選択が適切であるか確認が必要である．生存期間が試験のエンドポイントである場合，カプランマイヤー法*8 により生存曲線が描かれ，ログランク検定*9 により群間での有意差検定が行われる．
- ハザード比*10 は，効果の差の大きさを表す指標であり，コックス比例ハザードモデル*11 を用いて求められる．
- また，生存時間解析では，ある時点における代表値の比較は不適切であり，区間推定を行う必要がある．95％信頼区間は区間推定の手法であり，推定された区間内に，95％の確率で真値を含む．

サンプルサイズの計算

- サンプルサイズを決定するための因子は，有

---

*6 αエラー，βエラー：αエラーは，2つの治療効果に差がないにもかかわらず，有意差ありと判断するエラーである．βエラーは，2つの治療効果に差があるにもかかわらず，有意差なしと判断するエラーである．有意差ありとは，比較された治療群間での差が，偶然や誤差ではなく意味のある差であることを示す．

*7 精度：医学研究における3つの目標（①精度の向上，②比較可能性の保証，③一般化可能性の保証）の1つである．精度を高める方法には測定誤差の減少と，症例数の増加が挙げられる．エンドポイントの定義の統一や，独立機関による測定・評価を行えば測定誤差を軽減できる．また，症例数を増やすことで，統計学的な精度（検出力）が高まる．

意水準（α），検出力（1 − β），検出すべき差である．αエラーは，2つの治療効果に差がないにもかかわらず，有意差ありと判断するエラーである．βエラーは，2つの治療効果に差があるにもかかわらず，有意差なしと判断するエラーである．

- 通常，第Ⅲ相試験では，αエラーは両側検定5％，βエラーは10％，検出力 $1 − β = 90％$ と設定されることが多い．サンプルサイズを大きくするほど，検出力は高くなるが，開発費が増大する．
- また，倫理的にも，必要最小限の症例数で答えを出すことが求められる．第Ⅲ相試験では，臨床的に意味のある最小の差に対して，十分な検出力を有するようにデザインされる必要がある．
- 検出しようとしている差が，そもそも臨床的に意味のないほど小さな差であれば，たとえ有意な差が認められたとしても，クリニカルクエスチョンに対して確定的な結論が得られないため，意味のない試験と考える．

中間解析の有無とその統計手法

- 中間解析は，最終解析よりも前に行われる解析であり，試験を早期中止すべきかどうか判断することが目的である．試験途中で新治療の有効性が判明した場合には「有効中止」，無益性が判明した場合には「無効中止」となる．
- 中間解析が行われる場合には，検定の多重性を回避するために，試験全体の偽陽性の確率が，望ましい有意水準αに保たれるよう，それぞれの検定の有意水準[*12]が調整されなければならない．
- 臨床試験では，群逐次法に基づいて，名目有意水準が決定される．名目有意水準を決定する方法として，Lan-DeMetsの方法が用いられ，具体的なα消費関数[*13]としては，PocockタイプやO'Brien-Flemingタイプが使用される．

3. 結果

- 統計データの結果は，予定された時期での中間解析か，あるいは最終解析であるか確認する必要がある．予定よりも早期に公表された結果である場合には，妥当性について記載される必要がある．
- 試験に登録された患者はすべて評価に含められなければならないため，1人でも解析から除外された患者がいた場合には，除外理由が示されなければならない．
- プロトコールにあらかじめ規定された検定の手順が守られる必要があり，試験完了後に，検出力を高めるために別の検定手法を用いることは，偽陽性を増加させる．

a. 患者背景

- 適格基準には幅があるため，最終的に集積された患者集団の状況を示すことが重要で，これには実際に登録された患者の基本的な背景の要約が必須である．
- 要約に含めるべき変数には，基本的背景因子（年齢，性別，人種，民族），層別因子，およびその他の重要な背景因子（PS，疾患の広がり，前治療歴など）がある．ランダム化比較試験では，基本的な患者背景因子が治療群間でどの程度バランスがとれているかについて記述される必要がある．

[*8] カプランマイヤー法：生存者の割合を経時的に示した生命表の解析法にはさまざまな種類が存在する．カプランマイヤー法では，多数の固定点でデータを調べ，その時点での生存率が計算される．

[*9] ログランク検定：2つのグループの生存期間を比較する検定法である．有意水準と得られたp値をみることで，検定結果の有意性を知ることができる．

[*10] ハザード比：相対的な危険度を客観的に比較する方法である．たとえば新薬と対照薬の効果が比較された場合に，ハザード比が0.86という結果であれば，新薬はリスクを14％減少させたことになる．

b. エンドポイント

- すべてのおもなエンドポイントが群別に示される．生存時間がエンドポイントである場合は，その中央値やハザード比の推定値が示される．
- プロトコールで規定された主要エンドポイントについて，規定された仮説検定の結果が有意であった場合，その結果は「ポジティブ」である．
- 通常，いくつかの重要な副次エンドポイントが設定される．すべてのエンドポイントの解析結果が同じ結論を導くのなら，結果の解釈に問題は生じない．
- 主要エンドポイント以外のすべての探索的解析の結果は，注意して解釈する必要がある．統計データの間違った解釈は，患者の治療選択など，臨床的判断に影響する．

c. サブグループ解析

- すべてのサブグループ解析は，探索的であり，新たな仮説を作り出すものであって，ほかの試験によって検証される必要がある．
- サブグループ解析はサンプルサイズが不十分であり，検出力が低いことが多く，存在する真の差が検出されない可能性がある．とくに，全体として有効な治療であるという結果が得られた試験においても，いくつかのサブグループでは有意差がみられない可能性がある．
- また，サブグループ解析が行われる場合には，多重性や検出力について，事前に計画されているか確認する必要がある．

d. 有害事象

- 有害事象の要約情報は，その試験で観察された有害事象についてグレード別の頻度とともに示される．有害事象のプロファイルがよく知られた治療であったとしても，予期されない毒性に関してはグレードによらずレポートされる必要がある．

4. 結論

- 主要評価項目に有意差がみられれば，結果はポジティブだが，解析結果の重要性が過大評価されていないか確認が必要である．たとえば，主要エンドポイントの全生存期間において，有意に新治療の優越性が示されたとしても，重篤な有害事象が多く，生活の質（QOL）が低下した場合，実臨床では総合的な判断が求められる．「統計学的に有意な差」と「臨床的に意味のある差」は異なる．

統計データの見方 ―実践編―

- 実際の臨床試験を題材に統計データの見方について概説する．「統計データの見方 ―基礎編―」で着目したポイントに沿って，CLEOPATRA試験[2]の統計データを読み解く．なお，本論文については，*N Engl J Med*，366（2）：109～119，2012にて無料で閲覧可能なため，興味のある方は，参照していただきたい．

---

*11 コックス比例ハザードモデル：特定のイベント（死亡など）と，説明変数（治療内容など）の関係性を評価するために用いられる．さまざまな要因が特定のイベント（死亡など）までの時間に及ぼす影響の推定値を知ることができる．
*12 有意水準：統計学的仮説検定を行う場合に，帰無仮説を棄却するかどうかを判定する基準である．
*13 α消費関数：あらかじめ決められた試験全体でのα値を，それぞれの解析時点での情報量に応じて消費する関数である．代表的なα消費関数として，PocockタイプやO'Brien-Flemingタイプが存在する．α消費関数を用いることで，多重性を考慮した中間解析を行うことが可能になる．

02-01 統計データの見方 —着目すべき論文のポイント—

```
適格基準：                            ランダム化    プラセボ＋トラスツズマブ(H)＋ドセタキセル(DTX)
・HER2陽性転移性乳がん                   1：1       プラセボ：            day1
・転移性乳がんに対して未治療                          H：(8mg/kg→)6mg/kg    day1
・周術期化学療法完了後から12か月以降の再発              DTX：75mg/m²         day1  3週間ごと
・ECOGのPS＝0,1
・18歳以上                                       ペルツズマブ(P)＋トラスツズマブ(H)＋ドセタキセル(DTX)
・ベースラインの左室収縮機能50％以上                   P：(840mg/body→)420mg/body  day1
                                               H：(8mg/kg→)6mg/kg    day1
                                               DTX：75mg/m²         day1  3週間ごと

層別化因子：                          エンドポイント：
 (1) 地域(アジア, 欧州, 北アメリカ, 南アメリカ)   主要評価項目：PFS(中央判定)
 (2) 前治療歴(周術期化学療法の有無)
                                    副次評価項目：OS
                                             ：PFS(研究者判定)
                                             ：奏効率
                                             ：安全性
```

図1　試験デザイン

1. 目的

- HER2 陽性転移性乳がんの一次治療として標準であった，トラスツズマブ＋ドセタキセル併用療法に，新規抗 HER2 薬のペルツズマブを上乗せすることの有効性および安全性を検証する第Ⅲ相試験である．
- 試験結果がポジティブであった場合，HER2陽性転移性乳がん患者へ新たな治療選択肢が生まれるため，「試験の目的」として妥当性がある．

2. 方法（図1）

a. 研究実施期間

- 患者登録期間は2008年2月から2010年7月である．

b. 対象

- 目的母集団は HER2 陽性転移性乳がん患者であり，おもな適格基準は下記である．統計データから得られる結論は，目的母集団に対して一般化可能性が保たれる．

適格基準

・HER2陽性転移性乳がん
・転移性乳がんに対して未治療
・周術期化学療法完了後から12か月以降で再発
・Performance status (PS) = 0, 1
・18歳以上
・ベースラインの左室収縮機能 50％以上

c. 割付

- プラセボ対照群を設定したランダム化比較試験であり，プラセボ群とペルツズマブ群に1：1で割り付けられた．また，被検者と研究者の双方が盲検下となる「二重盲検法」が採用された．層別化因子には，地域（アジア，欧州，北アメリカ，南アメリカ），前治療歴（周術期化学療法あり，なし）が用いられた．

d. 介入

- 両群における治療介入は下記の通りである．対照群には，これまでの標準治療が採用されており，対照群として妥当である．

- 統計データから得られる結論を，目的母集団に適用する際には，同様の投与方法を行うことで再現性が保たれる．

プラセボ群

トラスツズマブ：初回投与量 8mg/kg → 2回目以降 6mg/kg（3週ごと）

ドセタキセル：75mg/m² （3週ごと）→忍容性良好であれば，100mg/m² へ増量可，少なくとも6サイクル投与を推奨

プラセボ：初回投与量 840mg/body → 2回目以降 420mg/body（3週ごと）

ペルツズマブ群

トラスツズマブ：初回投与量 8mg/kg → 2回目以降 6mg/kg（3週ごと）

ドセタキセル：75mg/m² （3週ごと）→忍容性良好であれば，100mg/m² へ増量可，少なくとも6サイクル投与を推奨

ペルツズマブ：初回投与量 840mg/body → 2回目以降 420mg/body（3週ごと）

e．エンドポイント

- 主要エンドポイントは，PFS（独立判定機関で評価）である．副次エンドポイントは OS，PFS（研究者ごとに評価），安全性などである．PFS，OS の定義は下記である．
- 無増悪生存期間（progression-free survival：PFS）：ランダム化から病勢増悪が認められた時点（RECIST ver1.0），または，腫瘍の最終評価から18週以内の死亡時点．
- 全生存期間（overall survival：OS）：ランダム化から死亡時点．
- 安全性：NCI-CTCAE ver.3.0に準ずる．

f．測定／評価

主要エンドポイント：PFS（独立判定機関）

- 病勢増悪または死亡までのあいだ，独立判定機関により，9週ごとの画像評価（RECIST ver1.0）が実施される．独立判定機関による測定・評価では，測定誤差の減少が期待される．

副次エンドポイント：OS，PFS（研究者評価），安全性など

- OS：死亡時点が測定される．
- PFS（研究者評価）：病勢増悪または死亡までのあいだ，研究者によって9週ごとの画像評価（RECIST ver1.0）が実施される．
- 安全性：独立データモニタリング委員会によりモニターされ，NCI-CTCAE ver.3.0 に基づいて評価される．

g．統計解析

- まずは，次の4つを押さえる．
  ・解析対象
  ・エンドポイントとその統計手法
  ・サンプルサイズの計算
  ・中間解析の有無とその統計手法

解析対象

- 初回解析は，381のPFSイベントが発生した時点で行われる．PFS，OS，いずれの解析も，ITT populationに対するITT解析が行われる．

エンドポイントとその統計手法

- PFS（独立判定機関）における群間比較には，層別化因子（地域，前治療歴）に基づいたログランク検定が行われる．
- 中央判定のPFS中央値を推定するために，カプランマイヤー法が用いられる．ハザード比と95％信頼区間を推定するために，コックス比例ハザードモデルが用いられる．効果の一貫性を判断するために，PFS中央値について，おもな背景因子に基づいて，事前に規定されたサブグループ解析が行われる．
- 研究者判定のPFS，OSについても同様の解析手法が用いられる．有害事象については，少なくとも1回は治療を行われたすべての患

02-01 統計データの見方 ―着目すべき論文のポイント―

表1 対象患者の背景

Table 1. Baseline Characteristics of the Intention-to-Treat Population.*

Characteristic	Placebo plus Trastuzumab plus Docetaxel (N = 406)	Pertuzumab plus Trastuzumab plus Docetaxel (N = 402)
Female sex — no. (%)	404 (99.5)	402 (100.0)
Age — yr		
Median	54.0	54.0
Range	27–89	22–82
Race or ethnic group — no. (%)†		
Asian	133 (32.8)	128 (31.8)
Black	20 (4.9)	10 (2.5)
White	235 (57.9)	245 (60.9)
Other	18 (4.4)	19 (4.7)
Region — no. (%)		
Asia	128 (31.5)	125 (31.1)
Europe	152 (37.4)	154 (38.3)
North America	68 (16.7)	67 (16.7)
South America	58 (14.3)	56 (13.9)
ECOG performance status — no. (%)‡		
0	248 (61.1)	274 (68.2)
1	157 (38.7)	125 (31.1)
≥2	1 (0.2)	3 (0.7)
Disease type at screening — no. (%)		
Nonvisceral	90 (22.2)	88 (21.9)
Visceral	316 (77.8)	314 (78.1)
Hormone-receptor status — no. (%)		
ER-positive, PgR-positive, or both	199 (49.0)	189 (47.0)
ER-negative and PgR-negative	196 (48.3)	212 (52.7)
Unknown	11 (2.7)	1 (0.2)
HER2 status, assessed by immunohistochemistry — no. (%)		
0 or 1+	2 (0.5)	4 (1.0)
2+	32 (7.9)	47 (11.7)
3+	371 (91.4)	350 (87.1)
Data not available	1 (0.2)	1 (0.2)
HER2 status, assessed by FISH — no. (%)		
Positive	383 (94.3)	384 (95.5)
Negative	4 (1.0)	1 (0.2)
Data not available	19 (4.7)	17 (4.2)

者が対象となる．

サンプルサイズの計算

- サンプルサイズを決定するための因子は，それぞれ，αエラー：両側検定5％，βエラー：10％，検出力：90％，検出すべき治療効果の差：PFS中央値3か月（ハザード比：0.75）と設定された．それらの因子に基づいて800例の登録が計画された．

中間解析の有無とその統計手法

- PFS（独立判定機関）の初解析時に，OSに関して事前に規定された中間解析が行われる．中間解析による検定の多重性を回避するために，Lan-DeMetsのα消費関数（O'Brien-Fleming型）が用いられた．P値が名目有意水準を下回れば，早期有効中止に至る．

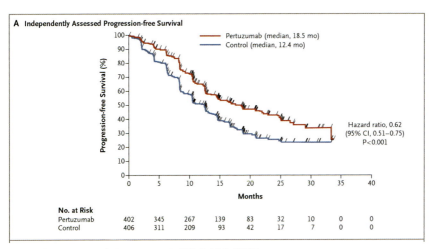

図2 主要エンドポイント：PFS（独立判定機関）

3. 結果

- 主要エンドポイント PFS（独立判定機関）の初解析と，副次エンドポイント OS の中間解析が報告された．これらは，事前に規定された検定であり，ITT 解析が行われた．

a. 患者背景

- 表1に患者背景を示す．ここでみるように患者背景因子（性別，年齢，人種，地域，PS，疾患の広がり，サブタイプ，前治療歴）の要約が示された．両群間の背景因子は均等に割り付けられている．

b. エンドポイント

- エンドポイントがカプランマイヤー曲線とともに，群別に示された．
- カプランマイヤー曲線は，各時点で，病勢増悪または死亡せずに「生存する」確率をプロットした，階段状のグラフである．図2より，PFS 中央値を読み取る．
- PFS 中央値は，50％の患者が病勢増悪または死亡せずに生存している時点であり，縦軸が 50％のところを読めばよいので，赤線のペルツズマブ群では 18.5 か月，青線のコントロール（プラセボ）群では 12.4 か月である．そして，ハザード比 0.62，95％信頼区間 0.51-0.75 であり，プロトコールで規定された主要エンドポイントについて，規定された仮説検定の結果が有意であった．
- グラフの下にあるアットリスク数（No. at risk）は，各時点で，観察が継続している（増悪も死亡も，観察打ち切りも起きていない）人数である．グラフの右端ほど人数が少ないため，誤差が大きくなる．また，観察打ち切り例は，曲線上の「ひげ」のような線として示される．
- 副次エンドポイントの OS に関するカプランマイヤー曲線も，同様の方法で読み取ることができる[2]．

c. サブグループ解析

- すべてのサブグループ解析において，ペルツズマブ群で良好な傾向を認めており，主要エンドポイントの主張をサポートする結果である（図3）．
- サブグループ間での効果の違いについては，

02-01 統計データの見方 —着目すべき論文のポイント—

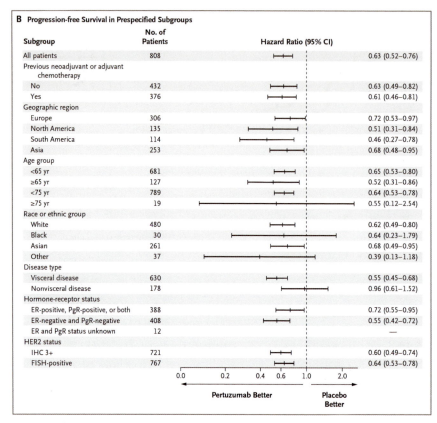

図3 サブグループ解析

交互作用の解析で証明される必要がある．交互作用の解析が行われていないため，特定のサブグループにおける効果の有無は述べられるべきでない．

d. 有害事象

- ペルツズマブ群で，多くみられた有害事象は，下痢・皮疹・発熱性好中球減少症である．心毒性（左室収縮機能低下）の増強はみられない[2]．

さいごに

- CLEOPATRA試験を用いて，統計データの見方について概説した．統計データの正しい解釈は，目の前の患者が受けている治療のリスク・ベネフィットの予測を可能とし，ケアの質のさらなる向上も期待される．本稿が，統計データの見方を学ぶうえでの一助となれば幸いである．

引用・参考文献
1) Therasse P, et al.：New guidelines to evaluate the response to treatment in solid tumors. J Natl Cancer Inst, 92（3）：205〜216, 2000.
2) Baselga J, et al.：Pertuzumab plus trastuzumab plus docetaxel for metastatic breast cancer. N Engl J Med, 366（2）：109〜119, 2012.
3) The National Cancer Institute's Common Terminology Criteria for Adverse Events, version 3.0
https://ctep.cancer.gov/protocoldevelopment/electronic_applications/docs/ctcaev3.pdf（2017年6月30日閲覧）

Resource　乳がんケアのスキルアップに必要な知識

02-02 統計データの見方 ―研究結果を真に読み解く―

EBMを実践するために

- 今の医療の考え方の原則になっているのは，エビデンスに基づく医療（evidence based medicine：EBM）であり，エビデンスを生み出すのは，臨床研究である．臨床研究の結果は「論文」という形で広く公開されており，その情報量は膨大なものとなっている．
- 医療現場でEBMを実践するためには，膨大な情報のなかから，最善のエビデンスを正しく読み取り，それに基づいて意思決定を行うことである．しかし，最善のエビデンスを読み取るというのが，意外と難しい．
- 患者と向き合うなかで生じた臨床的疑問への答えを見つけるには，どうしたらよいのか……．
- 手軽な方法としては，2次資料（ガイドラインや教科書）に頼るという方法がある．自身がもっている疑問に該当する項目を読んで，世の中の標準的な考え方を知るという方法である．本書もまた，そんな2次資料の一形態である．ただ，2次資料には，作成者や執筆者の主観や恣意性に基づくバイアスが入り込みやすく，また，最先端のエビデンスを網羅していない可能性もある．そのため，手軽で

はあるが，安易に頼り切るのは問題である．
- そこで，2次資料ばかりに頼るのではなく，1次資料，すなわち，臨床研究の論文そのものにもアクセスする能力を身につけていく努力が大切である．論文を読み，研究が行われた意図を知り，研究者の息づかいまでを感じながら，研究者の想いなどがバイアスになっている可能性も読み取る「批判的吟味」を行う．
- ここでは，乳がん術後のホルモン療法の期間についての臨床試験を例に，「統計データの真の見方」を解説する．

術後タモキシフェンは5年か10年か

- 術後ホルモン療法を受けている乳がん患者から，「術後ホルモン療法は5年間だと聞いていたのに，最近，担当医から，10年間やる場合もあるといわれました．治療を続けたほうがなんとなく安心というのもあるし，長期に使うことで副作用がどうなるのかという不安もあるし，どうしたらいいのでしょうか？」という相談を受けたことはないだろうか．
- これに対して，「絶対10年やるべきです」とか「絶対5年でやめるべきです」と，ズバッと答えられたら，医療者として楽なわけだが，実際のエビデンスからは，そんなふうにズ

バッと言い切れないことが多い．すっきりしないなかでも，患者にエビデンスをできるだけ正確に伝え，エビデンスを共通言語として患者と語り合い，患者が納得できる意思決定をサポートするのが，医療者の重要な役割である．

1. これまでの標準は5年間

- 術後ホルモン療法として，長らくゴールドスタンダードとして使用されてきたのが，タモキシフェンである．Early Breast Cancer Trialists' Collaborative Group（EBCTCG）のメタアナリシスでは，エストロゲン受容体（ER）陽性乳がんにおいて，術後タモキシフェンを5年間内服することにより，タモキシフェンを使用しない場合と比べ，再発リスクと死亡リスクが減少することが示されている[1)2)]．

- この結果は，年齢，リンパ節転移の有無，化学療法併用の有無によらず，同じ傾向であり，また，1〜2年間よりも5年間内服したほうが，再発リスクや死亡リスクは低いという結果も示されている[1)]．

- 2012年までは，タモキシフェンを5年を超えて服用する意義を示す明確なエビデンスがなかったため，「タモキシフェンの内服期間は5年間」というのがコンセンサスであった．そんななかで発表されたのが，タモキシフェン5年間内服と10年間内服を比較する2つの大規模臨床試験（ATLAS試験，aTTom試験）の結果である[3)4)]．

2. 5年 vs 10年の比較試験

- 以下にATLAS試験の概要を示す．
  - 術後にタモキシフェンを5年間内服した早期乳がん患者12,894名（ER陰性の1,248名，ER不明の4,800名を含む）が対象．
  - タモキシフェン内服をさらに5年間継続し計10年間内服する群（10年群）と，5年間で終了する群（5年群）に無作為に割り付け．
  - ER陽性の6,846名について解析したところ，乳がん再発が認められたのは，10年群に割り付けられた3,428名のうち617名，5年群に割り付けられた3,418名のうち711名であり，タモキシフェンの内服継続で乳がん再発が有意に減少していた（p＝0.002）．
  - 乳がん死亡も減少していた（331名対397名，p＝0.01）．
  - 全死亡も減少していた（639名対722名，p＝0.01）．
  - 乳がん再発率比は，タモキシフェン内服開始から5〜9年の期間で0.90，それ以降の期間で0.75となっており，10年群の患者がタモキシフェン内服を終えたあとの再発抑制効果が顕著であった（「キャリーオーバー効果」があると考えられている）．
  - 5〜14年の期間における累積乳がん再発リスクは，10年群で21.4％，5年群で25.1％であった．
  - 累積乳がん死亡リスクは，10年群で12.2％，5年群で15.0％（絶対リスク減少は2.8％）であった．
  - ER陰性例やER不明例を含む12,894名において，乳がん以外の死亡率に有意差はなかった．
  - 累積子宮体がん発症リスクは，10年群で3.1％，5年群で1.6％と，タモキシフェンの内服継続で子宮体がんが有意に増えていた．
  - 累積子宮体がん死亡リスクは，10年群で0.4％，5年群で0.2％（絶対リスク上昇は0.2％）であった．

- 上記は比較試験なので，2つの群についての

結果が数値やグラフで比較され，どちらがよいとか，比がどれくらいとか，信頼区間はどうだとか，p値はどうで，有意差があるとかないとか，そんなことが記載されている．
- それらの数値の意味を理解したうえで，この試験の主要評価項目は何か，統計学的に有意差はついているかなどを読み取り，さらには，日常臨床において（患者にとって）意味のある差かどうかという視点も含めて解釈することになる．

3. リスクとベネフィットのバランスを読み取る

- すべての結果について，圧倒的な差をもって一方の群ですぐれているのであれば，解釈を迷うことはないが，実際のエビデンスは，そう単純ではない．ATLAS試験では，乳がん再発や乳がん死亡は，5年群よりも10年群で明らかに減っていたが，そのかわり子宮体がんによる死亡は増えていた．ほかの副作用やコストも考慮すれば，いいことばかりとはいえない．
- 「死亡」というモノサシで考えれば，乳がんによる死亡のリスクが2.8%減ることのほうが，子宮体がんによる死亡のリスクが0.2%増えることよりも大きく，実際，死因によらない「全死亡」は10年群のほうで有意に少ないわけなので，タモキシフェンの内服を延長すべき，という結論は揺るがないわけだが，「死亡（あるいは生存期間）というモノサシ」がもっとも価値が置かれるものなのかどうかという考察も必要となる．
- 全体としては10年間の内服が推奨されるとしても，すべての患者に，闇雲に10年間内服してもらえばよい，というわけではない．現在服用しているタモキシフェンで，何らかの副作用が出ているとすれば，その副作用のつらさも考慮して，リスクとベネフィットのバランスを話し合う必要がある．
- ATLAS試験のサブグループ解析では，リンパ節転移の有無や腫瘍径別を含むすべてのサブグループで10年群と5年群の再発率比（相対リスク）は同様であったと報告されている．つまり，どのような患者背景であっても同程度の効果が期待できるということになる．
- しかし，5年間のタモキシフェン投与だけでも再発リスクがきわめて低いと考えられる場合，たとえば，リンパ節転移もなく，腫瘍径も小さく，組織学的グレードも低い場合などは，5年間のタモキシフェン内服のみでも再発率は十分に低いと考えられるため，絶対リスク減少（実際に治療継続によってベネフィットがもたらされる患者の割合）は小さく，リスクとベネフィットのバランスは微妙となるかもしれない．

4. 他の臨床試験にも目を向ける

- エビデンスは1つの臨床試験だけで決まるものではなく，同様の臨床試験や背景となる研究の歴史にも目を向ける必要がある．
- ATLAS試験と同様の規模・デザインで同じ時期に行われたaTTom試験では，ATLAS試験と同様の結果が示されている[4]．また，過去にもタモキシフェンを5年以上投与することの有効性を示唆する小規模なランダム化比較試験は存在した[5]．
- 一方で，タモキシフェンの投与期間を延長することで，むしろ，乳がんの再発率が増える傾向が認められた試験もある[6,7]．
- これらの5試験[3〜7]のメタアナリシスでは，5年間とそれ以上の内服の比較で，乳がん再発や全死亡に有意差は認められていない[8]．
- タモキシフェンを5年間使用したあとで，閉経状態となっている場合，タモキシフェンか

らアロマターゼ阻害薬のレトロゾールに切り替えて5年間治療を行うことで，乳がん再発が減ることも示されている[9]．この結果から，タモキシフェン内服の継続のほかに，アロマターゼ阻害薬への切り替えも重要な選択肢ということになる．

- アメリカ臨床腫瘍学会（ASCO）のガイドラインでは，タモキシフェン内服を5年間終えた時点で，閉経前の場合はタモキシフェン5年間延長が，閉経後の場合はタモキシフェン5年間延長またはアロマターゼ阻害薬への切り替えが提案されるべきとされている[10]．

術後アロマターゼ阻害薬投与期間の臨床試験

- さらに議論を複雑にしているのは，閉経後乳がんの術後ホルモン療法として，タモキシフェンが現在の主流ではないという事実である．閉経後の場合，再発を減らす効果において，タモキシフェンよりもアロマターゼ阻害薬のほうが有効であることが複数の臨床試験で示されており，少なくともわが国では，アロマターゼ阻害薬を5年間用いるのが一般的である．
- タモキシフェンで5年内服より10年内服のほうがよいというエビデンスがあったとしても，アロマターゼ阻害薬で同じことがいえるわけではない（臨床試験で検討された対象とは異なる対象にエビデンスを当てはめることを「外挿」と呼ぶが，タモキシフェンのエビデンスをアロマターゼ阻害薬に「外挿」するのは，不適切である）．
- アロマターゼ阻害薬の治療期間をめぐっても臨床試験は行われており，最近になっていくつかの報告がなされているが，その結果は，タモキシフェンの結果以上に微妙なものとなっている．
- MA.17R試験[11]では，術後レトロゾール5年間内服後の1,918名（多くはタモキシフェン5年間内服後にMA.17試験[9]でレトロゾール切り替え群に割り付けられ5年間のレトロゾール治療を受けた患者）を対象に，レトロゾールまたはプラセボが5年間投与された．
- 主要評価項目である無病生存期間（DFS）のハザード比は0.66で，レトロゾール10年内服群は，5年内服群よりも有意にDFSが長かったが，全生存期間については有意差はなかった．
- DFSイベント（10年群67イベント対5年群98イベント）の内訳をみてみると，局所領域再発（19例対30例）と対側乳がん発症（13例対31例）が10年群で少なくなっていたことがDFSの差に反映したことが読み取れる．
- 遠隔再発の差は11例（42例対53例）であった．一方で，骨折の有害事象が生じたのは133例対88例と10年群で有意に多く，その差は45例であった．
- レトロゾールを5年から10年に延長することにより，959例中の11例で遠隔再発を防げたが，45例で骨折を生じさせてしまったということになる．これらの結果のどれを重視するかで，この臨床試験の見方はまるで違ったものとなる．「骨折が増えるとしても，対側乳がん発症を防げる意味は大きい」「そもそも生存期間延長が示せていないのであれば，ベネフィットよりもリスクのほうが大きい」など，いろいろな意見があろう．
- 2016年のサンアントニオ乳がんシンポジウムでも，アロマターゼ阻害薬の治療期間に関するランダム化比較試験がいくつか報告されたが，いずれの試験結果も解釈がすっきりしないものであった[12]〜[14]．実際に1次資料で

これらの試験結果を吟味していただきたい．

さいごに

- ホルモン療法の内服期間を例に，データの見方の一端を紹介した．エビデンスといっても，ズバッと解釈できるものではないことはご理解いただけたかと思う．
- 統計学的な知識や技術を身に付けるには，系統的なトレーニングが必要であり，本稿はその目的を果たすには程遠い内容にとどまっている．今後，数多くの1次資料に触れながら，専門家とも議論し，統計データを解釈する力を高めていただければ幸いである．

引用文献
1) Early Breast Cancer Trialists' Collaborative Group (EBCTCG)：Effects of chemotherapy and hormonal therapy for early breast cancer on recurrence and 15-year survival：an overview of the randomised trials. Lancet, 365（9472）：1687〜1717, 2005.
2) Early Breast Cancer Trialists' Collaborative Group (EBCTCG), et al.：Relevance of breast cancer hormone receptors and other factors to the efficacy of adjuvant tamoxifen：patient-level meta-analysis of randomised trials. Lancet, 378（9793）：771〜784, 2011.
3) Davies C, et al.：Long-term effects of continuing adjuvant tamoxifen to 10 years versus stopping at 5 years after diagnosis of oestrogen receptor-positive breast cancer：ATLAS, a randomised trial. Lancet, 381（9869）：805〜816, 2013.
4) Gray RG, et al.：aTTom: Long-term effects of continuing adjuvant tamoxifen to 10 years versus stopping at 5 years in 6,953 women with early breast cancer. J Clin Oncol, 31（18_suppl）：5, 2013.
5) Tormey DC, et al.：Postchemotherapy adjuvant tamoxifen therapy beyond five years in patients with lymph node-positive breast cancer. Eastern Cooperative Oncology Group. J Natl Cancer Inst, 88（24）：1828〜1833, 1996.
6) Fisher B, et al.：Five versus more than five years of tamoxifen for lymph node-negative breast cancer：updated findings from the National Surgical Adjuvant Breast and Bowel Project B-14 randomized trial. J Natl Cancer Inst, 93（9）：684〜690, 2001.
7) Stewart HJ, et al.：Scottish adjuvant tamoxifen trial：a randomized study updated to 15 years. J Natl Cancer Inst, 93（6）：456〜462, 2001.
8) Al-Mubarak M, et al.：Extended adjuvant tamoxifen for early breast cancer：a meta-analysis. PLoS One, 9（2）：e88238, 2014.
9) Goss PE, et al.：A randomized trial of LET in postmenopausal women after five years of tamoxifen therapy for early-stage breast cancer. N Engl J Med, 349（19）：1793〜1802, 2003
10) Burstein HJ, et al.：Adjuvant endocrine therapy for women with hormone receptor-positive breast cancer：american society of clinical oncology clinical practice guideline focused update. J Clin Oncol, 32（21）：2255〜2269, 2014.
11) Goss PE, et al.：Extending aromatase-inhibitor adjuvant therapy to 10 years. N Engl J Med, 375（3）：209〜219, 2016.
12) Tjan-Heijnen VC, et al.：Abstract S1-03：First results from the multicenter phase Ⅲ DATA study comparing 3 versus 6 years of anastrozole after 2-3 years of tamoxifen in postmenopausal women with hormone receptor-positive early breast cancer. Cancer Research, 77（4 Supplement）, 2017
13) Blok EJ, et al.：Abstract S1-04：Optimal duration of extended letrozole treatment after 5 years of adjuvant endocrine therapy；results of the randomized phase Ⅲ IDEAL trial（BOOG 2006-05）. Cancer Research, 77（4 Supplement）, 2017
14) Mamounas EP, et al.：Abstract S1-05: A randomized, double-blinded, placebo-controlled clinical trial to evaluate extended adjuvant endocrine therapy（5 years of letrozole）in postmenopausal women with hormone-receptor positive breast cancer who have completed previous adjuvant endocrine therapy：Initial results of NRG oncology/NSABP B-42. Cancer Research, 77（4 Supplement）, 2017

Resource 乳がんケアのスキルアップに必要な知識

03 乳腺外来における看護の役割 ―病棟との連携を含めて―

- 乳腺外来を訪れる患者は，検診目的や異常を自覚して受診するケース，他施設で異常を指摘されたり，すでに乳がんと診断を受け治療を目的として受診するケースなど，さまざまである．患者は後に控える検査や治療のために大きな不安を抱えている．
- 外来でのそれぞれの場面での看護の役割を述べる．

外来看護師の役割

- 専門職として，最初に患者と接するのは外来看護師である．
- まず問診をとるために個室で話を聴く（図1）．問診をとおして患者の表情や態度から患者の思いや不安は読み取れる．そして，これから行われる診察や検査などについて，少しでも不安なく受けられるように援助することが看護師の役割として重要である．
- 診察時に看護師が立ち会うことは少ないが，検査の介助を行うときなどは，これから行う検査の手順を説明し，プライバシーに配慮し，安全で安楽で苦痛が最小限ですむように援助する．
- 検査を受けた患者は，結果を話されるまでの期間が長く不安な気持ちで過ごすので，結果が出るまでの経過を患者に説明することも重要である．
- 患者が医師より結果について説明される際には，可能であれば1人で受診するのでなく，家族など患者をサポートしてくれる人と来院するように説明するが，1人で受診する患者も少なくない．バッドニュースを聞かされた患者は冷静に理解することが困難な場合が多い．「がん」と言われた瞬間から「頭が真っ白になり，その後の先生の言葉はまったく耳に入らなかった」という患者がほとんどである．
- このタイミングでは最低限の説明にとどめ，今後の経過については再度説明のできる場を設定することが望ましい．
- 告知直後の精神的サポートは，ここでも患者の心理状況をふまえ，患者の気持ちに寄り添い，共感的な態度で対応する．流涙する患者もいるが，感情表出の場を設定することはたいへん重要なサポートと考える．
- 一定の期間が経過しても現状を受け入れられていないという状況が見受けられた場合は，精神腫瘍科やリエゾンナース，乳がん看護認定看護師の介入を依頼し，チームで患者をサポートする体制を整える．
- 患者が適応段階に入ったと判断できたら，今後の治療選択を行ううえで，患者の思いや希望を確認し，現実的で最善の方法の選択に向

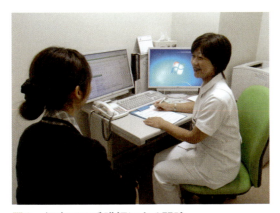

図1 個室での看護師による問診

け，患者の意思決定を支援する．それに対して発生する問題点の解決策もともに考え，治療に専念できる環境を整える努力を行う．

- 患者が治療に専念できる環境づくりを行うためには，夫や子ども，両親など家族への病気の伝え方や，患者自身が日ごろ行っている家族や社会のなかでの役割を誰が代行してくれるかなど，入院に向けて解決しなければいけない問題を抽出し，具体的な方法をともに考える．
- 社会資源の導入により解決できる場合も多いので，医療ソーシャルワーカーなどの専門家を紹介する．

術式選択に対する支援

- 患者の乳房への思い，術後の放射線治療への思い，入院期間や経済的なことなど，術式決定を妨げる因子はさまざまである．
- 術式において，患者の持つ「乳房部分切除術（乳房温存術）」や「乳房切除術（乳房全摘術）」のイメージと，医療者のそれとにギャップを感じることがある．なるべくそのギャップを埋めるよう，患者がイメージできるような写真や絵，創の位置などを補足することも看護

師の役割である．

- 2013年7月から人工物を使用する乳房再建術において，エキスパンダーやラウンド型シリコンインプラントが保険適用となり，2014年1月からは，より自然な形状を持つアナトミカル型シリコンインプラントも保険適用となった．このことから，全摘術が望ましい患者には一次再建の選択肢も出てきたことにより，術式選択はさらに複雑となった．再建術においても看護師は正しい知識を習得し，患者の疑問に答え，支援することが重要である．

術前オリエンテーション

- 術式が決定したら，看護師が術前オリエンテーションを行う．この場合，なるべく具体的に入院生活がイメージできるように説明する．
- 入院前の注意事項や入院までの準備，入院してから手術までを時系列で説明する．そして，術後の経過から退院までの流れなどを説明することで，少しでも不安が軽減できるよう援助する．
- 術後は，リハビリテーションやリンパ浮腫予防の支援，術後のボディイメージの変化を患者が受け入れるための支援やセクシュアリティへの支援などさまざまな支援があるが，術前に多くの説明を一度に行う必要はない．この段階では，まず手術に対する情報に重点を置き，術後のことについては，患者の質問に答える程度にする．
- 術前オリエンテーションでは，あくまでも術前の事項を最優先で理解してもらえるように支援し，術後の事項については，病棟看護師と分担し，徐々に理解を深めてもらえるように努める．ただし，手術後から放射線治療までの期間や通院間隔など，仕事との併用を考

えている患者にとって大まかなスケジュールを知っておくことは，今後の計画を立てるうえで重要なので，前もって説明しておくことは必要と考える．
- 退院後から初めての外来までの期間は，手術による創部の痛みや創部の変化（創部の発赤や腫脹・感染などの異常）については患者自身が気づいて病院に連絡する必要があるため，退院前に病棟看護師や医師から十分な説明が必要である．

薬物療法・放射線療法に関する補助的説明

- 退院後の診察時には，医師から手術で摘出した検体の病理検査の結果について説明がなされ，今後の治療について説明される．その場面でも外来看護師が介入する．
- 化学療法や放射線療法，内分泌療法など副作用を伴う治療が始まるケースが多いので，ここでも治療決定のための支援や治療中の支援を継続する．

術後の患者支援

- この時期の患者へのサポートでは，患者同士が語らえる場の提供やがん患者が行っているボランティア活動の紹介，がんとともに生きていくための方法の紹介など，生活と療養を考える支援を継続的に行うことが重要である．

再発・転移患者に対する支援

- 再発・転移患者に対する支援は，これまでの看護師の支援と大きく変わるわけではないが，経過が長く患者の希望もより深く理解している外来看護師は，他職種との架け橋の役割を担い，患者の望む療養を支援していく．
- 患者のみならず，患者を支える家族をケアしていくことも大切である．ときには患者と家族の意見の相違やお互いを思いやるあまりに衝突する家族もいる．しかし，患者のことを真剣に考え，尊重しようとする気持ちの現れであることが多いので，お互いの思いのたけをうまく伝え，患者・家族にとって悔いのないよい時間が送れるように支援する．
- この時期には入退院を繰り返す患者も多いので，病棟看護師と十分な情報交換を行い，継続的な援助が行えるよう努めたい．情報の共有にはカルテの活用とカンファレンスなどで対応する．

*　　　*　　　*

- 外来看護では，外来に訪れる患者の状況に応じて適切なサポートをする必要がある．看護師の視点から，患者の価値観や人生観を理解し，「人生に寄り添う」気持ちで接することが求められる．そして，患者が望む治療が受けられるように環境を整え，治療に専念できるようにサポートすることが重要であると考える．

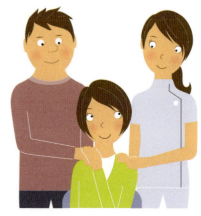

Resource 乳がんケアのスキルアップに必要な知識

04 乳がん看護認定看護師

認定看護師(certified nurse：CN)とは

- 1996年にスタートした日本看護協会認定看護師制度は，特定の看護分野において，熟練した看護技術と知識を用いて，水準の高い看護実践のできる認定看護師を社会に送り出すことにより，看護現場における看護ケアの広がりと質の向上を図ることを目的としている．
- 認定看護師の定義と役割を表1に示す．
- 現在では21の認定看護分野が特定され，日本看護協会の認定を受けた教育課程において6か月間以上の研修を修了したのち，日本看護協会の認定審査を経て認定看護師となる．
- 日本看護協会の資格認定制度には，専門看護師（表2）に関する制度もあり，2017年6月現在で713名のがん看護専門看護師が活躍している．
- 表3に資格認定制度の教育期間と実務要件を示す（日本看護協会の資格認定制度に関する詳細は，http://nintei.nurse.or.jp/nursing/qualification/about_institution を参照のこと）．

表1　認定看護師（CN）の役割

認定看護師とは，日本看護協会認定看護師認定審査に合格し，ある特定の看護分野において，熟練した看護技術と知識を有することが認められた者をいう．

実践	個人，家族および集団に対して，熟練した看護技術を用いて水準の高い看護を実践する
相談	看護者に対しコンサルテーションを行う
指導	看護実践を通して看護者に対し指導を行う

乳がん看護認定看護師とは

1. 乳がん看護認定看護師誕生までの経緯

- イギリスで1976年に誕生した「ブレストケアナース」は，乳がん患者への精神的症状マネジメントと精神的サポートを目的に導入された．その後1995年にイギリス腫瘍学会において，乳腺疾患管理のためのガイドラインとして，ブレストケアナースを含む乳がんのチーム医療を標準的な診療体系として推奨することが明記された[1]．
- わが国では，2000年にBreast Care Nursing勉強会（現：日本乳がん看護研究会）が発足したのを皮切りに，乳がん看護への注目が高

表2 専門看護師（CNS）の役割

専門看護師とは，日本看護協会専門看護師認定審査に合格し，ある特定の専門看護分野において卓越した看護実践能力を有することが認められた者をいう．

実践	個人，家族および集団に対して卓越した看護を実践する
相談	看護者を含むケア提供者に対しコンサルテーションを行う
調整	必要なケアが円滑に行われるために，保健医療福祉に携わる人々のあいだのコーディネーションを行う
倫理調整	個人，家族および集団の権利を守るために，倫理的な問題や葛藤の解決を図る
教育	看護者に対しケアを向上させるため教育的役割を果たす
研究	専門知識および技術の向上ならびに開発を図るために実践の場における研究活動を行う

表3 資格認定制度の教育期間と実務要件

	認定看護師	専門看護師
教育期間	6か月（認定教育機関）	2年（認定を受けた大学院修士課程）
実務要件	5年以上の実務研修，そのうち3年以上の認定看護分野の実務研修	5年以上の実務研修，そのうち3年以上の専門看護分野の実務研修

注：いずれも，日本看護協会認定部の審査（試験）に合格したあとに，資格認定となり，5年ごとの更新を要する．

まり，日本がん看護学会が日本看護協会へ乳がん看護を認定看護分野とするよう働きかけた結果，2003年11月に分野特定された．

- 2005年に千葉大学看護学部（現：千葉大学大学院看護学研究科）附属看護実践研究指導センターが教育機関として認定され，同年10月より乳がん看護認定看護師の教育がスタートした．2013年に静岡県立静岡がんセンター，2014年に鳥取大学医学部附属病院においても教育が始まった．その後，鳥取大学医学部附属病院では休講となり，千葉大学大学院看護学研究科では閉講となったため，2017年4月現在，教育機関は静岡県立静岡がんセンターのみとなっている．
- 2017年6月現在，316名の乳がん看護認定看護師が認定されている．

2. 乳がん看護認定看護師の役割

- カリキュラムで示されている乳がん看護認定看護師に期待される能力を**表4**に示す．
- 臨床での具体的な役割としては，診断（病名告知）後の心理的サポート，治療選択（意思決定）のサポート，さまざまな治療に伴う看護，ボディイメージの変容へのサポート，リンパ浮腫の予防などの患者・家族への実践のほかに，看護スタッフの指導あるいは相談に応じること，さらに他職種との連携によるチーム医療の推進などがある．

3. 乳がん看護認定看護師の教育プログラム

- 乳がん看護認定看護師教育課程では，看護管理，リーダーシップ，文献検索・文献講読，情報管理，看護倫理，指導，相談，といった共通科目のほかに，専門基礎科目，専門科目，学内演習や臨地実習を学ぶ．
- 専門基礎科目では，腫瘍学概論（乳がんの診断と治療）と，がん看護に必要な知識として，がん看護学総論1・2，乳がん看護概論，がんの医療的サービスと社会的資源を修得する．とくに，がん看護学総論1・2では，がん患者の適応を促す概念として，ストレス・コーピング理論，セルフケア理論，セルフエ

表4　乳がん看護認定看護師に期待される能力

1. 乳がん看護に関する最新の知識をもち，乳がん患者の身体的・心理的・社会的・スピリチュアルな状態を総合的に判断し，個別的なケアを計画，実施できる
2. 乳がんの治療選択に必要な最新の知識をもち，患者の意思決定の支援ができる
3. 集学的治療を受ける患者・家族が治療継続に必要なセルフケア能力を高められるよう，適切な看護援助を行うことができる
4. 乳がん患者の治療に伴うボディイメージの変容，心理・社会的な問題に対する看護援助ができる
5. リンパ浮腫の予防，症状緩和に向けてのアセスメントおよびセルフケア支援ができる
6. 市民に対して乳がん予防や早期発見を含めた乳がん啓発教育ができる
7. 乳がん患者・家族の人権を擁護するために適切な倫理的判断を行い，自己決定を尊重した看護を実践できる
8. より質の高い乳がん医療を推進するため，多職種と連携・協働し，チームの一員として役割を果たすことができる
9. 乳がん看護の実践を通して役割モデルを示し，看護職者への相談対応・指導を行うことができる

フィカシー，家族看護理論を学ぶ．また，看護実践の基盤となる概念として，ヘルスプロモーション，健康教育，フィジカルアセスメント，チーム医療，臨床倫理，がんリハビリテーションなどを学ぶ．これらの概念は，看護基礎教育における成人看護学概論などの教科書でも紹介されている．臨床における複雑な問題を抱える患者への看護支援のために理解しておくべき重要な概念である．

- 専門科目では，乳がん看護認定看護師に必要な専門的知識として，集学的治療を受ける乳がん患者の看護，乳がんサバイバーとその家族への心理・社会的支援，乳がん患者の意思決定を支える看護技術，乳がん患者のボディイメージ変容への看護技術，乳がん患者のリンパ浮腫の看護技術を修得する．
- 学内演習では，事例検討や院内での教育活動の計画立案を行う．その他，臨地実習が必修である．

エキスパートをめざす実践とは

1. 認定看護師教育課程での研修に向けての準備

- 多忙をきわめる乳腺外科では，"業務優先"になったり，他科の患者のケアが重要視されることが少なくない．さらに，「クリニカルパス」が導入され，各種のパンフレットが多用されることによって，画一的なケアの提供になりがちである．
- 認定看護師をめざす看護師は，普段の臨床の場での"根拠ある実践"を心がけることを勧める．患者を十分にアセスメントし，なぜ患者の問題が生じているかを考えること，あるいは自分自身のケアの意図を十分に意識化して行うこと，さらにケアの成果を十分吟味することによって，看護実践が洗練されていく．
- 患者をアセスメントするために，患者からどのような情報を得るか，どのように意図的な

コミュニケーションを行うかを知るためには，乳がん看護認定看護師や他分野の認定看護師，がん看護専門看護師の実践場面に同席することが有用である．困難事例への看護介入を専門性の高い看護師に任せるのではなく，その場面に意図的に参加することが，エキスパートな実践への第一歩となる．
- 認定看護師教育課程では，事例検討や実習記録・事例報告会において，何度となく看護実践の内容を記述することが求められる．研修開始の時期は，往々にして，患者の経過の記述に終始し看護師自身の看護実践は抽象的・一般的に記述される．患者の情報の内容が曖昧であったり，看護介入の内容を記述しているつもりでいることが少なくない．
- 教育課程での研修では，思考の曖昧さを吟味し，無意識を意識化し，根拠をもって説明できるようになるための学習を深めていく．
- 昨今の病棟・外来では，乳がん患者は問題が少ない患者として受け止められ，カンファレンスが行われないことが多いようである．看護実践を意識化し，記述力を高めていくには事例検討やカンファレンスでの意見交換が重要である．

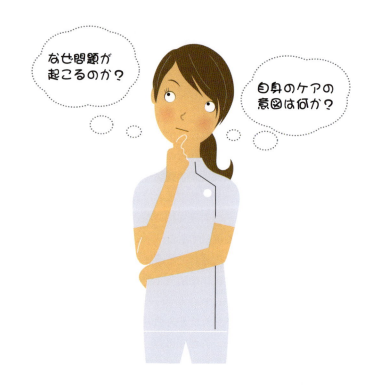

引用・参考文献
1）射場典子ほか監：乳がん患者へのトータルアプローチ．p.15，ピラールプレス，2005．

Resource 乳がんケアのスキルアップに必要な知識

05 関連学会・研究会および補整パッドや下着のメーカー・取扱店の一覧

2017年2月現在

乳がん・乳がん看護関連の研究会・学会など

名称	連絡先	活動概要・HPなど
日本乳がん看護研究会	〒260-8672　千葉市中央区亥鼻1-8-1 千葉大学大学院看護学研究科成人看護学領域内 E-mail：info@jabcn.jp	研究会開催（年に1回） セミナー開催（年に1～2回） http://www.jabcn.jp/
北海道 Breast Care Nursing 研究会	E-mail：hokkaido.bcn@gmail.com	研究会開催（年に1回）
秋田乳がん看護セミナー	JA秋田厚生連 平鹿総合病院 乳腺外来 TEL：0182-32-5121（内線：4180）	セミナー開催（年に2回）
南東北BCNネットワーク	南東北地区（山形，宮城，福島）の乳がん看護認定看護師	セミナー開催（年に2回）
栃木ブレストケアナース研究会	栃木県内の乳がん看護認定看護師	研究会開催（年に3回）
埼玉 Breast Care Nursing 研究会	〒350-1298　埼玉県日高市山根1397-1 教員棟508 埼玉医科大学国際医療センター 乳腺腫瘍科 Fax：042-984-4670	セミナー開催（年に2回） http://www.saitama-med.ac.jp/medlinks/sbcn/
千葉 Breast Care Nursing 研究会	〒260-8672　千葉市中央区亥鼻1-8-1 千葉大学大学院看護学研究科成人看護学領域内 E-mail：chiba.bcn@gmail.com	研究会開催（年に1回）
東京 Breast Care Nursing 研究会	E-mail：bcntokyo2009@yahoo.co.jp	研究会開催（年に1回）
横浜ブレストケア研究会	〒236-0004　横浜市金沢区福浦3-9 横浜市立大学附属病院 看護部 外科外来 TEL：045-787-2800（代表）	研究会開催（年に3回）
関西 Breast Care Nurse 研究会	〒541-0042　大阪市中央区今橋3-2-17 緒方ビル6F リボン・ロゼ田中完児乳腺クリニック内 FAX：06-6777-3662	研究会開催（年に1回）

TOYAMA.BCN サポートチーム	富山県内の乳がん看護認定看護師	BCN セミナーの開催（年に 2 回）富山県乳がん患者を支える会の開催（年に 1 回）
福岡 Breast Care Nursing 研究会	福岡県内の乳がん看護認定看護師	研究会開催（年に 2～3 回）
熊本 Breast Care Nursing 研究会	〒862-0976　熊本市中央区九品寺 4-24-1 熊本大学大学院生命科学研究部 FAX：096-373-5514	研究会開催（年に 3 回）
長崎 Breast Care Nursing 研究会	長崎県内の乳がん看護認定看護師	研究会開催（不定期）
日本乳癌学会	〒103-0027　東京都中央区日本橋 3-8-16 ぷよおビル 3F E-mail：office@jbcs.gr.jp	学術総会では看護セミナーが開催される http://www.jbcs.gr.jp/
日本がんサポーティブケア学会	〒810-0004　福岡県福岡市中央区渡辺通 1-8-17-204 号 E-mail：jascc@jascc.jp	http://jascc.jp/
日本乳房オンコプラスティックサージャリー学会	〒169-0072　東京都新宿区大久保 2-4-12 新宿ラムダックスビル 株式会社春恒社 内 E-mail：jopbs-office01@shunkosha.com	http://jopbs.umin.jp/
日本がん・生殖医療学会	〒216-8512　神奈川県川崎市宮前区菅生 2-16-1 聖マリアンナ医科大学内 E-mail：support@j-sfp.org	http://www.j-sfp.org/
日本がんリハビリテーション研究会	〒160-8582　東京都新宿区信濃町 35 慶應義塾大学医学部リハビリテーション医学教室腫瘍センターリハビリテーション部門	http://cancer-rehabil.kenkyuukai.jp/about/
NPO がん情報局	〒430-0929　浜松市中区中央 3-6-13 浜松オンコロジーセンタービル 2 階 E-mail：info@ganjoho.org	浜松がん看護フォーラム 21，市民公開講座などが開催される http://www.ganjoho.org/
がん看護・看護全般についての学会等		
名称	連絡先	HP など
日本がん看護学会	〒550-0001　大阪府大阪市西区土佐堀 1-1-23 コウダイ肥後橋ビル 3 階 D 号室	http://jscn.or.jp/ （特別関心活動グループとして，「乳がん看護」「リンパ浮腫ケア」などがある）
日本遺伝看護学会	〒409-3898　山梨県中央市下河東 1110 山梨大学大学院医学工学総合研究部成育看護学講座（中込研究室）	http://idenkango.com/
日本専門看護師協議会（日本 CNS 看護学会）	〒550-0001　大阪市西区土佐堀 1-4-8 日栄ビル 703A 有限会社あゆみコーポレーション内（日本専門看護師協議会事務局事務代行）	http://jpncns.org/

日本看護学会	〒204-0024　東京都清瀬市梅園1-2-3　看護研修学校	http://www.nurse.or.jp/nursing/education/gakkai/
日本家族看護学会	〒100-0003　東京都千代田区一ツ橋1-1-1　パレスサイドビル9F 株式会社毎日学術フォーラム内	http://jarfn24.umin.jp/

リンパ浮腫関連の学会等

名称	連絡先	HPなど
日本リンパ浮腫治療学会	〒160-0023　東京都新宿区西新宿6-6-3 新宿国際ビルディング 新館6F	https://jslt.site/
日本リンパ学会	〒390-8621　松本市旭3-1-1　信州大学医学部メディカル・ヘルスイノベーション講座内	http://lymphology.umin.jp/
日本脈管学会	〒163-0704　東京都新宿区西新宿2-7-1 小田急第一生命ビル4F　公益財団法人日本心臓財団内	http://j-ca.org/wp/
NPO日本医療リンパドレナージ協会	〒238-0052　神奈川県横須賀市佐野町2-34　神奈川衛生学園専門学校内	http://www.mlaj.jp/

補整パッドや下着のメーカー・取扱店

名称	連絡先	HPなど
ワコール（リマンマ）	〒600-8864　京都市下京区七条御所ノ内南町103　TEL：075-321-5313	http://www.wacoal.jp/remamma/
ユコー株式会社	〒116-0013　東京都荒川区西日暮里5-6-10 大橋ビル2F　TEL：03-5811-8051	http://www.yukor.co.jp/
KEA工房	〒104-0061　東京都中央区銀座8-9-12 銀座リヨンビル3F　TEL：03-6228-5312	http://www.kea-kobo.com
池山メディカルジャパン	〒465-0095　名古屋市名東区高社1-231　TEL：052-776-6918	http://www.ikeyama-mj.com/
マエダモールド	〒479-0821　常滑市瀬木町3-60　TEL：050-3786-5562	http://www.maeda-mold.co.jp/
グンゼ　キレイラボ	〒530-0001　大阪市北区梅田2-5-25 ハービスOSAKA オフィスタワー　TEL：06-6348-1313	http://www.kireilabo.com/
モーハウス	〒305-0045　茨城県つくば市梅園2-17-4　mo-baco 2F　TEL：029-851-7373	http://www.mo-house.net/

名称	連絡先	HP など
ブライトアイズ	〒178-0061　東京都練馬区大泉学園町6-14-17 TEL：03-5933-3601	http://www.be-japan.com/
ハロートゥモロージャパン	〒141-0001　東京都品川区北品川 5-12-6 若林ビル 3F TEL：03-5789-1281	http://www.marianiino.com/
乳がん下着.com	（通信販売） TEL：06-6661-1831	http://www.nyuugan-shitagi.com/
下着屋ドットコム	〒228-0002　神奈川県座間市小松原 2-48-28 TEL：046-257-6230	http://www.shitagiya.com/
Lia 株式会社ヌーブラジャパン	〒542-0086　大阪市中央区西心斎橋 1-5-5 アーバン BLD 心斎橋 5F TEL：06（6244）6688（代）	http://www.nubra.jp/lia

かつら専門店・貸し出し団体

名称	連絡先	HP など
スヴェンソン	〒107-0052　東京都港区赤坂 1-9-13 三会堂ビル 5 階 TEL：03-3586-0011	http://www.katsura-ladys.com/
フォンテーヌ ラフラ	〒167-0007　東京都新宿区荒木町 13-4 住友不動産四谷ビル 6 階・7 階 TEL：03-3350-3111	http://www.aderans.co.jp/medicare/pamp/
ライツフォル	〒160-0022　東京都新宿区新宿 5-4-1 新宿 Q フラットビル 5 階 TEL：03-3353-2092	https://www.reizvoll-medical.jp/
ハイネット	〒169-0072　東京都新宿区大久保 2-3-4 出光新宿ビル 5 階 TEL：03-3202-8110	http://www.hi-net-web.com/
アートネイチャー	〒151-0053　東京都渋谷区代々木 3-40-7 TEL：0120-62-0480	http://www.artnature.co.jp/
東京義髪整形	〒110-0003　東京都台東区根岸 3-13-8 TEL：03-3874-8821	http://www.aplan-tgs.com/
an	〒170-0005　東京都豊島区南大塚 3-3-4 5F TEL：03-5960-3183	http://www.beauty-an.jp/
髪の毛帽子 With Wig	〒531-0073　大阪府大阪市北区本庄西 1-6-25 TEL：06-6459-7661	http://www.withwig.com/
夏目雅子ひまわり基金（貸し出し）	〒110-0005　東京都台東区上野 1-3-7 亀甲ビル 3F TEL：03-3836-2550	http://www.himawari-kikin.com/

INDEX

数字／欧文

18F-FDG	64
1次再建	100, 157
2次化学療法	108
2次再建	100, 101
2次資料	339
5-HT3受容体拮抗制吐薬	90
ACP	303, 322
ASCO	98
BMI	246
BOOP	190
BRCA1/2遺伝子検査	22
BRCA1/2遺伝子変異	19
Bモード	41
CDK4/6阻害薬	124
Clinical Research Nursing	327
CMF	105
CN	347
CRC	327
CT	53, 140
DCIS	49
delle	32
DHP療法	111
dimpling sign	32
DISH法	76
Do no harm	322
EBM	339
ER	76, 116, 139
FDG	61
FDG製剤	65
FEC療法	109
FISH法	76
FSH	118, 264
Gd(ガドリニウム)造影剤	47
GnRH	264
GnRHアゴニストによる卵巣保護	266
HER2	76, 105, 139
HER2-enriched	87
HER2陽性型	77
IARC	292
ICD	62
intrinsic subtype	77
ISH	76
Ki67	76
LAP+CAP療法	112
LH	266
LH-RH	116
LH-RHアゴニスト製剤	118
luminal A	87
luminal A-like型	77
luminal B	87
luminal B-like型	77
MRI	47, 140
mTOR阻害薬	124
NCCN	105
——のガイドライン	22
NSAIDs	188
NURSE	301
PAC+BEV療法	114
Paget病	9, 33
pCR	106
PCT	307, 311
PD	91
peau d'orange	33
PEM	61
PET	61
PET-CT	61
PgR	76, 139
pig skin	33
PLISSITモデル	250
PS	88
PTSS	317
SD	91
SERM	118
SMART	272
SRE	125
St.Gallenコンセンサス会議指針	105
SUV	64
T1強調画像	48
T2強調画像	48
TC	106
TILs	79, 80
TNM分類	12
triple nagative	77, 106
UFT	106
WCRF/AICR	292

あ行

アートメイク	220
アームスリーブ	236
アゴニスト	116
圧迫下での運動	236
アドバンス・ケア・プランニング	303, 322
アドヒアランス	183
アドリアマイシン	105
アナフィラキシーショック	107
アピアランスケア	216
アメリカがん研究機構	292
アルコール摂取	295
アレルギー	169
アロマターゼ阻害薬	91, 116, 122, 124, 119
アントラサイクリン系抗悪性腫瘍薬	105, 107
アントラサイクリン系薬	90
意思決定	143, 206, 345
——支援	144, 207, 301
——を支えるケア	208
遺族調査	322
痛み	147
遺伝因子	19
遺伝カウンセリング	21
遺伝子検査	22
遺伝診療	20
遺伝性乳がん卵巣がん症候群	141
イメージ療法	243, 274
医療ソーシャルワーカー	345
医療チーム	164
インフォームドコンセント	327
インフュージョン・リアクション	169
インプラント	192
ウィッグ	218
うつ病	271, 298
ウレタンパッド	154
運動	229
腋窩ウェブ症候群	228
腋窩リンパ節郭清	95, 98, 154, 231
腋窩リンパ節細胞診	70
腋窩リンパ節転移	54
エキスパンダー	100

エストロゲン受容体 …… 76, 116, 139
エストロゲン製剤 …… 120
エチニルエストラジオール …… 120
エビデンスに基づく医療 …… 339
エピルビシン塩酸塩 …… 105
エベロリムス …… 128
エラストグラフィ …… 41
遠隔転移 …… 54, 82, 83, 135, 298
　──と診断された乳がん患者のケア
　　…… 300
　──の診断 …… 14
炎症所見3主徴 …… 33
黄体ホルモン …… 120
悪心・嘔吐 …… 172
オリエンテーション …… 186
　──パンフレット …… 163
オンコタイプDx …… 84
オンコロジーエマージェンシー …… 303

か行

介護保険 …… 310
ガイドライン …… 15
回復期 …… 241
外来 …… 309
　──化学療法 …… 166, 169
　──看護師 …… 34, 346
化学療法 …… 105, 107, 160, 168, 192, 249, 262, 307
拡散強調画像 …… 48
確定診断 …… 13
画像検査 …… 13
家族ケア …… 312
家族像 …… 254
家族の意思決定 …… 258
家族の対処行動への支援 …… 259
家族の発達段階 …… 253
家族発達理論 …… 253
家族へのサポート …… 141, 181, 253, 258
家族を巻き込んだ意思決定支援 …… 302
肩関節 …… 225
　──可動域 …… 223
　──機能障害 …… 225
カテゴリー分類 …… 38
カラードプラ …… 41
簡易型自律訓練法 …… 245, 274

がん遺伝子 …… 9
がん患者・家族に対する理解 …… 308
がん患者の親をもつ子ども …… 316
がん患者の危機に対する正常な反応
　…… 202
がん関連遺伝子 …… 9
環境因子 …… 9
看護支援の体制 …… 141
がんサバイバー …… 263
　──シップ …… 322
患者情報 …… 209
患者の意思決定 …… 157, 168
患者の苦悩 …… 242
患者のニーズ …… 197
感染 …… 147
　──予防 …… 172
がん相談支援センター …… 204
患側上肢 …… 156
がん対策基本法 …… 204, 307
がん対策推進基本計画 …… 306
カンファレンス …… 312
ガンマ線 …… 65
がん抑制遺伝子 …… 9
緩和ケア …… 306, 307
　──センター …… 307
　──チーム …… 307
既往歴 …… 28
危機モデル …… 202, 203
喫煙 …… 294
ギムザ染色 …… 69
吸引式乳房組織生検 …… 72, 139
急性期有害事象 …… 187, 194
胸筋温存乳房切除術 …… 151
胸部X線検査 …… 262
胸帯 …… 154
胸膜転移 …… 55
共有的役割 …… 206
局所・領域再発 …… 135
局所再発 …… 298
局所進行乳がん …… 283
局所治療 …… 85, 87
局所療法 …… 92
挙上運動機能 …… 145
禁煙 …… 295
　──指導 …… 161

緊急治療 …… 89
屈曲運動 …… 224
グリーフケア …… 324
経済的負担 …… 298
軽量パッド …… 154
化粧 …… 220
血液検査 …… 171
血管外漏出 …… 177
月経 …… 26
血小板減少 …… 172
健康食品 …… 243, 244
検出率 …… 4
検診歴 …… 28
腱板障害 …… 228
コア針生検 …… 71, 139
抗エストロゲン薬 …… 116, 118
抗がん薬 …… 175, 177
後期像 …… 64
抗凝固薬 …… 29
抗血小板薬 …… 29
好中球減少 …… 107
更年期症状 …… 183, 184
更年期の乳がん …… 257
高濃度 …… 36
　──乳房 …… 6, 37
広背筋皮弁 …… 102, 161
好発部位 …… 34
後方エコー …… 44
高用量レジメン …… 123
国際がん研究機関 …… 292
国立がん研究センター予防研究グループ
　…… 292
骨関連事象 …… 125
骨シンチグラフィ …… 57
骨髄抑制 …… 170
骨粗鬆症 …… 120, 121
骨転移 …… 54, 57, 108, 135, 193
骨梁間型 …… 57
子どもの心理的ストレス …… 257
子どもへの告知 …… 315
子どもをもつ患者 …… 314
コミュニケーション技術 …… 209
混合型 …… 57
コントラスト分解能 …… 47

さ行

- サイコオンコロジー … 270
- 在宅医療 … 306
- 在宅療養 … 309
- 再発 … 135, 241
- 再発・転移 … 297
  - ――治療 … 298
  - ――乳がん患者のニーズ … 300
  - ――部位別の看護 … 304
  - ――を告知する際のケア … 301
- 再発乳がん … 193
- 再発の種類 … 298
- 再発毛 … 217
- 再発予防 … 292
- 細胞診 … 67, 139, 262
- 殺細胞性抗がん薬 … 105
- サプリメントや健康食品の摂取 … 296
- サポート・グループ … 242, 243, 302
- 産業医 … 280
- 自家組織 … 157
  - ――移植 … 192
  - ――移植による再建 … 102
- 自己価値 … 212
- 自己検診 … 3, 8
- 仕事への復帰 … 154
- しこり … 140, 283
- 支持的精神療法 … 272, 301
- 視触診 … 32
- 視診 … 32
- 下着 … 155, 187
  - ――の選択 … 161
- 質的診断 … 50, 54
- 脂肪摂取 … 294
- 死亡率 … 3
- 若年者の乳がん … 256
- 集学的治療 … 283
- 周術期のリハビリテーションプログラム … 225
- 集積 … 59, 62, 64
- 終末期 … 307
- 就労支援 … 277, 279
- 就労問題 … 277
- 宿主合併症 … 88
- 手術療法 … 92
- 受診の理由 … 26
- 受精卵凍結保存 … 264
- 出血 … 145, 171, 287
  - ――時の対策 … 147
- 術後照射 … 130
- 術後薬物療法 … 105
- 術式選択に対する支援 … 345
- 術前オリエンテーション … 144, 345
- 術前化学療法 … 50, 69, 86, 180
- 術前内分泌療法 … 86
- 術前病理診断 … 75
- 術中細胞診 … 67
- 腫瘍浸潤リンパ球 … 79
- 腫瘍マーカーの上昇 … 62
- 腫瘤 … 38
- 消極的役割 … 206
- 衝撃 … 215
- 上肢の挙上障害 … 148
- 上肢の計測箇所 … 233
- 症状マネジメント … 302
- 上肢リンパ浮腫の予防対策 … 234
- 小児科医 … 319
- 承認 … 215
- 上皮性悪性腫瘍 … 9
- 情報(の)収集 … 143, 159
- 情報(の)提供 … 163, 182, 186
- 初期治療 … 15, 82, 207
- 食事バランスガイド … 247
- 触診 … 33
- 食物繊維摂取 … 294
- 食欲亢進・体重増加 … 183
- 女性ホルモンの動態 … 119
- シリコンインプラント … 100, 101, 160
- シリコンパッド … 154
- 人工乳房 … 100, 158
  - ――再建 … 160
  - ――再建術 … 157
- 滲出液 … 287
- 浸潤がん … 9, 53, 74
- 親水軟膏重層法 … 290
- 身体活動 … 294
- 深部静脈血栓 … 115
- 心理的葛藤 … 208
- 心理的サポート … 140, 149, 164, 179, 183, 213
- 診療報酬 … 237
- 水平外転運動 … 224
- スキンケア … 175, 220, 237, 286
- ステレオガイド下吸引式乳房組織生検 … 72
- ストレス … 202
- スピキュラ … 38
- 生活習慣要因 … 292
- 性交痛 … 249
- 精神的サポート … 344
- 精神保健福祉士 … 319
- 性腺毒性 … 265
- 生理的集積 … 64
- セクシュアリティ … 248
- 石灰化 … 38
- 切開生検 … 72
- 積極的役割 … 206
- 接線照射 … 132
- セルフケア … 183, 198, 245, 246, 247
  - ――支援 … 168, 170
- セルフストレッチ … 228
- セルフヘルプ・グループ … 242, 243
- セルフリンパドレナージ … 234
- セロトニン … 271
- 穿刺吸引細胞診 … 68, 139
- 全身倦怠感 … 249
- 全身状態 … 88
- 漸進的筋弛緩法 … 243, 274
- 全身治療 … 85, 87
- 全人的なアセスメント … 285
- 全身麻酔 … 144, 262
- 選択的エストロゲン受容体機能調節物質 … 118
- センチネルリンパ節 … 78
  - ――生検 … 69, 92, 97, 98, 151, 154
- 穿通枝皮弁 … 103
- せん妄 … 271
- 染毛 … 220
- 専門看護師 … 347
- 造影CT … 53
- 造影MRI … 47
- 造影剤 … 140
  - ――を使用しないMRI検査 … 262
- 造影ダイナミックMRI … 48
- 早期乳がん … 106

早期有害事象	132
造骨型	57
創傷治療	283
創部	144, 149, 152
相補代替療法	296
ソーシャルワーカー	319
組織型診断	74
組織診	71, 139
組織分解能	47

た行

退院	151
第3世代アロマターゼ阻害薬	123
大豆イソフラボン	247
大豆食品の摂取	295
ダイナミックCT	54
タキサン	91
――系抗悪性腫瘍薬	105, 107
多職種によるチームアプローチ	327
脱毛	107, 176, 193, 217
タモキシフェンクエン酸塩	91, 118, 122, 123
タンクトップ	154
弾性着衣	238
地域連携	17
チーム医療	16, 311
知覚障害	148
膣乾燥感・帯下の変化	183
膣潤滑ゼリー	183, 249
乳房温存療法	95
乳房再建	100, 134, 157, 159, 192
乳房専用のコイル	51
乳房痛	132
乳房の構成	36
乳房の所見	33
乳房部分切除	191
乳房部分切除術（乳房温存術）	53, 92, 95, 130, 150
チャイルド・ライフ・スペシャリスト	319
チャイルドサポート	318, 319, 320
――チーム	315
中枢神経転移	55
超音波（エコー）検診	7
超音波ガイド下に穿刺	68

超音波検査	41, 139, 262
治療環境	166
治療計画	89
治療効果の判定	54
治療の変化	197
治療方針	163
定位放射線照射	136
抵抗運動	229, 239
ティッシュエキスパンダー	160
適応	215
――障害	270, 298
手のこわばり	183
デノスマブ	125
転移	135, 193
転移・再発	180
転移診断	13
転移乳がん	107, 122
転移や再発による症状の緩和を目的とした照射	130
点状高エコー	44
疼痛	225, 286, 311
頭尾撮影	36
毒性と認容性	107
ドセタキセル	91, 105, 174
トラスツズマブ	87, 105
トラスツズマブ エムタンシン	105, 108
トリプルネガティブ	77, 87, 106
ドレーン	145
トレミフェンクエン酸塩	118, 122

な行

内外斜位撮影	36
内部エコー	44
内服歴	28
内分泌療法	107, 116, 182, 249
捺印細胞診	67
軟膏	188
臭い（がん性皮膚潰瘍臭）	289
日常生活	152
日本看護協会	347
日本超音波医学会	44
日本乳癌学会	16, 292
――の組織型分類	75
日本乳腺甲状腺超音波医学会	44
入院オリエンテーション	144

乳がん看護認定看護師	347
乳がん患者の親	315
乳がん患者の増加	196
乳がんの再発・死亡	292
乳がん検診	3
乳癌診療ガイドライン	98, 105, 138, 142
乳がんの組織異型度分類	77
乳がんの組織型分類	76
乳がんの病期分類	12
乳製品や飽和脂肪酸，脂肪摂取	295
乳腺外来	344
乳腺境界線	44
乳腺散在	37
乳腺専門医	16
乳腺認定医	16
乳頭・乳輪の再建	157
乳頭温存乳房切除術	95, 158
乳輪・乳頭再建	103
妊娠	261
妊娠・出産期の乳がん	256
妊娠期・授乳期乳がん	261
妊娠中絶	263
認知療法	274
認定看護師	347
妊孕性	249, 263, 268
脳浮腫	193
ノルアドレナリン	271

は行

ハーセプチン®	87
パートナー	214, 248, 264
バイオマーカー	74, 297
肺転移	55
パクリタキセル	91, 105, 174
バスキュラリティ	44
破損	104
働きやすさを左右する影響因子	279
発達的危機	254
パッド	154
パパニコロウ染色	69
針生検	262
ハロー	44
晩期再発	297
晩期有害事象	133, 136, 188, 193

パンチ生検	72	
バンデージ	236	
ピア・サポート	205	
非固着性ドレッシング材	286	
微細石灰化	50	
非浸潤がん	9, 74, 83	
非ステロイド抗炎症外用剤	188	
ビスホスホネート製剤	125	
被曝	134, 138	
批判的吟味	339	
皮膚温存乳房切除術	95	
皮膚潰瘍	283	
——のマネジメント	286	
皮膚障害（手足症候群）	175	
皮膚のマッサージ	151	
皮膚変色	221	
皮弁	102	
肥満・体重増加	294	
病期診断	62	
病棟	309	
——カンファレンス	18	
病理学的完全奏効	106	
病理診断	74	
広がり診断	13, 47, 53, 78, 140	
フィンクの危機モデル	214	
ブースト照射	132	
副作用	90, 169, 327	
——症状	183	
複式呼吸	272	
副直筋皮弁	102	
腹部皮弁	160	
婦人科歴	26	
不確かさ	206, 241	
不眠症	271	
ブラジャー	154	
フルベストラント	119, 122, 182	
フレア現象	59, 91, 118	
プローブ	43	
プロゲステロン受容体	76, 139	
分子標的治療薬	87, 105, 123, 128	
ヘアケア	218	
閉経後乳がん	121	
閉経後ホルモン受容体陽性乳がん	120	
閉経前乳がん	121	
閉塞性細気管支炎・器質化肺炎	190	
ベバシズマブ	105	
勉強会	313	
防御的退行	215	
放射線腫瘍医	130	
放射線治療	159	
放射線肺臓炎	132, 189	
放射線皮膚炎	132, 187, 193	
放射線防護の3原則	66	
放射線療法	130, 185, 190, 192, 231, 249	
訪問診療，看護	310	
飽和脂肪酸摂取	294	
頬紅	221	
ボーラス注入	51	
補完代替療法	243	
保湿	220	
ホスピタル・プレイ・スペシャリスト	319	
補整下着	152	
ボディイメージ	157, 161, 186, 212, 298	
ホルモン療法	123	

ま行

末梢神経障害	174	
眉毛	221	
マンモグラフィ	36	
——検査	138	
——検診	5	
無月経	266	
モーズペースト	287	
問診	26	
——票	30	
問題解決技法	272	
問題解決ワークシート	273	

や行

有害事象	132, 134, 136, 185, 187, 228, 298	
遊離皮弁	103	
溶骨型	57	
用手的リンパドレナージ	234	
ヨード造影剤	53	
予防医学	3	

ら行

ラジオアイソトープ	262	
ラパチニブトシル酸塩	105	
卵子凍結保存	266	
卵巣機能障害	263	
卵巣機能抑制療法	122	
卵巣組織凍結保存	266	
卵巣毒性	264	
卵胞刺激ホルモン	118	
リエゾンナース	344	
罹患率	2	
リスクアセスメント	187	
リスクファクター	3	
リスクベネフィット	326	
リハビリテーション	148, 152, 161, 223	
領域再発	298	
療養場所	308	
療養費	238	
リラクセーション	272	
臨床研究コーディネーター	327	
臨床試験	326, 329	
臨床試験における看護師の役割	326	
臨床心理士	319	
リンパ節郭清	92	
リンパ浮腫	148, 154, 231	
——指導管理料	237	
——の初期徴候	232	
——の憎悪防止および軽減	234	
——の予防	231	
——の臨床分類	232	
——複合的治療	234	
——複合的治療料	237	
レジメン	108	
老年期の乳がん	257	

わ行

悪かったこと・良かったことリスト	275	

乳がん患者ケアパーフェクトブック

2017年8月15日　初　版　第1刷発行

編　集	阿部　恭子，矢形　寛
発行人	影山　博之
編集人	向井　直人

発行所　株式会社 学研メディカル秀潤社
〒141-8414　東京都品川区西五反田2-11-8

発売元　株式会社 学研プラス
〒141-8415　東京都品川区西五反田2-11-8

印刷製本　凸版印刷株式会社

この本に関する各種お問い合わせ先
【電話の場合】
● 編集内容については Tel 03-6431-1237（編集部直通）
● 在庫，不良品（落丁，乱丁）については Tel 03-6431-1234（営業部直通）
【文書の場合】
● 〒141-8418　東京都品川区西五反田2-11-8
　学研お客様センター『乳がん患者ケアパーフェクトブック』係

©K. Abe, H. Yagata 2017.　Printed in Japan
● ショメイ：ニュウガンカンジャケアパーフェクトブック
本書の無断転載，複製，領布，公衆送信，複写（コピー），翻訳，翻案等を禁じます。
本書を代行業者等の第三者に依頼してスキャンやデジタル化することは，たとえ個人や家庭内の利用であっても，著作権法上，認められておりません。
本書に掲載する著作物の複製権・翻訳権・譲渡権・公衆送信権（送信可能化権を含む）は株式会社学研メディカル秀潤社が管理します。

JCOPY〈(社)出版者著作権管理機構委託出版物〉
本書の無断複写は著作権法上での例外を除き禁じられています。複写される場合は，そのつど事前に，(社)出版者著作権管理機構（電話 03-3513-6969，FAX 03-3513-6979，e-mail: info@jcopy.or.jp）の許可を得てください。

　本書に記載されている内容は，出版時の最新情報に基づくとともに，臨床例をもとに正確かつ普遍化すべく，著者，編者，監修者，編集委員ならびに出版社それぞれが最善の努力をしております。しかし，本書の記載内容によりトラブルや損害，不測の事故等が生じた場合，著者，編者，監修者，編集委員ならびに出版社は，その責を負いかねます。
　また，本書に記載されている医薬品や機器等の使用にあたっては，常に最新の各々の添付文書や取り扱い説明書を参照のうえ，適応や使用方法等をご確認ください。

株式会社 学研メディカル秀潤社